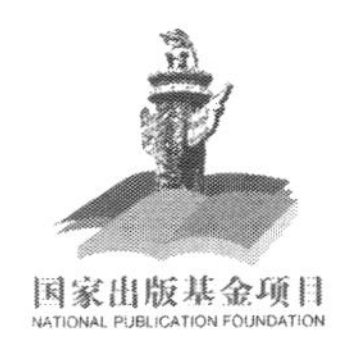

纳米科学与技术

纳米摩擦学

钱林茂　田　煜　温诗铸　著

科学出版社
北　京

内 容 简 介

本书取材于国内外纳米摩擦学研究最新进展和作者等从事该领域研究的成果，系统地阐述了纳米摩擦学的理论和应用，全面反映了纳米摩擦学的研究现状和发展趋势。

全书共16章，由实验和理论分析装置与方法、摩擦学基础理论、微观摩擦、微观磨损和薄膜润滑、纳米摩擦学的工程应用四部分组成。在阐明纳米摩擦学的研究特征、实验仪器、理论分析方法的基础上，以摩擦表面形态、摩擦物理与摩擦化学、黏着现象与表面接触三章介绍摩擦学基础理论，进而从微观摩擦、微观磨损、分子膜与边界润滑、薄膜润滑、纳米表面工程和纳米粒子添加剂、纳米生物摩擦学六个方面全面阐述纳米摩擦学的理论基础。最后以纳米摩擦学在微机电系统、仿生工程、微纳制造中的应用为例说明其在工程中的实际应用。

本书取材新颖，并力求将摩擦学的微观研究和宏观研究相结合，深入揭示摩擦界面的微观行为和动态过程，建立摩擦学现象的构性关系，并说明它们在工程中的实际应用。

本书可作为机械工程专业的研究生教材以及高等院校有关专业师生的教学参考书，也可供从事机械设计和制造的工程技术人员参考。

图书在版编目(CIP)数据

纳米摩擦学／钱林茂，田煜，温诗铸著. —北京：科学出版社，2013.6
(纳米科学与技术／白春礼主编)

ISBN 978-7-03-037960-3

Ⅰ. 纳… Ⅱ. ①钱… ②田… ③温… Ⅲ. 纳米材料-摩擦-研究 Ⅳ. TB383

中国版本图书馆CIP数据核字(2013)第132626号

责任编辑：顾英利 刘志巧／责任校对：刘亚琦 桂伟利
责任印制：钱玉芬／封面设计：陈 敬

科学出版社 出版
北京东黄城根北街16号
邮政编码：100717
http://www.sciencep.com

北京凌奇印刷有限责任公司 印刷

科学出版社发行 各地新华书店经销

*

2013年6月第 一 版 开本：B5 (720×1000)
2013年6月第一次印刷 印张：31 1/4 插页：4
字数：630 000

POD定价： 188.00元

作者简介

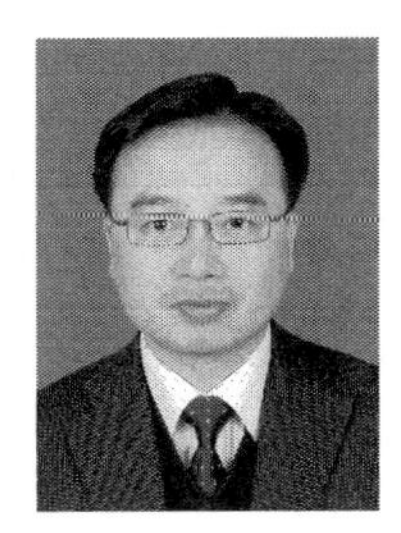

钱林茂 1971年6月生，四川彭州人，工学博士，西南交通大学教授。研究方向为纳米摩擦学与纳米制造。1994年于清华大学精密仪器与机械学系本科毕业后，师从温诗铸教授进行纳米摩擦学研究，1999年获清华大学工学博士学位。1999～2002年先后在法国巴黎高等师范学校和香港科技大学进行访问研究，2002年12月起在西南交通大学任教至今。2006年获国家杰出青年科学基金资助；2007年获四川省青年科技奖；2008年享受政府特殊津贴，获教育部自然科学奖二等奖(排名第一)；2009年入选“新世纪百千万人才工程”国家级人选；2010年领导的研究组入选四川省青年科技基金创新团队；2012年获教育部自然科学奖一等奖(排名第四)。现任英国机械工程师学会会刊(J卷)*Journal of Engineering Tribology*等4个国际学术期刊的编委，国际机构学与机器科学联合会(IFToMM)摩擦学技术委员会委员，中国微米纳米技术学会理事，中国机械工程学会摩擦学分会常务理事。

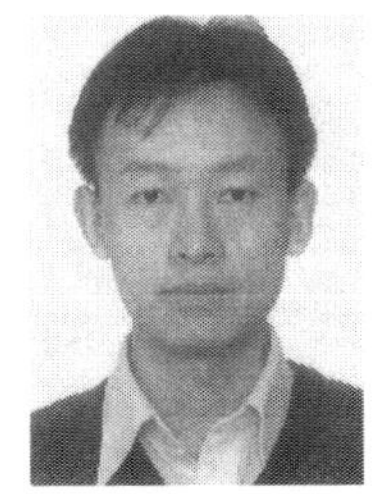

田　煜 1975年5月生，四川铜梁人，工学博士，清华大学摩擦学国家重点实验室研究员。研究方向为机械表面/界面的行为、机理及控制。1998年于清华大学精密仪器与机械学系本科毕业后，师从温诗铸教授进行电流变机理及应用研究，2002年获清华大学工学博士学位，博士毕业后留校任教至今。2005～2007年在美国加州大学圣巴巴拉分校进行两年博士后研究，2011年在新加坡南洋理工大学进行半年访问研究。获2004年全国百篇优秀博士学位论文、2008年教育部自然科学奖二等奖1项(排名第一)，2007年入选教育部“新世纪优秀人才支持计划”，2011年中国机械工程学会青年科技成就奖和2009年中国机械工程学会摩擦学分会首届摩擦学青年学者奖。现任中国机械工程学会摩擦学分会青年工作委员会副主任委员，清华大学摩擦学国家重点实验室副主任。

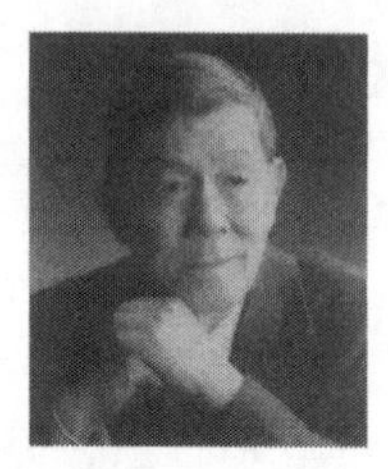

温诗铸　中国科学院院士，1932 年 11 月出生于江西丰城，1955 年毕业于清华大学机械制造系，获优秀毕业生金质奖章。留校任教后，历任机械设计教研室副主任、主任。1979 年赴英国伦敦帝国理工学院进修。1981 年以来，主持清华大学摩擦学学科建设，先后担任清华大学摩擦学研究室主任、摩擦学研究所副所长、摩擦学国家重点实验室主任兼学术委员会副主任。研究领域涉及润滑理论、摩擦磨损机理与控制、纳米摩擦学及微机械学等学科。所主持的研究项目共获奖 24 项，包括：国家自然科学奖二等奖 1 项，国家科学技术进步奖二等奖 1 项，国家技术发明奖三等奖 1 项，全国优秀科技图书奖一等奖、二等奖各 1 项，省部级科学技术进步奖一等奖 5 项、二等奖 11 项、三等奖 3 项，2002 年度何梁何利基金科学与技术进步奖等。1999 年被选为中国科学院院士。2009 年获中国机械工程学会摩擦学分会摩擦学最高成就奖。

《纳米科学与技术》丛书序

在新兴前沿领域的快速发展过程中，及时整理、归纳、出版前沿科学的系统性专著，一直是发达国家在国家层面上推动科学与技术发展的重要手段，是一个国家保持科学技术的领先权和引领作用的重要策略之一。

科学技术的发展和应用，离不开知识的传播：我们从事科学研究，得到了“数据”(论文)，这只是“信息”。将相关的大量信息进行整理、分析，使之形成体系并付诸实践，才变成“知识”。信息和知识如果不能交流，就没有用处，所以需要“传播”(出版)，这样才能被更多的人“应用”，被更有效地应用，被更准确地应用，知识才能产生更大的社会效益，国家才能在越来越高的水平上发展。所以，数据→信息→知识→传播→应用→效益→发展，这是科学技术推动社会发展的基本流程。其中，知识的传播，无疑具有桥梁的作用。

整个20世纪，我国在及时地编辑、归纳、出版各个领域的科学技术前沿的系列专著方面，已经大大地落后于科技发达国家，其中的原因有许多，我认为更主要的是缘于科学文化的习惯不同：中国科学家不习惯去花时间整理和梳理自己所从事的研究领域的知识，将其变成具有系统性的知识结构。所以，很多学科领域的第一本原创性“教科书”，大都来自欧美国家。当然，真正优秀的著作不仅需要花费时间和精力，更重要的是要有自己的学术思想以及对这个学科领域充分把握和高度概括的学术能力。

纳米科技已经成为21世纪前沿科学技术的代表领域之一，其对经济和社会发展所产生的潜在影响，已经成为全球关注的焦点。国际纯粹与应用化学联合会(IUPAC)会刊在2006年12月评论：“现在的发达国家如果不发展纳米科技，今后必将沦为第三世界发展中国家。”因此，世界各国，尤其是科技强国，都将发展纳米科技作为国家战略。

兴起于20世纪后期的纳米科技，给我国提供了与科技发达国家同步发展的良好机遇。目前，各国政府都在加大力度出版纳米科技领域的教材、专著以及科普读物。在我国，纳米科技领域尚没有一套能够系统、科学地展现纳米科学技术各个方面前沿进展的系统性专著。因此，国家纳米科学中心与科学出版社共同发起并组织出版《纳米科学与技术》，力求体现本领域出版读物的科学性、准确性和系统性，全面科学地阐述纳米科学技术前沿、基础和应用。本套丛书的出版以高质量、科学性、准确性、系统性、实用性为目标，将涵盖纳米科学技术的所有领域，全面介绍国内外纳米科学技术发展的前沿知识；并长期组织专家撰写、编辑出版下去，为我国纳米科技各个相关基础学科和技术领域的科技工作者和研究生、本科生等，提供一套重要的参考资料。

这是我们努力实践“科学发展观”思想的一次创新，也是一件利国利民、对国家科学技术发展具有重要意义的大事。感谢科学出版社给我们提供的这个平台，这不仅有助于我国在科研一线工作的高水平科学家逐渐增强归纳、整理和传播知识的主动性（这也是科学研究回馈和服务社会的重要内涵之一），而且有助于培养我国各个领域的人士对前沿科学技术发展的敏感性和兴趣爱好，从而为提高全民科学素养作出贡献。

我谨代表《纳米科学与技术》编委会，感谢为此付出辛勤劳动的作者、编委会委员和出版社的同仁们。

同时希望您，尊贵的读者，如获此书，开卷有益！

白春礼

中国科学院院长

国家纳米科技指导协调委员会首席科学家

2011 年 3 月于北京

前　　言

本书是在温诗铸教授以前出版的《纳米摩擦学》(清华大学出版社,1998)的基础上编写而成的。该书取材于国内外纳米摩擦学研究最新进展和作者等从事该领域研究的成果,系统地阐述了纳米摩擦学的理论与应用,全面反映了 20 世纪 90 年代纳米摩擦学的研究现状。该书成书于我国纳米摩擦学研究的初创阶段,是第一本有关纳米摩擦学研究的学术著作,得到广泛引用,对于推动我国纳米摩擦学的基础和应用研究起到了积极作用。

随着纳米科学技术的迅速发展,近年来纳米摩擦学研究的内容和范畴得到了进一步扩展,并取得了许多新的研究成果。例如,人们对于摩擦起因的微观模型和纳米润滑膜特性进行了更加深入的研究,对微观磨损的现象和机理有了更全面深入的认识。同时,纳米摩擦学在应用研究方面也取得了很大进展,如微机电系统中的纳米摩擦学、仿生工程中的纳米摩擦学、纳米摩擦学在微纳制造中的应用、摩擦诱导纳米加工等。

有鉴于此,温诗铸教授于 2011 年 9 月,动员两位与他长期从事纳米摩擦学研究的学生钱林茂和田煜负责再版的撰写工作。其中,钱林茂于 1994 年师从温诗铸教授,1999 年获清华大学工学博士学位,在温诗铸教授的指导和引领下长期从事纳米摩擦学和纳米制造的研究工作,2006 年获国家杰出青年科学基金资助,现任西南交通大学教授。田煜于 1998 年师从温诗铸教授,2002 年获清华大学工学博士学位,随后留校任教,2004 年获全国百篇优秀博士学位论文,在温诗铸教授的指导和引领下长期从事纳米摩擦学和流变学的研究工作,现任清华大学研究员。

本书是在广泛收集国内外最新文献的基础上,总结作者及所在单位同事们在纳米摩擦学领域的研究成果,经过系统地分析整理编写而成。编写本书的目的在于向读者介绍纳米摩擦学研究的最新进展,并力求全面及时地反映近年来各个主要领域的学术水平和研究动态,以达到交流研究经验,推动纳米摩擦学发展的目的。然而,由于纳米摩擦学发展时间较短,其理论体系和应用都有待于进一步完善;同时又受到本书篇幅和作者专业知识所限,因此本书在取材和论述方面必然存在不少缺点,敬请广大读者提出批评指正。

本书由温诗铸教授组织编写,钱林茂教授负责全书的审定和统稿工作。参加各章初稿撰写的人员如下。清华大学温诗铸教授:第 1 章;清华大学田煜研究员:第 3、6、9、10、11、14 章及第 2、5 章中部分内容;其余各章节均由西南交通大学钱林茂教授撰写。作者在纳米摩擦学领域的研究得到国家自然科学基金的资助。本书的编写得到清华大学摩擦学国家重点实验室和西南交通大学摩擦学研究所的老师和研究生们的大力协助和热情鼓励，作者向他们以及一切支持这项研究工作的人们致以衷心的感谢。

温诗铸教授于1991年在国内率先提出和开展纳米摩擦学的研究，全力推动纳米膜厚测试仪的研制和纳米薄膜润滑性能研究；1995年5月在清华大学组织召开我国首次纳米摩擦学研讨会；1998年出版《纳米摩擦学》（第一版）的学术专著，对推动我国纳米摩擦学的基础和应用研究作出了积极贡献。成书之际，正值温诗铸教授80岁华诞，我们作为温老师的学生并与他长期合作，谨以此书感谢恩师多年的精心培养和谆谆教诲，衷心祝愿温老师生日快乐、健康幸福！

钱林茂　田　煜

2012年11月

目　　录

第一部分　实验和理论分析装置与方法

第二部分　摩擦学基础理论

第三部分　微观摩擦、微观磨损和薄膜润滑

第四部分　纳米摩擦学的工程应用

第一部分　实验和理论分析装置与方法

第 1 章　绪　　论

1.1　纳米科学技术的发展

在当代科技领域中，人们普遍认为，20 世纪 80 年代末 90 年代初国际上兴起的纳米科学技术（nano science and technology，Nano ST）是面向 21 世纪的新科技。纳米科技是一门应用科学，主要研究在纳米尺度下材料和结构的设计方法、组成、特性及应用，是现代科学（包括量子力学、介观物理、混沌物理、分子生物学等）以及先进技术（包括微电子技术、电子计算机技术、扫描隧道显微技术等）相结合的产物。纳米科技在纳米尺度（0.1～100 nm）上研究自然界现象中原子、分子行为和相互作用规律，旨在在深化对客观世界认识的基础上创造出性能独特的产品。它使得人类在认识和改造自然方面进入一个新的层次，能够进一步开发出物质的潜在能力，因此，它的发展无疑将深刻影响国民经济和现代科学技术的未来。

纳米科技的起源可追溯到 1959 年，著名物理学家、诺贝尔奖获得者 R. P. Feynman 提出设想：如果人类能够用常规的机器制造出比其体积小的机器，而较小的机器又可以制造更小的机器，这样一步步逐级缩小生产装置，最后应该可以实现按人的意志排布原子，这种技术将对人类生活产生重大影响。1977 年美国麻省理工学院（Massachusetts Institute of Technology）的学者认真考虑了现代科技这一发展趋势，认为上述设想可以从模拟活细胞中生物分子的研究开始，并定义为纳米技术（nanotechnology）。1982 年 Binnig 等[1]发明了扫描隧道显微镜（scanning tunneling microscope，STM），它不仅以极高的空间分辨率（横向可达0.1 nm，纵向小于 0.01 nm）成为揭示原子、分子世界的观察手段，而且由于扫描隧道显微镜可以在物体表面达到原子尺度的定位精度，从而通过其探针对表面的作用成为在纳米尺度上对表面进行改性和排布原子的工具。经过几年的发展，特别是 1985 年研制出能在大气压下工作的袖珍式 STM，扫描隧道显微技术日趋成熟。

扫描隧道显微镜（STM）从开始出现就显示出其独特的优点和广泛的应用前景，很快成为表面科学强有力的研究手段，迅速渗透到物理、化学、生物等许多领域的微观研究，被形象地称为纳米科技的“眼”和“手”。STM 可用于观察表面形貌，测定表面原子结构，观测表面电子态和电荷密度波，移动原子，以及研究表面物理化学变化的动态过程，借以揭示催化、腐蚀、摩擦、磨损等表面现象的微观机理等。此外，STM 还可以用来构造纳米结构，其中，最引人注目的例子是，D. M. Eigler 和

E. K. Schweizer 经过 5 年的研究，于 1990 年应用 STM 成功地将 35 个氙原子排布成 IBM 字样，字母的大小仅是一个点号的 50 万分之一。

1990 年被认为是纳米科技正式诞生的年份。当年 7 月，第 1 届国际纳米科学技术会议与第 5 届国际扫描隧道显微学学术会议同时在美国巴尔的摩召开，并随之出版了国际刊物 *Nanotechnology*（《纳米技术》）和 *Nanotribology*（《纳米摩擦学》）。从此冠以纳米的新学科相继出现，例如，纳米电子学、纳米生物学、纳米材料学、纳米化学、纳米机械学和纳米加工等。通常我们可以将纳米科技划分为纳米材料、纳米检测与表征以及纳米器件与加工等三类不同功能的研究领域，来大致勾勒出纳米科技的轮廓。

纳米材料是指材料的几何尺寸达到纳米级尺度水平，同时具有特殊性能的材料，是纳米科学技术发展的基础[2]。纳米材料由于大的比表面以及一系列新的效应（如小尺寸效应、界面效应、量子效应和量子隧道效应），出现了许多不同于传统材料的独特性能，进一步优化了材料的电学、热学及光学性能。对于纳米材料的研究主要包括两个方面：一是系统地研究纳米材料的性能、微结构和谱学特征；二是发展新型纳米材料。

随着纳米科技的发展，发现许多生物体的特殊功能都与纳米技术息息相关，由此而来的仿生纳米材料的研究引起人们越来越浓的兴趣。荷叶表面由于微米或纳米尺度结构的规则或不规则排列，可以轻易地使水滴在其表面形成水珠，自然滚落，同时带走污物，这称为“荷叶效应”[3]。又如，壁虎能够自由地在光滑的墙壁上行走，经研究发现，壁虎脚上有无数微米级的刚毛阵列，而每个刚毛又由无数纳米级的刚毛排列组成，如此众多的微结构单元，最终使得壁虎脚能够通过范德华力黏附在物体上，从而在光滑平面上行走自如[4]。而现代仿生纳米材料的设计基础便是对生物体中大量有序结构的模仿，研究重点在于结构构建和同质材料合成。随着研究的深入，现在已经可以通过各种方法制备超疏水材料，如等离子体处理、气相沉积等。更进一步可以将超疏水性与固体表面的特殊浸润性结合起来，从而制造出超双亲、超双疏，以及亲疏条件切换等特殊材料，这些材料在物理、化学、智能控制等方面有着巨大的应用潜力。据报道，使用电子束刻蚀和氧等离子体处理技术合成了类似壁虎脚上刚毛的聚酰亚胺阵列绒毛，这是一种依靠范德华力的非黏性黏合剂。这种材料具有很多潜在的用途，将有可能使人在墙壁上自如行走，而成为真正的“蜘蛛人”。

为了在纳米尺度上研究材料和器件的结构及性能，必须建立纳米尺度的检测与表征手段。这包括在纳米尺度上原位研究各种纳米结构的电、力、磁、光学特性，研究纳米空间的化学反应过程、物理传输过程，以及研究原子分子的排列组装与奇异物性的关系。

纳米科技的最终目的是以原子、分子为起点，制造具有特殊功能的产品，因此纳米器件的研制和应用水平是进入纳米时代的重要标志。制造纳米器件的技术路线可分为“自下而上”和“自上而下”两种方式。“自下而上”是指以原子、分子为基本单元，根据人们的意愿进行设计和组装，从而构筑成具有特定功能的产品。而“自上而下”是指通过微加工或固态技术，不断在尺寸上将人类创造的功能产品微型化。由此发展而来的纳米机械学作为纳米技术的一个重要分支，其诞生也是现代机械科学技术发展的必然结果。随着现代科技的进步，人们不断追求制造出尺度越来越小而性能越来越完善的微型装置。尤其在生物工程、环境控制、医疗器械、航空航天、数字通信、传感技术及灵巧武器等领域，机械装置微小型化的要求日益增加，这对现代机械科技的发展起着重要影响。从 20 世纪 60 年代以来，微电子技术渗透到机械工程各个领域，机电一体化已经成为现代机械的重要特征。它给机械装置在系统结构和性能等方面都带来了革命性的变化，从而大大地促进了机械向微小型化方向的发展。80 年代中后期兴起的微型机械(micro machine)或称微型机电系统(microelectromechanical system，MEMS)的研究集中地反映了这一发展趋势。在这种形势下，以微型机电系统设计制造为目标，研究它们的工作原理、结构性能及其设计理论的基础学科——纳米机械学应运而生，并迅速发展成为机械科学技术中的前沿研究领域[5]。

微型机械具有体积小、质量轻、能耗低、集成度高和智能化程度高等一系列特点，通常它是一个将微型机构、微型驱动器、微电源以及微型传感器和控制电路等集于一体的机械电子系统。它的出现无疑将推动国民经济和国防工业许多部门的发展。正如美国国家关键技术委员会于 1993 年 3 月向美国总统提交的报告中指出的:“微米级和纳米级技术的发展已使人们能开发出一类新的显微级尺寸的器件。这些器件能在诸如环境控制、医学等不同的领域工作。它们的低成本及比现有器件高的灵敏度可能使许多领域出现突破”[6]。美国国家科学基金委员会的调查报告还列举了微型机电系统在生物血管中和眼科手术中诊断和治疗、微细检测与修补，以及通信、工业、农业、航空航天、军事等众多方面有重大应用前景的领域。鉴于微型机电系统及其相关的纳米机械学的重要意义，从 80 年代中后期开始，美国、日本、西欧国家等均投入大量的人力和经费推动开发研究，促使这门新兴学科得以迅猛地发展，微型机械已从开发阶段逐渐走向应用阶段。

应当强调指出，由于结构尺寸微小型化以后，构件间的几何误差、接触摩擦、力学特性和构件在环境介质中的行为，以及所受体积力和表面力的相对关系等均发生变化，微型机械不可能是传统机械简单地几何缩小。此外，材料微小型化以后，本身的物理性质及其对环境变化的响应也将有很大的改变。所有这些都远远超出了传统机械学的概念和范畴，因而微型机械技术作为整个纳米科学技术的重要组成部分，是基于现代科学并采用一种新的思维方式指导下的综合技术。根据微型机械的发展情况，现阶段纳米机械学应包含以下学科分支:研究微型机械中运动变换和动力传递，以及运动过程中动态特性的微机构学；研究功能独特、适用于制造微型构件的材料及其在环境影响下的变形和失效规律的纳米材料与微结构力学；在原子、分子尺度上研究相互运动接触界面上的作用、变化与损伤机理的纳米摩擦学。此外，还有将纳米机械学应用于研究特定机械系统的，如微型机器人学等[7]。其中，纳米摩擦学是发展最为迅速的领域，其原因不仅是由于微摩擦磨损和纳米薄膜润滑问题是开发微型机械的关键技术，同时也是摩擦学学科本身发展趋势所决定的。

1.2 摩擦学发展的历史回顾

摩擦学(tribology)一词是 20 世纪 60 年代中期由英国教育科学研究部发表的关于摩擦学教育和研究的报告(即通常所称的《Jost 报告》)中首次提出来的，其简要的定义是“关于摩擦过程的科学”。此后，摩擦学作为一门独立的边缘学科被人们广泛接受。发展至今，摩擦学被普遍认为是研究相互运动表面之间的相互作用以及相关问题与实践的科学与技术，其基本内涵可以概括为有关摩擦、磨损和润滑三方面的学问。然而，有关摩擦学现象的科学研究则可以追溯到 15 世纪 Leonardo da Vinci(1452～1519 年)对于固体表面摩擦提出的科学论断。

回顾摩擦学研究的发展，经历了几个不同的历史阶段和研究模式。早期的摩擦学研究当以 18 世纪 Amontons[8] 和 Coulomb[9] 等对滑动摩擦的研究为代表。他们在大量实验的基础上归纳出摩擦力的变化规律，据此建立了经典的摩擦公式。这一时期的特点是以实验为基础的经验研究模式。

19 世纪末，Reynolds[10] 根据黏性流体力学揭示出滑动轴承中润滑膜的承载机理，提出描述流体润滑膜力学特性的 Reynolds 方程，奠定了流体润滑的理论基础，从此开辟了基于连续介质力学的研究模式。到了 20 世纪 20 年代以后，摩擦学的研究领域得到进一步扩展。其间，Hardy 等[11] 揭示出依靠润滑油中的极性分子与金属表面之间的物理化学作用而形成吸附膜的边界润滑状态。Tomlinson[12] 从分子运动角度分析了固体表面在滑动中的能量转换和摩擦起因。特别是 Bowdon 等[13] 建立了以黏着效应为基础的摩擦磨损理论等。这些工作不仅扩展了摩擦学的研究范畴，而且促使摩擦学发展成为涉及力学、热物理、材料科学、物理与化学等的边缘学科，从而开创了多学科综合研究的模式。

1965 年英国政府发表的《Jost 报告》从现代工业实际出发，阐述了开展摩擦学研究的重要意义，受到世界各国普遍重视。此后，摩擦学理论和应用研究得到迅猛发展。随着研究的深入开展，人们逐步认识到，为了有效地发挥摩擦学在工业生产中的潜力，在研究模式上的发展趋势应是由宏观进入微观、由定性进入定量、由静态进入动态、由单一学科的分析进入多学科的综合研究[14]。

20世纪80年代末期在国际上兴起的纳米摩擦学研究，在一定意义上说是学科发展的必然趋势。由于摩擦和磨损现象主要发生于接触界面处，所以摩擦学就其性质而言属于表面界面科学范畴，其研究对象是发生在摩擦表面和界面上的微观的动态行为与变化，而摩擦过程中材料表面所表现的宏观特性与其原子、分子结构密切相关，摩擦学行为也影响甚至改变表面界面微观结构和性能的变化。纳米摩擦学研究提供了一种新的思维方法和研究模式，即从原子、分子尺度揭示摩擦磨损与润滑机理，建立材料微观结构与宏观特性之间的构性关系和定量准则，因此更加符合摩擦学的研究规律。可以说，纳米摩擦学的出现标志着摩擦学发展进入一个新阶段。

美国著名摩擦学学者Winer教授[15]于1989年在欧洲摩擦学国际学术会议(Eurotrib'89)上所作的题为"摩擦学未来趋势"特邀报告中指出：摩擦学未来大有前途的发展是被称为微观的或原子尺度的摩擦学。在基于原子尺度的摩擦学中，人们建立了观察表面的新仪器，以及从原子尺度上考察摩擦学系统中表面作用的新的思维方式。这种新的表面观察技术和新的思维方式很可能导致摩擦学的重大突破。英国机械工程师学会主席Dowson教授[16]在1992年第19届利兹-里昂(Leeds-Lyon)摩擦学国际研讨会主题报告中总结了80年代以来摩擦学研究的重大进展，即表面强化技术大幅度地提高了表面硬度；边界润滑机理研究得到深入发展；弹流润滑理论与实验研究促使润滑膜厚度由微米量级扩展到纳米量级；应用分子动力学模拟分析固体与固体、润滑剂与固体之间的接触状况取得进展等。基于上述研究进展，人们已经确认亚微米薄膜具有良好的润滑作用，以及微米、亚微米表面涂层的高耐磨性能。据此，他提出现代摩擦学研究趋势集中在表面间的相互作用，也就是以亚微米润滑膜和微米表面涂层为对象的薄膜摩擦学(thin film tribology)研究。

综上所述，纳米摩擦学的迅速发展，不仅适应现代纳米科学技术的需要，而且也符合摩擦学本身的发展规律。

1.3 纳米摩擦学研究

纳米摩擦学(nanotribology)，或称微观摩擦学(micro-tribology)、分子摩擦学(molecular-tribology)，是在纳米尺度上研究摩擦界面上的行为、变化、损伤及其控制的科学。其主要研究内容包括纳米薄膜润滑和微观摩擦磨损机理，以及表面和界面分子工程，即通过材料表面微观改性或分子涂层，抑或建立有序分子膜的润滑状态，以获得优异的减摩耐磨性能[17]。

纳米摩擦学在学科基础、研究方法、实验测试设备和理论分析手段等方面都与宏观摩擦学研究有很大差别。宏观摩擦学通常是根据材料表面的体相性质在摩擦界面上的反应来表征其摩擦磨损行为，并应用连续介质力学包括断裂和疲劳理论作为分析的基础。而纳米摩擦学则是由原子、分子结构出发，考察纳米尺度的表面和界面分子层摩擦学行为，其理论基础是表面物理和表面化学，现阶段采用的理论分析手段主要是计算机分子动力学模拟，实验测试仪器是各类扫描探针显微镜及专门的微型实验装置[18]。

纳米摩擦学的发展有着重要的理论意义和应用前景。理论研究方面，纳米摩擦学认为摩擦力主要与界面弹性系统在滑动过程中存在能量积累和突然释放的非稳态过程有关，非稳过程导致原子振动并最终耗散为热。这一类摩擦被称为界面摩擦、无损摩擦、原子尺度摩擦和声子型摩擦等。微型机械系统中由于表面力的作用显著增强，当微观黏着区域小到分子、原子尺度时，宏观连续介质理论已不再适用，尺寸效应、表面效应和量子隧道效应等使得界面相互作用变得相当复杂，因此必须建立亚纳米尺度下的黏着理论。而最终的摩擦现象是由摩擦副材料的跨尺度特性共同决定的，将微观分子、原子尺度的接触作用与宏观材料的力学特性相结合，建立跨尺度物理模型将是最终解决实际问题的重要桥梁。

另外，纳米摩擦学研究还包含在纳米尺度上对摩擦表面进行改性和原子排布，发展表面和界面分子工程。通过在微米和纳米尺度下对表面进行几何构造和材料组织的特殊设计和加工，可以获得具有特殊功能的表面。由纳米级超细颗粒制备的表面膜具有既不同于体相又不同于原子状态的独特性能。例如，将不同电磁特性的材料在微米、纳米尺度下形成特定构造的超介质(metamaterial)，由超介质形成的复杂表面界面具有独特的物理行为[19]。另外，纳米厚度的润滑膜的性能也不同于黏性流体膜和吸附边界膜。通过表面涂层或超薄膜润滑形成低剪切阻力和高承载能力的摩擦界面层，借以构造出新的性能优异的摩擦学系统。在纳米摩擦学研究中，开发出多种类型的有序分子膜可望成为新一代润滑材料，如 LB 膜和自组装膜等。此类润滑膜是覆盖在固体表面上的分子排列有序而结构致密的单分子层，或者若干单分子重叠而成的多分子层。通过制备方法可以改变有序分子膜的组成结构，还可以在结构中引入特殊功能的基团来控制其摩擦学性能[20]。

纳米摩擦学所采用的实验测试技术能够深入原子、分子尺度揭示摩擦过程中的微观现象，而用于理论计算的分子动力学模拟方法可以同时考虑空间和时间尺度上的变化，将摩擦学现象作为微观的动态过程来分析。由此可知，纳米摩擦学是在新的学科基础上采用新的研究方法，它比传统研究更加符合摩擦学现象的规律，对于完善摩擦学理论与应用具有重要作用[21]。

纳米摩擦学研究有着广泛的应用前景。随着精密机械和高科技设备的发展，特别是纳米科学技术所推动的新兴学科，如纳米电子学、纳米生物学和微型机械的发展，都要求开展纳米摩擦学研究。这是由于在上述领域所用的机械设备中，摩擦副间隙或润滑膜厚度通常处于纳米范围，此时宏观摩擦学已不再适用，它们的摩擦磨损与润滑性能必须从界面上原子、分子的相互作用进行考察。

在传统机械工程中,随着机械的微型化发展,摩擦学问题显得尤为突出。由于尺寸效应的影响,作用在表面上的摩擦力和润滑膜黏滞力对于微型机械性能的影响要比体积力大很多。因此微型机械对于摩擦特性要求较高。由于微型机械携带的动力能源很小,对于作为运动阻力的摩擦应尽可能地降低其能耗,甚至实现零摩擦。另外,微型机械往往利用摩擦力作为牵引或驱动力,此时则要求摩擦力具有稳定的数值,而且可以适时控制和调整。此外,微型机械的润滑问题亦与传统机械不同。处于纳米间隙的润滑膜只有几个或十几个分子层厚度,显然,以连续介质力学为基础的流体润滑理论已不再适用。近年来开发研究出多种类型的有序分子薄膜,开创了一种新的润滑状态,在无须连续供油的条件下,对纳米间隙摩擦副具有良好的润滑作用[22]。

对于某些高科技设备,最大限度地降低磨损是保证其功能和使用寿命的关键。例如,在计算机大容量高密度磁记录装置以及有超净环境要求的芯片工艺设备中,都要求摩擦表面实现零磨损条件。此外,材料纳米磨损机理也将为超精密切削加工提供理论依据。

在纳米摩擦学仅仅几年的发展时间里,其理论和应用研究都取得重大进展,并已形成自身的体系。这些研究成果不仅完善和补充了摩擦学的理论,而且开辟了许多新的研究领域。有些研究成果还直接应用于实际,推动了现代科学技术的发展。例如,在自行研制的纳米膜厚点接触弹流润滑试验装置上对薄膜润滑进行了系统的研究[23]。又如,在磁盘表面原子级光滑的抛光工艺及技术中取得重要发展[24]。研制成功高精度磁头飞行姿态测试系统,并对气体润滑数值分析结果进行了部分验证[25]。基于所发展的拓展剥离区域模型,发展了强黏附、易剥离性能和集束行为的设计理论,讨论了剥离区域变形对其各向异性性能的影响,并设计出一种基于仿生表面的夹持器原型机[26]。基于单晶硅表面摩擦诱导凸起现象,系统地开展了单晶硅表面摩擦诱导纳米凸结构的产生规律和形成机理的研究,并进一步提出摩擦诱导纳米加工的方法[27]。

然而,由于纳米摩擦学研究涉及摩擦界面的微观动态过程,在理论分析和实验研究上都存在很大困难。就目前的情况而论,实验测试技术还需要进一步完善,使之更加准确地反映实际工况。特别是需要建立微观摩擦学现象的物理模型和定量分析方法,完善分子动力学对复杂分子和真实系统的模拟技术,发展新的理论计算方法。在微观摩擦学与宏观摩擦学相互联系与融合方面也有待于进一步加强。

应当指出,宏观摩擦学研究对于降低机械设备的摩擦能耗,提高抗磨损寿命和可靠性,以及推动机械向高参数工况发展起着重要作用,它已成为现代机械设计和制造中的重要基础学科之一。因此,宏观摩擦学研究仍然是本学科发展的主流。然而,由于宏观研究不能深入地揭示摩擦界面的微观结构和特性,它所建立的理论往往具有很大的局限性。显然，如果将宏观研究和微观研究相互结合，必将促使摩擦学更加完善，这是需要摩擦学工作者共同努力实现的目标。

参考文献

[1] Binnig G, Rohrer H, Gerber Ch, et al. Tunneling through a controllable vacuum gap. Appl Phys Lett, 1982, 40: 178.

[2] 白春礼. 纳米科技及发展前景. 科学通报, 2001, 46(2): 89-92.

[3] Patankar N A. Mimicking the lotus effect: influence of double roughness structures and slender pillars. Langmuir, 2004, 20(19): 8209-8213.

[4] Autumn K, Liang Y A, Hsieh T, et al. Adhesive force of a single gecko foot-hair. Nature, 2000, 405(6787): 681-685.

[5] 温诗铸, 李娜. 微型机械与纳米机械学研究. 中国机械工程, 1996, 7(2): 17-21.

[6] 丁衡高. 微米/纳米技术——面向21世纪的军民两用技术. 仪器仪表学报, 1995, S1: 1-7.

[7] 温诗铸, 卜炎, 干东英, 等. 纳米机械学研究现状与展望//国家自然科学基金委员会机械工程科学前沿编委会. 机械工程科学技术前沿. 北京: 机械工业出版社, 1996:196-205.

[8] Amontons G. Memoires de l'Academie Royale des Sciences. Amsterdam: Chez Gerard Kuyper, 1706: 257-283.

[9] Coulomb C A. Essai Sur une application des règles de maximis et minimis à quelque problèmes de statique, relatifs à l'architecture. Mem Math Phys Acad R, 1776, 7: 343-382.

[10] Reynolds O. On the theory of lubrication and its application to Mr. Beauchamp Tower's experiments including an experimental determination of the viscosity of olive oil. Phil Trans Roy Soc, 1886, A177: 157-234.

[11] Hardy W B, Hardy J K. Note on static friction and on the lubricating properties of certain chemical substances. Phil Mag, 1919, 38: 33-48.

[12] Tomlinson G A. A molecular theory of friction Phil Mag, 1929, 7: 905-935.

[13] Bowdon F P, Tabor D. The Friction and Lubrication of Solids. Oxford: Clarendon Press, 1964.

[14] 温诗铸. 摩擦学研究的现状与展望. 科技与出版, 1995, 4(3): 38-39.

[15] Winer W O. Future trends in tribology. Wear, 1990, 136: 19-27.

[16] Dowson D. Thin film in tribology (synopses of papers), 19th leeds-lyon symposium on tribology. Leeds, 1992: 1.

[17] 温诗铸. 纳米摩擦学研究现状和展望. 仪器仪表学报, 1995, 16(1): 32-37.

[18] 路新春, 史兵, 雒建斌, 等. 扫描探针显微镜在纳米摩擦学研究中的应用. 机械科学与技术, 1995, 增刊: 258-260.

[19] Ozbay E. Plasmonics: merging photonics and electronics at nanoscale dimensions. Science, 2006, 311: 189.

[20] 王慧, 胡元中, 温诗铸. 有机超薄膜及其在摩擦学中的应用. 仪器仪表学报, 1996, 17(1): 76-80.

[21] 路新春, 雒建斌, 温诗铸. 纳米级摩擦磨损实验研究进展. 仪器仪表学报, 1995, S1: 148-152.

[22] 王慧, 胡元中, 温诗铸. 有机超薄膜及其在摩擦学中的应用. 仪器仪表学报, 1996, 17(1): 76-80.

[23] 温诗铸, 雒建斌. 纳米薄膜润滑研究. 清华大学学报, 2001, 41(4/5): 63-68, 76.

[24] Lei H, Luo J B, Pan G S, et al. Chemical mechanical polishing of computer hard disk substrate in colloidal SiO_2 slurry. International Journal of Nonlinear Sciences and Numerical Simulation, 2002, 4:

455-459.

[25] 孟永钢，林德教，岳兆阳，等. 测量硬盘磁头飞行高度的系统及共光路双频激光干涉测量方法：中国，200610080833，9. 2006-10-11.

[26] 周铭. 仿生黏着的机理及应用研究．北京：清华大学博士学位论文，2012.

[27] 余丙军. 单晶硅表面摩擦诱导纳米凸结构的形成、原理及应用研究．成都：西南交通大学博士学位论文，2012.

第 2 章　实验测试与分析仪器

2.1 引　　言

为了充分认识摩擦学现象，深入探讨摩擦、磨损及润滑的机理，需要开展相关的测试及分析。现代近表面测试技术和仪器的发展，提供了在原子、分子尺度上观察表面现象及其变化的有效手段，使得人们能够开展纳米摩擦学的实验研究。纳米摩擦学是在纳米表面形貌和微小动态力测量技术发展的基础上逐步建立和完善的。实验测试与分析仪器在纳米摩擦学研究中起着极其重要的作用。

用于纳米摩擦学实验研究的仪器主要是扫描探针显微镜（scanning probe microscope，SPM），它包括扫描隧道显微镜（scanning tunneling microscope，STM）、原子力显微镜（atomic force microscope，AFM）及摩擦力显微镜（friction force microscope，FFM），后者亦称为横向力显微镜（lateral force microscope，LFM）。纳米摩擦学实验测试还包括一些专门研制的实验仪器，如表面力仪（surface force apparatus，SFA）、光干涉纳米润滑膜测试仪、石英晶体微天平（quartz crystal microbalance，QCM）等。另外，为了开展对微小磨损区域表面磨屑或断面结构的化学成分表征和微观结构观察，纳米摩擦学研究还需要使用一些常见的分析仪器，这些仪器通常需要具备微区分析的功能，如高分辨透射电镜（high resolution transmission electron microscope，HRTEM）、微区 X 射线光电子能谱仪（X-ray photoelectron spectrometer，XPS）等。

最早出现的纳米摩擦学研究仪器是 20 世纪 60 年代末 Tabor 等[1]研制的表面力仪（SFA），它通常用来研究介于两个分子光滑表面之间的润滑薄膜的静态和动态性能。1981 年 IBM 公司苏黎世研究实验室（Zürich Research Laboratory）的 Binnig 等[2]发明了扫描隧道显微镜（STM），它可以观察原子尺度下导电表面的形貌和电子态信息，用于研究洁净表面的变化。1986 年 Binnig 等[3]在 STM 基础上发展的原子力显微镜（AFM）对纳米摩擦学研究产生了巨大的推动作用，它提供了导电体或绝缘体基片表面与探针之间微小力的测量手段，成功地应用于研究纳米尺度的表面形貌、表面接触黏着过程的力学特性以及表面静电力测量。随后，Mate等[4]和 Meyer 等[5]通过对 AFM 的改进研制成功摩擦力显微镜（FFM），它可以同时测量基片与探针之间的法向和横向（即沿基片表面方向）的微小力，满足在原子尺度上研究微观摩擦规律的需要。AFM 和 FFM 还广泛应用于研究微观磨损和微切削加工机理，测量表面纳米层的微硬度和其他机械性能，考察分子润滑膜及材料转移行为等领域。

1988 年 Krim 等[6]提出了石英晶体微天平测试技术，用来研究边界润滑状态下单分子吸附膜的摩擦特性。90 年代，英国伦敦帝国理工学院（Imperial College London）[7]和清华大学摩擦学国家重点实验室[8]相继研究成功光干涉纳米润滑膜厚度测量技术，成为研究亚微米和纳米量级薄膜润滑状态的基本手段。

应当指出，正确地掌握实验测试仪器的使用方法是进行纳米摩擦学实验研究的关键。为此，本章将就以上实验仪器的工作原理和测试方法等进行简略的介绍。

2.2 表面力仪

表面力仪（surface force apparatus，SFA）是一种用于直接测量两个原子级光滑表面之间和分子间相互作用力随间距变化规律的精密仪器。它是从 Derjaguin 及其合作者[9]在真空里测定一个凸透镜和玻璃平面间的范德华力的技术发展而来的。Derjaguin 及其合作者使用天平来测力，用光学干涉法测量两表面间的距离，测量可在 100～1000 nm 的距离范围内进行。

1969 年，Tabor 等[1]和随后的 Israelachvili 等[10]制作出了最早的表面力仪，可以用来在埃精度级上直接测量在空气中或真空中光滑的云母表面间的范德华力，并且成功地在距离表面仅 1.5 nm 的情况下，验证了范德华力的 Lifshitz 理论。随后，表面力仪技术进一步发展，可以直接测量处于蒸气中或是浸在液体中的两表面间的作用力，距离的控制与测量精度大约可达 0.1 nm，力的控制与测量精度大约为 10^{-8} N。Klein[11]、Parker 等[12]对该装置进行了改进，Israelachvili 等[13]和 Tonck等[14]通过用电容法替换该装置的光学系统对距离进行测量，使得 SFA 方法可以用于不透明的材料，而整体测量精度保持不变。

SFA 有两个弯曲的、光滑的云母分子构成的表面（曲率半径约为 1 cm）。这两个表面呈交错的柱面构型（图 2.1），局部等价于彼此靠近的平面和球体，或球体与球体。它们之间的相互作用力可以用一系列（可交换）的测力弹簧测定。

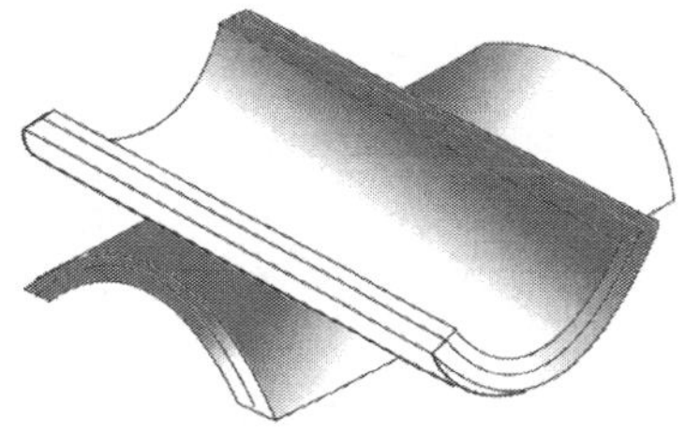

图 2.1　云母片固定方式示意图

两云母表面之间的间距采用一种多光束干涉法，通过测量等色序条纹“FECO”（fringes of equal chromatic order）进行计算。该方法可以测量两表面间从几微米到分子接触的距离。自然解理的两片透明云母薄片首先被涂上一层厚 50～60 nm 的纯银半反射涂层，之后被粘在两个弯曲的二氧化硅柱面上（镀银的一面向下）。薄片在仪器上固定以后，白光垂直入射到两表面的接触区，而透过的光束则被聚焦到光栅光度计的狭缝上。从分光计中彩色等色序条纹(FECO)的位置和形状就能测定出两表面的间距，通常精度可高于 0.1 nm，同时还可以得到两表面精确的形状以及它们之间的液体(或其他材料)的折射率。通过后者可以精确地检测沉淀或吸附在表面上的物质(如液体或聚合物)的量。

如图 2.2 所示，两表面的距离被三个精确度逐级增加的机械装置控制：粗调(上方的杆)可以在大约 1 μm 范围内实现定位；中调(机构下方的杆，压着螺旋状的弹簧，然后顶着更硬的压缩比仅为螺旋状弹簧 1/1000 的双悬臂弹簧)通过差动弹簧(软硬簧)可以定位到 1 nm；最后，一个压电晶体管——在其圆柱形壁面上沿轴向每施加 1 V 电压，就会在垂线方向上膨胀或是缩短 1 nm——被用于定位到 0.1 nm。

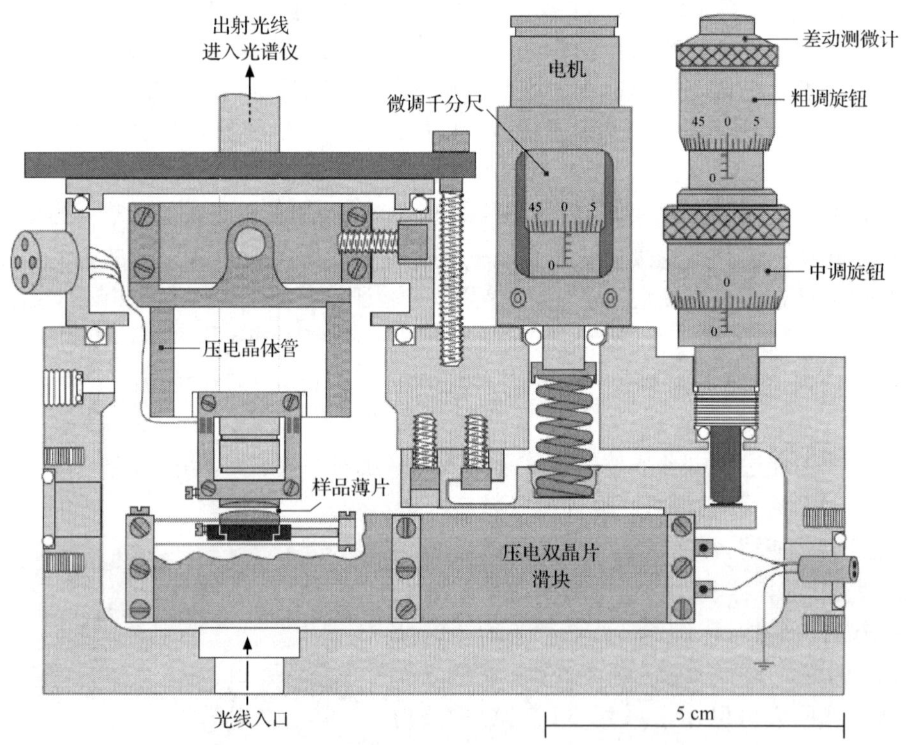

图 2.2(另见彩插)　表面力仪 SFA2000 结构示意图

以上机构使得能够方便地独立移动两表面中的任何一个，由此测定两表面间的距离(精度 0.1 nm)已经不成问题，而力的测定成为下一个需要直面的困难。对压电晶体施加一定量的拉伸或压缩作用，然后用光学方法测出两表面实际移动的距离。这两个值之差乘以测力弹簧的劲度系数后就等于初始位置和最终位置的力的差别。用这一方法，引力和斥力都可测定，从而在任何距离范围内全程的力的规律都能得到。测力弹簧可以是劲度系数固定的单悬臂或双悬臂弹簧。弹簧的劲度系数可以在实验过程中使用调节杆改变鸽尾形夹子的位置来加以改变。

一旦两表面（半径 R）间的作用力 F 作为距离 D 的函数得到确定，其他任何曲面间的作用力就能简单地通过 R 按比例得到。此外，单位面积两平面的黏着能和界面能也可由 Derjaguin 近似（$E=F/2\pi R$）与 F 简单地联系起来。因为 $R\approx 1$ cm，同时 F 的测量精度约 10^{-8} N，所以黏着能和界面能的测量精度大约为 10^{-3} mJ/m^2。

测量时，显微镜将穿过两表面透出的光聚焦到光谱仪的狭缝上，通过调整使光线垂直进入狭缝，此时光谱仪中出现一系列明亮的彩色条纹。

一束白光垂直穿过两片相接触（间距为 0）的云母片背部镀银表面，出射光线具有离散波长 $\lambda_n^0(n=1,2,3,\cdots)$，可通过光栅光谱仪对其进行分离，形成等色序条纹并测量。若两云母片具有相同的厚度 T，当其间距增加为 D 时，条纹的波长增加为 λ_n^D，与 λ_n^0 满足下式：

$$\tan(2\pi\mu D/\lambda_n^D)=\frac{2\bar{\mu}\sin\left(\dfrac{1-\lambda_n^0/\lambda_n^D}{1-\lambda_n^0/\lambda_{n-1}^0}\pi\right)}{(1+\bar{\mu}^2)\cos\left(\dfrac{1-\lambda_n^0/\lambda_n^D}{1-\lambda_n^0/\lambda_{n-1}^0}\pi\right)\pm(\bar{\mu}^2-1)} \tag{2.1}$$

式中，“±”号中的“+”代表奇数阶条纹、“−”代表偶数阶条纹；$\bar{\mu}=\mu_{\text{mica}}/\mu$，其中 μ_{mica} 为云母在波长为 λ_n^D 时的折射率；μ 为波长为 λ_n^D 时两云母表面之间介质的折射率。

当间距 D 小于 300 Å 时，式(2.1)可简化为下面两式：

$$D=\frac{nF_n(\lambda_n^D-\lambda_n^0)}{2\mu_{\text{mica}}}\quad\text{（奇数阶条纹）} \tag{2.2a}$$

$$D=\frac{nF_n(\lambda_n^D-\lambda_n^0)\mu_{\text{mica}}}{2\mu^2}\quad\text{（偶数阶条纹）} \tag{2.2b}$$

式中，$F_n=\dfrac{\lambda_{n-1}^0}{(\lambda_{n-1}^0-\lambda_n^0)}$。

由式(2.2)，介质折射率 $\mu=\left[\dfrac{(\lambda_{n-1}^D-\lambda_{n-1}^0)(n-1)F_{n-1}}{(\lambda_n^D-\lambda_n^0)nF_n}\right]^{1/2}\cdot\mu_{\text{mica}}$。因此，距离 D 和中间层介质的折射率均可以通过测量一条奇数阶条纹和相邻偶数阶条纹的波长得到。

而要使用上面的公式，需要事先准确地知道云母片的折射率，这可通过阿贝折射仪（Abbé refractometer）进行测量。由于云母是双折射，所以每个条纹都是双峰的，其在光谱中的准确位置由云母片折射率的两分量（γ 和 β）决定，如图 2.3 所示。

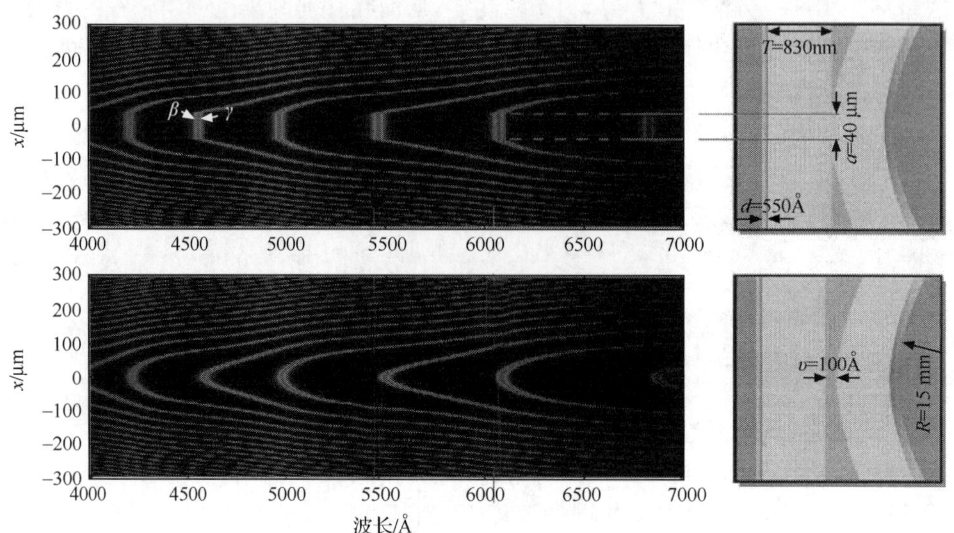

图 2.3　两表面间距及其对应的等色序条纹(FECO)

对于红云母或褐色云母：

$$\left.\begin{aligned}\mu_\gamma &= 1.5846 + 4.76\times10^5/\lambda^2(\text{Å})\\ \mu_\beta &= 1.5794 + 4.76\times10^5/\lambda^2(\text{Å})\end{aligned}\right\}\mu_{\text{mean}} = 1.5820 + 4.76\times10^5/\lambda^2(\text{Å}) \tag{2.3a}$$

对于绿云母：

$$\left.\begin{aligned}\mu_\gamma &= 1.5953 + 4.76\times10^5/\lambda^2(\text{Å})\\ \mu_\beta &= 1.5907 + 4.76\times10^5/\lambda^2(\text{Å})\end{aligned}\right\}\mu_{\text{mean}} = 1.5930 + 4.76\times10^5/\lambda^2(\text{Å}) \tag{2.3b}$$

当两表面间距 D 为 5000～10 000 Å 时，使用上述方法较为合适。当间距更大(>10 000Å)时，在拉动两表面进行接触的过程中，可以通过数经过波长 λ_n^0 的条纹个数确定距离 D。从一个条纹经过 λ_n^0 到下一个条纹再次经过 λ_n^0，两表面之间移动的距离为 $\lambda_n^0/2\mu$。此方法速度很快，但精度较差。

下面给出大间距下的精确计算方法。设处于波长 λ_n^0 和 λ_{n-1}^0 之间的两相邻条纹波长分别为 λ_p 和 λ_{p-1}(阶数 p 和 $p-1$ 未知)，即 $\lambda_n^0 < \lambda_p < \lambda_{p-1} < \lambda_{n-1}^0$，则间距 D 可由下式计算：

$$\begin{aligned} D &= \frac{\lambda_p\lambda_{p-1}}{2\mu(\lambda_{p-1}-\lambda_p)} + \frac{\lambda_{p-1}T_p}{\lambda_{p-1}-\lambda_p} - \frac{\lambda_p T_{p-1}}{\lambda_{p-1}-\lambda_p} \\ &= \frac{1}{(\lambda_{p-1}-\lambda_p)}\left(\frac{\lambda_p\lambda_{p-1}}{2\mu} + \lambda_{p-1}T_p - \lambda_p T_{p-1}\right)\end{aligned} \tag{2.4}$$

式中，T_p和T_{p-1}分别为假设λ_p和λ_{p-1}是由λ_n^0移动而来，即在式(2.1)中分别使用λ_p和λ_{p-1}作为λ_n计算而得的间距。

间距更大时(大于 10 μm 到几百微米)，FECO 条纹将非常紧密，这时我们用第三种方法计算两表面间距。设任意两相邻条纹的波长分别为λ_p和λ_{p-1}，则间距D由下式计算：

$$D=\left(\frac{\lambda_p\lambda_{p-1}}{\lambda_{p-1}-\lambda_p}-\frac{\lambda_n^0\lambda_{n-1}^0}{\lambda_{n-1}^0-\lambda_n^0}\right)/2\mu \tag{2.5}$$

式中，λ_n^0、λ_{n-1}^0为两表面接触时相邻两条纹的波长；μ为中间介质的折射率。

表面力仪可用于在埃的精度上对液体或蒸气中的表面间作用力进行直接测定。采用 SFA 技术，两个浸在液体中的原子级平滑表面可以在高精度的控制下相互靠近，表面间距可以控制到 1 Å。随着两表面的互相靠近，它们之间形成了很薄的液膜，两表面间穿过液体薄膜的作用力可以被测量。另外，两表面可以做横向相对运动，这样在滑行过程中，剪切力也能得到测量。从所得的许多不同的液体的实验结果中可以看出，超薄液膜的性质和主体液相的性质有很大的不同。例如，该液膜可以承受普通的荷载应力及剪切应力，而在 10Å 厚的薄膜中，分子弛豫时间要比主体液相中长 10^{10}倍。对此现象，只有用分子理论才能解释，而能对大多数长程相互作用作出充分解释的连续介质理论则无能为力。

Zeng 等[15]使用表面力仪研究了电场作用下的表面力和聚合物薄膜图案的动态形成过程。样品电极的制作方法有两种：①在云母表面上淀积一层薄的金属膜(通常为 Ag 或 Au)作为电极；②使用云母背面的银膜作为电极。实验测量了一层厚约 40 μm 的悬浮液(沸石颗粒分散于硅油中所得)的电流变特性，发现在电场强度为 10^6 V/m 的情况下，悬浮液的剪切力和剪切速率比无电场作用下高出两个数量级。使用表面力仪在线研究了电场诱导下聚合物薄膜表面图案的动态形成过程。实验发现，最初均匀的薄膜在电场的作用下转变为二维蜂窝状网状结构。构成蜂窝的准六边形图案在形成的初期阶段随时间大致呈指数形式增长，但是到了后期当图形的高度超过了初始的聚合物膜厚度时，图案的生成速率随时间的变化规律则变得更为复杂。实验结果分别与之前研究发现的初期线性和后期非线性的理论相符。

使用表面力仪同时在样品之间施加电场，可以在纳米尺度上研究电场对接触表面的作用。该技术还可以更广泛地应用于其他系统，如双电层力、微流变和纳流变、电场作用下颗粒的规律排布，还有电场对于黏着摩擦和润滑的作用等。

在过去的几年里，SFA 已经确定并量化了水溶液及非水溶液中两表面间的大部分的基础相互作用，包括范德华力、静电双层斥力、振荡(溶剂化或结构化的)力、水合排斥力、疏水性引力、聚合物体系的空间相互作用、毛细管作用力、黏着力。除了检验分子间相互作用力理论外，力的直接测定在解释和理解许多复杂现象方面也非常有用。例如,胶体分散系的第二位力系数[16];存在某种表面活性剂的水混合物的相图中临界共溶温度偏低的原因[17];在高浓度盐溶液中某些胶体分散系意想不到的稳定性;在黏土膨胀和陶器处理中水合作用力与离子相互作用力所起到的至关重要的作用[18-20];黏附粒子及囊泡的变形等[21]。

云母因表面分子平滑和易于处理,是 SFA 研究中最主要的表面。现在更大的兴趣集中于开发其他具有不同物理化学性质的表面。这样,云母表面可以作为底层,上面吸附或沉积上一层其他材料的薄膜,如磷脂单层膜或双层膜、金属膜、高分子膜,或者其他的高分子膜如蛋白质膜等。同时云母材料的替代材料也正在研究中。Horn 等[22,23]在 1988 年已经提出分子平滑的蓝宝石和硅石薄片同样可以应用于 SFA 研究中; Hirz[24]等对碳和金属氧化物表面进行研究,他们喷涂一层薄膜到当作底层支撑的云母薄片上。

除表面力仪外,原子力显微镜(AFM)也常被用来测定分子间作用力。二者相比,虽然 AFM 精度略高些,但它较适用于研究黏附及测量非常短距离间的作用力,而不适于测量远程作用力。而且 AFM 探针的实际几何形状以及探针与表面间的绝对距离往往难以得到,加之测量过程中探针与表面的变形使得 AFM 方法的结果很难解释。表面力仪则没有这些缺点,它除了适于研究各种距离的作用力并可获得绝对距离信息外,还可通过光谱仪从干涉条纹获得样品表面变形的信息,这将有利于对结果的修正与解释。

近年来表面力仪已用于研究表面间的各种作用力:包括范德华力、静电双层斥力、黏附力、水化力以及由空间位阻、毛细现象等诱发的作用力。特别值得强调的是该仪器在高分子材料及生物分子体系中的应用,对认识配体与受体间特殊相互作用、分子识别及药物分子设计中有着重要的意义。更有趣的是,人们还用此方法检测到了两个中性疏水表面在水溶液中的吸引作用力。拓展 SFA 技术的研究范围,还可以用于测量动态相互作用力及其随时间的变化关系。例如,薄膜中液体的黏度[25,26]、剪切力和摩擦力[27]、磷脂双分子层的合成[28]等。人们有理由相信表面力仪将在今后基础科学及应用技术研究方面得到越来越广泛的应用。

2.3 扫描隧道显微镜

1981 年,IBM 公司苏黎世研究实验室的 Binnig 和 Rohrer(图 2.4)共同发明了世界上第一台扫描隧道显微镜(STM)[2]。STM 使人类第一次能够实时地观察单个原子在物体表面的排列状态和与表面电子行为有关的物化性质,在表面科学、材料科学、生命科学等领域的研究中有着重大的意义和广泛的应用前景,被国际科学界公认为 20 世纪 80 年代世界十大科技成就之一。为此,其发明人获得了 1986 年诺贝尔物理学奖。

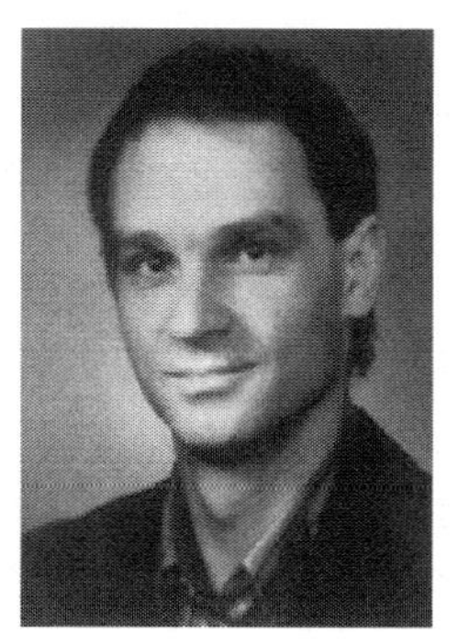
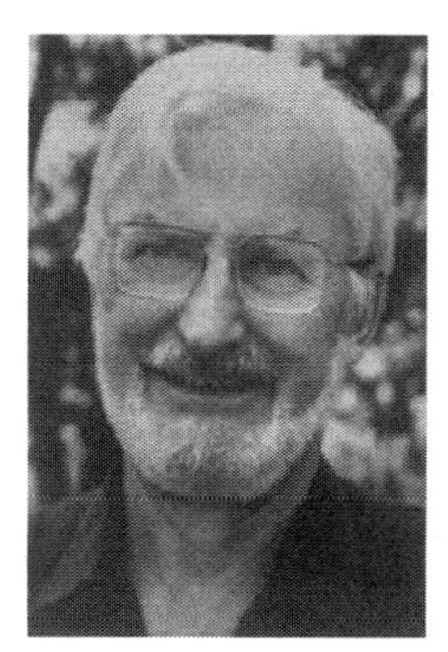

图 2.4　STM 的发明人 G. Binnig(左)和 H. Rohrer(右)

扫描隧道显微镜的工作原理基于量子隧道效应。由于电子具有波动性，在金属中的电子并非仅存于表面边界以内。也就是说，电子密度并不是在表面边界上突然降低为零，而是在表面边界以外按指数衰减，衰减长度约为 1 nm。这样，如果两块金属表面互相靠近到间隙小于 1 nm 时，它们的表面电子云将发生重叠。如果将极细的原子尺度针尖与被研究的试样表面作为两个电极，当探针与试样表面间的距离接近到 1 nm 以内时，在外加电场的作用下，电子就会穿过两个电极之间的绝缘层而流向另一电极，这种现象称为隧道效应。隧道电流是电子波函数重叠的量度，它与两金属电极之间的距离及衰减常数有关。

扫描隧道显微镜工作模式包括恒定电流和恒定高度。隧道电流对于探针与实验表面的距离非常敏感，如果距离减小 0.1 nm，则隧道电流将增加一个数量级。因此，通过电子反馈电路控制隧道电流保持恒定，并采用压电陶瓷材料控制探针沿试样表面扫描，这样探针在垂直于试样表面方向上高低的变化就反映出试样的表面形貌或原子排列的图像，这就是所谓的恒定电流工作模式。STM 的另一种工作模式为恒定高度模式，STM 针尖在扫描中保持高度不变，而通过记录隧道电流的变化得到表面形貌信息。一般的高速 STM 便是在此模式下工作的。但由于在扫描中针尖高度几乎不变，在遇到起伏较大的样品表面(如起伏超过针尖样品间距 0.5～1 nm)，针尖往往会被撞坏，因此这种模式只适宜测量小范围、小起伏的表面。

图 2.5 为扫描隧道显微镜(STM)的结构示意图[29]。STM 的组成主要包括：探针与试样的逼近装置；保持隧道电流恒定的反馈系统及显示探针 z 方向位置变化的显示器；操纵探针沿试样表面 x 方向和 y 方向运动的压电陶瓷扫描控制器及位置显示器，以及数据采集和图像处理系统等。

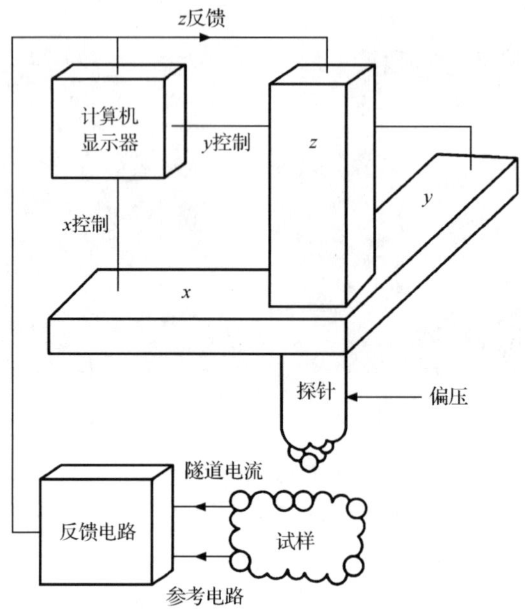

图 2.5　扫描隧道显微镜结构示意图[29]

与其他表面微观分析技术相比，扫描隧道显微镜具有一系列独特的优点。首先，它具有原子量级的极高分辨率，其垂直和平行于表面方向的分辨率分别为 0.01 nm 和 0.1 nm，即能够分辨出单个原子。因此，STM 可以直接观测到单原子层表面的局部结构，如表面缺陷、表面重构、表面吸附体的形态和位置等。其次，STM 能够实时地得到表面的三维图像，可运用于测量具有周期性或者不具备周期性的表面结构。这种实时观测特别有利于对表面摩擦磨损行为和性能变化等动态过程的研究。扫描隧道显微镜还可以在不同环境条件下工作，包括真空、大气、低温，甚至试样浸没在水或电解液中，所以非常适用于研究环境因素对试样表面的影响。再次，STM 对样品几乎无损伤，不要求特别的样品制备技术，而且样品需求量很小，这为观测珍稀材料提供了便利。此外，通过扫描隧道显微镜的探针可以操纵和移动单个原子或分子，按照人们的意愿排布原子或分子，实现对表面纳米尺度的加工，图 2.6 是利用扫描隧道显微镜对原子进行操控所形成的“IBM”和通过扫描隧道谱(STS)观测到的量子“海市蜃楼”现象[30,31]。

在纳米摩擦学中，扫描隧道显微镜通常运用于导电材料(如金属等)表面结构和形貌变化等研究。

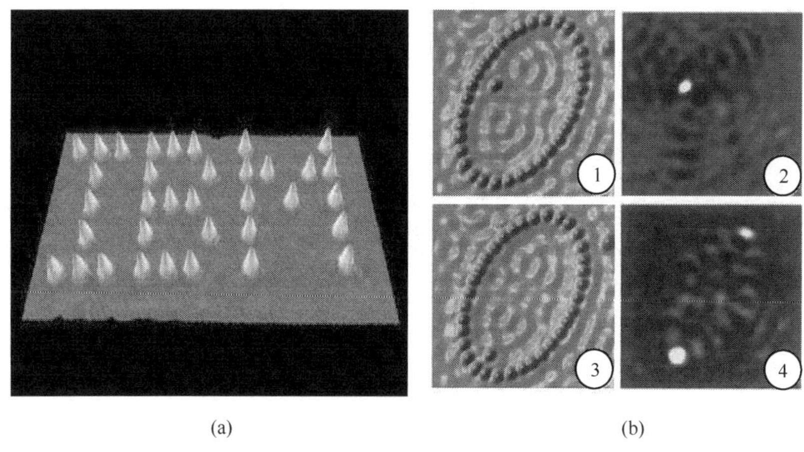

(a)　　(b)

图 2.6　采用扫描隧道显微镜进行原子操纵的结果

(a) 35 个 Xe 原子在 Ni(110)表面排列形成的“IBM”；(b) 由 Cu(111)表面 Co 原子产生的量子“海市蜃楼”现象。①和③分别是由 Co 原子摆放所形成的两种椭圆的 STM 形貌，椭圆偏心率为 0.786，长轴为 7.13 nm；①中的 Co 原子不在椭圆的焦点上，其对应的二维隧道差值谱②的另一个焦点上无亮点出现。③中的 Co 原子放置在椭圆的焦点上，此时在其对应的二维隧道差值谱④的另一个焦点位置出现一个新的亮点

2.4　原子力显微镜

原子力显微镜(AFM)属扫描探针显微镜(SPM)系列的一种，由扫描隧道显微镜(STM)发展而来。作为纳米科学与技术领域研究的重要工具，它不仅可以观测样品在纳米尺度下的表面形貌，也可进行表面的纳米加工。与传统的光学显微镜相比，AFM 具有三个突出的优点：高分辨率、三维成像能力和可直接进行表面纳米加工。与 STM 相比，其优点是工作过程无须施加电场，且不受样品导电性的限制。

AFM 一般由驱动系统、力检测系统和反馈系统三部分构成，参见图 2.7。AFM 各部分的主要功能和工作原理介绍如下[32]。

(1) 扫描驱动系统。扫描驱动由扫描器完成，其作用是使样品与 AFM 探针之间在恒力模式下做相对运动。扫描器由压电陶瓷管组成，可以实现 x、y、z 向的三维扫描。基于压电陶瓷的压电效应，通过改变扫描过程中的电压变化来控制压电陶瓷伸缩的位移量，可实现 AFM 探针对样品表面起伏的跟踪探测。

(2) 力检测系统。其作用是检测 AFM 探针与样品之间的相互作用力，将其转化为电信号(电压或电流)；这种相互作用力会使悬臂梁产生上下起伏或侧向扭转，针尖的运动状况通过激光反射至位置灵敏检测器(position sensitive detector,

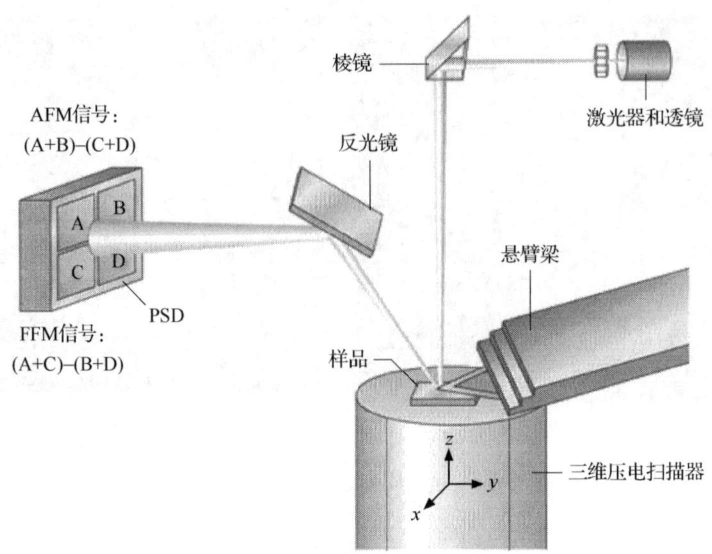

图 2.7 AFM 工作原理示意图

PSD)。如图 2.7 所示，当法向力作用使 AFM 探针产生上下起伏运动时，激光点沿着竖直方向(法向)运动；当侧向力(摩擦力)作用使 AFM 探针扭转运动时，激光点便在水平方向(切向)运动，针尖悬臂梁的变形量由光点的位置差反映出来，即

$$\text{法向} \qquad (\mathrm{A}+\mathrm{B})-(\mathrm{C}+\mathrm{D}) \tag{2.6}$$

$$\text{切向} \qquad (\mathrm{A}+\mathrm{C})-(\mathrm{B}+\mathrm{D}) \tag{2.7}$$

将上述光点的位置差乘以相关的转换系数，即可得到针尖的偏移量或针尖与样品的相互作用力。

(3) 反馈系统。在线监测扫描过程中悬臂梁的变形状况，并将此信息反馈给扫描系统，以利于系统对针尖-样品间距做适当的调整，使得悬臂梁的变形在扫描过程中保持不变，从而得到样品的表面形貌。

AFM 扫描器的核心部件是高精度的压电陶瓷管。设压电陶瓷实际的压电系数为常数 C_{PZT}，当电压变化量为 ΔV 时，长度伸缩量 D 应为

$$D = C_{\mathrm{PZT}} \times \Delta V \tag{2.8}$$

这里 D 就是实际扫描长度。在扫描器正常使用过程中，由于实验环境的变化，压电陶瓷的压电系数可能会发生一定程度的变化，导致所得到的样品表面形貌与实际尺寸之间存在偏差。因此，应定期标定 AFM 扫描系统中压电陶瓷的压电常数，以保证其在 x、y、z 向扫描的准确性。在实际扫描过程中，压电系数可能会有偏离，此时可采用标准样品(一般是具有特定高度和周期长度的纳米图案)对压电系数 C_{PZT} 进行标定。

原子力显微镜的主要成像模式有接触模式(contact mode)、非接触模式(non-contact mode)和轻敲模式(tapping mode)等。接触模式是一种排斥性的模式，探针尖端和样品做柔软性的“实际接触”，当针尖轻轻扫过样品表面时，接触的力量引起悬臂弯曲，进而得到样品的表面图形。在非接触模式中，针尖在样品表面的上方振动，始终不与样品接触，探测器检测的是范德华力和静电力等对成像样品没有破坏的长程作用力。轻敲模式类似非接触模式，比非接触模式更靠近样品表面，损害样品的可能性比接触模式少(不产生侧面力，无摩擦或者拖拽)。轻敲模式的分辨率和接触模式一样好，而且由于接触时间非常短暂，针尖与样品的相互作用力很小，通常为 10^{-12}～10^{-9} N，剪切力引起的分辨率的降低和对样品的破坏几乎消失，所以适用于对生物大分子、聚合物等软样品进行成像研究。

AFM 可以在大气、真空、低温和高温、不同气氛及溶液等各种环境下工作，且不受样品导电性质的限制，因此已获得比 STM 更为广泛的应用。其主要用途包括：①导体、半导体和绝缘体表面的高分辨成像；②生物样品、有机膜的高分辨成像；③表面化学反应研究；④纳米加工与操纵；⑤超高密度信息存储；⑥分子间力和表面力研究；⑦摩擦学及各种力学研究；⑧在线检测和质量控制。

2.5　非接触式原子力显微镜

原子力显微镜的工作原理就是将探针装在一弹性微悬臂的一端，微悬臂的另一端固定，当探针在样品表面扫描时，探针与样品表面原子间的排斥力会使得微悬臂轻微变形，该变形可以作为探针和样品间排斥力的直接量度。当一束激光经微悬臂的背面反射到光电检测器时，可以精确测量微悬臂的微小变形，这样就实现了通过检测样品与探针之间的原子排斥力来反映样品表面形貌和其他表面结构。在实际操作中，大多数使用的都是接触式原子力显微镜，然而其在实际实验中常常存在损坏样品、污染和折损针尖等缺陷。为了克服这些缺陷，在接触式原子力显微镜的基础上发展出非接触式原子力显微镜(NC-AFM)。

世界上第一台非接触式原子力显微镜是 1987 年由 Martin 等[33]发明的，通过运用针尖与样品表面之间的原子间吸引力来测量表面形貌(图 2.8)。但是，在非接触模式下，吸引挠度通常太小，通过直流电方法难以分辨表面形貌。一种解决方法是在悬臂从表面经过时，使用压电调制器使其以接近共振频率的频率振动，通过检测悬臂振动的变化来反映表面的形貌特征。

非接触式 AFM 中，探针和样品表面距离在几纳米到数十纳米之间，总的作用力通常在 10^{-12} N 左右。扫描过程中，一般使用压电双晶片振动悬臂，使其在接近悬臂固有共振频率(f_0，一般为 100～400 kHz)及几纳米到数十纳米的振幅振动。悬臂的共振频率可以在扫描压电双晶片电压频率时记录悬臂振幅获得，该共振具有相应的弹簧常量(k_0)，其算法如下：

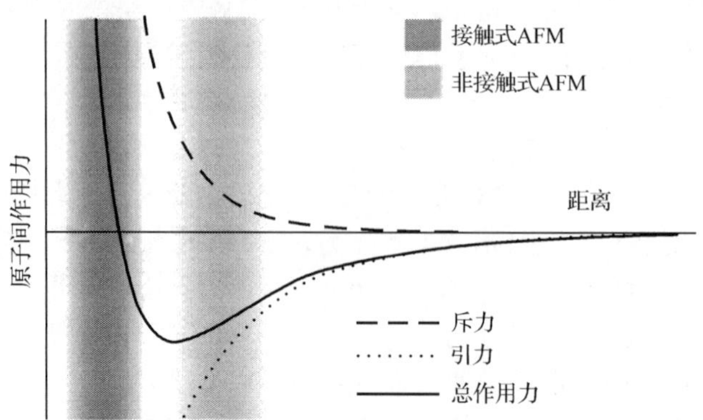

图 2.8　原子间作用力随距离的变化关系

$$f_0 = \sqrt{\frac{k_0}{m}} \tag{2.9}$$

当针尖靠近样品时，针尖与样品之间的范德华力改变了悬臂共振振幅和频率，产生一个新共振频率（f_{eff}）和新弹簧常量（k_{eff}）。当吸引力存在时，在针尖靠近表面过程中，新弹簧常量 k_{eff} 因吸引力而变小，新共振频率 f_{eff} 也将小于 f_0。

当探针接近样品表面时，探针共振频率或振幅发生变化，检测器检测到这种变化后，把信号传递给反馈系统，然后反馈控制回路通过移动扫描器来保持探针共振频率或振幅恒定，进而使探针与样品表面平均距离恒定，计算机通过记录扫描器的移动获得样品表面形貌图。图 2.9 是采用探针曲率半径为 10 nm 的针尖所得到的金膜表面的 DNA 的 NC-AFM 形貌，扫描中的振动频率为 750 kHz。

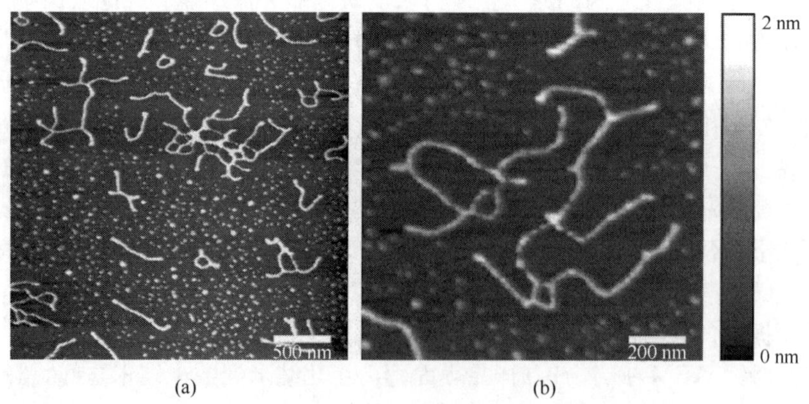

图 2.9　超高真空下金膜表面双链 DNA(2000 bp)的非接触式原子力显微镜图像

(a) 大面积成像；(b) 随机形成的 DNA 网络[34]

在非接触模式下，针尖始终不与样品接触，所得到的信号很小，需要极其灵敏的检测装置；这种模式虽然增加了显微镜的灵敏度，但当针尖和样品之间的距离较远时，分辨率要比接触模式和轻敲模式都低。

非接触式 AFM 应用振动悬臂技术，针尖与样品间距处于几纳米至数十纳米范围，不破坏样品表面，适用于较软的样品。对于无表面吸附层的刚性样品而言，非接触式 AFM 与接触式 AFM 获得的表面形貌图基本相同；但对于表面吸附凝聚水的刚性样品，情况则有所不同。接触式 AFM 可以穿过液体层获得刚性样品表面形貌图，而非接触式 AFM 则可得到液体表面形貌图。因此，非接触式 AFM 对于研究柔软或有弹性的样品较佳，而且针尖或者样品表面不会有钝化效应，不过会有误判现象。总之，非接触式 AFM 的操作相对较困难，通常不适用于在液体环境中对目标表面成像。

2.6　摩擦力显微镜

2.6.1　摩擦力显微镜的工作原理

原子力显微镜除了用于表面原子级形貌检测之外，利用其悬臂在测量中对力极为敏感的性能，还可以测量表面纳米尺度范围内的力学性质。通过对 AFM 探针悬臂梁的扭转力进行检测，便可得到探针在扫描过程中所受的摩擦力，这就是摩擦力显微镜(friction force microscope，FFM)的原理，它在微观摩擦学研究领域中具有重要的应用。随着科技的不断发展，FFM 已经成为现代 AFM 的一种工作模式，可广泛地应用于微纳米尺度下的摩擦、磨损和润滑研究[35]。

20 世纪 80 年代末，美国 IBM 公司 Almaden 研究中心的 Mate 等[4]首先在原子力显微镜上附加横向测量装置，利用光干涉法检测横向力即摩擦力，将 AFM 改装成摩擦力显微镜(FFM)，并成功地应用于研究石墨表面原子尺度的摩擦特性和黏滑现象。

摩擦力显微镜需要能够同时测量纵向力(法向力)和横向力(摩擦力)，而且它的工作性能主要取决于力敏元件的设计及其变形位移的检测，摩擦力显微镜的改善也正是围绕这两项关键技术而发展的。例如，FFM 通常利用光束反射形成的偏转来同时测量纵向力和横向力产生的微悬臂位移[36]，图 2.10 显示了光束反射法测量微变形的原理。

如图 2.10 所示，被测试样安装在样品台(其下为压电陶瓷筒)上，样品台用于 x、y 方向的扫描和 z 方向的反馈控制。力敏元件是一字形或者 V 字形的悬臂梁，其自由端上的探针是具有原子线宽的微小针尖，在极小载荷下相对于试样表面进行接触扫描。试样表面形貌的变化以及针尖与试样之间的法向力和横向力作用使得悬臂梁产生弯曲和扭转。由半导体激光器发射出的激光束经准直汇聚后射到微

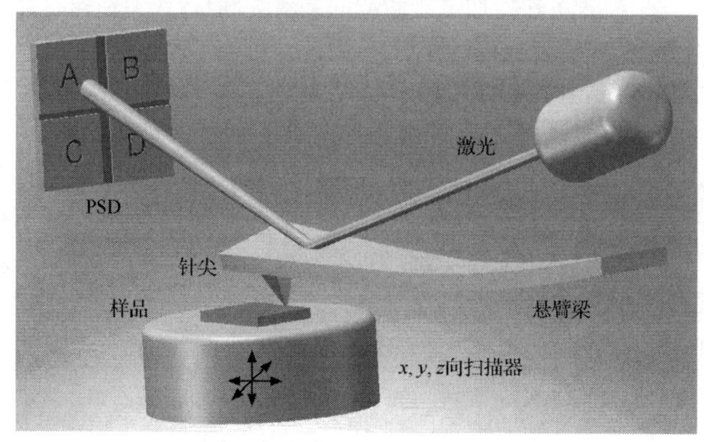

图 2.10　摩擦力显微镜的工作原理

悬臂梁自由端的镜面上,而后反射的光束射入四象限光敏检测器 PSD。由式(2.6)得到悬臂梁的弯曲量,即可进一步得知法向载荷;由式(2.7)得到悬臂梁的扭转量,并进一步通过标定得到摩擦力。由于扫描过程中微悬臂的弯曲和扭转,引起反射光斑在 PSD 上产生波动并转换为电信号。电信号放大和模数转换后,由数值采集电路进入计算机成像。这样,便可以同时得到试样的表面形貌和横向力(摩擦力)图像。

通常的 FFM 设计都是根据扫描过程中同时承受法向力和摩擦力作用下,微悬臂产生的弯曲位移和转角以及弹簧刚度来检测作用力。然而,由于法向力和摩擦力的测量范围不同,这就需要用同一个微悬臂满足在纵向刚度和横向刚度上的不同要求,从而造成微悬臂梁尺寸设计中难以匹配的困难。为了解决这一困难,Lu 等[37]提出双联平行簧片微悬臂的组合结构。它可以分别调整纵向和横向的弹簧刚度以满足不同的测量需要。此结构已成功应用于研究磁记录装置中硬磁盘碳膜涂层的摩擦磨损性能。1995 年清华大学摩擦学国家重点实验室与中国科学院化学研究所[38,39]合作研制出我国第一台激光检测摩擦力显微镜,其工作原理与光束反射法 AFM 类似。该仪器同时具有 FFM 和 AFM 的功能,整个系统由显微镜主体、电子控制系统和计算机软件三大部分组成。

2.6.2　摩擦力显微镜的载荷和摩擦力标定

1. 悬臂梁弹性常数的标定

针尖对样品所施加的载荷取决于悬臂梁的变形量和悬臂梁的弹性系数,为了在 FFM 模式下准确加载,必须对 AFM 探针悬臂梁的弹性系数进行准确标定。悬臂梁的弹性常数 k 可由下式得到:

$$k = \frac{k_{\mathrm{ref}} \times (\delta_{\mathrm{s}} - \delta_{\mathrm{c}})}{\delta_{\mathrm{c}} \times \cos\theta} \tag{2.10}$$

式中，k_{ref}为标定用悬臂梁的弹性常数；δ_{s}为待测探针在硬基底表面的力-位移曲线加载段的斜率；δ_{c}为待测探针在标定用悬臂梁表面的力-位移曲线加载段的斜率；θ 为待测悬臂梁与水平面的夹角。为减小标定误差，标准悬臂梁的弹性常数应与待测悬臂梁的弹性常数在一个数量级，尽可能选择弹性常数相近的标准悬臂梁进行标定[40]。

2. 悬臂梁扭转刚度的标定和摩擦力的测量

在针尖扫描或划痕过程中，摩擦力的大小与针尖的扭转程度相关。在一般的扫描过程中，AFM 只会输出与针尖扭转量对应的电压信号；为了得到准确的摩擦力，必须确定该电压信号与横向力或摩擦力的对应关系。扭转电压信号(V)与横向力(F)的对应关系可写做：

$$F = \alpha V \tag{2.11}$$

式中，α 为扭转刚度。

一般采用 Varenberg 等[41]提出的方法对扭转刚度 α 进行标定。在标定时，以硅的光栅结构作为标定用的标准样品，其结构如图 2.11 所示。首先确定光栅结构斜面上的摩擦系数 μ_{s}，其值可由式(2.12)确定：

$$\sin\theta(F_{\mathrm{n}}\cos\theta + F_{\mathrm{a}})\mu_{\mathrm{s}}^2 - \frac{\Delta^{\mathrm{slope}} - \Delta^{\mathrm{flat}}}{W_{\mathrm{s}}}(F_{\mathrm{n}} + F_{\mathrm{a}}\cos\theta)\mu_{\mathrm{s}} + F_{\mathrm{n}}\sin\theta\cos\theta = 0 \tag{2.12}$$

式中，θ 为斜面的楔角($54°44'$)；F_{n}为所施加的法向载荷；F_{a} 为黏着力(可由法向力-位移曲线得到)；Δ^{slope}、Δ^{flat}分别为斜面上摩擦力环中心线的偏移量和平面上摩擦力环中心线的偏移量，W_{s} 为摩擦力环的半幅值；偏移量 Δ 和半幅值 W 可由式(2.13) 和式(2.14)得到，其中 M_{u}和 M_{d}分别表示摩擦力曲线的上、下极值(如图 2.12 所示)：

$$W = \frac{M_{\mathrm{u}} - M_{\mathrm{d}}}{2} \tag{2.13}$$

$$\Delta = \frac{M_{\mathrm{u}} + M_{\mathrm{d}}}{2} \tag{2.14}$$

由式(2.12)解得光栅结构斜面上的摩擦系数 μ_{s}后，再代入式(2.15)，即可得到针尖的扭转刚度值 α。

$$\frac{\mu_{\mathrm{s}}(F_{\mathrm{n}} + F_{\mathrm{a}}\cos\theta)}{\cos^2\theta - \mu_{\mathrm{s}}^2\sin^2\theta} = \alpha W_{\mathrm{s}} \tag{2.15}$$

西南交通大学钱林茂课题组[42] 开展了不同载荷下的摩擦力标定实验(图 2.13)，发现所标定的扭转刚度随载荷的增加而逐渐降低，在高载下趋于平稳。因此，为了尽可能避免由低载标定所产生的误差，宜选取高载下相对稳定的数据作为最终合理的标定结果。

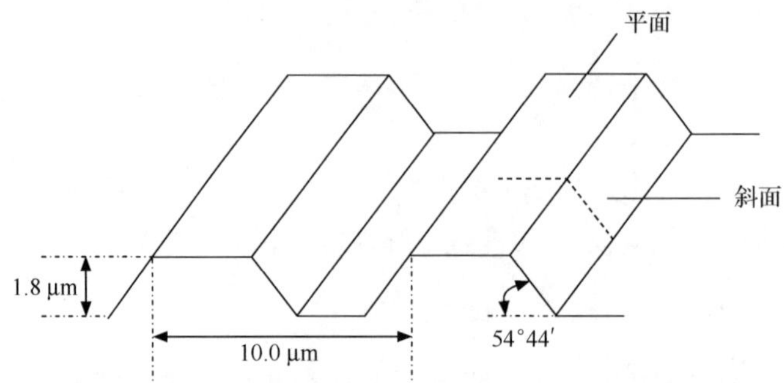

图 2.11　用于标定探针扭转刚度的硅基光栅结构示意图

在标定过程中，针尖的扫描方向如光栅结构表面的虚线所示

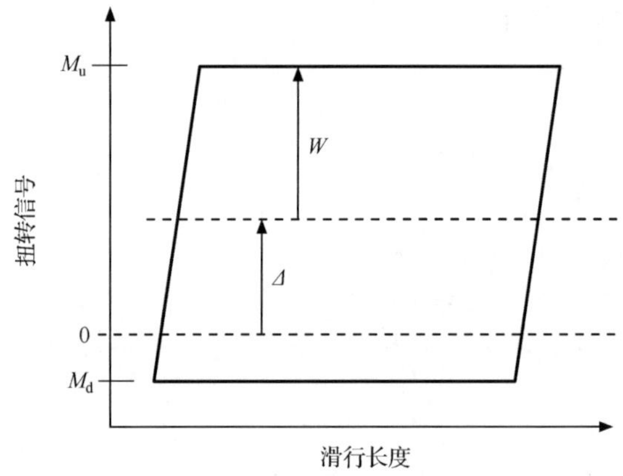

图 2.12　切向力-位移的循环曲线及偏移量 Δ 和半幅值 W 的确定

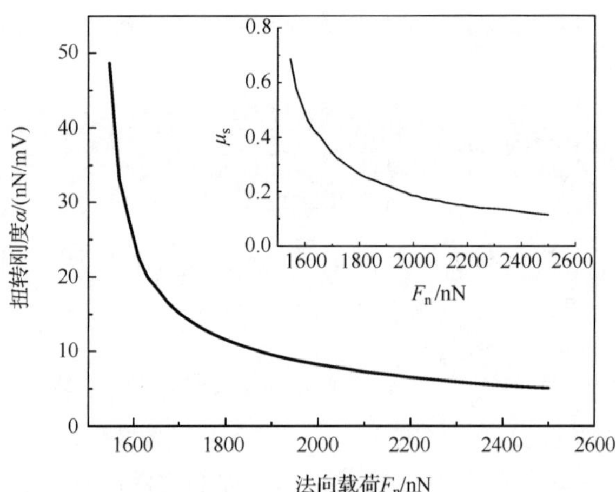

图 2.13　摩擦力标定得到的扭转刚度系数 α 随载荷的变化[42]

2.6.3 摩擦力显微镜的应用

在应用方面,FFM已成为研究纳米摩擦机制的理想工具[43,44],它具有比传统摩擦力测试仪器高得多的分辨率,样品的表面形貌图像可以达到原子级别,摩擦力的测量精度则可以达到纳牛顿(nN)甚至更小。摩擦力显微镜的针尖与样品的接触区域很小,可以认为是单一的粗糙峰接触。图2.14显示了金及其氧化物表面的FFM形貌及摩擦力曲线,二者形貌截然不同,但其表面摩擦力都呈现出一定的黏滑特征[45]。

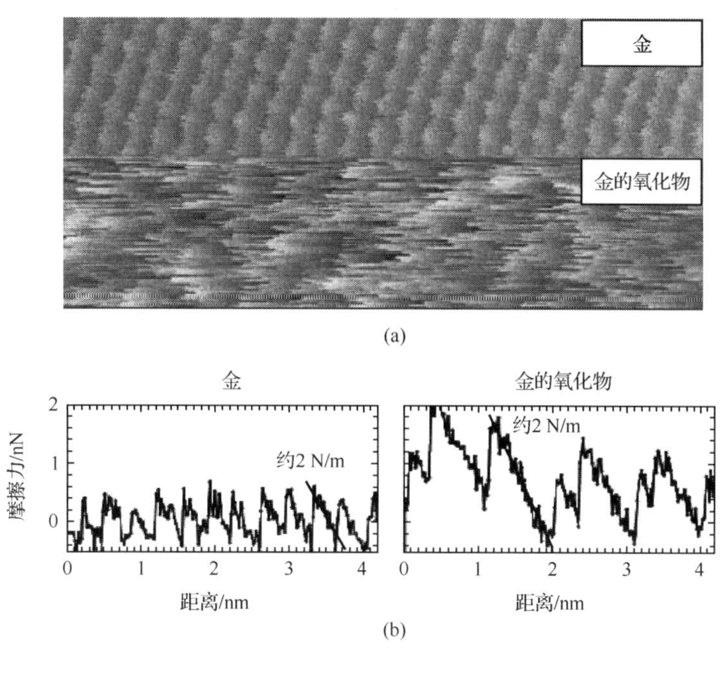

图2.14 金及其氧化物的摩擦力显微镜表征

(a) FFM形貌;(b) 摩擦力(载荷为12.4 nN)[45]

FFM也是表征表面黏着现象的有效手段。图2.15显示了力-位移曲线的测量过程,在远离样品的位置,悬臂梁没有发生任何偏转,当针尖接近样品的时候,悬臂梁出现了不稳定。在吸引力作用下,针尖突然咬住样品,这时悬臂梁朝样品方向发生偏转。当针尖开始接触样品的时候,在斥力作用下,悬臂梁朝相反方向偏转。在提起悬臂梁的时候,样品-针尖有可能在吸引力的作用下不易脱开,这个力就是黏着力。空气中许多材料表面都覆盖有一薄层水膜,于是针尖和样品之间就会产生毛细作用力,这个毛细作用力可以通过摩擦力显微镜检测得到[20]。Frisbie等[46]测试了不同末端基团(—COOH和—CH_3)的自组装膜修饰的探针和基底表面之间的黏着力,实验结果表明端基对黏着力有较大的影响(图 2.16),并会进一步影响到微观摩擦学行为。

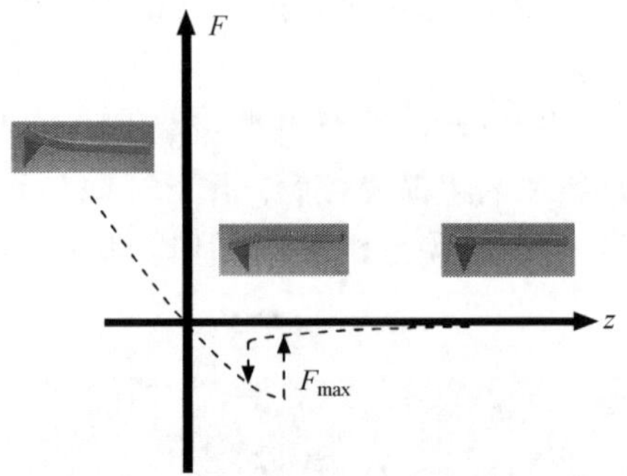

图 2.15　FFM 针尖随着力-位移曲线的变化

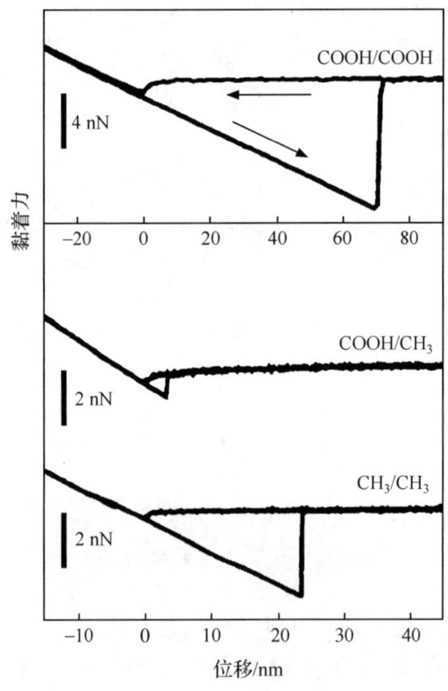

图 2.16　修饰的探针和基底的黏着力[46]

另外,FFM 还广泛用于纳米磨损的现象及机理研究,相关内容在以后章节将会详细叙述。

2.7　纳米压/划痕仪

纳米压痕(nano-indentation)和纳米划痕(nano-scratch)技术是通过以纳牛和纳米量级分辨率连续控制和测量载荷及位移,从而测试得到样品材料的一系列力学性能的纳米测试技术。利用纳米压痕实验获得的载荷与位移曲线不仅可以计算得到材料的纳米硬度和弹性模量,也可以得到材料的屈服强度及蠕变应力指数等力学性能。利用纳米划痕实验可以测试材料的摩擦系数、耐磨性能和薄膜材料的临界剥离应力等。作为近年发展起来的新型测试技术,纳米压痕和纳米划痕技术已经被广泛应用于物理学、材料学和医学等多个学科领域,测试各种金属、聚合物等传统材料以及薄膜、生物等表面功能材料的机械和力学性能。

2.7.1　纳米压痕仪

1. 纳米压痕实验的基本原理

图 2.17 所示为纳米压痕系统结构简图。铁磁线圈装置驱动带有压头的压杆,压头上的准静态载荷由加在线圈上缓慢变化的电流控制,而压杆发生的位移由平行板电容器测量,且运动被严格限制在垂直方向一个自由度上。通过分析压头压入和卸载过程中的载荷-位移曲线,可以得到测试材料的硬度和弹性模量。图 2.18所示为典型的加载-卸载过程中载荷随位移的变化曲线。在加载过程中,测试样品在压头压入过程中会发生弹塑性变形,卸载时只有弹性变形部分能够回复。图中 P_{max} 为最大载荷,h_{max} 为最大深度,h_f 为完全卸载后的残余压痕深度。而接触刚度 S 则可以通过计算卸载曲线顶部 1/5 部分的斜率获得,$S=\mathrm{d}P/\mathrm{d}h$。材料的硬度和弹性模量可以根据以下公式计算获得:

$$H=\frac{P}{A} \tag{2.16}$$

$$E_r=\frac{\sqrt{\pi}}{2\beta}\frac{S}{\sqrt{A}} \tag{2.17}$$

式中,P 为压入载荷;A 为在此载荷下压头与材料在压入过程中的接触面积;β 为与压头几何形状有关的常数(圆锥形或球形压头对应 β 值为 1,而具有方形截面的维氏压头对应 β 值为 1.012,具有三角形截面的 Berkovich 压头和立方角压头对应 β 值为 1.034)。所求得的 E_r 是复合弹性模量:

$$\frac{1}{E_r}=\frac{1-\nu^2}{E}+\frac{1-\nu_i^2}{E_i} \tag{2.18}$$

式中,E 和 ν 分别为被测试样品的弹性模量和泊松比;E_i 和 ν_i 分别为压头的弹性模量和泊松比。对于金刚石压头,弹性模量 E_i 和泊松比 ν_i 分别为 1141 GPa 和 0.07。

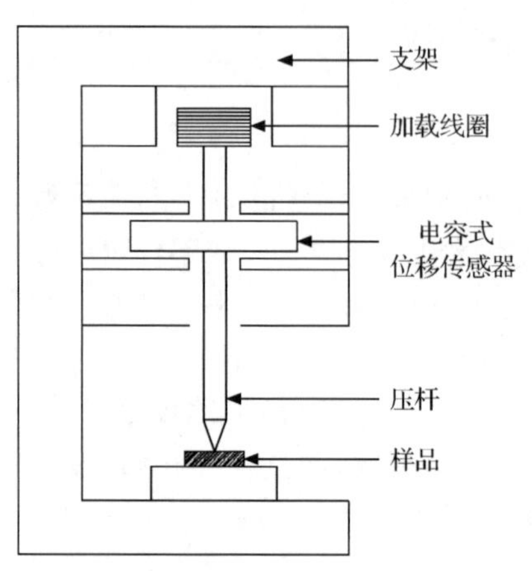

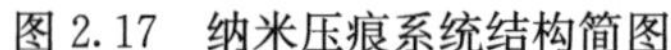
图 2.17 纳米压痕系统结构简图

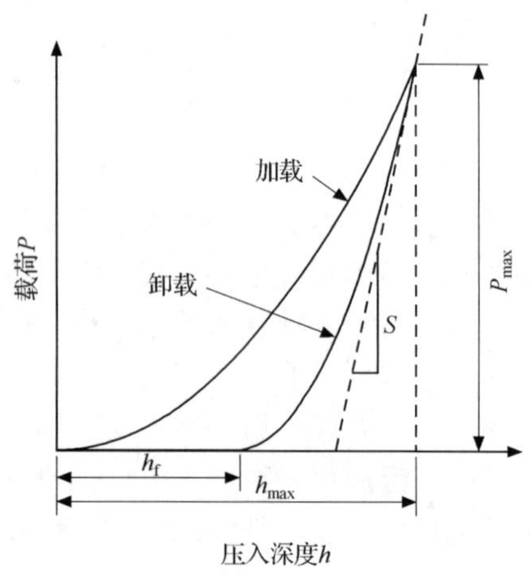

图 2.18 纳米压痕实验载荷-位移曲线

纳米压痕硬度的定义与宏观传统硬度的定义有所不同。Oliver 等[47]在 1992 年提出一种改进的方法对微硬度的计算进行修正。如图 2.19 所示，由于被测样品在针尖压入过程中发生了弹塑性变形，针尖与样品实际接触面积将小于名义接触面积，实际接触深度 h_c 也小于总压入深度。与宏观下相比，由于在微观测试中总压入深度较小，被测样品在压痕周围产生的弹塑性变形对计算纳米压痕硬度的影响将被放大。因此，纳米压痕硬度计算中涉及的针尖与样品接触面积 A 必须通过与接触深度 h_c 建立函数关系才能获得。

$$A = F(h_c) \tag{2.19}$$

接触面积 A 与压头尖端的形状密切相关，在测量纳米压痕硬度之前需要通过标准样品对压头进行仔细标定。

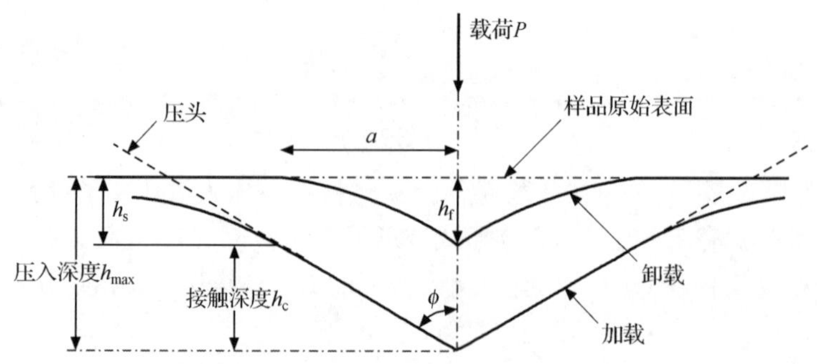

图 2.19 加载和卸载样品表面变形示意图[47]

2. 纳米压痕仪的应用

纳米压痕测试技术是通过压入的方式使用已知机械性能的金刚石针尖去测定另一种材料的硬度和弹性模量,它的出现使在纳米或亚纳米量级测试材料的机械和力学性能成为可能。与传统硬度测试中压入后残余面积可以直接测量获得不同,纳米或亚纳米尺寸的压痕太小,利用已有的方法很难直接测量残余面积。因此,通常是获得金刚石针尖压入被测试样品的深度后,利用针尖的固定形状来计算得到样品表面的残余面积,进而计算出材料的纳米硬度和弹性模量。

目前,纳米压痕技术与扫描电镜和原子力显微镜等表面特征观察技术相结合,作为最有效的测试手段被大量用于检测薄膜和涂层等表面改性材料的力学性能。Wang 等[48]利用纳米压痕技术测试了单晶硅表面不同厚度聚四氟乙烯薄膜的力学性能。如图 2.20 所示,薄膜的硬度和弹性模量均随着厚度增加而急剧下降,并且随膜厚增大到 500 nm 后趋于平稳。他们认为与膜厚较大的薄膜相比,超薄聚四氟乙烯薄膜中氢键在基体的影响下会结合得更紧密,从而导致膜厚越低,薄膜的力学性能越好。Saha 和 Nix[49]也研究了不同基体材料对铝膜力学性能的影响。铝膜的厚度为 0.5 μm,基体包括蓝宝石、硅、玻璃及铝。图 2.21(a)所示为四种基体材料表面铝膜的硬度与压入深度的关系。随着压入深度与薄膜厚度比值的增加,蓝宝石、硅和玻璃基体表面的铝膜的硬度均表现为先降低,然后平稳,最后急剧增加。压入深度较低时应该是软膜效应促使了硬度的降低,而平稳阶段的硬度则真实地反映了铝膜本身的硬度值。当压入深度较大时压头直接压入基体材料,基体效应导致了硬度的增加。与硬度相比,基体材料力学性能对铝膜弹性模量的影响更大。如图 2.21(b)所示,铝膜的弹性模量随压入深度与薄膜厚度比值的增加而先增加然后保持恒定。但当基体材料的弹性模量较大时,测试获得的弹性模量随压入深度的增加会增大得更为剧烈。

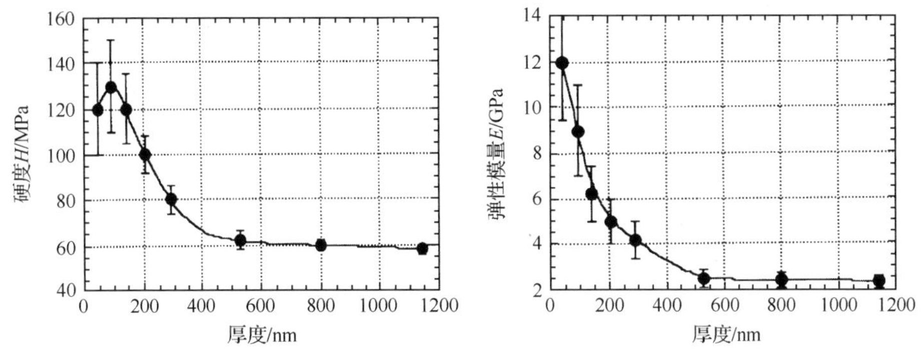

图 2.20　硬度和弹性模量随薄膜厚度的变化关系[48]

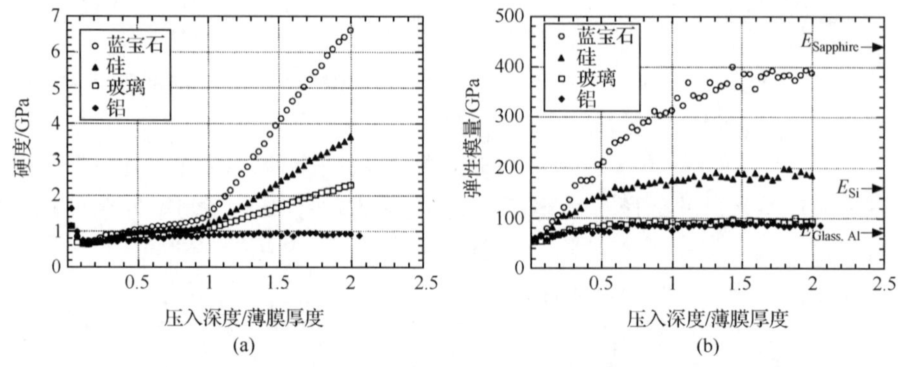

图 2.21　基体材料对纳米硬度和弹性模量测量的影响[49]

另外，纳米压痕技术也常被用于测试块体材料的力学性能以及研究块体材料的压痕损伤和变形机制。Jang 等[50]使用不同面间夹角的金刚石三棱锥针尖在不同载荷和压入速率下研究了单晶硅的相变过程。他们发现单晶硅在高接触应力下会由单晶 Si-Ⅰ相转变为类金属 β-tin 相(Si-Ⅱ)，而 Si-Ⅱ相在一定条件下卸载时会转变为无定形相 a-Si，否则会转变为其他晶相，如 Si-Ⅲ和 Si-Ⅻ相。当压头曲率半径较大或载荷较小时，压痕区域变形小，由于体积限制效应，压痕表面与针尖接触区域的 Si-Ⅱ相向 Si-Ⅲ和 Si-Ⅻ相转化。在快速卸载时，Si-Ⅱ相向 Si-Ⅲ和 Si-Ⅻ相转化受到时间限制，便直接形成非晶硅。通常在相同载荷下，压头曲率半径越小，产生的接触应力越大，造成的损伤越严重。张赜文等[51]分别使用曲率半径为2 μm 的球形针尖和 Berkovich 针尖在不同载荷下研究了单晶硅表面的纳米压痕损伤行为。图 2.22 所示为载荷 50 mN 时两种针尖作用下单晶硅在不同循环次数的压入损伤形貌图。虽然 Berkovich 压头尖端的曲率半径为 150 nm，比 2 μm 球形压头的曲率半径小一个量级，但在 50 mN 载荷下具有相对较大的等效压入半径，因而产生了相对较轻微的纳动损伤。可见，压入损伤不仅与针尖曲率半径有关，也与压头形状、压入载荷和深度等多种因素密切相关。除传统的功能材料外，纳米压痕技术也被用来测试生物材料或其他小体积材料的力学和摩擦学性能，如牙齿、昆虫翅膀和颚骨[图 2.23(a)]及光纤[图 2.23(b)]等[52]。

2.7.2　纳米划痕仪

纳米划痕仪一般能对径向载荷及划痕深度进行控制和测量，还能获得切向摩擦力。常用的纳米刻划方法是划痕针尖在施加一定载荷的同时，载有样品的试验台向某一个方向水平匀速运动完成刻划过程，图 2.24 所示为划痕实验过程简图。纳米划痕仪可以测试得到样品表面粗糙度、法向载荷、划痕深度、残余深度和摩擦系数等参数。

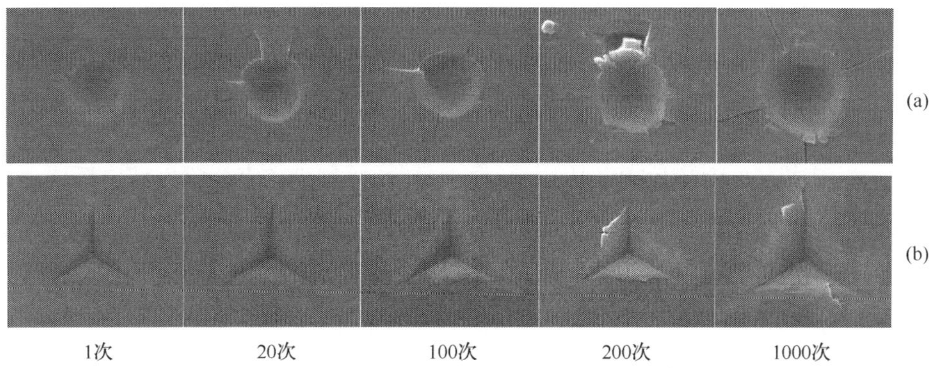

图 2.22　单晶硅表面纳动损伤形貌(×20 000),扫描范围 6 μm×6 μm

(a) 球形压头;(b) Berkovich 压头[51]

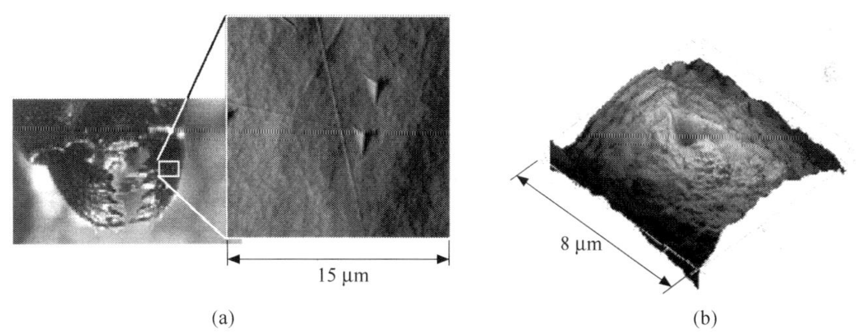

图 2.23　其他材料表面的纳米压痕测试

(a) 甲壳虫下颚骨;(b) 光纤[52]

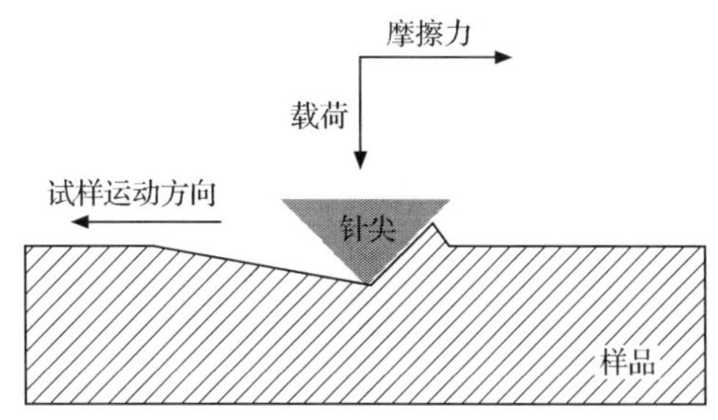

图 2.24　纳米划痕实验示意图

纳米划痕技术主要用于表征材料表面的摩擦、磨损和黏附失效等特性,也常被用做研究薄膜材料的抗划及耐磨等表面抗损伤能力。目前,该技术已被广泛应用于各种金属和陶瓷材料、MEMS 结构材料、薄膜保护材料以及各种生物和仿生材料的抗划耐磨研究。

划痕实验一般包括三部分，即划痕前预扫描、划痕刻划和划痕扫描。划痕前预扫描是用极小的载荷划过样品表面，测试样品表面的原始形貌。划痕刻划分为连续变载和恒定加载两种模式，变载是随着载荷的增加针尖逐渐划入样品内部；恒载则是使用恒定大小的载荷划过样品表面。划后扫描是用针尖在较小载荷作用下测试样品表面划痕的残余深度。

Huang 等[53,54]利用纳米划痕技术研究了 Ti-6Al-4V 基体上沉积的类金刚石(DLC)薄膜的抗划痕性能，薄膜的厚度大约为 2.5 μm。纳米划痕实验采用连续变载测量，划痕长度为 500 μm。图 2.25 所示为选择不同最大载荷下划痕深度和残余深度随载荷增加的变化曲线(左图)，可以通过曲线的变化来判断薄膜是否发生剥离或脱落。结果表明，薄膜在 100 mN 载荷内仍以弹性变形为主[图 2.25 左(a)-(c)]；最大载荷到 200 mN，划痕区间内已经开始发生明显的塑性变形[图 2.25 左(d)]；当最大载荷达到 300 mN 时，划痕在载荷增大一定值后划痕深度和残余深

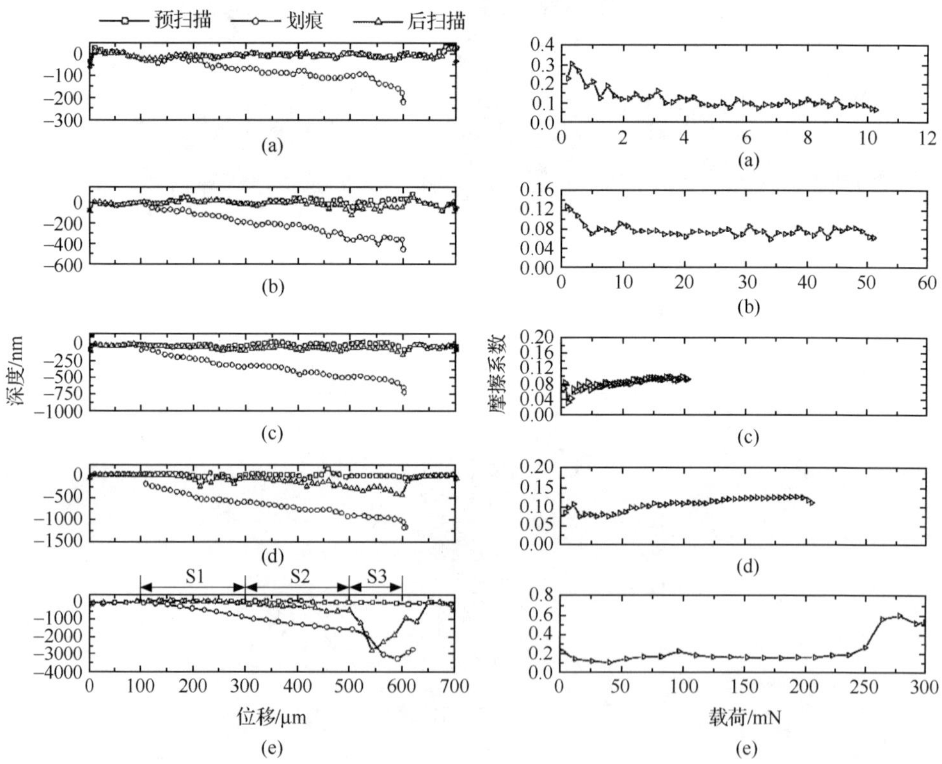

图 2.25 不同载荷下划痕测试曲线，左列为划痕深度和残余深度，右列为摩擦系数

(a) 10 mN；(b) 50 mN；(c) 100 mN；(b) 200 mN；(e) 300 mN[53,54]

度曲线均发生明显的波动,且急剧增大,薄膜发生明显的破裂或剥离,如图 2.25 左(e)所示。同时,图 2.25 右边摩擦系数曲线图也能为薄膜的破裂或剥离提供一定的依据。薄膜处于弹性变化或塑性变形时,摩擦系数均比较平滑,但当薄膜破裂或脱落时,摩擦系数也急剧增加,如图 2.25 右(e)所示。

通常划痕深度曲线上的临界突变点称为加载临界载荷,残余深度曲线上的临界点称为卸载临界载荷。Huang 等[54]研究发现 DLC 薄膜加载临界载荷与卸载临界载荷不一致。如图 2.26 所示,划痕在最初 50 μm 几乎未留下任何痕迹,摩擦系数也基本保持不变。而后随着载荷继续增加,划痕的宽度和深度都逐渐变大,如图 2.27所示。对比图 2.26 和图 2.27 可以看出,薄膜载荷达到卸载临界载荷时,就会造成薄膜的破裂或脱落。Huang 等认为这种不同步是由于薄膜和基体的弹性回复不同步造成的。

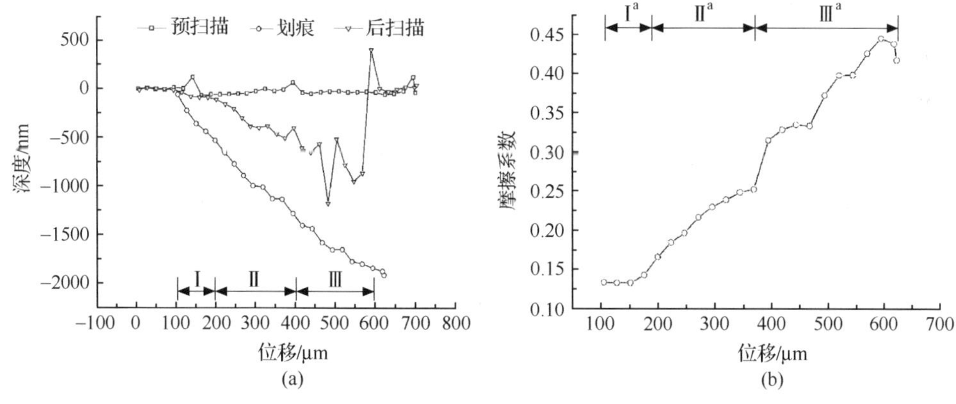

图 2.26　划痕曲线和摩擦系数曲线图[54]

(a) 划痕深度和残余深度;(b) 摩擦系数曲线图

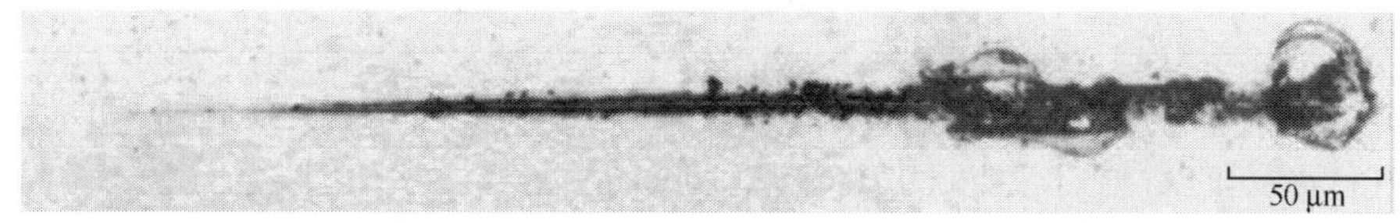

图 2.27　划痕 SEM 图[54]

除薄膜外,纳米划痕技术也被用于考察块状材料的抗划耐磨性能。钱林茂等[55]同样使用连续变载的方式研究了 GCr15、304 不锈钢、超弹(SE)和形状记忆(SME)NiTi 合金四种材料的摩擦磨损机制。损伤越严重,犁沟摩擦力越高,会导致更大的摩擦力。另外,他们利用纳米划痕技术研究人牙发现,划痕能使牙釉质的晶体颗粒细化,如图 2.28 所示。

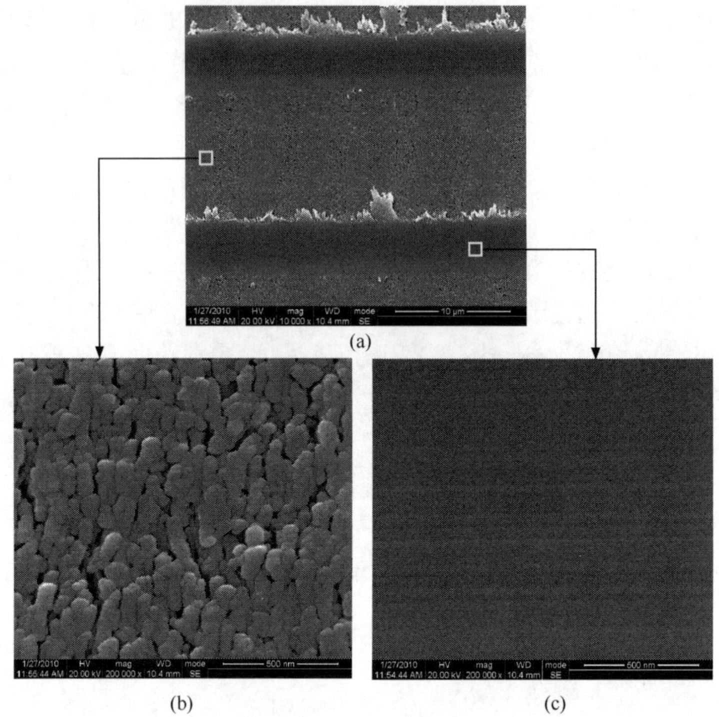

图 2.28 牙齿表面的划痕实验[55]
(a) 划痕全貌;(b) 未磨损区域放大图;(c) 划痕中部放大图

2.8 纳米润滑膜厚度测量技术

润滑膜厚度的测量应用最广泛的为光干涉法。传统的光干涉法根据干涉条纹的级数变化来确定润滑膜厚度(图 2.29),能够测量的最小膜厚大于 1/4 光波长,采用单色光干涉时分辨率大于 50 nm,多色光干涉测量分辨率则大于 20 nm。为研究更小尺度下纳米间隙中的成膜特性和机理,在传统的光干涉法基础上,人们相继开发设计了多种适用于更低膜厚测量范围的高分辨率干涉测量方法,如垫层法、光强法等。

垫层法于 1987 年由 Spikes 等[56]提出,采用光学性质与润滑膜相近的 Al_2O_3 在玻璃表面制成斜垫层,以斜垫层厚度代替一部分润滑膜厚度,使光干涉法能够测量的润滑膜厚度达到 10 nm。在此基础上,1991 年 Johnston 和 Spikes 等[7]改变斜垫层的设计,并利用光谱分析技术确定润滑膜厚度,将测量精度提高到 5 nm。1995~2003 年[57],垫层法得到进一步的发展,能够测量最小至 0.3 nm、标准偏差为 0.15 nm 的薄膜厚度。

1971 年 Roberts 等首先提出光强法,并将其应用于流体润滑研究[58]。雒建

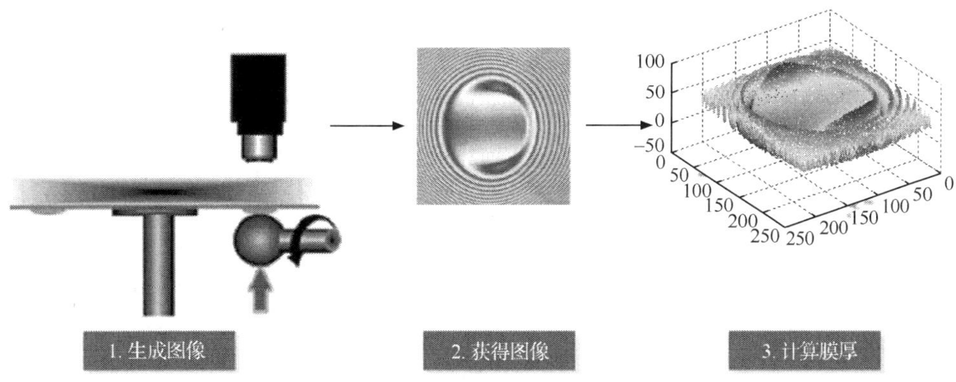

图 2.29(另见彩插)　光干涉法测量润滑膜厚度原理示意图

斌、黄平和温诗铸等提出相对光强原理并研制了纳米级润滑膜厚度测量仪，其润滑膜厚度测量精度为 0.5 nm，水平方向的分辨率为 1.0 μm，并应用该仪器获得了许多有价值的研究成果[59]。下面对相对光强法进行详细介绍。

相对光强原理是在光干涉原理的基础上提出的，可有效地用于精确测量纳米级润滑膜厚，具有较高的分辨率和测量精度，为水基润滑的研究奠定了基础。

在光通过薄膜产生的干涉条纹中，位于同一干涉级次内的最大与最小干涉光强之间，即最亮干涉条纹与同一级最暗条纹之间，干涉光强将随润滑膜厚度按一定关系变化，可根据某一点光强在最大和最小光强之间的相对位置计算该点的油膜厚度。

如图 2.30 所示，点接触状态下润滑膜测试系统采用玻璃盘与钢球接触，在玻璃盘下表面镀铬膜，从而实现干涉效果。当钢球对玻璃盘加载时，钢球表面发生弹性变形，形成 Hertz 平台区。润滑剂的存在使得玻璃盘下表面的半透半反铬膜与钢球表面形成一层润滑膜。采用单色光垂直入射，入射光到达半透半反的铬膜上，分为两束，一束直接由铬膜上表面反射，另一束透过润滑膜后被钢球表面反射，两束具有相同频率的光线发生干涉，通过光学系统采集干涉光强并对其进行计算。

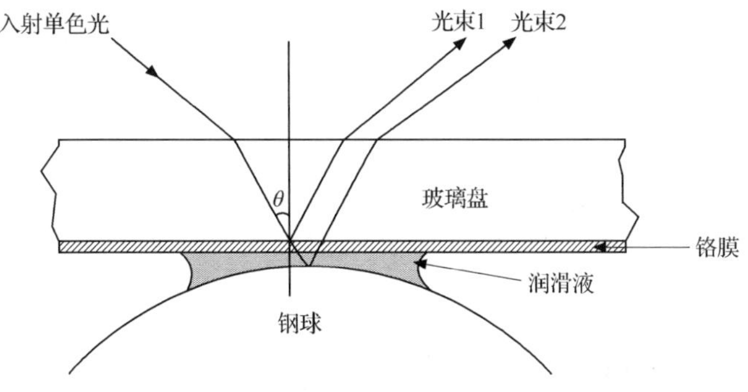

图 2.30　双光束干涉示意图

根据光干涉基本原理，当光线垂直入射时，干涉光光强及该点的润滑膜厚存在如下关系[60]：

$$I = I_1 + I_2 + 2\sqrt{I_1 + I_2}\cos(4\pi kh/\lambda + \phi) \tag{2.20}$$

式中，I 为待测膜厚点的光强；I_1、I_2为光束 1、2 的光强；h 为润滑油膜厚度；λ 为单色光波长；k 为润滑剂折射率；ϕ 为油膜厚度为零时的相对光强。

则润滑膜厚为

$$h = \frac{\lambda}{4\pi k}[\arccos(\bar{I}) - \phi] \tag{2.21}$$

式中，$\bar{I}$ 为相对光强，由下式表示：

$$\bar{I} = \frac{2I - (I_{max} + I_{min})}{I_{max} - I_{min}} \tag{2.22}$$

式中，I_{max} 为最大干涉光强；I_{min} 为最小干涉光强。定义膜厚为零时的相对光强为 $\bar{I}_0$，由式(2.21)计算得到

$$\phi = \arccos(\bar{I}_0) \tag{2.23}$$

将 ϕ 带入式(2.21)，膜厚 h 为

$$h = \frac{\lambda}{4\pi k}[\arccos(\bar{I}) - \arccos(\bar{I}_0)] \tag{2.24}$$

需指出，式(2.24)只适用于计算首个干涉级次($n=0$)内润滑膜的厚度。随着膜厚的升高，干涉级次增加，上式将不再适用。

当级次升高时，膜厚计算公式(2.24)需要增加一项周期附加项。为说明上述变化，图 2.31 给出了双光束干涉下，光强随膜厚变化的理想曲线，光强变化幅值为 255。将 n 定义为干涉级次。随膜厚增加，光强每经历一个幅值的变化，级次 n 增加 1，如图 2.31 所示。

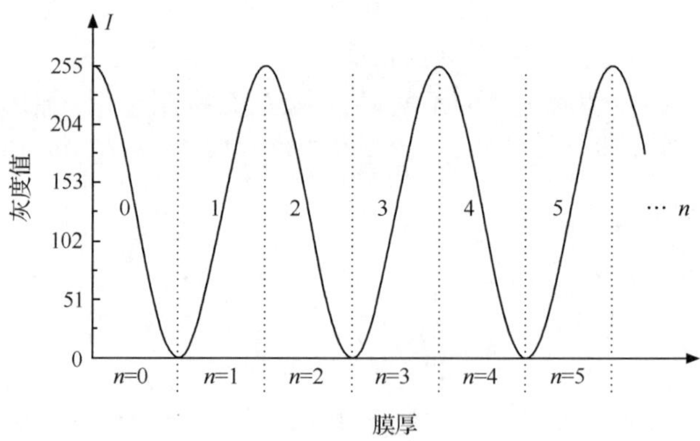

图 2.31　双光束干涉下光强随膜厚变化的理想曲线

膜厚的计算公式表示如下：

$$h=\frac{\lambda}{4\pi k}\left[\left(n+\left|\sin\frac{n\pi}{2}\right|\right)\cdot\pi+\arccos(\bar{I})\cdot\cos n\pi-\arccos(\bar{I}_0)\right]\quad(2.25)$$

式中，$n=0,1,2,\cdots$。

2.9　其他分析测试设备简介

2.9.1　微观结构分析设备

当一束高能的入射电子轰击物质表面时，被激发的区域将产生二次电子、俄歇电子、特征 X 射线和连续谱 X 射线、背散射电子、透射电子，以及在可见、紫外、红外光区域产生的电磁辐射。利用电子和物质的相互作用，可以获取被测样品各种物理、化学信息，如形貌、成分、晶体结构、电子结构和内部电场或磁场等。

扫描电子显微镜(scanning electron microscope，SEM)简称扫描电镜，主要采集样品表面扫描激发的二次电子成像，用于研究样品表面的形貌与成分。扫描电子显微镜由三大部分组成：真空系统、电子束系统及成像系统。成像系统和电子束系统均内置在真空柱中。真空泵用来使真空柱内产生真空，有机械泵、油扩散泵及涡轮分子泵三大类，真空主要用于保护电子枪不被氧化和增加电子的自由程。电子束系统由电子枪和电磁透镜两部分组成，产生聚焦电子束用以扫描成像。电子束扫描样品时在样品表面激发出二次电子，由于能量极小，在样品深处产生的二次电子马上就在样品中被吸收，只有在样品浅表面产生的二次电子才能逸出。这意味着二次电子对样品表面很敏感，可以用于形貌表征。

扫描电镜被广泛地应用于摩擦学领域，除了观察磨损表面形貌，也可通过观察剖面图了解材料结构的变化。Liu 等[61]利用 SEM 对低温等离子碳氮共渗不锈钢的微动磨斑进行了分析，部分结果如图 2.32 所示。左边为表面形貌图，右边为剖面图，可以清楚地看到裂纹的产生。正是对比了不同样品的剖面裂纹图，才更深刻地揭示了低温等离子碳氮共渗处理对微动损伤的防护作用。

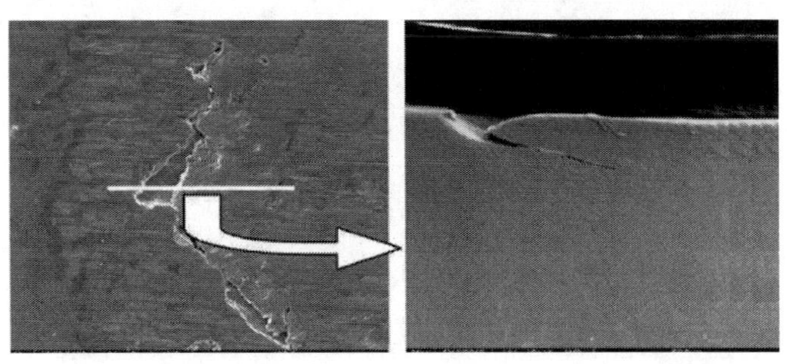

图 2.32　SEM 观察低温碳氮共渗不锈钢的微动磨斑表面形貌和剖面形貌[61]

透射电子显微镜(transmission electron microscope,TEM)把经加速和聚集的电子束投射到非常薄的样品上,电子与样品中的原子碰撞而改变方向,从而产生立体角散射,其结构与 SEM 类似。散射角的大小与样品的密度、厚度相关,因此可以形成明暗不同的影像。使用 TEM 不同的模式,可以通过物质的化学特性、晶体方向、电子结构、样品造成的电子相移及电子吸收对样品成像。在放大倍数较低的时候,TEM 成像的对比度主要是由于材料不同的厚度和成分对电子的吸收不同而造成的,称为质厚衬度。对于晶体材料,由于满足布拉格反射条件程度差异而造成的衬度,称为衍射衬度,主要用于分析晶体内部的结构、缺陷等。电子束经过晶体衍射后分为两部分:透射束和衍射束。如果只对透射束成像,称为明场像;如果只对衍射束成像,称为暗场像。质厚衬度和衍射衬度都是振幅衬度,代表了材料对电子束的散射能力。此外,电子波与质点势场相互作用后,出射电子束的相位产生差异。如果对振幅衬度和相位差进行干涉叠加,就形成了高分辨图像,包括晶格条纹、一维晶格像和二维晶格像等。图 2.33 是 Zarudi 等[62]利用高分辨透射电镜所观察的经过划痕和压痕实验后单晶硅晶格的变化,划痕损伤是以非晶化为主[图 2.33(a)],而压痕损伤则表现为非晶化和晶格扭转[如图 2.33(b)中 C1、C2 区域所示]。

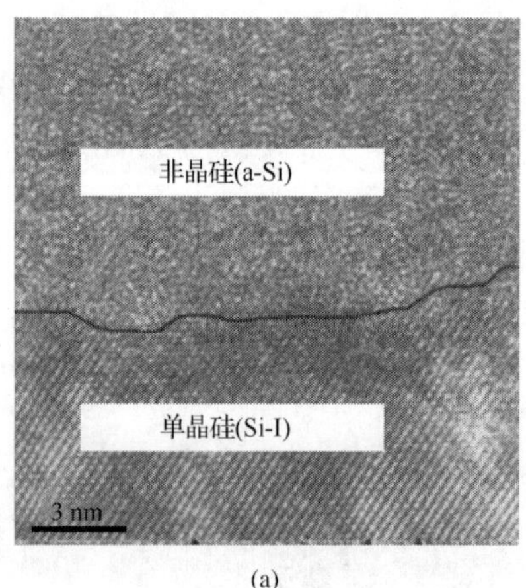

(a)

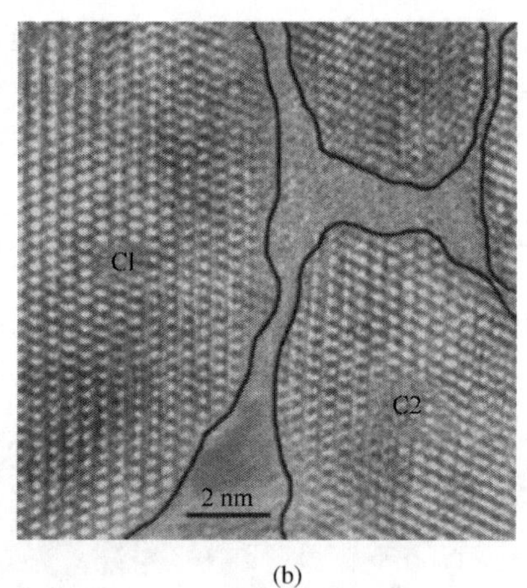

(b)

图 2.33 高分辨透射电镜观察到经过划痕(a)和压痕(b)实验后单晶硅晶格的变化[62]

射线照射到物质上发生弹性散射和非弹性散射。弹性散射的波长与激发光波长相同,称为瑞利光谱(Rayleigh spectrum),非弹性散射波长有一定的变化,统称为拉曼光谱(Raman spectrum)。对与入射光频率不同的散射光谱进行分析可得到分子振动、转动信息,能够应用于分子结构表征。拉曼光谱仪主要包括:单色光源(一般采用激光)、外光路、色散系统、接收处理系统等几个部分。拉曼光谱由分子的对称振动引起,由于单晶硅 Si—Si 键为对称结构,振动时无偶极矩变化,可以产生强烈的拉曼信号。不同结构的 Si—Si 键能量不同，因此可以用拉曼光谱检测单晶硅的结构。Jang 等[50]用微区拉曼光谱分析了单晶硅在纳米压痕作用下的相变现象。如图 2.34 所示，在高载荷下，可以发现 Si-Ⅲ、Si-Ⅻ 等结构，也有非晶 Si 产生。通过对不同载荷、不同加载卸载速率等条件下的硅相进行研究，可以揭示单晶硅相变的机理与途径。

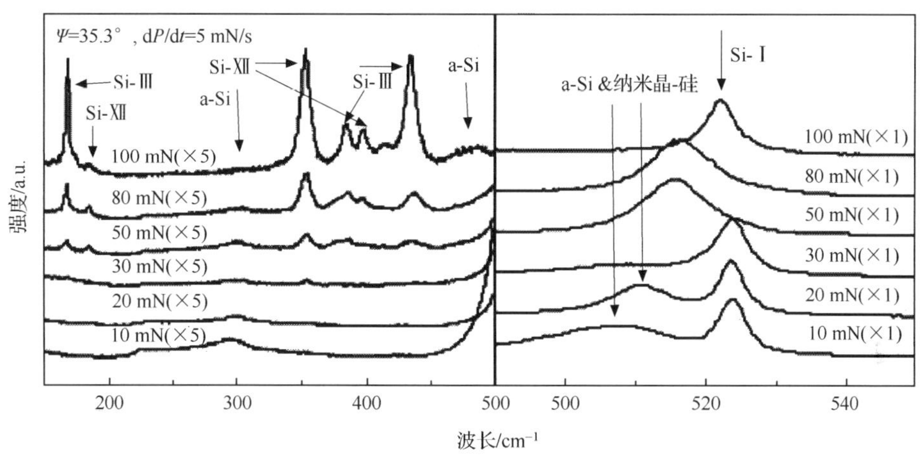

图 2.34　不同载荷引起的单晶硅相变[50]

2.9.2　化学成分分析仪器

X 射线光电子能谱(X-ray photoelectron spectroscopy，XPS)，又被称为化学分析电子能谱(electron spectroscopy for chemical analysis，ESCA)，是一种快速检测表面化学成分及化合态信息的分析手段。X 射线光电子能谱是瑞典乌普萨拉(Uppsala)大学 K. Siegbahn 及其同事经过近 20 年的潜心研究而建立的一种分析方法。他们发现了内层电子结合能的位移现象，解决了电子能量分析等技术问题，测定了元素周期表中各元素轨道结合能，并成功地应用于许多实际的化学体系。

利用 XPS 分析材料表面被激发光子的能量特征，可以准确地判断材料表面层(一般为 1～3 nm，最大不超过 10 nm)的元素成分和成键类型，不仅可用于材料表面元素的定量检测，也可以实现不同元素的相对含量的定量分析。XPS 作为表面分析技术的普及归因于其高信息量、对广泛样品的适应性以及坚实的理论基础。X 射线光电子能谱是重要的表面分析技术之一，它不仅能探测表面的化学组成，而且可以确定各元素的化学状态，因此，在化学、材料科学及表面科学中得到广泛的应用。

基于光电效应原理，当一束光子辐照到样品表面时，光子可以被样品中某一元素的原子轨道(如 s、p 轨道)上的电子所吸收，使得该电子脱离原子核的束缚，以一定的动能从原子内部发射出来，变成自由的光电子，而原子本身则变成一个激发态的离子，如图 2.35 所示。基于光电效应，光电子动能(E_k)、X 射线源光子的能量($h\nu$)和固体物质特定原子轨道上的结合能(E_b)具有如下关系[63]：

$$E_k = h\nu - E_b - \Phi_s \tag{2.26}$$

式中，Φ_s是能谱仪的功函数，其值由谱仪材料和状态决定，对同一台谱仪，Φ_s基本是一个常数。XPS 能谱仪一般采用 Mg K_α 和 Al K_α 的 X 射线作为激发源，光子的能量足够促使除氢、氦以外的所有元素发生光电离作用，产生特征光电子。

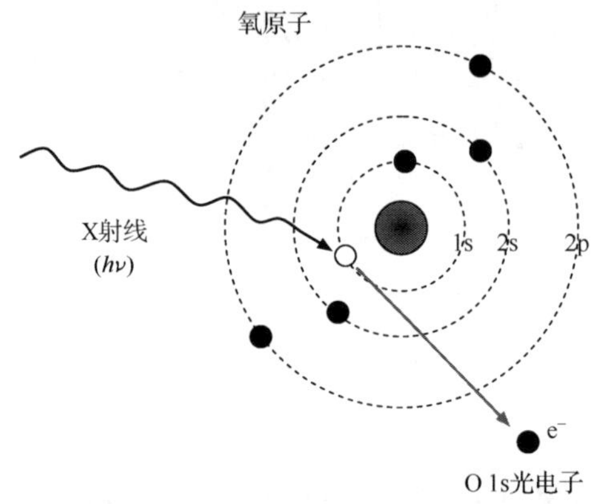

图 2.35　光电子发射示意图

当入射光子能量 $h\nu$ 明显超过原子核对电子的束缚能 E_b时，即会产生光电子发射

XPS 分析中，因采用的 X 射线激发源的能量较高，不仅可以激发出原子轨道中的价电子，还可以激发出芯能级上的内层轨道电子，其激发光电子的能量仅与入射光子的能量及原子轨道结合能有关。所以，对于特定的单色激发源和特定的原子轨道，其激发光电子的能量具有特征值，如污染碳 C 1s 的结合能约为 284.8 eV[64]。虽然激发的光电子的结合能主要由元素的种类和激发轨道所决定，但当同元素原子放在不同环境时，其芯电子的束缚能发生改变，在 XPS 谱图上表现为谱峰相对于纯元素发生位移，该位移称为化学位移。引起化学位移的因素主要有：不同的氧化态、形成化合物、不同的近邻数或原子占据不同的点阵位置、不同的晶体结构等。利用这种化学位移可以分析元素在该物种中的化学价态和存在形式。

在纳米摩擦学分析中，采用的是微区分析设备，如扫描 X 射线微探针(scanning X-ray microprobe)，实现对微米级或更小表面区域的检测。XPS 是目前材料表面研究的一种有效的方法，可用来测定固体表面的电子结构和表面组分的化学成分，以及根据谱峰的化学位移来研究元素的化学态、所处的化学环境及分子结构。经 X 射线辐照后，从样品表面出射的光电子的强度与样品中该原子的浓度存在线性关系，可以利用它进行元素的定量分析。用 XPS 还可以定量测定膜的组成和化学价态以及掺杂元素的形式。另外，采用X射线对样品表面进行溅射刻蚀时，还能获得深度方向的化学成分及其浓度分布信息，从而检测表面化学成分随着深度的变化关系[65]。

另外，用于微区表面化学成分分析的还有二次离子质谱仪（secondary ion mass spectrometer，SIMS）、能量色散分析仪（energy dispersive spectrometer，EDS）、电子能量损失谱仪（electron energy loss spectrometer，EELS）等。以下简单介绍二次离子质谱仪。当用一次离子束轰击表面时，一次离子经过散射、弹射等将能量传递给样品，样品表面的原子受激发后溅射出来成为带电的二次离子，然后用磁分析器或四极滤质器所组成的质谱仪分析离子的荷质比，可以分析表面元素，实现这种分析的即为二次离子质谱仪（SIMS）。SIMS的主要部件为：一次离子发射系统、质谱仪、二次离子的记录和显示系统，可分析包括氢、锂元素在内的轻元素，特别是氢元素（XPS则不能），对绝缘材料也不需要做任何处理。由于其高分辨性和高灵敏性，根据一次离子照射量，SIMS可以分为动态二次离子质谱（D-SIMS）和静态二次离子质谱（S-SIMS）。D-SIMS采用高密度一次离子束轰击样品，主要用于无机样品沿深度方向的浓度分析和杂质鉴定。S-SIMS采用了大束斑、低密度的一次离子束轰击样品，可以得到与分子结构有关的大量信息。SIMS在硬盘/磁头界面的微观摩擦学研究领域有着重要的应用。磁头一般安装在滑片上以实现飞行，滑片局部涂覆一层DLC保护膜。Eryilmaz等[66]用SIMS分析了DLC膜在氮气和氧气环境中的摩擦化学产物，其结果如图2.36所示。同时，研究发现在氮气环境中DLC膜磨损比较严重，而在氧气环境中的磨损比较轻微。作者认为这是由于DLC膜氧化形成润滑膜从而保护了磁盘。

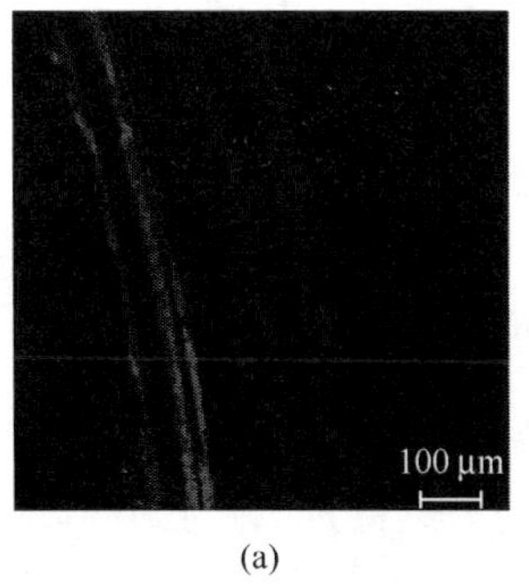

(a)

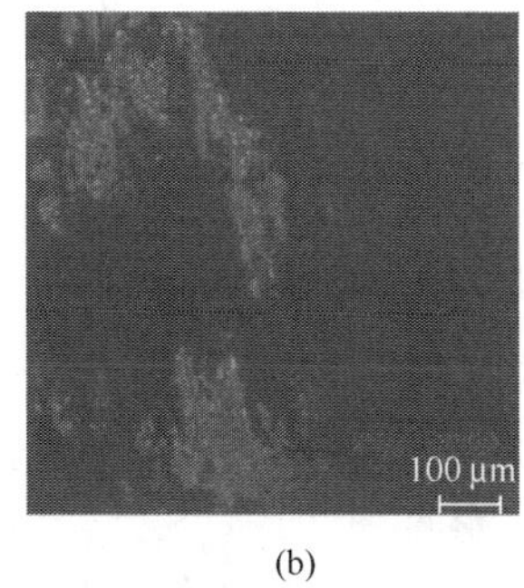

(b)

图2.36 氮气环境中磨斑的氧含量(a)与氧气环境中磨斑的氧含量(b)[66]

2.9.3 表面三维轮廓仪

摩擦学表面三维微观形貌的测量方法繁多，通常可分为接触式和非接触式两种,其中以非接触式测量方法为主。接触式形貌测量一般是探针式表面轮廓仪。仪器传感器受计算机控制相对被测样品表面作匀速滑行,传感器的探针探测到被测样品表面的高度变化。在 x 和 z 方向分别采样并转换成电信号,该电信号经后期电路放大和处理,再转换成数字信号储存在计算机的存储器中。

探针式表面轮廓仪在测量超精加工表面时,往往会划伤被测样品表面,测量的同时也破坏了表面的质量,采用非接触式表面三维形貌仪可准确地获得被测表面的三维轮廓。基于光学原理的三维形貌测量技术种类繁多,下面介绍其中一种近年来国际上研究比较多、发展也相对比较成熟的技术——扫描白光干涉法测量表面三维微观形貌技术。这种测量原理和系统是在 1990 年由 Lee 和 Strand[67] 提出和设计的。

白光光源的辐射包含了整个可见光谱区域的光谱成分,为连续光谱。白光发生干涉时,各波长光将产生各自的一组干涉条纹,当光程差为零时,各波长的零级条纹完全重合,随着光程差及干涉级数的增加,各波长的干涉条纹彼此逐渐错开,这种错开使得条纹对比度逐步下降,到一定程度时,干涉条纹消失。图 2.37 所示为白光干涉光强变化的一般规律曲线,在零光程位置附近的条纹对比度最大,此处可认为是最佳干涉位置。随级数的增加,干涉条纹对比度迅速下降,直到条纹消失。

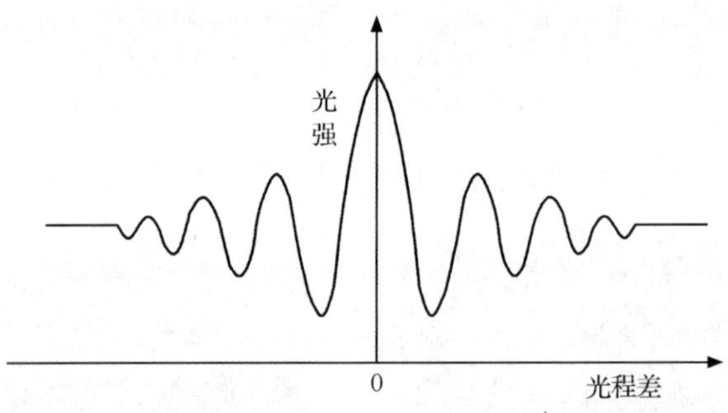

图 2.37　白光干涉光强随光程差的变化曲线

扫描白光干涉原理是在传统双光束干涉技术的基础上,基于白光干涉的典型方法,通过定位表面各点的零光程差位置来获得各点的相对高度,从而构建表面三维轮廓[68]。扫描白光干涉法光学测量系统包括光学部分、CCD 摄像机、图像卡和计算机以及压电陶瓷及其驱动电路等几部分组成。在图 2.38 中,S_1 是被测样品,M_3 是参考镜(平面反射镜),M_1 为分光镜,M_2 为补偿镜。从白光源发出的白光通过聚光镜后转变为平行光,再经分光镜分为两束光,分别被 M_1 和 M_2 反射,如果两光束满足白光干涉的条件,在空间产生可以观察到的干涉条纹。由白光干涉条纹光强度的分布情况可得到:当光程差 $\Delta=0$ 时,光强度出现峰值,根据干涉平面上光强度峰值的位置就能计算出被测样品上各点的相对表面高度值，进而得到被测样品表面的三维轮廓的信息。

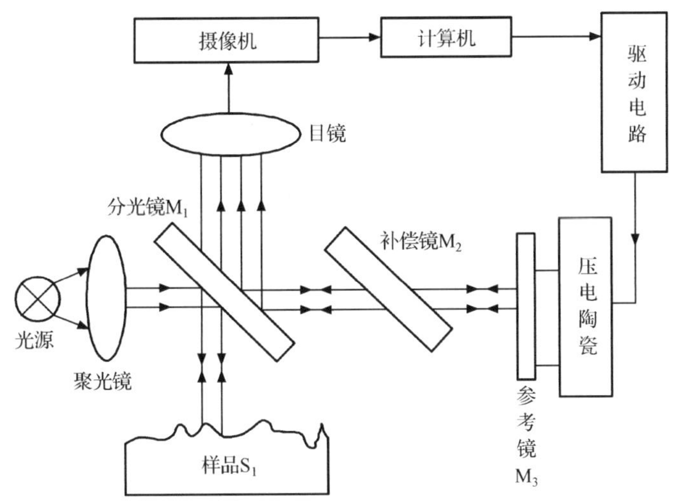

图 2.38 扫描白光干涉法测量表面三维轮廓原理图

白光干涉测量技术近年来有很大发展，如 Paz 等[69]采用轮廓重建(profile reconstruction)方法，大大提高了纵向扫描的灵敏度。根据表面测量的不同要求，同一台仪器上同时配备接触测量头和非接触测量头，使它能同时进行接触式测量和非接触式测量，降低了仪器成本的同时也增强了使用范围。

2.9.4 石英晶体微天平

石英晶体微天平(quartz crystal microbalance，QCM)是根据石英晶体压电效应，将待测物质的质量信号转化成频率信号输出，从而实现质量、浓度的检测。测量精度可以达到纳克量级。石英晶体微天平主要由传感器(换能器)、传感器接口电路(主要是振荡检测电路)、信号检测与数据处理(核心是微处理器或控制器)等部分组成，基本组成如图 2.39 所示[70]。

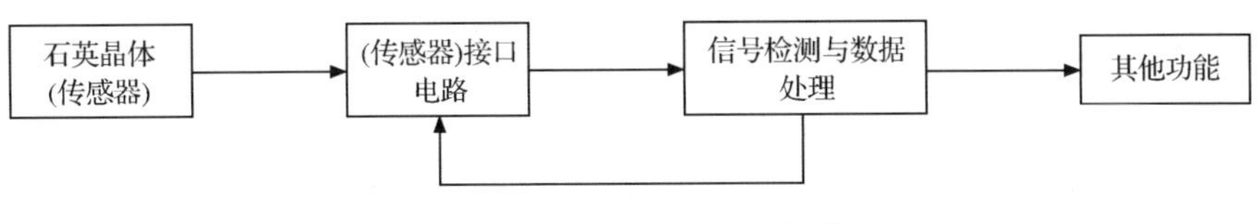

图 2.39 QCM 基本组成部分

QCM 具有结构简单、成本低、分辨率高、灵敏度好等优点，被广泛应用于物理、生物、医学、化学等各个领域[71]。具体地说，QCM 可以用于声子摩擦研究、电摩擦研究和分子润滑研究等方向[72]。

参 考 文 献

[1] Tabor D, Winterton R. The direct measurement of normal and retarded van der Waals forces. Proceedings of the Royal Society of London, 1969, A312: 435-450.

[2] Binnig G, Rohrer H, Gerber Ch, et al. Surface studies by scanning tunneling microscopy. Physical Review Letters, 1982, 49: 57-61.

[3] Binnig G, Quate C F, Gerber Ch. Atomic force microscope. Physical Review Letters, 1986, 56: 930-933.

[4] Mate C M, McClelland G M, Erlandsson R, et al. Atomic-scale friction of a tungsten tip on a graphite surface. Physical Review Letters, 1987, 59: 1942-1945.

[5] Meyer G, Amer N M. Simultaneous measurement of lateral and normal forces with an optical-beam-deflection atomic force microscope. Applied Physics Letters, 1990, 57: 2089-2091.

[6] Krim J, Widom A. Damping of a crystal oscillator by an adsorbed monolayer and its relation to interfacial viscosity. Physical Review, 1988, B38: 12184.

[7] Johnston G J, Wayte R, Spikes H A. The measurement and study of very thin lubricant films in concentrated contacts. Tribology Transactions, 1991, 34(2): 187-194.

[8] 雒建斌，黄平，邹茜，等，变频法纳米级润滑膜厚度测量研究. 润滑与密封，1994，2：27-30.

[9] Derjaguin B V, Titijevskaia A S, Abricossova I I, et al. Investigations of the forces of interaction of surfaces in different media and their application to the problem of colloid stability. Discussions of the Faraday Society, 1954, 18: 24-41.

[10] Israelachvili J N, Tabor D. The measurement of van der Waals dispersion forces in the range 1.5 to 130 nm. Proceedings of the Royal Society of London, 1972, 331: 19-38.

[11] Klein J. Forces between mica surfaces bearing adsorbed macromolecules in liquid-media. Journal of the Chemical Society, Faraday Transactions, 1983, 79: 99.

[12] Parker J L, Christenson H K, Ninham B W. Device for measuring the force and separation between two surfaces down to molecular separations. Review of Scientific Instruments, 1989, 60(10): 3135-3138.

[13] Israelachvili J N, McGuiggan P M. Adhesion and short-range forces between surfaces 1. New apparatus for surface force measurements. Journal of Materials Research, 1990, 5(10): 2223-2231.

[14] Tonck A, Georges J M, Loubet J L. Measurements of intermolecular forces and the rheology of dodecane between alumina surfaces. Journal of Colloid and Interface Science, 1988, 126(1): 150-163.

[15] Zeng H B, Tian Y, Anderson T H, et al. New SFA techniques for studying surface forces and thin film patterns induced by electric fields. Langmuir, 2008, 24: 1173-1182.

[16] Gee M L, Tong P, Israelachvili J N, et al. Comparison of light scattering of colloidal dispersions with direct force measurements between analogous macroscopic surfaces. The Journal of Chemical Physics, 1990, 93(8): 6057-6065.

[17] Claesson P M, Blom C E, Herder P. Interaction between waterstable hydrophobic Langmuir-Blodgett monolayers on mica. Journal of Colloid and Interface Science, 1986, 114(1): 234-242.

[18] Pashley R M, Quirk J P. The effect of cation valency on DLVO and hydration forces between macroscopic sheets of muscovite mica in relation to clay swelling. Colloids and Surfaces, 1984, 9(1): 1-17.

[19] Kjellander R, Marcelja S, Pashley R M, et al. Double-layer correlation forces restrict calcium-clay swelling. Journal of Physical Chemistry, 1988, 92(23): 6489-6492.

[20] Velamakanni B V,Chang J C,Lange F F,et al. New method for efficient colloidal particle packing via modulation of repulsive lubricating hydration forces. Langmuir,1990,6(7):1323-1325.

[21] Bailey S M,Chiruvolu S,Israelachvili J N,et al. Measurements of forces involved in vesicle adhesion using freeze-fracture electron microscopy. Langmuir,1990,6:1326-1329.

[22] Horn R G,Clarke D R,Clarkson M T. Direct measurements of surface forces between sapphire crystals in aqueous solutions. Journal of Materials Research,1988,3(3):413-416.

[23] Horn R G,Smith D T,Haller W. Surface forces and viscosity of water measured between silica sheets. Chemical Physics Letters,1989,162(4-5):404-408.

[24] Hirz S J. Interactions between surfaces separated by thin polymer films. Stanford University,1991.

[25] Chan D Y,Horn R G. The drainage of thin liquid films between solid surfaces. The Journal of Chemical Physics,1985,83(10): 5311-5324.

[26] Israelachvili J N. Measurement of the viscosity of liquids in very thin films. Journal of Colloid and Interface Science,1986,110(1):263-271.

[27] Israelachvili J N,McGuiggan P M. Forces between surfaces in liquids. Science (New York,N. Y.), 1988,241(4867):795-800.

[28] Helm C A,Israelachvili J N,McGuiggan P M. Molecular mechanisms and forces involved in the adhesion and fusion of amphiphilic bilayers. Science (New York,N. Y.),1989,246(4932): 919-922.

[29] 周兆英等. 微米/纳米技术. //《机械工程科学技术前沿》编委会. 机械工程科学技术前沿. 北京：机械工业出版社,1996: 113-128.

[30] Eigler D M,Schweizer E K. Positioning single atoms with a scanning tunneling microscope. Nature, 1990,344: 524-526.

[31] Manoharan H C,Lutz C P,Eigler D M. Quantum mirages formed by coherent projection of electronic structure. Nature,2000,403: 512-515.

[32] Bhushan B. Nanotribology and Nanomechanics. Berlin: Springer-Verlag Press,2011.

[33] Martin Y,Williams C C,Wickramasinghe H K. Atomic force microscope-force mapping and profiling on a sub 100Å scale. Journal of Applied Physics,1987,61: 4723.

[34] Davies E,Teng K S,Conlan R S,et al. Ultra-high resolution imaging of DNA and nucleosomes using non-contact atomic force microscopy. FEBS Letters,2005,579: 1702-1706.

[35] Bhushan B. Modern Tribology Handbook. USA: CRC Press,2001.

[36] Bennewitz R. Friction force microscopy. Material Today,2005,8: 42-48.

[37] Lu C J,Jiang Z,Bogy D B,et al. ASME,development of a new tip assembly for lateral force microscopy and its application to thin film magnetic media. Journal of Tribology,1995,117: 244-249.

[38] 路新春,温诗铸,戴长春,等. 纳米摩擦学进展. 北京：清华大学出版社,1995: 35-38.

[39] 路新春,温诗铸,戴长春,等,激光检测摩擦力显微镜的研制. 科学通报,1996,41(19): 1753-1755.

[40] Tortonese M,Kirk M. Characterization of application specific probes for SPMs. Proc SPIE,2009,3009: 53-60.

[41] Varenberg M,Etsion I,Halperin G. An improved wedge calibration method for lateral force in atomic force microscopy. Review of Scientific Instruments,2003,74: 3362-3367.

[42] 余家欣,钱林茂. 一种改进的原子力显微镜摩擦力标定方法. 摩擦学学报,2007,27(5): 472-476.

[43] Leggett G J,Brewer N J,Chong K S. Friction force microscopy: towards quantitative analysis of molecular organisation with nanometer spatial resolution. Physical Chemistry Chemical Physics,2005,7:

1107-1120.

[44] Labuda A,Paul W,Pietrobon B,et al. High-resolution friction force microscopy under electrochemical control. Review of Scientific Instruments,2010,81:083701.

[45] Labuda A,Hausen F,Gosvami N N,et al. Switching atomic friction by electrochemical oxidation. Langmuir,2011,27: 2561-2566.

[46] Frisbie C D,Rozanyal L F,Noy A,et al. Functional group imaging by chemical force microscopy. Science,1994,265: 2071-2074.

[47] Oliver W C,Pharr G M. The study of submicron indent-induced plastic deformation. Journal of Materials Research,1992,7: 1564-1583.

[48] Wang J,Shi F G. Thickness dependence of elastic modulus and hardness of on-wafer low-k ultrathin polytetrafluoroethylene films. Scripta Materialia,2000,42: 687-694.

[49] Saha R, Nix W D. Effects of substrate on the determination of thin film mechanical properties by nanoindentation. Acta Materialia,2002,50: 23-38.

[50] Jang J,Lance M J,Wen S,et al. Indentation-induced phase transformations in silicon: influences of load,rate,and indenter angle on the transformation behavior. Acta Materialia,2005,53: 1759-1770.

[51] 张赜文,余家欣,钱林茂. 压头曲率半径对单晶硅径向纳动损伤的影响. 机械工程学报,2010,9: 107-112.

[52] Fischer-Cripps A C. Introduction to Contact Mechanics. New York: Springer,2000.

[53] Huang L Y,Xu K W,Lu J. Analysis of nano-scratch behavior of diamond-like carbon films. Surface and Coatings Technology,2002,154: 232-236.

[54] Huang L Y,Xu K W,Lu J,et al. Nano-scratch and fretting wear study of DLC coatings for biomedical application. Diamond and Related Materials,2001,10: 1448-1456.

[55] Zheng S Y, Zheng J, Gao S S, et al. Investigation on the microtribological behaviour of human tooth enamel by nanoscratch. Wear, 2011, 271: 2290-2296.

[56] Spikes H A,Gao G T. Perties of ultra-thin lubricating films using wedges spacer layer optical interferometry//Dowson D E. Interface Dynamics. Proc of the 14th Leeds-Lyon Symp on Trib:275-279.

[57] Cann P M,Hutchinson J,Spikes H A. The development of a spacer layer imaging method (slim) for mapping elastohydrodynamic contacts. Tribology Transaction,1996,39:915-921.

[58] Roberts A D,Tabor D,The extrusion of liquids between highly elastic solids. Proceedings of the Royal Society of London A,1971,325:323-345.

[59] Luo J B,Wen S Z,Huang P. Thin film lubrication,part I: the transition between EHL and thin film lubrication. Wear,1996,194:107-115.

[60] Born M,Wolf E. Principles of Optics. Fifth Ed. Oxford:Pergamon Press,1975: 257-270.

[61] Liu J,Dong H,Buhagiar J,et al. Effect of low-temperature plasma carbonitriding on the fretting behaviour of 316LVM medical grade austenitic stainless steels. Wear,2011,271: 1490-1496.

[62] Zarudi I, Zou J, Zhang L C. Microstructures of phases in indented silicon: A high resolution characterization. Apply Physics Letters, 2003, 82: 874-876.

[63] 王建祺,吴文辉,冯大明. 电子能谱学(XPS/XAES/UPS)引论. 北京:国防工业出版社,1992.

[64] Yu B J,Qian L M,Yu J X,et al. Effects of tail group and chain length on the tribological behaviors of self-assembled dual-layer films in atmosphere and in vacuum. Tribology Letters,2009,34: 1-10.

[65] Yu B J,Qian L M,Dong H S,et al. Friction-induced hillocks on monocrystalline silicon in atmosphere

and in vacuum. Wear,2010,268: 1095-1102.

[66] Eryilmaz O L,Erdemir A. TOF-SIMS and XPS characterization of diamond-like carbon films after tests in inert and oxidizing environments. Wear,2008,265: 244-254.

[67] Lee B S,Strand T C. Profilometry with a coherence scanning microscope. Applied Optics,1990,29: 3784-3788.

[68] Groot P D,Deck L. Surface profiling by analysis of white light interferograms in the spatial frequency-domain. Journal of Modern Optics,1995,42(2): 389-401.

[69] Paz V F,Peterhänsel S,Frenner K,et al. Solving the inverse grating problem by white light interference Fourier scatterometry. Light: Science & Applications,2012,1:36

[70] 陈柱,聂立波,常浩. 石英晶体微天平的研究进展及其应用. 分析仪器,2011,4: 18-22.

[71] 何建安,付龙,黄沐,等,石英晶体微天平的研究进展. 中国科学: 化学,2011,41: 1679-1698.

[72] Krim J. QCM tribology studies of thin adsorbed films. Nano Today,2007,10: 38-43.

第3章　分子动力学模拟技术

3.1　基本原理与应用

纳米技术的发展向传统科学提出了很多新的课题，对于纳米尺度的物质系统，基于连续介质假设的传统理论可能不再有效，纳米科学需要新的理论分析手段，其中分子动力学模拟逐渐成为预测系统特性的计算工具。分子动力学模拟用计算机模拟由原子核和电子所构成的多体系统中原子核的运动过程，每一个原子核在全部其他原子核和电子所提供的经验势场作用下均按牛顿定律运动，用统计物理的方法计算系统的结构和性质等宏观性能[1]。

1957年，Alder等[2]首先采用硬球模型研究了气体和液体的状态方程，开创了利用分子动力学模拟方法研究物质宏观性质的先例。后来，人们不断改进分子动力学模拟技术，并运用它在计算物理、化学、材料和制药等领域进行了大量的研究。但由于受计算机计算速度及内存的限制，早期模拟的空间尺度和时间尺度都受到很大限制。80年代后期，由于计算机技术的飞速发展和多体势函数的提出与发展，采用分子动力学模拟不仅能得到原子的运动细节，还能像做实验一样进行各种观察。随着计算机运算能力的进一步提高，以及主要理论和模拟算法的改进，分子动力学模拟在时间和空间尺度上都发生了巨大的变化。在模拟的时间尺度上，从最初关于BPTI的模拟不超过10 ps[3]，到现在可以模拟上百纳秒甚至微秒时间范围内发生的生物现象；在模拟的空间尺度上，从原来的500个原子到现在的10^4～10^6个原子；而且模拟的对象正从分子和超分子体系向细胞水平发展。

分子动力学属于经典力学的范畴，是在牛顿力学的基础上描述分子运动的一种方法。按照量子力学理论，一个分子体系及其动力学特征可以用时间依赖的薛定谔方程表示，能量是由每个粒子(电子和核)的动能项和各粒子之间相互作用的势能项组成。由于电子质量比核的质量小得多，因而运动速度要快得多，所以在实际应用中往往采用Born-Oppenheimer近似[4]，把电子运动和核的运动分开来处理。但对于成百上千个原子的生物大分子体系，目前还不能有效处理电子的运动。更进一步的简化是把复杂的分子体系看作在有效势场中质点的运动，所有电子的运动以及电子运动对核运动的影响都被忽略，这样就可以用经典牛顿力学来描述每个原子的运动。

分子动力学方法包括两个基本假定[5]：①所有粒子的运动都遵循经典牛顿力

学规律；②粒子之间的相互作用满足叠加原理。经典分子动力学模拟是利用牛顿力学基本原理，通过求解运动方程得到所有原子的轨迹，并从轨迹中计算得到各种性质。对于含有 n 个原子的体系，每个原子的运动规律符合牛顿运动方程：

$$\boldsymbol{F}_i(t) = m_i\boldsymbol{a}_i(t) = m_i\,\frac{\partial^2 \boldsymbol{r}_i(t)}{\partial t^2} = m_i\,\frac{\partial \boldsymbol{v}_i(t)}{\partial t} \tag{3.1}$$

式中，$\boldsymbol{F}_i(t)$ 为原子 i 在 t 时刻所受的力；m_i 为原子 i 的质量；$\boldsymbol{a}_i(t)$ 为原子 i 在 t 时刻的加速度；$\boldsymbol{r}_i(t)$ 为原子 i 在 t 时刻的位移矢量；$v_i(t)$ 为原子 i 在 t 时刻的速度矢量。原子受力可由分子力学势能函数 V_i 的负梯度求得：

$$\boldsymbol{F}_i(t) = \frac{\partial V_i(\boldsymbol{r}_1, \boldsymbol{r}_2, \cdots, \boldsymbol{r}_n)}{\partial \boldsymbol{r}_i} \tag{3.2}$$

这个势函数就是所说的“力场”，即用势函数 V 来描述体系分子内和分子间的相互作用，通过求解满足这种相互作用的牛顿方程：

$$-\frac{\partial V_i}{\partial \boldsymbol{r}_i} = m_i\,\frac{\partial^2 \boldsymbol{r}_i}{\partial t^2} \tag{3.3}$$

进而得到体系随时间演化的轨迹，然后求得体系各种宏观性质（如自由能、压力等）的时间平均。对含有 N 个粒子的体系来说，需由 $3N$ 个形同式(3.3)构成的方程组来描述。除极个别体系外，求得方程组的解析解很困难，所以在实际计算中，通常采用有限差分方法求得数值解。有限差分方法的基本思想是把整个积分距离划分成一个个很小的时间段，每一个时间段为 δt，因为 δt 非常小，一般是在飞秒（10^{-15} s）量级，所以在每个时间段中粒子受到的力被认为是恒定的。如果给定在任一时刻 t 每一个粒子的位置 $\boldsymbol{r}(t)$、速度 $\boldsymbol{v}(t)$ 以及其他动态信息，那么 $t+\delta t$ 时刻粒子的位置和速度可以用下面的泰勒展开公式表示为

$$\boldsymbol{r}(t+\delta t) = \boldsymbol{r}(t) + \boldsymbol{v}(t)\delta t + \frac{1}{2}\boldsymbol{a}(t)\delta t^2 + \frac{1}{6}\boldsymbol{b}(t)\delta t^3 + \cdots \tag{3.4}$$

$$\boldsymbol{v}(t+\delta t) = \boldsymbol{v}(t) + \boldsymbol{a}(t)\delta t + \frac{1}{2}\boldsymbol{b}(t)\delta t^2 + \frac{1}{6}\boldsymbol{c}(t)\delta t^3 + \cdots \tag{3.5}$$

反复迭代式(3.4)和式(3.5)可获得体系随时间演化的轨迹。

从最基本的 Verlet 算法方程概括一下分子动力学的计算流程如下：

(1) 给出体系所有粒子的初始坐标 $\boldsymbol{r}_i(t)$ 和速度 $\boldsymbol{v}_i(t)$。这里 $\boldsymbol{v}_i(t)$ 通常都是按照体系的初始温度根据玻尔兹曼分布赋值；

(2) 采用特定的力场参数和能量评价函数，从 $\boldsymbol{r}_i(t)$ 得到体系的势函数，由此计算每个粒子所受到的力 $\boldsymbol{f}_i(t)$；

(3) 运用牛顿方程，由 $\boldsymbol{r}_i(t)$ 和 $\boldsymbol{v}_i(t)$ 的积分公式计算 $\boldsymbol{r}_i(t+\delta t)$ 和 $\boldsymbol{v}_i(t+\delta t)$，这里涉及数值积分计算方法问题，选择适当的数值积分算法是提高动力学计算方法效率的决定因素；

(4) 用 $\boldsymbol{r}_i(t+\delta t)$ 和 $\boldsymbol{v}_i(t+\delta t)$ 在此作为输入，计算下一步的坐标和速度；

(5) 对感兴趣的瞬时物理量进行提取,不断重复步骤(2)～(4);

(6) 对(5)中得到的瞬时物理量进行统计分析,得到结果。

分子动力学采用力场方法,通过解经典牛顿力学方程,在分子水平上研究非绝对零度下各种体系,如生物分子、聚合物或催化物质等在各种状态下(结晶态、水溶液或气态)随时间的演化。它被认为是21世纪以来除理论分析和实验观察之外的第三种科学研究手段,称为"计算机实验"手段。

分子动力学模拟最基本的功能是进行空间构象取样,因而经常用于生物大分子结构实验测定数据的优化,为核磁共振、X射线衍射和电子显微镜结构测定提供有用的信息。分子动力学模拟的第二个功能是可以描述体系的平衡状态,如检测蛋白质结构的稳定性、计算体系的自由能差值等。分子动力学模拟的第三个功能是提供体系随时间演化的动态过程,如蛋白质构象的变化、蛋白质的折叠和去折叠过程、受体-配体之间的分子识别机制和生物体系中的离子运输过程等。

分子动力学模拟获得系统中粒子位置与速度的轨迹后,可以通过分析这些轨迹获得各种热力学、光谱性质和系统自由能等数据。目前分子动力学在诸如材料断裂机理、金属间化合物的面缺陷能、晶体稳定性、金属熔化过程、薄膜生长、金属表面沉积过程、纳米材料以及特殊条件下计算机模拟等方面都有广泛的研究[6]。

纳米摩擦学研究由于其特殊的尺度效应,传统的宏观摩擦概念、理论和实验方法已不再适用,计算机模拟技术成为该领域的研究重点,而分子动力学模拟技术则由于其成熟的理论和高计算效率成为纳米摩擦学研究中应用最广泛的模拟方法。分子动力学模拟在纳米摩擦学中的应用主要包括单组分材料块体间的界面摩擦、有机单分子膜的摩擦和体系润滑的分子动力学研究几个方面[7]。对于单组分材料块体的界面摩擦,分子动力学模拟可以给出丰富的局域晶体结构的细节[8-10]。例如,Hayashi 等[11]通过对两种理想块体材料的摩擦学研究,发现了负载与摩擦力有着较好的线性关系。Zhang 等[12]研究了金刚石刀具在单晶铜表面的摩擦行为,发现改变不同的切削深度、速度和表面状态,摩擦行为可以分为无磨损、黏着、侵彻和切削四个阶段。Matsushita 等[13]研究了纯石墨表面的摩擦行为。在有机单分子膜摩擦行为的研究方面,Zhang 等[14-16]进行了一系列自组装膜的摩擦性质的研究。Park 等[17,18]对金表面自组装膜的摩擦行为进行了研究。Hu 等[19]研究了Au(111)面组装 C_{12} 硫醇分子的摩擦过程,通过改变硫醇分子的排布,分析了摩擦力的相对变化,描述了温度和速度对摩擦力的影响,发现低温可以减小摩擦力的波动。此外,他们还观察了横向剪切力和组装分子倾角相对于滑动距离的周期性起伏[20]。在纳米尺度的润滑方面,Ciraci 等[21]利用理论模拟的方法研究了镍(111)和(110)在 Cu(110)表面上的摩擦行为,同时加入了不同覆盖度的氙原子,考察了模型分子的润滑特性。Zhang 等[22]使用 Tersoff-Brenner 方法,通过改变氢原子的表面覆盖度、负载和环境湿度考察了氢化金刚石表面的摩擦行为,结果表明,表面氢化降低了摩擦系数。

清华大学胡元中课题组在纳米摩擦学的分子动力学研究上开展了大量工作。他们通过分子动力学模拟研究了纳米级润滑薄膜的固液相变和界面滑移现象以及固体接触和黏着的微观机制[23]。结果表明，纳米薄膜中液体的固化相变压力随膜厚减薄而下降，表明润滑剂可能处于类固体状态。薄膜中的界面滑移现象可能在较低的剪切速率下发生，并与液体的固化程度有较好对应。在金刚石滑块在银基底上原子尺度的黏滑现象的分子动力学模拟研究中[24]，通过对最上层原子与最下层原子剪切距离和金刚石滑块上原子的移动分析表明，滑块的剪切变形可能是引起黏滑现象的主要原因。

另外，该课题组还对碳纳米管的摩擦学行为进行了分子动力学模拟，研究了单壁碳纳米管在石墨基底上的运动[25]。首先将碳纳米管在基底弛豫至平衡状态，然后对其施加一固定外力，撤去外力后，碳纳米管在基底上逐渐减速至停止。使用六种碳纳米管模拟的结果表明，碳纳米管的手性角决定了它与石墨基底接触界面的微观构型，从而决定了碳纳米管的运动方式。他们还研究了公度、不公度两种情况下碳纳米管在石墨基底上运动的摩擦机制与能量耗散[26]。在公度条件下，碳纳米管先在石墨基底上滑动，动能降低到一定值后出现翻转、滚动、滑动交替进行的现象，所受摩擦力在滑动阶段呈现周期性变化，在开始滚动时摩擦力达到负向最大；在不公度条件下，碳纳米管在石墨基底上一直处于滑动状态，摩擦力始终为负值。在公度情况下，侧向力对称性的破缺由碳纳米管底部原子与石墨基底原子间的法向趋近与分离引起，并由此而产生摩擦，碳纳米管与石墨基底原子间的相互作用为斥力-碰撞型，黏性摩擦造成了能量耗散。不仅如此，他们使用分子动力学模拟的方法研究了 Si 表面间单壁水平碳纳米管束 SWCNT(10,10)的变形和摩擦特性[27]，揭示出碳纳米管低摩擦的原因在于结构完整的碳管表面无悬挂键，与 Si 表面间仅存在范德华力作用，因此，无缺陷的碳纳米管可望成为性能优异的润滑剂或润滑添加剂。

3.2　平衡态分子动力学模拟

按照功能的不同，分子动力学模拟分为两类：一类是平衡态分子动力学(equilibrium molecular dynamics，EMD)模拟；另一类是非平衡态分子动力学(nonequilibrium molecular dynamics，NEMD)模拟。

分子动力学模拟中，在准备模拟试样时，原子之间的势函数应该尽可能真实，同时系统的初始位置和速度也不容忽视。但给定的试样在现实中是否存在，要看初始条件给的是否合理。一般说来，大量原子的初始位置和速度都不太可能精确给出，只是接近想要考察的状态，此时可以进行一个自由趋衡的模拟过程，让系统弛豫到平衡态。但有时给出的初始位置和速度可能使得试样的状态远离想要考察的情况,则可以进行一个施加人工干预的趋衡过程,对系统的能量进行增减,直到满足要求[28]。

EMD 模拟是研究给定系统向所期望的平衡态演化的一种方法,不仅能够预测材料在平衡态的热力学性质,还可以为动力学加载过程提供合理的初始条件。NEMD 模拟则主要用于研究初始系统在外加载荷作用下的动力学响应,并提取感兴趣的量。通常,一个动力学过程的 MD 模拟要用到以上两种方法。首先,用 EMD 模拟得到系统在特定条件下的平衡状态,然后,以此时的平衡状态作为初始条件,进行 NEMD 模拟。不同体系的平衡态分子动力学模拟具体的势函数和感兴趣的物理量的提取不同。

EMD 方法通过模拟系统的平衡态计算导热系数,可由基于线性响应理论(linear response theory)[29]的 Green-Kubo 关系式(或与其等价的 Einstein 关系式)给出导热系数的计算公式[30],即

$$k = \frac{V}{k_B T^2}\int_0^\infty \langle J_x(0) J_x(t)\rangle \mathrm{d}t = \frac{V}{3k_B T^2}\int_0^\infty \langle \boldsymbol{J}(0)\boldsymbol{J}(t)\rangle \mathrm{d}t \tag{3.6}$$

式中,k 为导热系数;V 为模拟系统体积;k_B为玻尔兹曼常量;T 为模拟温度;t 为时间;$\langle \boldsymbol{J}(0)\boldsymbol{J}(t)\rangle$ 为热流自相关函数(heat current autocorrelation function, HCACF);x 为材料厚度方向;数字 3 表示取三个维度上的平均值。热流密度矢量 $\boldsymbol{J}$ 可由下式得出:

$$\boldsymbol{J} = \frac{1}{V}\left(\frac{\mathrm{d}}{\mathrm{d}t}\sum_i e_i \boldsymbol{r}_i\right) \tag{3.7}$$

式中,e_i 为粒子 i 的能量(包括动能和势能);$\boldsymbol{r}_i$ 为粒子的位置矢量。对于只存在双体作用势的系统,$e_i = \frac{1}{2}m_i v_i^2 + \frac{1}{2}\sum_i u_{ij}(r_{ij})$,式(3.7)可进一步写成

$$\boldsymbol{J} = \frac{1}{V}\left[\sum_i e_i \boldsymbol{v}_i + \frac{1}{2}\sum_{i\neq j}^{i,j} r_{ij}(\boldsymbol{f}_{ij}\cdot \boldsymbol{v}_i)\right] \tag{3.8}$$

式中,$\boldsymbol{v}_i$ 为粒子的速度;r_{ij} 和 $\boldsymbol{f}_{ij}$ 分别为粒子 i 和粒子 j 之间的距离和相互作用力。

3.3　宏观特性统计与控制

运用分子动力学模拟技术得到想要的求解结果需要在求解过程中对系统的宏观量进行控制,在求解体系的运动方程后可以得到各粒子在不同时刻的位置和速度。这个步骤是联系粒子系统微观动力学和宏观物理性质的纽带,因此应用统计物理原理计算该系统的宏观物理特性和结构特点,才能完成分析动力学模拟的全过程。

分子动力学模拟总是在一定的系综下进行。经常用到的系综有微正则系综、

正则系综、等温等压系综和等压等焓系综[1]。

(1) 微正则系综(NVE系综),它是孤立的、保守的、系统的统计系综,在这种系综中,系统沿着相空间中的恒定能量轨道演化。在分子动力学模拟的过程中,系统中的原子数 N、体积 V 和能量 E 都保持不变。一般来说,对于给定能量的精确初始条件是无法知道的,为了把系统调节到给定的能量,先给出一个合理的初始条件,然后对能量进行增减,直至系统达到所要到达的状态为止。能量的调整一般是通过对速度进行特别地标度来实现的,这种标度会使系统偏离平衡,必须给系统足够的时间以再次建立平衡。

(2) 正则系综(NVT系综),在此系综中,系统的原子数 N、体积 V 和温度 T 都保持不变,并且总动量为零。保持系统的温度不变的通常方法是让系统与虚拟的热浴处于热平衡状态。由于温度与系统的动能直接相关,通常的做法是把系统的动能固定,这可以通过对原子的速度进行标度来实现,也可以对运动方程中出现的力加一个约束力项来实现。

(3) 等温等压系综(NPT系综),就是系统的原子数 N、压力 P 和温度 T 都保持不变。温度的恒定和以前一样,是通过调节系统的速度或加一约束力来实现的,而对压力进行调节,就有一些复杂。由于系统的压力 P 与其体积 V 是共轭量,要调节压力值可以通过标度系统的体积来实现,目前有许多调压的方法都是采用这个原理。

(4) 等压等焓系综(NPH系综),就是保持系统的原子数 N、压力 P 和焓值 H 不变。由于 $H=E+PV$,故在该系综下进行模拟时要保持压力与焓值为固定值,其调节技术的实现也有一定的难度。事实上,这种系综在实际的分子动力学模拟中已经很少遇到了。

3.3.1　系统控制方法

系综常用的控制方法有以下几种。

1. 调温技术

在NVT系综或NPT系综中,即使在系综模拟的平衡态中,也经常调整温度到期望值。如果希望知道系统的平衡态性质对温度的依赖性,就必须在不同的温度下进行模拟。在寻求系统位形空间的势能最低点时,如果直接采用最速下降法、共梯度法或Newton-Raphson法等方法,则容易落入亚稳态。为了克服这一困难,提出了分子动力学模拟退火法,其步骤是先升温熔化体系,然后缓慢降温,并进行MD模拟,当降至绝对零度时,系统便处于势能最低点,所以调温技术十分重要。

系统的温度 T 与动能 K 有关:

$$K = \sum_{i=1}^{N} m_i |v_i|^2/2 = (3N - N_c)k_B T/2 \tag{3.9}$$

式中，N 为原子数；N_c为约束数；k_B为玻尔兹曼常量；v_i为原子 i 的速度。

目前实现对温度的调节有 4 种方式，分别为速度标度[31]、Berendsen 热浴[32]、Gauss 热浴[33]和 Nose-Hoover 热浴[34]。

2. 调压技术

在应用中，一些结构重构在等压模拟下比等体积下更容易实现。压力通常比一些量如总能量波动范围要大得多，这是因为压力与位力系数有关，而位力系数是位置与势能函数导数的乘积，它随 r 的变化比内能快得多。

宏观系统通过改变它的体积来保持压力为常值。体积变化量与等温压缩系数有关，易压缩的物质体积波动较大；反之，在常体积模拟中，压缩系数越小的物质，压力的波动越大。在等压模拟中，可以通过改变模拟元胞的三个方向或一个方向的尺寸来实现体积的变化。类似于温度控制的方法，也有许多方法用于压力控制，总的来说有以下 3 种技术。

1) Berendsen 方法[32]

假想把系统与一“压浴”相耦合，取模拟元胞的体积的标度因子为 λ，而原子坐标的标度因子为 $\lambda^{1/3}$。于是

$$\lambda = 1 + \kappa \frac{\delta t}{\tau_P}(P(t) - P_{\text{bath}}) \tag{3.10}$$

式中，τ_P为耦合参数；P_{bath}为“压浴”的压力；$P(t)$为 t 时刻的真实压力。新的位置由 $\boldsymbol{r}'_i = \lambda^{1/3}\boldsymbol{r}_i$ 给出。此式可以用于各向同性或各向异性体系。应用于各向异性体系，可使得元胞的三个方向的尺寸能独立地变化。

2) Anderson 方法[35]

在压力耦合的系统方法中，一个额外的自由度，即元胞的体积，首先被 Anderson 引入系统中。这个自由度的动能是 $Q(\mathrm{d}V/\mathrm{d}t)^2/2$，这里 Q 是活塞的“质量”，活塞的势能为 pV，其中 p 是期望的压力，V 是系统的体积。质量小的活塞引起元胞的快速波动，而质量大的则相反。在模拟过程中，体积可以变化，而平均体积则由内部的压力与期望值达到平衡时决定。

这种方法需要两个坐标系，一个是真实的坐标系，另一个是单位坐标系。由

$$\boldsymbol{s}_i = \frac{\boldsymbol{r}_i}{V^{1/3}} \tag{3.11}$$

则系统的运动方程为

$$\ddot{\boldsymbol{s}}_i = \frac{\boldsymbol{F}_i}{m_i V^{1/3}} - \frac{2}{3}\dot{\boldsymbol{s}}_i \frac{\dot{V}}{V} \tag{3.12}$$

$$\ddot{V}=\frac{P-p}{Q} \tag{3.13}$$

其中，压力由下式给出：

$$P=\frac{1}{3V}\Big[\sum_{i=1}^{N}m_i\,|\,\dot{r}_i\,|^2+\sum_{i=1}^{N}\sum_{j>i}^{N}r_{ij}\left(\frac{\partial\varphi_{ij}}{\partial r_{ij}}\right)\Big] \tag{3.14}$$

3）Parrinello-Rahman 方法[36]

Anderson 调压方法只能适用于“静水”压力的情况下，即元胞所受的各个方向的压力相等，并且元胞必须是立方体，只有体积变化，而形状保持不变。Berendsen 方法虽然可以对三个方向同时调节，但如果元胞在受剪切应力时则无法实现。为此，Parrinello 和 Rahman 在 1981 年提出了著名的 P-R 方法。这种方法允许元胞的形状与体积同时发生变化，以达到与外压平衡。这种方法是对 Anderson 调压方法的一种扩展，可以实现对元胞施加拉伸剪切以及混合加载情况的模拟，因此在对材料的力学性质的分子动力学模拟中得到了广泛的应用。

3.3.2　宏观量的统计提取方法

对于宏观量的统计主要运用统计力学的方法，对于非平衡态，是一系列的短时间统计，而对于平衡态则是一个长时间的统计。下面简单介绍三种常用宏观量的统计提取方法。

1. 温度

温度 T 直接与粒子的动能相关，即著名的均匀分布公式。粒子的每个自由度赋予 $k_BT/2$ 的能量，N 个粒子的总自由度为 $3N$，故系统温度 T 与动能 K 的关系为[37]

$$K=\sum_{i=1}^{N}\frac{m_i\,|\,v_i^2\,|}{2}=\frac{3Nk_BT}{2} \tag{3.15}$$

式中，k_B为玻尔兹曼常量；v_i为原子 i 的速度。

2. 压力

$$PV=Nk_BT+\frac{1}{D}\left\langle\sum_i r_i\cdot F_i\right\rangle \tag{3.16}$$

这是著名的位力方程[37]。式中，P 为压力；V 为元胞体积；T 为系统温度；N 为系统总的粒子数目；D 为系统维数；k_B为玻尔兹曼常量；F_i为原子 i 所受的原子间作用力；r_i为原子 i 的位置；〈〉表示对括号内的量在 t 时刻求平均。

3. 系统总能量

$$E=E_K+E_P=\left\langle\frac{1}{2}\sum_i m_i\cdot v_i^2\right\rangle+\left\langle\sum_i u_{ij}\cdot(r_{ij})\right\rangle \tag{3.17}$$

式中，右端第一项为系统总动能；第二项为系统总势能。

3.4 柔性大分子动力学模拟

随着计算机技术与聚合物科学的发展，计算机模拟已成为高分子材料科学研究中很重要的一种方法。分子动力学模拟已经应用于高分子科学的各个方面，包括模拟：高分子溶液，非晶态、晶态、液晶态，共混体、嵌段共聚体，界面、表面和薄膜，生物聚合物，高分子中的局部运动，液晶高分子的流变学、力学性质和电活性等；还可以帮助我们认识分子间的相互作用与催化机理，对晶体结构与力学性能进行预测，研究构象态跃迁与材料的性能，发展高分子弹性理论，模拟高分子液态的构象结构与 Raman 光谱等[38]。

由于力场是分子动力学方法的关键和核心，在高分子模拟中，选择合适的力场，对于预测结果的精确性起着决定性作用。在高分子模拟领域应用最多最广泛的力场是近年发展起来的一些通用力场，包括 UFF 力场、Dreiding 力场、ESFF 力场等，这些力场的使用范围几乎覆盖了元素周期表中的所有元素。

力场的种类是多种多样的，适用体系也有较大差别。在高分子模拟中同时拥有多个力场可以增加模拟的方便性和灵活性。根据具体的模拟体系、模拟条件，选择能取得最高精确度的力场，或者同时使用几种均适合所模拟体系的力场进行计算，从而比较评估各种力场所得结果的可靠性。在模拟过程中选择力场时，应注意首先对所模拟体系尽可能了解清楚，如果能肯定模拟分子是一些特殊结构，如蛋白质、沸石、玻璃等，则可选取适合它们结构的特殊力场而获得较高精确度。近年来，随着计算机软硬件技术的飞速发展，计算机的执行速度和计算速度大幅度提高，对于高分子材料的模拟，单纯以节约计算时间为目的的努力已经不再重要；相反，提高分子动力学方法的计算精确度却变得越来越重要。

柔性大分子的动力学模拟有很大一部分是在溶液中进行的。分子动力学模拟技术现在已经广泛应用于研究高分子溶液的各个方面，主要集中在溶液的相行为、聚合物在溶液中的构象、流体中的一些性质以及影响胶体形成的因素研究上，同时也出现了一些新的研究方向如溶液中聚合物分子的磁性质。

分子动力学模拟是研究分子在溶液中构象变化的主要模拟手段之一，可以模拟分子在溶液中的状态。Fujiwara 等[39]利用分子动力学模拟研究了单个聚合物分子链在真空和溶液中的构象，通过对无规则构象的高温淬火，发现两种情况中在一个低的温度形成了重叠取向有序结构。Abu-Sharkh 等[40]通过分子动力学模拟研究了支链含量对 Ziegler-Natta 低密度聚乙烯在稀溶液中的构象影响。

分子动力学模拟在判断聚合物溶解性上也得到了很大的应用。Tung 等[41]通过分子动力学模拟技术研究了溶剂的种类对无规则聚甲基丙烯酸甲酯链在溶液中的动力学性质的影响，采用原子模拟研究用的 COMPASS 力场来优化凝相分子势能，将 5 种选择性溶剂无规则地放进 a-PMMA 模型中，依据实验中的密度，构建不同种类的 a-PMMA 溶液，对均方末端距$\langle R^2\rangle$、均方回转半径$\langle S^2\rangle$以及聚合物链的非球面率$\langle R^2\rangle/\langle S^2\rangle$这些聚合物链动力学性质的分析结果显示，a-PMMA 链的均方末端距$\langle R^2\rangle$随着周围溶剂分子偶极距的增大而增加，而且聚合物分子链的非球面率与溶剂分子质量有很大关联。

分子动力学模拟技术的出现使得研究者可以轻松地研究胶体的形成过程以及高分子浓溶液中相分离的热力学和动力学过程，对复杂的流体性质也有人进行了研究，并且有了一定的进展。1996 年 Palmer 等[42]采用分子动力学模拟研究了表面活性剂分子链长和浓度对胶团形成的影响，得出了胶团形状随浓度由球形到棒状的结论。此后，他们又研究了表面活性剂与溶剂相互作用对胶团结构的影响，得到了球形胶团和层状胶团。Bedrov 等[43]利用分子动力学模拟方法研究了一种远螯聚合物溶液中结构松弛和聚合物微球动力学位移对胶束形成的影响，发现胶束形成初期的瞬时结构非均质性导致对远螯链终止基形成了笼蔽。长度尺度对动力学多相性有很大的影响，这体现在胶体回转半径和胶束间距上。因此他们提出在低浓度系统中以限制胶体生长的松弛时间来限制胶束尺寸，要让流体在一个低的温度下获得平衡。

3.5　非平衡态分子动力学模拟

很多分子动力学模拟研究的是平衡态问题。所谓的平衡态是指材料已经和环境达到热平衡和化学平衡，物理性质经过充分的弛豫过程已经达到稳定状态，如 NVT EMD 模拟和 NVE EMD 模拟。但是，许多实际问题属于远离平衡态的过程，这样就需要非平衡态分子动力学(NEMD)模拟。

NEMD 模拟主要用来研究物理系统的各种动态特性，其基本方法是对模拟系统施加扰动，对原子的运动方程积分得到原子的位置和速度，求解时间相关函数得到系统的非平衡态统计特性。空间 NEMD 模拟涉及系统的空间温度梯度或热流密度，时间 NEMD 模拟涉及系统的温度、内能和其他性质的时间演变。根据系统在空间上的均匀性和边界条件，非平衡态分子动力学方法可分为各向同性(HNEMD)和各向异性(INEMD)两类。其中，HNEMD 是指非平衡系统在空间上具有某种均匀性，通常是指与周期性边界条件相容。INEMD 与之相反，非平衡系统在空间上不均匀，通常是指与周期性边界条件不相容。总的来说，NEMD 方法的核心算法[44]是对系统施加扰动，建立非平衡稳态导热模型，在计算获得模拟系统的温度梯度和热流之后，通过 Fourier 导热定律得到系统的热导率。

各向同性 NEMD 算法有两类：一类是基于推广的线性响应理论，是在大扰动情况下考察系统的非平衡响应计算系统的热导率。算法的特点在于全面修正运动方程,但系统中并未实现非平衡的热流或温度分布。另一类是认为在具有周期性边界条件的原系统中有非平衡热流发生,计算获得温度分布和热流后,可由Fourier定律计算系统的热导率。

各向异性 NEMD 算法主要模拟非周期性边界条件或者在空间上存在各向异性的系统中的稳态导热。在随机性边界条件下,统计恒温墙间系统的热流与温度分布,进而由 Fourier 定律求得热导率。

下面举例说明一种非平衡态分子动力学计算材料热导率的方法[28],图 3.1 给出了计算材料热导率的结构示意图。

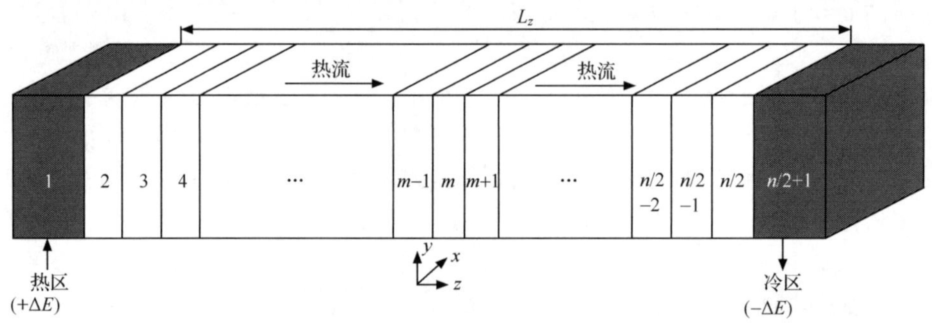

图 3.1　计算材料热导率的结构示意图

为节省计算时间,达到更好的收敛效果,采用先给定热流,再统计温度梯度的方法计算材料的热导率。如图 3.1 所示:将材料结构沿着 z 方向(热流方向)均匀分成 n 层,其中第一层称为热区,第 $n/2+1$ 层为冷区,中间的区域表示导热区域。不可逆扰动通过每隔一定的时间间隔调整冷区和热区的原子速度,实现在热区增加 ΔE 能量,在冷区移去 ΔE 能量的目的。当系统达到稳态后,移出热流就等于加到系统的恒定热流。因此可以由式(3.18)计算得到热流:

$$J_z = \frac{\Delta E}{A\Delta t} \tag{3.18}$$

式中, Δt 为时间步长;A 为 z 方向上的横截面积。

当达到热力学稳定时,不同片层上的温度可以通过统计每一片层上的原子的速度计算出来。直接根据分子动力学模拟微观粒子的动力学信息和经典玻尔兹曼统计,可由式(3.19)计算得到 m 层的局域温度:

$$T_{\text{slab}}^{m} = \frac{1}{3Nk_{\text{B}}}\sum_{i=1}^{N} m_k v_k^2 \tag{3.19}$$

式中, N 为片层中原子数;k_{B}为玻尔兹曼常量。

进一步通过式(3.20)获得系统在 z 方向上的温度梯度:

$$G_z = \frac{n(T_{\text{slab}}^{m+1} - T_{\text{slab}}^{m-1})}{2l} \tag{3.20}$$

式中，T_{slab}^{m+1} 和 T_{slab}^{m-1} 分别表示 $m+1$、$m-1$ 层的温度；l 为 z 方向上的长度。

通过 Fourier 定律可知

$$J_z = -k_z G_z \tag{3.21}$$

因此，可以得到热导率的计算公式

$$k_z = \frac{2l\Delta E}{nA\Delta t(T_{\text{slab}}^{m+1} - T_{\text{slab}}^{m-1})} \tag{3.22}$$

参 考 文 献

[1] 文玉华，朱如曾，周富信，等. 分子动力学模拟的主要技术. 力学进展，2003，33(1)：65-73.

[2] Alder B J, Wainwright T E. Phase transition for a hard sphere system. Journal of Chemical Physics, 1957, 27(1208): 1208-1209.

[3] McCammon J A, Gelin B R, Karplus M. Dynamics of folded proteins. Nature, 1977, 267(5612): 585-590.

[4] Born M, Oppenheimer R. Born-Oppenheimer approximation. Annals of Physics, 1927, 389(20): 457-484.

[5] 杨坤. 一类非平衡分子动力学模拟中优化方法的研究. 大连：大连理工大学博士学位论文，2009.

[6] 杨萍，孙益民. 分子动力学模拟方法及其应用. 安徽师范大学学报，2009，32(1). 51-54.

[7] 赵建伟，章岩，蒋璐芸. 分子动力学方法研究纳米摩擦问题. 化学通报，2010，2：106-110.

[8] Wang D X, Zhao J W, Hu S, et al. Where, and how, does a nanowire break?. Nano Letters, 2007, 7(5): 1208-1212.

[9] Zhao J W, Murakoshi K, Yin X, et al. Dynamic characterization of the postbreaking behavior of a nanowire. Journal of Physical Chemistry, C, 2008, 112(50): 20088-20094.

[10] Zhao J W, Yin X, Liang S, et al. Ultra-large scale molecular dynamics simulation for nano-engineering. Chemical Research in Chinese Universities, 2008, 24(3): 367-370.

[11] Hayashi K, Maeda A, Terayama T, et al. Molecular dynamics study of wearless friction in sub-micrometer size mechanisms and actuators based on an atomistic simplified model. Computational Materials Science, 2000, 17(2-4): 356-360.

[12] Zhang L C, Tanaka H. Towards a deeper understanding of wear and friction on the atomic scale—A molecular dynamics analysis. Wear, 1997, 211(1): 44-53.

[13] Matsushita K, Matsukawa H, Sasaki N. Atomic scale friction between clean graphite surfaces. Solid State Communications, 2005, 136(1): 51-55.

[14] Zhang L Z, Wesley K, Jiang S Y. Molecular simulation study of alkyl monolayers on Si (111). Langmuir, 2001, 17(20): 6275-6281.

[15] Zhang L Z, Jiang S Y. Molecular simulation study of nanoscale friction for alkyl monolayers on Si (111). Journal of Physical Chemistry, 2002, 117(4): 1804-1811.

[16] Zhang L Z, Jiang S Y. Molecular simulation study of nanoscale friction between alkyl monolayers on Si (111) immersed in solvents. Journal of Physical Chemistry, 2003, 119(2): 765-770.

[17] Park B, Chandross M, Stevens M J, et al. Chemical effects on the adhesion and friction between alkanethiol monolayers: molecular dynamics simulations. Langmuir, 2003, 19(22): 9239-9245.

[18] Park B, Lorenz C D, Chandross M, et al. Frictional dynamics of fluorine-terminated alkanethiol self-as-

sembled monolayers. Langmuir,2004,20(23): 10007-10014.

[19] Hu Y Z,Zhang T,Ma T B,et al. Molecular dynamics simulations on atomic friction between self-assembled monolayers: commensurate and incommensurate sliding. Computational Materials Science, 2006,38(1): 98-104.

[20] Wang H,Hu Y Z,Zhang T. Simulations on atomic-scale friction between self-assembled monolayers: phononic energy dissipation. Tribology International,2007,40(4): 680-686.

[21] Ciraci S, Buldum A. Atomic-scale study of friction and energy dissipation. Wear, 2003, 254 (9): 911-916.

[22] Zhang S L,Wagner G,Medyanik S N,et al. Experimental and molecular dynamics simulation studies of friction behavior of hydrogenated carbon films. Surface and Coating Technology, 2004, 177 (30): 818-823.

[23] 王慧,胡元中,邹鲲,等. 纳米摩擦学的分子动力学模拟研究. 中国科学,2001,31(3): 261-266.

[24] Zhu P Z,Hu Y Z,Wang H. Molecular dynamics simulations of atomic-scale friction in diamond-silver sliding system. Chinese Science Bulletin,2009,54(24): 4555-4559.

[25] 李瑞,胡元中,王慧,等. 单壁碳纳米管在石墨基底上运动的分子动力学模拟. 物理学报,2006,55(10): 5455-5459.

[26] 李瑞,胡元中,王慧. 碳纳米管与石墨基底间摩擦耗散的分子动力学模拟研究. 摩擦学学报,2008, 28(5): 400-405.

[27] 李瑞,胡元中,王慧. Si 表面间水平碳纳米管束的分子动力学模拟研究. 物理学报,2011,60(1): 1-5.

[28] 郭晶. 纳米金刚石线热导率的非平衡分子动力学研究. 大连: 大连理工大学硕士学位论文,2010.

[29] Kubo R. Statistical-mechanical theory of irreversible processes. Journal of Physics Society, 1957, 12 (6): 570-586.

[30] Rapaport D C. The Art of Molecular Dynamics Simulation. Cambridge: Cambridge University Press,2004.

[31] Hoffmann K H,Schreiber M. Computational Physics:Selected Methods,Simple Exercises,Serious Applications. Berlin Heidelberg:Springer-Verlag,1996:268-326.

[32] Berendsen H J C,Postma J P M,Gunsteren W F V,et al. Molecular dynamics with coupling to an external bath. Journal of Chemical Physics,1984,81(8): 3684-3690.

[33] Hoover W G. Computational Statistical Mechanics. New York: Elsevier,1991:121-128.

[34] Nose S. A unified formulation of the constant temperature molecular dynamics methods. Journal of Chemical Physics,1984,81(1): 5-11.

[35] Anderson H C. Molecular dynamics simulations at constant pressure and/or temperature. Journal of Chemical Physics,1980,72(4): 2384-2393.

[36] Parrinello M,Rahman A. Polymorphic transitions in single crystals: A new molecular dynamics method. Journal of Applied Physics,1981,52(12): 7182-7190.

[37] 吴恒安. 纳米尺度下结构和材料力学行为的分子动力学模拟研究. 合肥: 中国科学技术大学博士学位论文,2002.

[38] 杨小震. 高分子的计算机模拟研究进展. 计算机与应用化学,1999,16 (5): 321-324.

[39] Fujiwara S,Sato T. Molecular dynamics simulation of a single polymer chain in vacuum and in solution. Computational Physics Communications,2002,147(1-2): 342-345.

[40] Abu-Sharkh B,Hussein I A. MD simulation of the influence of branch content on collapse and confor-

mation of LLDPE chains crystallizing from highly dilute solutions. Polymer, 2002, 43(23): 6333-6340.

[41] Tung K L, Lu K T, Ruaan R C, et al. MD and MC simulation analyses on the effect of solvent types on accessible free volume and gas sorption in PMMA membranes. Desalination, 2006, 192(1-3): 380-390.

[42] Palmer J B, Liu J. Simulations of micelle self-assembly in surfactant solutions. Langmuir, 1996, 12(3): 746-753.

[43] Bedrov D, Smith G, Douglas J F. Structural and dynamic heterogeneity in a telechelic polymer solution. Polymer, 2004, 45(11): 3961-3966.

[44] 冯晓利，李志信，过增元. 导热系数的分子动力学模拟研究及相关问题的探讨. 工程热物理学报，2001，22(2)：195-198.

第二部分　摩擦学基础理论

第 4 章　摩擦表面形态

4.1　引　　言

固体表面的摩擦磨损与润滑特性直接受到表面形态的影响，除几何形貌之外，材料表面的物理与化学状态也是控制摩擦学行为和过程的重要因素。摩擦学研究发生在摩擦表面上的微观现象和动态过程，属于表面科学范畴。著名物理学家 Planck 曾经用“上帝创造了固体，而魔鬼创造了表面”的语言来描述固体表面极为复杂的现象。近年来，表面科学虽然得到了迅速发展，但仍处在不断完善的阶段，对摩擦学过程中的表面现象还没能全面深入地了解。固体表面特性通常不同于其体相特性，这是由材料表面的电子和原子结构不同，以及近表面位错特征和环境污染物存在等因素造成的。这些差异明显地表现为表面具有独特的电学特性、热力学特性、化学特性和力学特性，进而决定着材料的摩擦学性能。

4.2　固体结构与表面特征

4.2.1　固体结构特征

摩擦副主要由金属、高分子材料、陶瓷、半导体等类材料构成。为了考察摩擦表面特征，首先必须对这些材料的体相结构及其与摩擦磨损密切相关的性能做概略的了解。

金属是以具有金属键、自由电子和晶体结构为特征。大多数金属晶体是体心立方(BCC)、面心立方(FCC)或六方密堆(HCP)结构。有些金属具有其他结构，如四方结构。在晶体中，各个晶面和晶向上原子排列密度不同，相互作用力也不相同，因此在同一单金属晶体内不同晶向上的机械性能和化学特性不同，具有各向异性的特点。例如，金属的塑性变形通常沿晶面进行，而塑性变形的晶面方向即是滑移方向。同样，表面能也与晶面有关。

然而，工程上应用的金属大都是由不同取向的许多晶粒组成的多晶体，虽然各个晶粒具有各向异性的性能，但是从整体而言，多晶体的性能是各向同性的。相邻的不同取向的晶粒之间的界面称为晶面，它是由一定厚度的原子随机排列所构成的区域，而晶界就是空间取向(或位向)不同的相邻晶粒之间的界面。由于晶界上的原子或多或少地偏离其平衡位置，因而就会或多或少地具有界面能或晶界能，界面能(晶界能)越高,则晶面越不稳定。因此,高的界面能就有向低的界面能转化的趋势,这就导致了晶界的运动,杂质和溶质都容易在晶界处聚集。晶界的蠕变对金属的塑性变形起着阻碍作用,使金属具有更高的强度和硬度。于是,晶粒越细,金属材料的强度和硬度越高。因此,对于在较低温度下使用的金属材料,一般总是希望获得较细小的晶粒[1]。

金属晶体均有空穴和位错等因原子排列所形成的缺陷。位错具有较高的活动性,易于移动,使得材料塑性变形所需要的能量减少。如果金属中不存在位错,它的强度将提高 2～3 个数量级。

固体材料产生塑性变形必须使许多位错发生移动,这就需要有较大的应力作用。随着位错数目的增多,位错相互之间的作用将阻滞它们的移动,因此,材料的屈服强度因塑性变形而增大,称为加工硬化。经受强烈变形的金属 1 cm^2 面积上的位错可能多达 10^{12} 个,而完全退火状态下的金属材料,其位错密度通常仅为 10^6 个/cm^2。虽然近表面(厚度小于 10 nm 的薄层)的位错特性对于研究固体材料的摩擦磨损性能十分重要,但是,有关近表面的位错结构和密度人们仍然了解甚少[2]。晶体表面缺陷不同于晶体内部,表面科学家们普遍认同 TLK 模型,在这一模型中,平整的平台被一些单原子台阶隔开,而这些单原子台阶因失去一些原子而形成弯结,或留下台阶增原子;而在平台上往往又存在平台增原子及平台空位[3]。平台、台阶、弯结构成了表面的主要缺陷。

用作摩擦副的金属材料许多都是多相结构的合金而不是单纯的元素。有时为了提高材料的机械和化学性能,通常加入合金元素以控制冶金过程的相变,从而使晶粒细化。金属的多相组织和结构与所含合金元素的溶解度和氧化物等不溶性化合物的含量有关。

为了提高金属材料的硬度和耐磨性,往往加入合金元素生成硬质陶瓷相,如碳化物。当要求金属材料具有良好韧性和较高硬度时,硬质相应当均匀分散,硬质相的粒度和分布间距最好在几十纳米范围内。当材料需要耐磨粒磨损时,硬质相粒度要求比磨粒大,分布应更为密集。

此外,金属材料通常都与环境介质或润滑剂中的非金属元素作用而降低自由能,生成稳定的化合物,如氧化物、氯化物、硫化物等。这些非金属化合物的表面膜对金属材料的摩擦磨损性能具有重要影响。

大多数高分子材料是由碳氢化合物和其他非金属元素组成的长链分子依靠共价键结合而成的固体,并且都是由一种或者几种简单的结构单元不断重复而形成。工程用高分子材料有热塑性塑料、热固性塑料和弹胶体等。

热塑性塑料是线性长链高分子材料,除聚四氟乙烯之外,大都因温度升高而熔化,可注射成形,在取出前需冷却,成形过程中不发生进一步聚合,可反复多次成形,它在较低的温度下具有良好的塑性。有些热塑性塑料的组织是晶体区域与非晶体区域相间的结构。透明的热塑性塑料则是非晶体的脆性材料。热固性塑料在树脂固化前是线形或带支链的，固化后分子链之间形成化学键，成为三维的网状结构，因此，其质地坚硬，在高温时分解但不熔化。弹胶体也具有网状结构，但共价键数较少，通常用做密封件材料。

在正常使用条件下，各种高分子材料的耐腐蚀性和化学稳定性都优于大多数金属材料。从摩擦学的观点出发更有兴趣的是材料表面和界面上的性能。由于常用的热塑性塑料的分子量①分布范围较宽，在固化过程中靠近表面或界面上的分子量分布与体相不同，因此造成表面层的机械性能与体相的显著差别。在结晶过程中，高分子量物质优先成核，这就生成不同性能的表面层[4]。例如，低分子量物质在结晶过程中通常被排斥到熔化的高分子材料与空气的界面处，因而形成机械性能低于体相的表面层。在熔化的高分子材料与金属的界面处，如果金属表面能够提供成核格位，那么，低分子量物质就从界面被排斥到体相内部，在界面上产生强度高于体相的塑料层。如果金属表面上没有成核格位，则塑料与金属的界面层将具有较低的强度。

陶瓷是一种无机非金属材料，传统的陶瓷材料是以黏土、石英、长石等硅酸盐类为主要原料经高温烧制而成，主要由一种或多种金属与氧、碳或氮等非金属元素组成。大多数陶瓷的原子主要依靠离子键相结合，有些陶瓷则通过共价键或金属键结合。这种化学键有很强的方向性和很高的结合能。因此，陶瓷材料一般具有化学性能稳定、熔点高、难产生塑性变形、脆性大、多为绝缘体等特性。这也就决定了陶瓷具有优良的摩擦学性能，包括高的耐磨损和耐腐蚀能力，良好的高温稳定性和高温抗氧化性，低的摩擦系数和热膨胀系数，以及在相当宽的温度范围内具有较高的硬度。它的弹性模量是各类材料中最高的。

半导体材料在通信、电子、微机电系统中应用广泛，其中以硅材料最为典型[5,6]。结构用硅材料根据微观晶体组成又可分为单晶硅和多晶硅两类，它们的硅原子都通过共价键结合。纯硅在室温仅有微弱的导电性，当渗入Ⅴ族磷、砷等元素时，杂质原子取代共价硅原子，晶体成为以电子导电为主的 N 型半导体。当渗入Ⅲ族硼、铝时，杂质原子取代共价硅原子，晶体成为以空穴导电为主的 P 型半导体[7]。硅晶体的半导体性源于共价键，原本所有电子均束缚在共价键上，没有自由电子，但是如果电子受激发脱离了共价键，硅晶体就表现出导电性。单晶硅原子微观结构为金刚石结构，这种结构排列紧密，因此单晶硅除了表现出较高的断裂强度和硬度外，同时又表现出较高的密度。单晶硅的机械品质因数高，滞后和蠕变极小，因而机械稳定性极好。而且它具有较好的耐高温和抗辐射性能，特别适宜制作大功率器件。

① 分子量是相对分子质量的旧称，为尊重学科和读者阅读习惯，本书沿用分子量的用法。

4.2.2 固体表面特征

固体材料断裂或者液体凝固都将产生新的固体表面,它是介于两个不同区域之间的边界。这两个区域一个是由原子之间的作用力使它们相互排列紧密的固体区域,另一个是不存在原子间相互作用力的气体区域。这样,由于固体表面两侧处于不平衡状态,近表面层原子受力与体相原子不同,因而近表面层的电子排列也就与体相的电子排列有较大差异。许多共价键固体和一些金属的近表面层将发生原子排列重建,以达到新的平衡结构。图 4.1 列出几种表面原子重建的结构[8]。

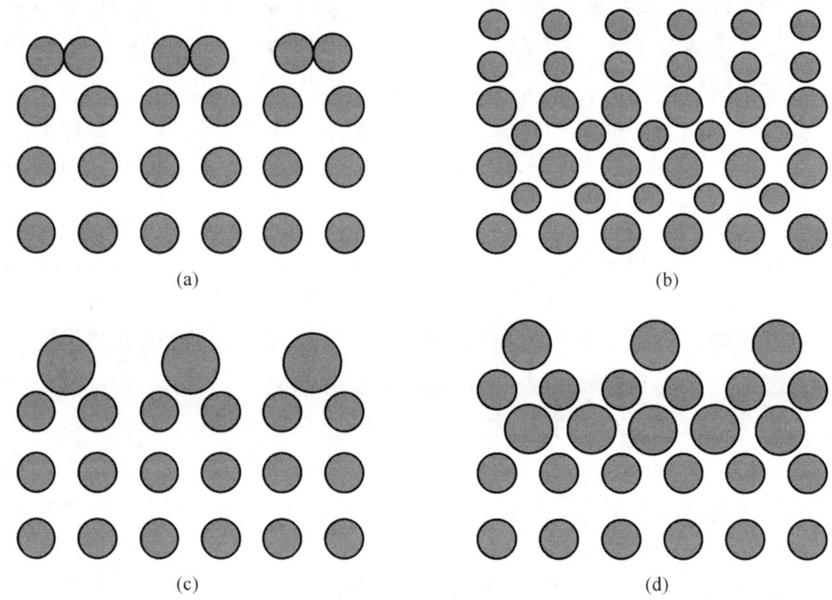

图 4.1 表面原子重建

(a) 表面原子重建;(b) 溶质原子偏析;(c) 化学吸附;(d) 吸附原子与体相原子生成混合物

材料在加工过程中或在特定环境气氛下,其中某个元素或化合物会在表面富集,改变表面层的化学成分和结构,改变材料的抗氧化、抗腐蚀性能,改变电、磁性质及表面粘接性能,对摩擦磨损性能更有显著影响。例如,Buckley 实验证明,1% Al-Cu 固溶体表面上铝原子的浓度比体相内的浓度高 5.5 倍,使该固溶体与金的黏着力比纯铜的黏着力增加 4 倍[9]。Polak 等深入分析和总结了合金表面的偏析现象[10],这对于改变其摩擦特性具有一定借鉴作用。

固体表面的重要特征是存在一个与双电荷层有关的静电势差。由于固体表面原子最外层电子上的作用力(包括它们之间的排斥力)处于不平衡状态,表面外侧出现过剩电子,而表面内侧存在电子短缺,因而形成双电层。表面附近电子密度的这种差异,会在表面产生一个使表面外侧较内侧更负的静电势[11]。显然,表面原子排列的重建和独特的电子状态对摩擦黏着现象和材料转移有着重要的影响。但是,目前对这一问题的研究还很不充分。

当外来的原子或分子吸附在基底晶面上时,在很宽的温度与覆盖度范围内,原子间的相互作用促使其形成有序的表面结构,这层外来的原子结构又反过来诱导基底表面发生重构。化学吸附时,吸附物之间的作用要小于吸附物与基底之间的相互作用。当吸附质为金属时,吸附原子彼此之间作用比较强,并以共价方式相结合,如果覆盖层与基底金属原子大小一样,那么基底表面每一个元格被一个吸附原子占据,这是理想的外延生长,如果覆盖层与基底金属原子大小不一样,就会形成其他形式的吸附层。吸附层对基底的摩擦磨损特性的影响极大,具体则要根据吸附层来判断。钱林茂等[12]在研究自组装膜的摩擦磨损特性时发现,在大气中,自组装膜可明显降低基底的摩擦系数,而且自组装膜的链长越长,摩擦系数越小,而磨损则不一定。这是因为,摩擦发生后,某些官能团(苯基)具有弹性,划过之后又在环形结构的张力下恢复原来形状,但是另外一些官能团(甲基)却会发生混乱的变形,使其表面发生更为严重的磨损[2]。

通常固体表面大都被吸附物、氧化物或其他污染物所覆盖,即使将金属放在真空中高温加热也不能完全清除覆盖物。表面覆盖物的存在改变了表面物理和化学特性。在许多滑动摩擦过程中,表面覆盖物可以阻止黏着发生。与表面黏附牢固的氧化层将改变近表面的位错特性,提高表面的屈服强度。另外,体相内的杂质迁移到表面层也将使表面污染。研究表明,铁中迁移百万分之几的碳就将改变表面的化学特性。另外,表面吸附及可能的反应物存在,对微纳米材料及器件特性具有很大的影响。

4.3　接触表面形态

研究两个做相对运动的接触界面状况,可以按照图 4.2 所示,深入分析每个摩擦体表面的细节[3]。任何材料表面都有一定的粗糙度,构成一对摩擦副时,实际接触面积只是有限接触点数的面积之和,这些接触点实际对应粗糙表面凹凸不平的微区。当一对摩擦副做相对运动时,整个载荷并不是均匀分布在名义接触面积上,而是集中在有限的接触点处,因此会造成局部微区的“极压”条件和极高温度,其结果是使两个相接触的材料表面彼此发生剪切或其中之一发生剪切变形。因为剪切仅限于极薄的表面层,所以与拉伸试验相比,其剪切速率常常是很高的。这种高剪切速率在变形表面层内会产生很高的热量,从而使这个区域产生很高的温度,但是由于周围整体材料的冷却作用,通常会使接触点温度很快地降下来。

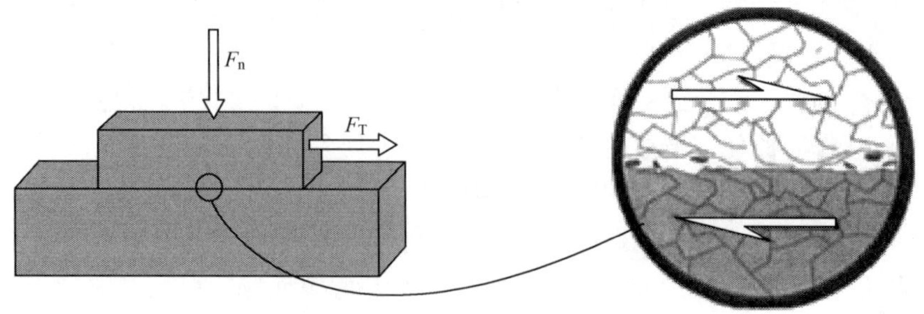

图 4.2 相对运动的接触界面几何形貌的示意图[3]

4.3.1 金属磨损表面形态特征

金属是摩擦学试件的常用材料,金属容易加工成形,具有很高的强度和韧性。金属磨损表面的形貌特征主要表现为以下四种。

(1) 磨料磨损(包括两体磨损和三体磨损)表面:在两体磨损中,硬质磨粒被固定在摩擦副一侧的表层,在其切削、犁沟作用下,损伤表现为磨损表面明显的刮伤或沟槽,如图 4.3(a)所示;在三体磨损中,硬质磨粒为两个相对运动表面所俘获但保持松动,损伤表现为摩擦副表面不规则的咬痕、坑洞及少量的刮伤和沟槽,如图 4.3(b)所示。

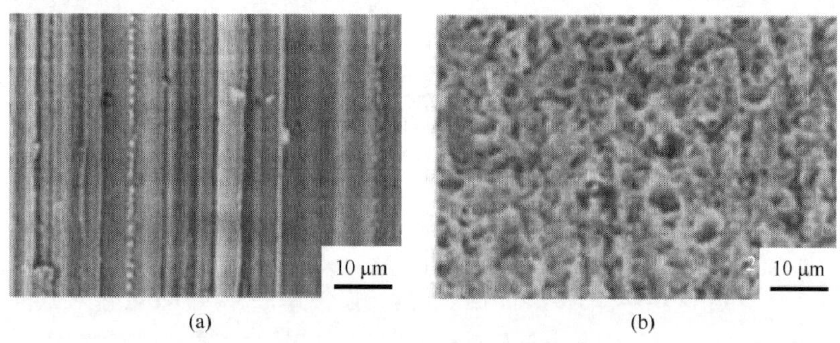

(a) (b)

图 4.3 磨料磨损表面形貌的 SEM 图像[3]
(a) 两体磨损;(b) 三体磨损

(2) 黏着磨损表面:摩擦界面出现黏着磨损,部分材料转移到另一个摩擦体表面,一般是软质金属转移到硬质金属表面形成转移膜,随之产生软质金属碎片在硬质金属上的涂抹[3]。

(3) 侵蚀磨损表面:摩擦界面出现侵蚀磨损,表面侵蚀使被冲击的材料表面产生局部的弹、塑性变形,形成缺陷;同时通过和表面的冲击摩擦作用,粒子会把被冲击材料表面磨掉一些,乃至带走部分材料,如图 4.4 所示。

(4) 疲劳磨损表面：一对摩擦副界面受到周期性的载荷作用或由此产生周期性的摩擦加热作用，接触表面会发生疲劳磨损。周期性载荷会使接触区域产生很大的应力，发生塑性变形，在表面结构缺陷区引发裂纹并逐步扩大，最终使接触点附近金属断裂、脱落，如图 4.5 所示。

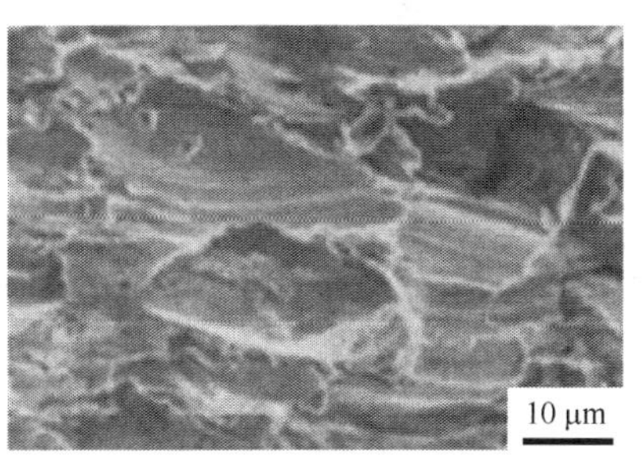

图 4.4　侵蚀磨损表面的 SEM 图像[3]

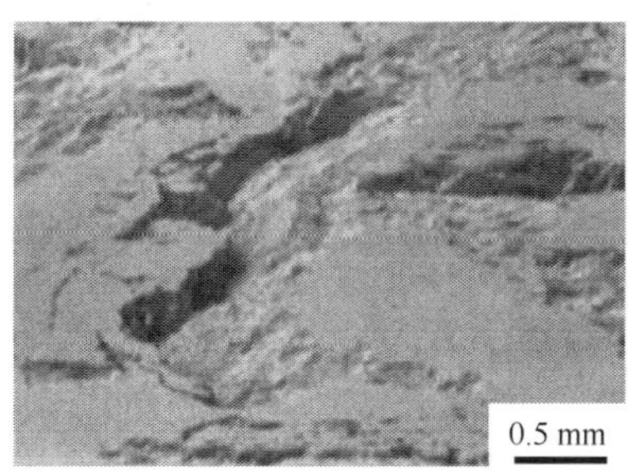

图 4.5　变载荷周期循环滑动条件下挺杆疲劳磨损表面的 SEM 图像[3]

在某些特殊环境下，如高温下的大气环境，铁合金材料表面在摩擦过程中不可避免地发生氧化形成氧化层，进而导致基体表面的摩擦磨损降低。图 4.6 为 H13 钢在法向载荷为 100 N，环境温度分别为 200 ℃[图 4.6(a)]及 400 ℃[图 4.6(b)]下的磨损表面形貌的 SEM 图像。从图中可以看出，温度越高，表面因摩擦形成的氧化层也越厚。

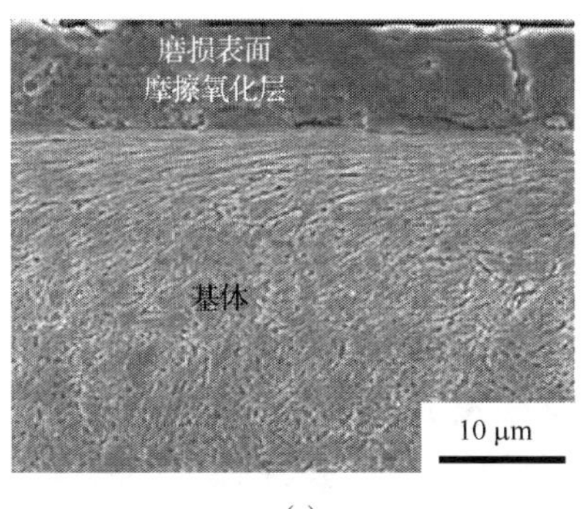

(a)

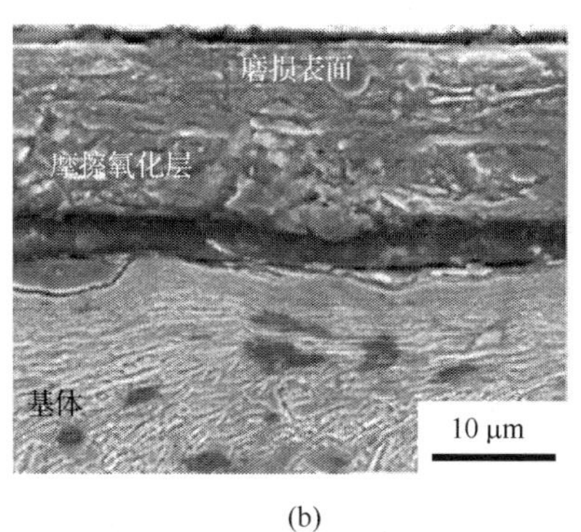

(b)

图 4.6　高温条件下 H13 钢表面由于摩擦所形成的氧化层的 SEM 图像[13]

(a) 环境温度为 200 ℃时的情况；(b) 环境温度为 400 ℃时的情况

4.3.2　陶瓷磨损表面形态特征

陶瓷磨损的特点是：不管处于什么样的磨损状态，表面形态特征主要表现为剥蚀。图 4.7 所示为氧化铝磨损表面的情况，从图中可以看出尽管在表面形成了一层比较厚的摩擦膜[14]，但依然能看到以侵蚀磨损为主的表面形态。对于陶瓷接触，要么处于低磨损速率状态，要么处于高磨损速率状态，随着压力或滑动速度的提高，由低磨损速率迅速进入高磨损速率状态；但是，当把载荷或滑动速度降低时，却不能像金属那样恢复到低的磨损速率状态[3]。

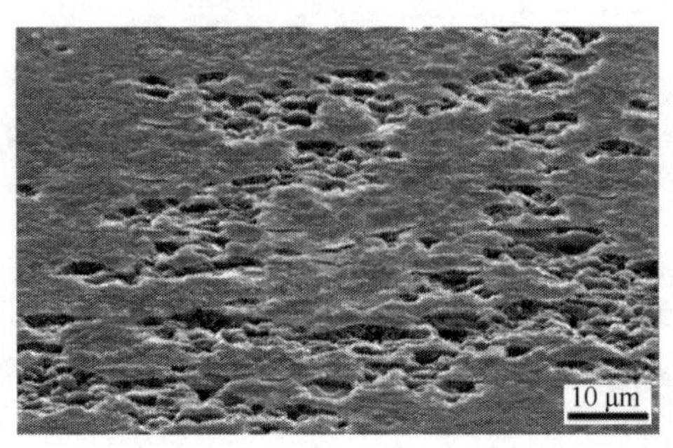

图 4.7　烧结氧化铝剥蚀磨损表面的 SEM 图像[14]

一般情况下，陶瓷材料的磨损可分为轻微磨损和严重磨损，二者所呈现出的表面形态主要反映在粗糙度上。而对于某些特殊工况，情况有所不同。如果从摩擦物理化学角度，可以把陶瓷的磨损分为摩擦化学磨损和机械磨损两种形式。在湿度高的环境里，由于摩擦化学反应加剧，诸如氮化硅等陶瓷材料表面在磨损过程中都会形成一层氧化层，在其保护下，基体的磨损率降低，因此呈现出来的磨损表面相对光滑，可见环境湿度对陶瓷的磨损具有很大的影响[15]。

4.3.3　聚合物磨损表面形态特征

聚合物一般用于和金属或陶瓷构成滑动轴承，Briscoe 等对聚合物的磨损进行了详细的分类[16]，而在整个滑动摩擦过程中聚合物的磨损形式一般表现为黏着磨损和界面磨损，因此它的磨损表面形态特征表现为黏着或界面磨损的形貌特征[3]。图 4.8 为聚合物表面黏着磨损的示意图。

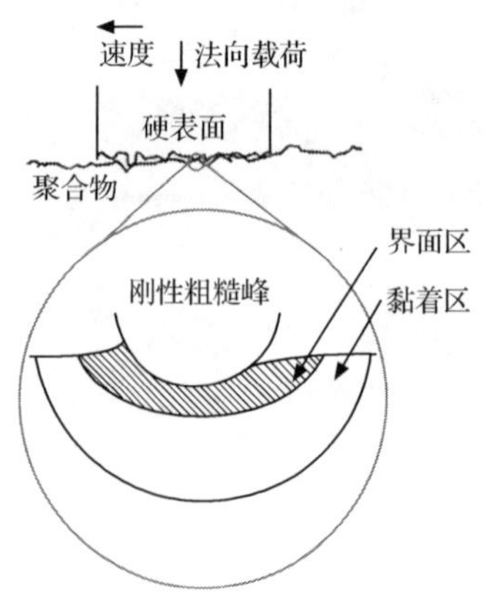

图 4.8　聚合物表面黏着磨损示意图[16]

在几乎所有聚合物的磨损中，黏着起到了明显的作用。有些情况（如晶体热塑性）也会出现单纯的黏着磨损；对某些高弹性塑料体，还能观察到一种特殊的黏着磨损形式，在界面上会有卷体形成(roll formation)，当载荷和滑动速率处于某种临界组合时，会观察到从小的磨损粒子到很大的卷体堆积的过渡。图 4.9 是聚合物共聚聚酯（polyethylene terephthalate glycol，PETG）和聚甲基丙烯酸甲酯（polymethyl methacrylate，PMMA）磨损表面的 SEM 图像，从图中可以看出其黏着磨损的表面形态。

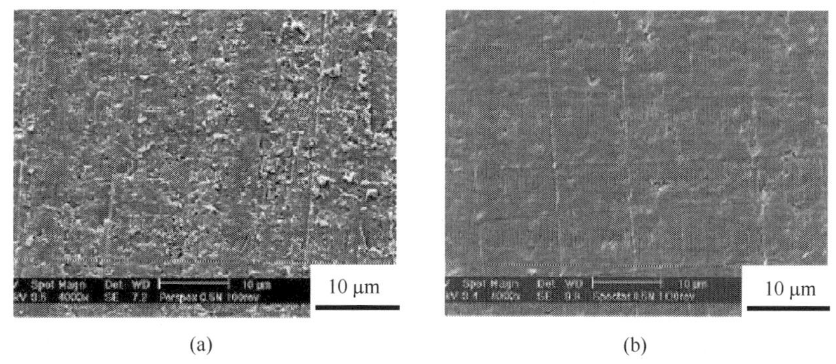

图 4.9　聚合物磨损表面的 SEM 图像[17]

(a) PETG 表面的磨损；(b) PMMA 表面的磨损

4.3.4　单晶硅磨损表面形态特征

单晶硅主要用于制作半导体器件，是一种典型的晶体材料。单晶硅在低速、短滑动时间下的磨损表面形貌特征以微断裂为主，并伴有一定程度的塑性变形，该塑性变形同具有金属延性特征的 β-Si（简称 Si-Ⅱ）相密切相关，Si-Ⅱ相在滑动过程中可转变为体心立方结构（简称 Si-Ⅲ）、斜方六面体结构（简称 Si-Ⅻ）和非晶硅相；随着滑动时间的延长，塑性变形特征逐渐减弱；在高速条件下，单晶硅磨损表面呈现微断裂和较弱的塑性变形特征[18]。

单晶硅的微观磨损分为两种类型：第一种表现为犁沟；另一种经历隆起—形成凸出物—表面下陷三个阶段[19]。利用纳米划痕仪及曲率半径为 3 μm 的球形金刚石针尖，在单晶硅（100）表面进行了不同载荷下的纳米划痕试验[20]。结果表明：随载荷的增加，单晶硅表面的磨损形态先后经历了从凸起形成、凸起与凹槽并存到材料去除的变化过程，如图 4.10 所示。

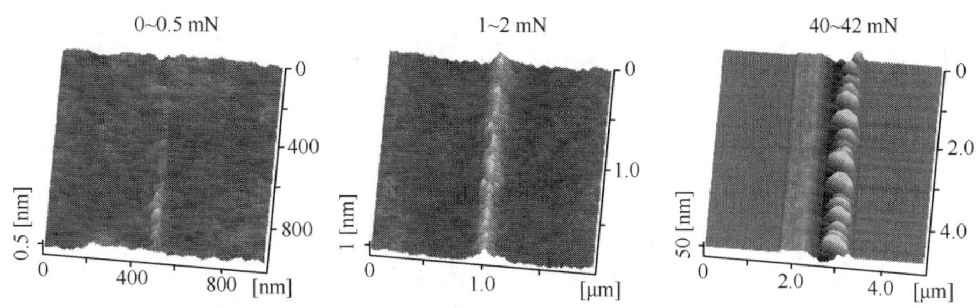

图 4.10　单晶硅表面磨损形态随载荷变化情况[20]

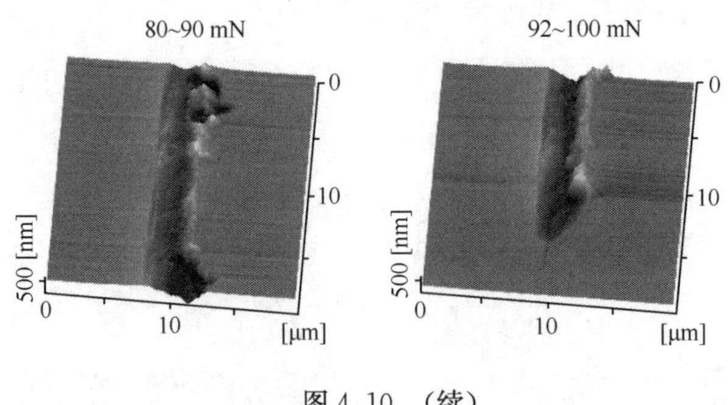

图 4.10 （续）

对磨损后单晶硅表面的显微分析表明，在近表面存在一层由塑性变形产生的非晶硅层，其厚度可达到几纳米到几十纳米，如图 4.11 所示。这似乎预示着单晶硅的表面隆起状结构的形成与塑性变形有关。

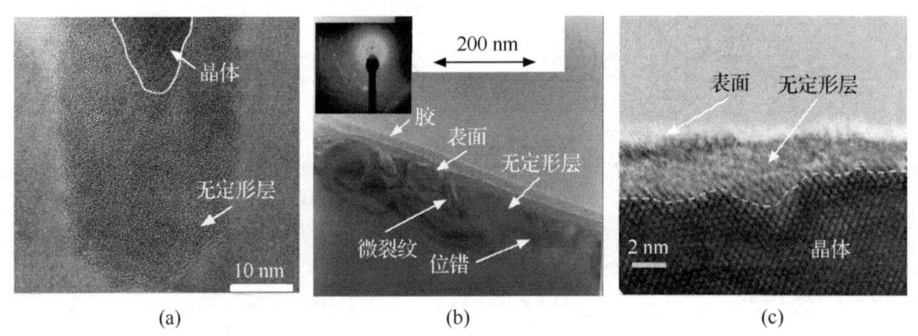

图 4.11 磨损后单晶硅表面形成的非晶硅层[21-23]

(a) 单晶硅针尖疲劳断裂的高分辨 TEM 图像；(b) 加工表面微结构的 TEM 图像；(c) 抛光表面下无定形层的 TEM 图像

总之，微观下单晶硅磨损表面的形态跟宏观下不同，隆起状结构的产生是其一种特殊的磨损形态特征，其机理的研究也在不断地深入。

4.4 加工表面的机械性能

切削加工表面具有不同于体相的机械性能，主要包括屈服强度、硬度、内应力、组织转变和微观缺陷等。在切削加工中，材料实际上经历着两个相反作用的过程：一个是切削中的塑性变形产生的加工硬化，另一个是切削热导致的表面温度升高引起的材料软化。两者相互影响，形成了表面复杂的结构和性能。

由于表面塑性变形行为与其摩擦磨损性能密切相关，所以在摩擦学中，材料近表面的屈服强度是最重要的机械性能。在滑动过程中，表面受到载荷的反复作用，致使近表面的塑性变形和屈服强度变得相当复杂。近表面材料的屈服强度比体相材料的屈服强度高还是低，是一个长期争论的问题，至今尚无定论。经严重磨损后的表面层屈服强度是提高还是降低，也存在类似的争论[24]。实验条件不同，往往得出完全相反的结论，要解决这些矛盾，必须深入研究近表面的位错动力学，包括研究近表面位错的滋生、增殖和位错密度的变化。

表面层因塑性变形而加工硬化反映在硬度变化上。表面层硬度变化的准确测量数据迄今尚未取得。多数测量结果认为，表面层的硬度高于体相硬度，而最高硬度出现在离表面一定深度。Pethica 和 Tabor 给出的典型测量结果如图 4.12 所示[25]。图 4.12(a)表明，在压痕深度为 100 nm 时，测量的重复性误差在 10%以内，而压痕深度小于 50 nm 时，测得的硬度值变化很大，原因是同一表面上不同区域的硬度不同。图 4.12(b)说明，经机械抛光的镍试样的近表面层硬度高于体相硬度，但是在最外表层(<20 nm)的硬度又低于最大硬度。

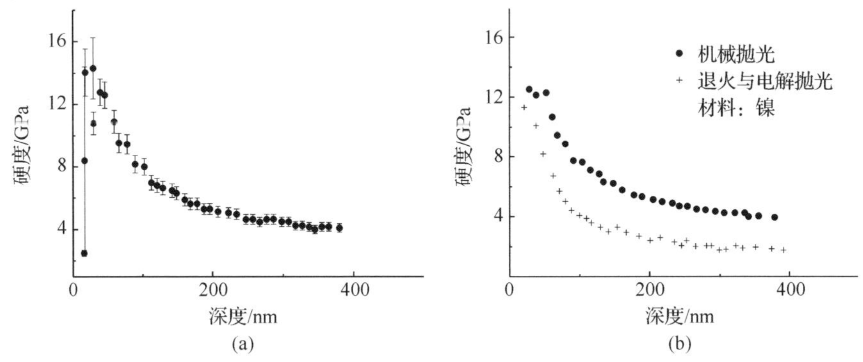

图 4.12　近表面层硬度变化[25]

(a) 测量所得硬度值随压痕深度的变化；(b) 镍材料分别经过机械抛光和退火与电解抛光处理后测量所得硬度值随压痕深度的变化

表面层存在相当大的内应力也是影响摩擦磨损性能的重要因素。表面内应力是切削加工过程中不均匀塑性变形、局部温度变化及相变等综合作用的结果。通常切削加工的表面内应力可以达到 600～1200 MPa，其分布深度可达 0.5～0.7 mm，不同深度处内应力的大小和符号不同。图 4.13 为 En31 钢磨削加工后表面层内应力分布情况。

切削加工过程的塑性变形除了引起硬度和内应力变化之外，还将在表面层产生各种微观缺陷，如空穴、间隙原子、位错、微裂纹等，它们都会削弱材料强度，并在磨损过程中成为表面损伤的根源。

综上所述，固体表面层的结构和性能非常复杂多样，它取决于材料本身的性能、表面加工方法以及表面与环境介质之间的相互作用。图 4.14 画出了以金属材料为例的表面层结构的示意图。

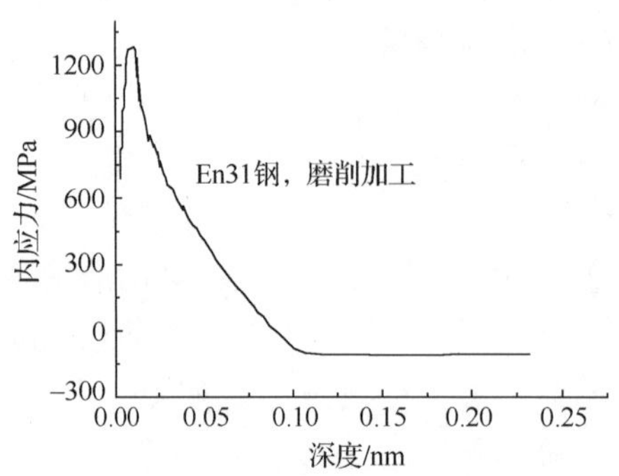

图 4.13　内应力分布

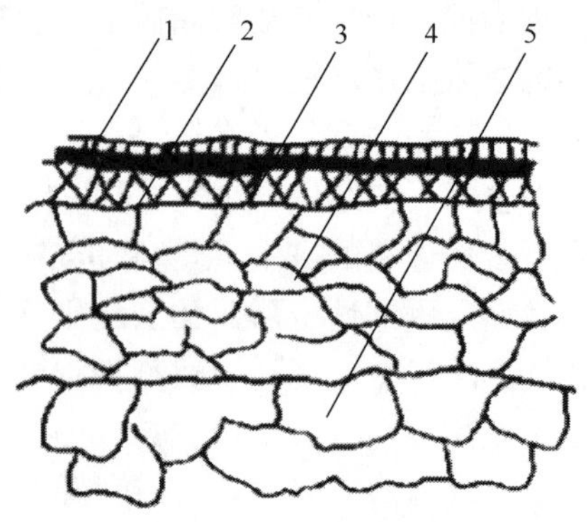

图 4.14　表面层结构

1. 吸附层<3 nm；2. 氧化层 2～10 nm；3. 微晶层 5～50 nm；4. 变形层 1 μm；5. 体相

著名摩擦学学者 Suh[2]指出，决定摩擦学现象的基本因素是：

(1) 接触表面之间力的生成与传递；

(2) 表面接触点周围材料的表面特性；

(3) 通过物理和化学作用，环境对表面特性的影响。

由此可见，对材料表面物理和化学特性的了解是处理各种摩擦学问题的先决条件。

4.5　表面润湿与吸附

如上所述，固体表面覆盖物严重地影响其摩擦学性能。这些覆盖物的生成除由于环境介质的化学作用而产生的氧化膜之外，润湿和吸附作用也是生成表面覆盖物的重要原因。

4.5.1　黏附能与表面润湿性

固体表面被环境介质污染的程度与该表面和介质的黏附能及润湿性有关。固体表面实际上是固体与气体或液体等环境介质构成的固-气界面或者固-液界面。固-液界面的黏附能 E_a定义为将横截面积 1 cm^2 界面上的固相和液相分开所需要做的功，即[26]

$$E_a = \sigma_S + \sigma_L - \sigma_{SL} \tag{4.1}$$

式中，σ_S 和 σ_L 分别为固体和液体的表面张力；σ_{SL} 为固-液界面上的界面张力。考虑到固体表面张力 σ_S，特别是固-液界面张力 σ_{SL} 难以通过实验测定，于是引入润湿能 E_u，定义为这两个值之差，即

$$E_u = \sigma_S - \sigma_{SL} \tag{4.2}$$

则可以得到黏附能为

$$E_a = E_u + \sigma_L \tag{4.3}$$

当固体表面与液体表面相接触时，根据接触角的大小来表征它们之间的润湿情况。如图 4.15 所示，接触角定义为在固、液、气三相的交界点上固-液界面与液-气界面切线之间的夹角，以 θ 表示。

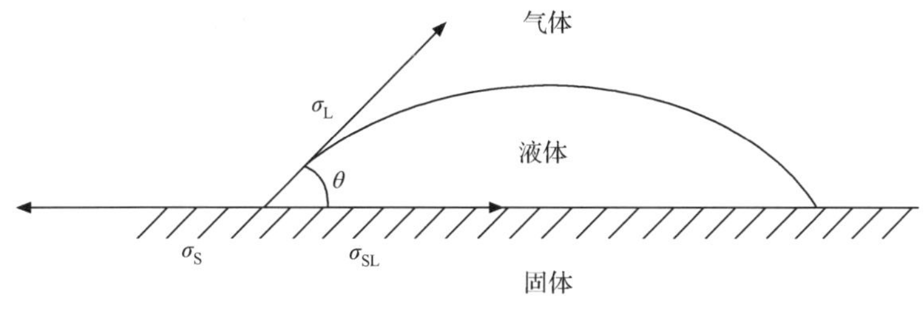

图 4.15　固-液界面的作用力

根据交界点上三个张力互相平衡的条件，可以得到：

$$\sigma_S = \sigma_{SL} + \sigma_L \cos\theta \tag{4.4}$$

所以

$$\cos\theta = \frac{\sigma_S - \sigma_{SL}}{\sigma_L} = \frac{E_u}{\sigma_L} \tag{4.5}$$

其中

$$-1 < \cos\theta < 1 \qquad 0^\circ \leqslant \theta \leqslant 180^\circ$$

固体被液体润湿的程度大体上可以分为三种，即①若 $\theta > 90^\circ$，可认为液体不润湿固体表面；②当 $\theta = 0^\circ$，为完全润湿，即液体遍布固体表面，此时黏附能大于液体的内聚能；③如果 $0 < \theta < 90^\circ$ 时，称为部分润湿。应当指出，除材料性能之外，接触角还受到固体表面状态影响，如表面粗糙度、加工方法、表面氧化或污染程度等。关于固体与液体的接触和润湿问题，在第 6 章中还将从表面能的角度进一步讨论。

4.5.2　物理吸附与化学吸附

如果要使固体从体相中产生出新的表面就必须对固体做功，以便将原子键断开。这种生出新表面所做的功储存在固体表面，因此表面处在自由能较体相高的状态。这就促使固体表面与周围介质产生物理吸附、化学吸附甚至化学反应，以便使表面及其周围的总自由能降低。

当固体表面依靠范德华(van der Waals)力与环境介质中的液体或气体分子相结合而形成定向排列的吸附层，这种吸附称为物理吸附。对于物理吸附，吸附分子与固体表面之间不发生电子交换。

如果金属、氧化物或者碳的表面处于高度不饱和状态，它们与液体或气体中的吸附分子之间的结合键将具有电子交换的化学键的特点，此称化学吸附。当固体表面能很高时，还可能出现分子重新排列，在形成化学吸附膜之后，进一步发生化学反应。例如，铁表面吸附氧之后，当环境中氧的浓度足够大或者温度足够高时，氧原子将会与铁原子发生化学反应生成铁的氧化物。

通常可以根据以下的特征来识别物理吸附或者化学吸附过程：

(1) 吸附热。由于化学键比物理键(如范德华键)强固，因而化学吸附热大于物理吸附热。典型的物理吸附热为 4～8 kJ/mol，而化学吸附热为 40～400 kJ/mol。通常，物理吸附热接近于液化热，而化学吸附热接近于反应能[27]。

(2) 活化能。化学吸附需要一定量的活化能，因此化学吸附过程存在一个临界温度值，低于此温度将不发生化学吸附。而物理吸附不需活化能，所以在任何温度下都以一定的速率发生物理吸附。此外，化学吸附对于固体表面具有选择性，而且还取决于吸附表面的纯度，而物理吸附则可以在任何表面上发生。

(3) 吸附膜厚度。化学吸附膜的厚度较薄，通常都是单分子层，而物理吸附膜可能是单分子层，也可能是多分子层。

应当指出，表面形成吸附膜一方面可以大大地缓解摩擦过程中的黏着现象，从而显著地降低摩擦与磨损。但在另一方面，表面活性分子在固体表面上的吸附也削弱了金属或其他固体的机械性能。此外，由于吸附膜降低了固体的表面能，使位错容易发生，降低了材料抵抗变形和破坏的能力，从而降低了材料的抗磨损性能，这种效应是由前苏联学者 Rehbinder 首先发现的，故称 Rehbinder 效应[28]。

参考文献

[1] 文九巴. 材料科学与工程. 哈尔滨：哈尔滨工业大学出版社，2007.

[2] Suh N P. Tribophysics. New Jersey：Prentice-Hall Inc，1986.

[3] 曹立礼. 材料表面科学. 北京：清华大学出版社，2007.

[4] Schrieffer J R，Soven P. Theory of the electronic structure. Physics Today，1975，28(4)：24-30.

[5] Tanaka M. An industrial and applied review of new MEMS devices features. Microelectronic Engineering，2007，84(5-8)：1341-1344.

[6] Ko W H. Trends and frontiers of MEMS. Sensors and Actuators A，2007，136(1)：62-67.

[7] 余思明. 半导体硅材料学. 长沙：中南工业大学出版社，1992.

[8] Estrup P J. The geometry of surface layers. Physics Today，1975，28(4)：33-41.

[9] Suh N P. Fundamentals of Tribology. Cambridge，Massachusetts：MIT Press，1980.

[10] Polak M，Rubinovich L. The interplay of surface segregation and atomic order in alloys. Surface Science Reports，2000，38(4-5)：127-194.

[11] Latanision R M，Surface Effects in Crystal Plasticity. Leyden：Noord-hoff，1977.

[12] Yu B J，Qian L M，Yu J X，et al. Effects of tail group and chain length on the tribological behaviors of self-assembled dual-layer films in atmosphere and in vacuum. Tribology Letters，2009，34 (1)：

1-10.

[13] Wei M X, Chen K M, Wang S Q, et al. Analysis for wear behaviors of oxidative wear. Tribology Letters, 2011, 42(1): 1-7.

[14] Olofsson J, Lindberg F, Johansson S, et al. On the role of tribofilm formation on the alumina drive components of an ultrasonic motor. Wear, 2009, 267(5-8): 1295-1300.

[15] Kato K, Adachi K. Wear of advanced ceramics. Wear, 2002, 253(11-12): 1097-1104.

[16] Briscoe B J, Sinha S K. Wear of polymers. Proceedings of the Institution of Mechanical Engineers Part J—Journal of Engineering Tribology, 2002, 216(J6): 401-413.

[17] Shipway P H, Ngao N K. Microscale abrasive wear of polymeric materials. Wear, 2003, 255: 742-750.

[18] 李小成，吕晋军，杨生荣. 单晶硅滑动磨损性能及其相变研究. 摩擦学学报，2004，24(4)：326-330.

[19] Kaneko R, Miyamoto T, Andoh Y. Microwear. Thin Solid Films, 1996, 273(1-2): 105-111.

[20] 杨超，余丙军，钱林茂. 凸结构的形成——低载下单晶硅表面的划痕损伤研究. 摩擦学学报，2010，30(1)：92-96.

[21] Chung K H, Lee Y H, Kim D E. Characteristics of fracture during the approach process and wear mechanism of a silicon AFM tip. Ultramicroscopy, 2005, 102(2): 161-171.

[22] Jasinevicius R G, Porto A J V, Duduch J G. Multiple phase silicon in submicrometre chips removed by diamond turning. Journal of the Brazilian Society of Mechanical Engineering, 2005, XXVII (4): 440-448.

[23] Zhang L C, Zardudi I. Towards a deeper understanding of plastic deformation in mono-crystalline silicon. International Journal of Mechanical Sciences, 2001, 43(9): 1985-1996.

[24] Kirk J A, Swanson T D. Subsurface effects during sliding wear. Wear, 1975, 35(1): 63-67.

[25] Pethica J B, Tabor D. Contact of characterised metal surfaces at very low loads: deformation and adhesion. Surface Science, 1979, 89(1-3): 182-190.

[26] Morrison S R. The Chemical Physics of Surfaces(表面化学物理). 赵璧英，刘英骏，卜乃瑜，译. 北京：北京大学出版社，1984.

[27] 程兰征，陈鸿贤，韩宝华. 简明界面化学. 大连：大连工学院出版社，1988.

[28] 温诗铸. 摩擦学原理. 北京：清华大学出版社，1991.

第5章　摩擦物理与摩擦化学

5.1　引　　言

1919 年 Ostwald[1]首次提出“机械化学”(mechano-chemistry)的概念，旨在研究材料在机械作用下发生的化学和物理化学变化。在机械化学中最普遍的是摩擦过程中的能量转换引起的物理化学变化。1984 年德国学者 Heinicke[2]出版了第一部关于摩擦化学的专著《摩擦化学》(*Tribochemistry*)，标志着它已成为机械学与物理化学相结合的一门交叉学科，实际的研究内容包含摩擦物理与摩擦化学两部分。由机械作用引起的固体表面物理现象主要有：微观塑性流动和断裂、摩擦升温、摩擦发光、外激电子等；摩擦化学变化与摩擦物理变化过程相互影响，在很大程度上取决于摩擦副材料和环境介质的化学特性。本章介绍的摩擦物理现象包括：物理磨损、摩擦闪温、摩擦辐射和摩擦起电；摩擦化学现象包括：吸附、摩擦扩散、摩擦化学反应和摩擦膜。

5.2　摩 擦 物 理

5.2.1　物理磨损

磨损是相互接触的物体在相对运动中表层材料不断损伤和去除的过程。按照表面破坏机理特征，磨损可以分为磨粒磨损、黏着磨损、表面疲劳磨损、腐蚀磨损和微动磨损等。前三种主要靠表面间的物理作用发生，是物理过程，可称为物理磨损。即

(1) 磨粒磨损：指物体表面与摩擦产生的或者外界添加的硬质颗粒或硬质凸出物(粗糙峰)相互摩擦引起的表面材料损失，其主要特征是在摩擦副对偶表面沿滑动方向形成划痕。

(2) 黏着磨损：指摩擦副表面相对滑动时，接触面局部发生金属黏着，黏着点在随后相对滑动中发生剪切断裂，被剪切的材料或脱落成磨屑，或由一个表面迁移到另一个表面的磨损形式，又称咬合磨损。

(3) 疲劳磨损：指两对偶摩擦副表面作相对滚动或滚滑运动过程中，由于交变接触应力使表面材料疲劳断裂而形成点蚀或剥落。在黏着磨损和磨粒磨损中都

有固体表面间的直接接触，如果摩擦配副表面被润滑膜隔开，且无磨粒存在时，这两种磨损不会发生。但对于表面疲劳磨损来说，即使有良好的润滑条件，磨损仍可能发生。

单晶硅等半导体材料由于其优良的物理、机械性能，被广泛地应用于微/纳机电系统的结构材料，其微观摩擦学性能研究已成为纳米摩擦学领域的重要课题。本节着重介绍单晶硅磨损的物理机制，主要包括表面形貌变化和材料内部结构变化。

1. 形貌变化

在 2001 年 Bhushan 等[3]就已经用原子力显微镜来观察磨损后的表面形貌，如图 5.1 所示。刻划区域长度为 25 μm，刻划速度为 0.5 μm/s，变载范围为 0～120 μN。当载荷为 35 μN 时，硅表面产生沟槽，沟槽的深度随着载荷的增加而增加。用扫描电镜观察了刻划区域结果，发现磨屑聚集在磨痕周围，Bhushan 等[3]认为沟槽的形成和材料的去除和塑性变形有关。基于探针对材料表面的机械刻划，可以直接在半导体材料表面加工纳米图案。Hyon 等[4]用机械刻划的方法在 GaAs 表面加工出了各种图案，如图 5.2 所示。加工时所用探针为曲率半径为 20 nm 的金刚石探针，载荷为 1 μN。图案的线宽可以控制在 10～100 nm，深度可以控制在 1～4 nm。

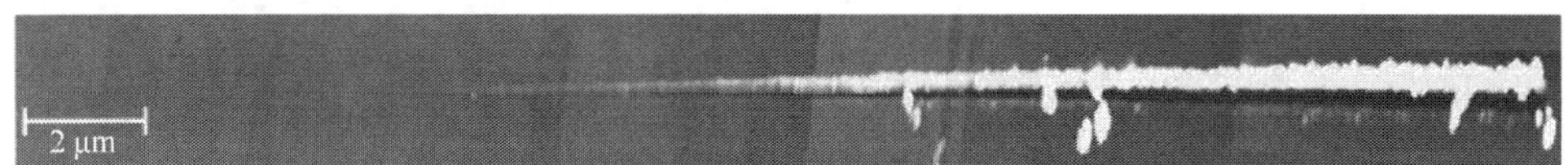

图 5.1　Si(111)表面的刻划实验[3]

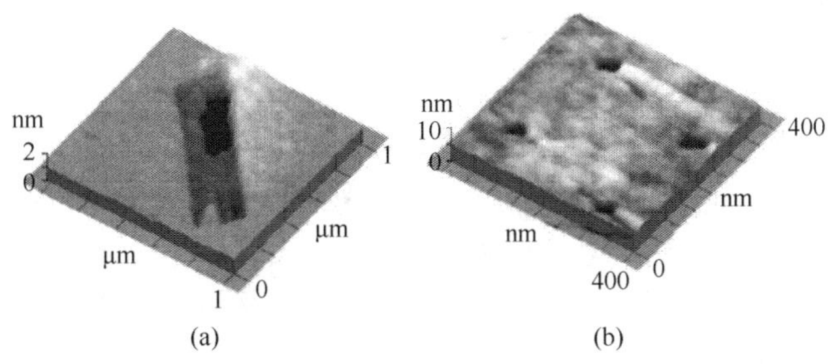

图 5.2　GaAs 表面的刻划加工[4]

(a) 1 μm×0.25 μm 长方形结构；(b) 直径为 30 nm 的点组成的阵列

尽管对单晶硅的划痕损伤已有大量的研究，但研究更多关注了高载下的材料去除过程，而忽略了其低载下的损伤。杨超等[5]在单晶硅 Si(100)表面进行了变载划痕实验，考察了单晶硅在低载荷下的损伤。划痕实验在纳米划痕仪上进行，针尖为曲率半径为 3 μm 的金刚石球形探针，载荷为 0.1～100 mN，结果如图 5.3 所示。在高载划痕下,单晶硅表面损伤严重并出现材料去除和磨屑,与上述 Bhushan 等的研究基本一致。而采用原子力显微镜对低载下的划痕形貌进行微观扫描发现,当载荷为 0.3 mN 时,单晶硅表面没有产生凹槽或材料去除,反而形成了一种特殊的凸起结构。随着载荷的增大,凸起结构的高度和体积都不断增大。当载荷增加至 3 mN 时,接触区产生了轻微的塑性变形,形成大约 0.1 nm 深的凹槽。随着载荷的进一步增加,沟槽逐渐增大,并形成磨屑和材料去除。早在 1995 年,Andoh 等[6]就报道了单晶硅表面凸结构的形成现象,并简单地将凸结构的形成归结为摩擦化学的作用。但这种凸起现象在氧化物石英、玻璃表面也存在,说明摩擦化学并非凸结构形成的必要条件。钱林茂等对凸结构的成分、结构进行了详细的分析,研究证明在低载荷下摩擦剪切是凸结构产生的主导因素。基于此,钱林茂等[7,8]提出了摩擦诱导纳米凸结构的加工方法(见第 16 章)。

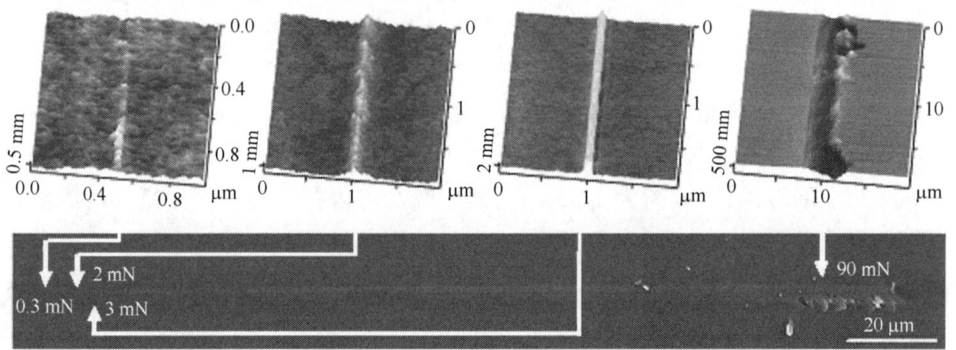

图 5.3 单晶硅表面 0.1～100 mN 变载划痕的损伤形貌图[5]

上图分别显示了载荷为 0.3 mN、2mN、3mN 和 90 mN 处划痕的 AFM 形貌

2. 结构变化

Gassilloud 等[9]利用微区拉曼光谱研究了单晶硅在变载划痕过程中的相变情况,表明硅的相变依赖于载荷和划痕速度,如图 5.4 所示。所用针尖为 Berkovich 探针,划痕长度为 400 μm,变载范围为 0～50 mN。当划痕速率为 2 μm/s 和 100 μm/s时,在 0～25 mN 载荷范围内,两种划痕速率下的划痕形貌差异不大。一旦加载的应力高于 8.8 GPa,单晶硅首先从 Si-Ⅰ相(面心立方)转化为 Si-Ⅱ相(体心立方)。在不同的划痕速率下,当卸载速率大于 10 GPa/s 时,划痕形变区域的 Si-Ⅱ相转化为 a-Si (非晶硅);当卸载速率小于 10 GPa/s 时,Si-Ⅱ相除了转化为非晶结构,也有一部分转化为 Si-Ⅲ和 Si-Ⅻ等纳米晶颗粒。

为了研究单晶硅相变的机理,Wu 等[10]利用透射电镜观察了单晶硅表面沟槽的剖面结构,如图 5.5 所示。实验所用探针为圆锥形金刚石探针,曲率半径为 1 μm,划痕速率为 0.4 μm/s,划痕方向为〈110〉晶向,长度为 10 μm。当载荷为 0.2 mN时,图 5.5(a)的透射电镜图像显示硅划痕表面已经产生非晶化。当载荷

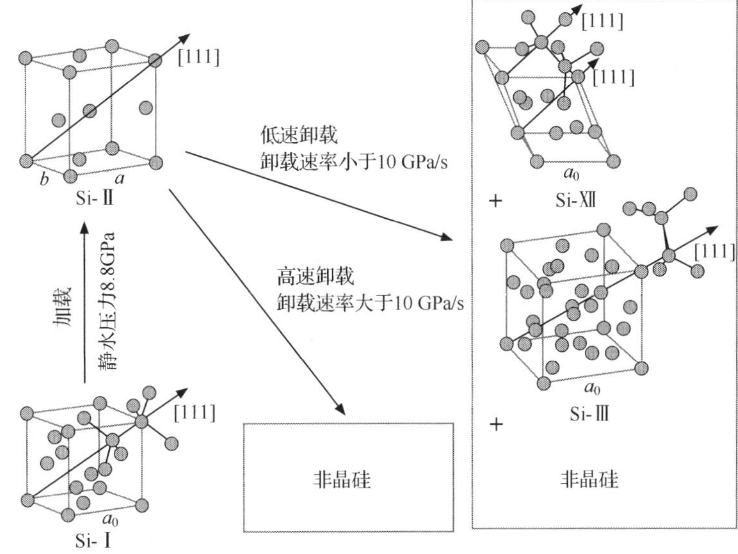

图 5.4　单晶硅在划痕过程中的相变示意图[9]

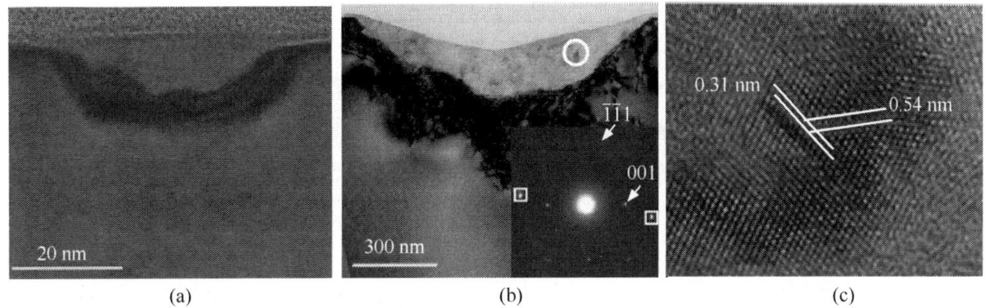

图 5.5　单晶硅表面沟槽的微观结构[10]

(a) 载荷为 0.2 mN 时沟槽的剖面透射电镜图；(b) 载荷为 6 mN 时沟槽的剖面透射电镜图，右下方为白色圆圈处的选区电子衍射花样图；(c) b 图中非晶区域包含的纳米晶颗粒

增加到 6 mN 时，在非晶层中观察到了黑色的颗粒，图 5.5(b)的选区电子衍射花样表明非晶层中产生了纳米晶颗粒。图 5.5(c)是纳米晶颗粒的高分辨 TEM 图。因为纳米晶颗粒只在较大载荷下产生，这些纳米晶颗粒可能不是不完全非晶化造成的，而是高载下的再结晶引起的。

目前，很多学者对硅在划痕/压痕条件下的相变机理进行了研究，引起了广泛的学术讨论和争论，需要进一步深入研究[11]。例如，非晶硅在低载下是否可由 Si-Ⅰ相直接转化形成等，还需要用原位透射电镜研究。

研究微观摩擦磨损的最终目的是揭示其机理，实现零磨损，同时也能推动其他高新技术的发展。例如，研究纳米尺度上的磨损可为表面纳米级精加工提供新途径。微观磨损研究是在原子、分子尺度上揭示摩擦过程中表面的相互作用及材料转移规律，对人为控制下实现材料表面原子、原子层的迁移，加工出特定形状的产品和表面织构等方面有重要的意义。

5.2.2 摩擦闪温

任何摩擦表面都不是绝对光滑的，而是由许多微凸峰构成，因此在实际摩擦过程中，摩擦副表面主要是这些微凸峰之间的接触。Blok[12]认为在一些尖锐的微凸体摩擦接触过程中，由于极小的热量释放面积和较高的应力集中，接触面上会出现极高的瞬间温度，高达几百度甚至数千度，其持续时间往往只有几微秒到几纳秒甚至更短，所以也被称做闪温。摩擦闪温是一个极广泛的现象，从微机电系统到地质运动都存在。

以金属的摩擦过程为例，由于产生弹性变形和塑性变形将消耗很大的能量，而这些能量将大部分转变成热，如果这些热保留在金属表面层，则瞬时温度可以达到相当高的程度。而实际的接触面积只分布在少数微凸体上，因此在微凸体处将发生更大程度的塑性变形和断裂，出现更高的能量集中，从而形成比整个表面层更高的温度。为了区分这两种情况，一般把表面层的温度称为平均温度，把微凸体处瞬时形成的温度称为闪温。Dawson 等[13]利用扫描探针显微镜(scanning probe microcope，SPM)和镀 In 的石英晶体微天平研究了摩擦诱导的 In 熔化现象。图 5.6(a)显示了电极变速运动(先增后减再增)下石英晶体微天平的频率变化。当探针在低速下接触到石英晶体天平上的电极时，检测到石英晶体天平的频率升高，主要是因为固体接触增加了天平的刚度；当相对运动速度增加到一定值时(定义为 In 电极开始熔化的临界速度 v_t)，频率会突降，原因是液相接触使石英晶体天平的频率衰减。当速度递减时，出现了 In 电极先液化再固化的现象。图 5.6(b)计算了不同速度下摩擦闪温的值，发现摩擦闪温随速度的升高而显著升高，这也验证了高速运动下 In 容易熔化的现象。

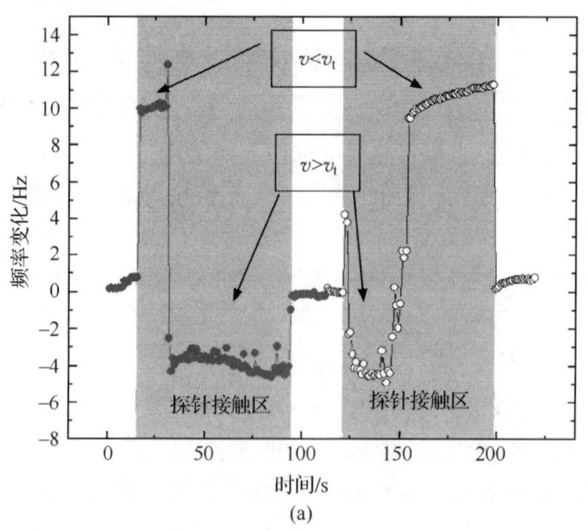

(a)

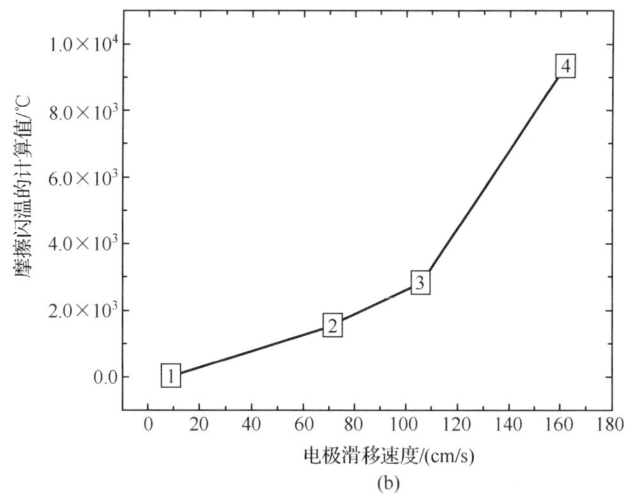

图 5.6　摩擦闪温和滑移速度的关系[13]

(a) 电极变速运动 v(先增后减再增)下石英晶体微天平的频率变化;

(b) 不同电极运动速度 v 下的摩擦闪温计算值

Kalin 等[14]研究了有润滑条件下低速(6.7 mm/s)滑动摩擦过程中摩擦闪温对不锈钢材料表层组织的影响。图 5.7 清晰地展示了用扫描电镜观察磨损区域断面的微区组织的表面层和基体的分区,表面层厚度为 0.2～1 μm,俄歇电子能谱(Auger electronic spectrum,AES)分析表明表面层为富碳层。而碳的唯一来源是润滑油中碳链的分解,但需要 400℃的温度,其中升温机理可归结为摩擦闪温现象。在摩擦过程中,摩擦闪温导致基体表面和润滑油中的碳元素发生摩擦化学作用,生成表层的碳化物,从而使接触区域产生耐腐蚀、高硬度的"白层"结构。

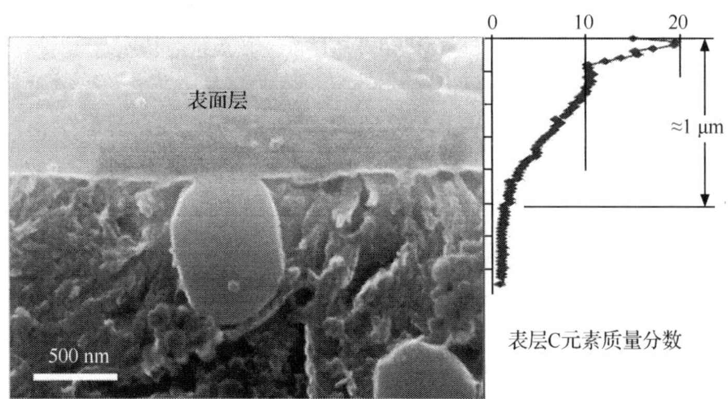

图 5.7　低速滑动摩擦下不锈钢表面接触区的剖面 SEM 图

右侧曲线为俄歇探测的表层 C 元素质量分数[14]

鉴于摩擦闪温在摩擦与磨损过程中的重要作用，摩擦学工作者对摩擦闪温的理论计算和测量技术给予了极大重视。Archard[15]于1959年率先提出了“闪温”问题并通过研究发现摩擦面上的最高温度只集中在尽可能小的面积上，而且最高温度的大小跟速度和载荷有关。Blok[12]系统阐述了闪温的概念并初步给出了基于平均热流密度的线热源摩擦产生的闪温计算公式。Bhushan[16]在Blok的理论基础上给出了忽略外部换热条件下点热源摩擦产生的微凸体闪温计算公式。Abdel-Aal[17]对前人闪温理论研究进行总结后认为在计算闪温时还应考虑材料热传导性质的变化因素。Mao[18]在Blok的理论基础上使用数值计算的方法对聚合物齿轮副啮合过程的闪温进行了计算。Kalin等[19]选用不同的模型计算了微动条件下的摩擦闪温值。计算时选用的摩擦副为氮化硅球和不锈钢材料，载荷恒定为88 N，位移幅值分别为5 μm、25 μm和50 μm，采用的模型包括Archard平均闪温和最高闪温模型、Holm平均和最高闪温模型、Tian-Kennedy平均和最高闪温模型等。除去载荷、速度、密度等已知的物理量，计算时统一采用Hertz接触理论估算接触面积，部分结果如图5.8所示。结果表明位移幅值越大，摩擦速度越大，闪温值越高，如图5.8(a)所示。此外，摩擦过程中真实接触发生在表面粗糙峰之间。因此在摩擦闪温计算过程中，确定真实粗糙表面接触模型至关重要，其方法一般有以下几种：①假定微凸体形状的粗糙表面统计方法；②基于统计参数的粗糙表面生成方法；③使用表面测量仪采集真实粗糙面的数据；④采用分型技术确定粗糙表面的方法。需要指出的是，多种闪温计算数学模型建立的假设条件各有不同，因此就同一个问题不同模型计算的结果有很大区别。如图5.8(b)所示，当位移幅值为50 μm时，Tian-Kennedy最高闪温值大约是Holm最高闪温值的两倍。在应用中应注意根据实际情况选择合适的数学模型，以便得到合理的结果。

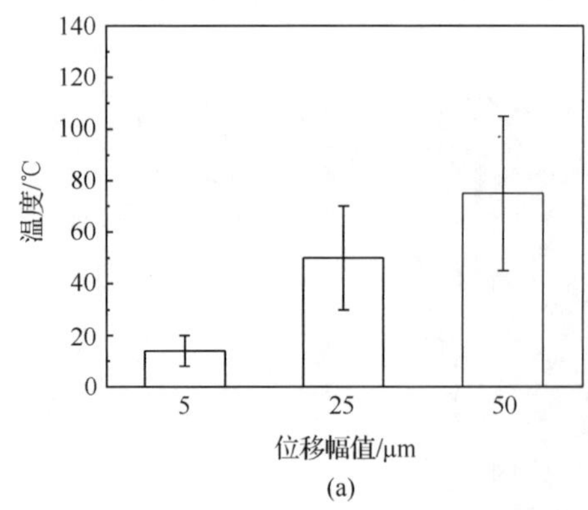

(a)

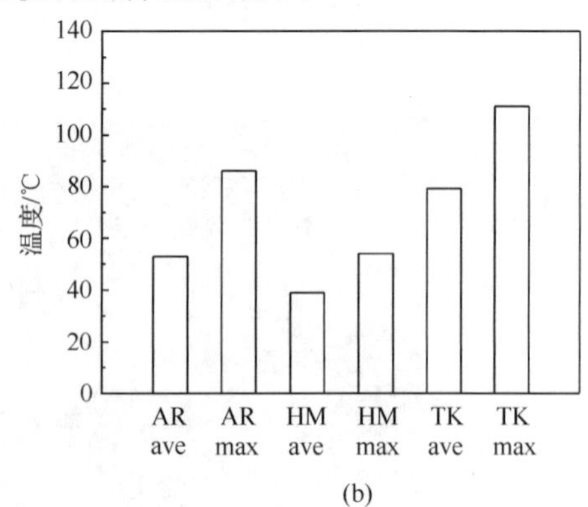

(b)

图5.8 摩擦闪温的计算[19]

(a) 不同位移幅值条件下所有模型计算所得摩擦闪温值的平均值；(b) 在位移幅值为50 μm时不同模型计算所得的平均闪温(ave)和最高闪温(max)，AR：Archard模型，HM：Holm模型，TK：Tian-Kennedy模型如图 5.9(a)所示，Sutter 等[20]设计了一套装备，并测试了低碳钢 C22 表面的摩擦闪温现象。两个方形的样品 M_A 对称地固定在测力环上，第三个样品 M_B 固定在气枪上并有推进装置带动旋转。样品的粗糙度 $R_a=0.8\ \mu m$，旋转的线速度控制在 10～100 m/s。通过压力计圆环和加载传感器对样品施加载荷。其中样品 M_A 侧向的圆环上开一个 2 mm 的圆口，增强型的内置 CCD 镜头可以透过此孔检测热能信号，测试结果如图 5.9(b)所示。观察到的信号并非规则形状，而是沿着滑动方向拖尾（y 方向）。在样品旋转时，样品表面单个受热粗糙峰对滑移过的区域进行热传导，形成一定的温度分布。图 5.9(c)为一个热点的 x 方向剖面温度分布图，此时的滑移速度为 33.9 m/s。轮廓图显示该热点直径为 100 μm 左右，最高闪温可达 991℃。作者认为，对于相同粗糙度的表面，影响摩擦闪温的主要因素是滑移速度、载荷和材料的热学性质。

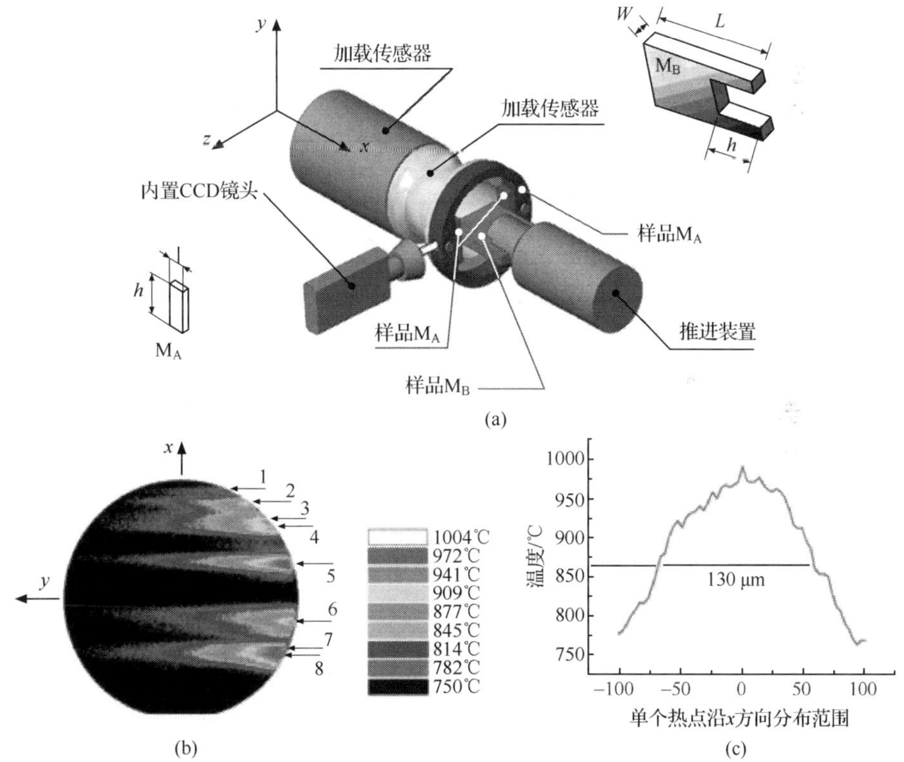

图 5.9　低碳钢 C22 表面的摩擦闪温测试[21]

(a) 测试装备示意图；(b) 摩擦闪温造成的热点信号；(c) 单个热点在 x 方向的温度分布图

由摩擦导致的材料表面温度场的分布和材料的物理和化学性质的变化密切相关，直接影响摩擦副的摩擦磨损性能及其失效情况。瞬时的高温会使得接触点处的金属材料熔融甚至融化。接触点处极高的表面压应力使得周围的区域发生塑性变形，也可能发生冶金变化。由于热量产生后很快向周围传递，这一区域的材料很快地被冷却，可能发生由珠光体到马氏体的相变，一定条件下可生成摩擦奥氏体、摩擦马氏体。由于马氏体占用的体积比母材金属大，这一相变区域更为突出，致微凸体变形，因此在接触区及其周围可能形成初始裂纹。对于有机摩擦衬片/金属摩擦副而言，摩擦闪温可引起摩擦衬片中有机组分间发生热分解、氧化、热交联、环化、爆裂融化、蒸发和升华等一系列化学反应和物理作用，其反应速率随温度呈指数增加。某些有机摩擦副材料分解可析出 H_2、CO、CH_4 等混合气体，在接触界面上产生润滑膜、气垫膜和转移膜，使摩擦系数降低。这些混合气体也使得对偶表面产生“氢脆”现象，加速了磨粒的形成。

5.2.3　摩擦辐射

摩擦过程中，由固体之间相互作用引发的辐射现象称为摩擦辐射。较早观察到摩擦辐射的是 Francis Bacon，他记录了糖块摩擦时产生亮光的现象。摩擦辐射的研究是一项很困难的工作，因为固体之间的机械作用十分复杂，并且辐射现象也包括多种机制。Nevshupa 等[21]认为摩擦辐射可以做如图 5.10 所示的归类。

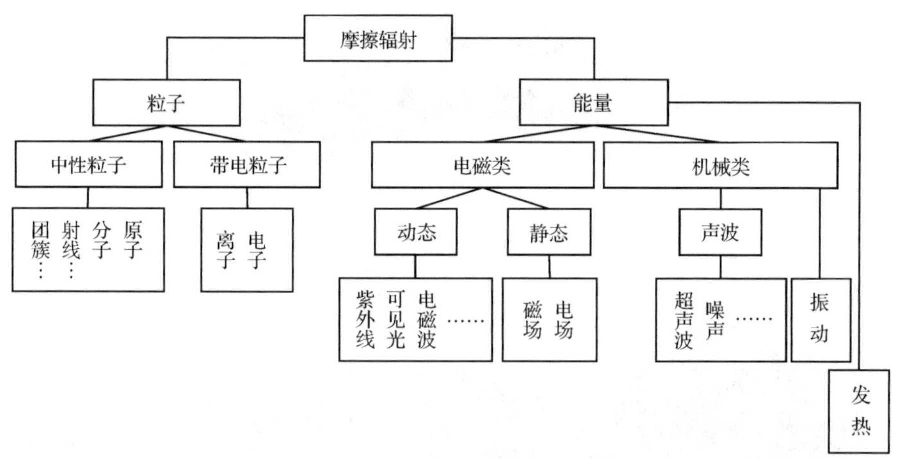

图 5.10　摩擦辐射的分类[21]

1. 粒子辐射

摩擦过程中的粒子辐射包括中性粒子(原子、分子、射线、团簇等)和带电粒子(电子、正负离子等)等。Nevshupa 等[22]研究了氩气气氛中金属纳米薄膜对绝缘体表面摩擦辐射负粒子的影响。采用销盘摩擦实验机，在金刚石探针附近安装粒子收集装置并施加+15V 的偏压，采集负粒子信号，实验结果如图 5.11 所示。对没有镀膜的玻璃表面，摩擦辐射从开始就比较明显且波动很大。在图 5.11(a)中，对于覆盖 5 nm 金属膜的玻璃，在摩擦初始阶段有极少的辐射产生，随着时间的推移辐射水平开始增多，最终稳定在 59 pC/s。同一膜厚的不同样品在摩擦初期表现出不同的辐射状况，但最终的辐射水平比较一致。载荷和膜厚对辐射影响的结果如图 5.11(b)所示，辐射密度随载荷的增加而增加，随膜厚的增加而下降。研究认为玻璃表面的摩擦辐射和金刚石探针与样品的直接接触有关，接触面积越大辐射越强。

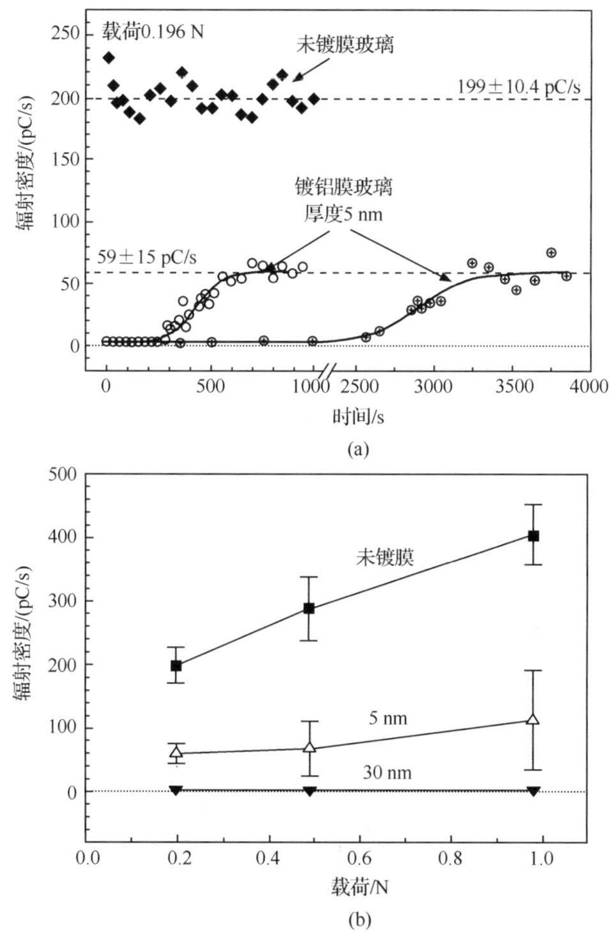

图 5.11　滑动摩擦下玻璃表面和镀铝膜玻璃表面的摩擦辐射[22]

(a) 镀膜对辐射的影响；(b) 载荷对辐射的影响

Molina 等[23]在高真空(10^{-8} torr①)环境中研究了摩擦引起的低能外逸电子辐射，实验过程中采用通道电子倍增器作为检测仪器，可以有效地收集微弱的辐射信

① 1 torr=1.33322×10^2 Pa

号。样品采用氧化铝(非晶)、单晶蓝宝石(单晶氧化铝)和铝,分别研究了材料结构和化学态对辐射的影响,结果如图 5.12 所示。在氧化铝和单晶蓝宝石样品上观察到了明显的摩擦辐射现象,两者的峰值类似且辐射都在摩擦两分钟时间内爆发,这说明晶型结构不是影响摩擦电子辐射的重要因素。当金刚石探针脱离样品表面时,可以观察到辐射的衰减。基于此现象,他们认为摩擦辐射可能与样品表面的微裂纹和新鲜表面的形成有关。作为对比,在相同工况下金属铝表面并没有观测到明显的摩擦辐射,说明电子辐射和铝表面氧化态有关。同时,只有在高速、高载条件下才出现了少量的正电荷辐射,这可能是残余气体分子受高速运动碎片撞击产生的电离现象。

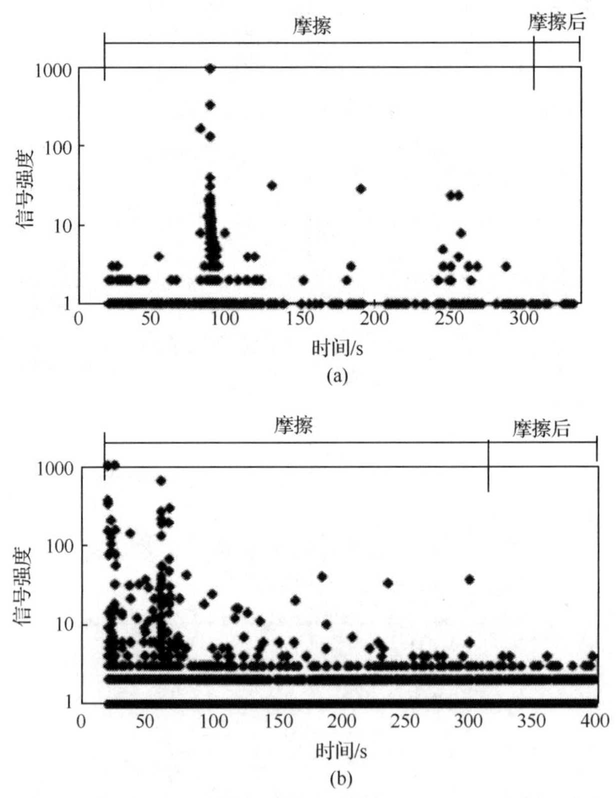

图 5.12 通道电子倍增器检测的低能外逸电子辐射[23]

(a) 氧化铝表面的摩擦辐射信号;(b) 单晶蓝宝石表面的摩擦辐射信号

低能外逸电子辐射是最重要的摩擦辐射之一,它的产生和材料表面的塑性变形、磨损、疲劳裂纹、相变等有关,但其具体机理尚不完全清楚。在一般情况下,电子发射常常需要一个激发,这个激发主要是加入光能或热能,以克服发射电子所遇到的表面能量壁垒。研究者经常在能量低于激发临界值时就观察到电子辐射现象，认为辐射和缺陷的形成有关。化学发射也是一种电子发射的原因。在新形成表面上的吸附过程可以导致电子的发射，如在不断研磨产生的新生铝表面上，氧和水的吸附能导致电子的发射。还有一种电子发射的原因是场致发射。例如，在摩擦过程中，铝表面上的氧化层产生微断裂时会有静电荷存在，当其形成的电场强度达到 10^6 V/cm 时，会发生场致电子发射。金属的摩擦辐射一般被认为是因为摩擦后的新鲜表面与周围环境中的活跃气体如氧气反应造成的。然而，像绝缘陶瓷这样的非金属材料，Dickinson 等[24]建立了材料断裂辐射的概念模型，认为由于材料断裂电荷产生分离，在新生的带电表面之间形成电场，在断裂缝隙中的气体分子发生电离而产生局部的电子和光子的发射。Nakayama 等[25]在电荷分离理论的基础上又扩展出陶瓷摩擦副干摩擦过程中离子辐射理论。Francis 等[26]认为铝表面磨损时产生的空位将能量传导给电子，在外加辐射的激发下产生了电子辐射。Thiessen 等[27]用 Magma-Plasma 形变模型解释电子辐射，他们假设当两个物体在滑动碰撞时，接触区产生高密度位错且位错能够运动至材料表面，从而在两个表面直接形成等离子体，电子从中发射出去。由于碰撞区处于激发态，也有可能引发摩擦化学反应。

摩擦辐射对边界润滑下的界面化学反应起到很大作用。摩擦辐射造成的化学反应有可能会在摩擦表面生成一层有利于润滑的边界膜，也有可能破坏润滑剂分子。研究表明电脑硬盘磁头全氟聚醚(PFPE)润滑油脂降解主要就是由摩擦辐射出的低能电子作为反应的中间产物引起的[28]。

2. 能量辐射

摩擦过程中的能量辐射包括电磁(无线电、紫外线、可见光、红外线、电磁场等)、机械波(噪声、超声波等)、机械振动、摩擦热等。其中，摩擦发光备受研究者关注。摩擦发光是由机械压力作用于固体而导致的现象，从广义上讲也可称为机械发光。该现象的发现可以追溯到17世纪，Francis Bacon 在他的《在学习中进步》一文中记录了最早的摩擦发光晶体，指出摩擦糖块时会发出亮光。目前，摩擦发光形式可以分为以下几种：晶体荧光、晶体磷光、气体发光、金属中心发光、电荷转移发光、自由原子团发光、黑体辐射等。

Miura 等[29]在真空环境中采用销盘摩擦实验机研究了金刚石、石英、氧化镁、氯化钠、氧化铝等材料的摩擦发光现象，如图5.13所示。图5.13(a)是采用0.3 mm半径金刚石探针和石英盘对磨时的摩擦发光光谱，在波长900 nm处出现强烈的峰值，且和速度与载荷无关，因此该辐射不是热辐射，可能是固体荧光辐射，与金刚石探针的磨损有关。图5.13(b)是采用半径0.01 mm金刚石探针和石英盘对磨时的摩擦发光光谱。摩擦初期的光谱和图5.13(a)类似，但经过一段时间磨损后在波长630 nm处出现强烈的峰值，同时石英出现沟槽磨痕，此现象可能和石英中非桥氧空穴中心有关。图 5.13(c)是采用天然金刚石探针对人造蓝宝石盘摩擦副和人造蓝宝石探针对人造蓝宝石盘摩擦副对磨时的摩擦发光光谱。通过对比发现蓝宝石摩擦过程中的发光可以忽略,天然金刚石的摩擦发光主要和金刚石本身有关。图 5.13(c)中除了 900 nm 处的波段外,在 520 nm 处也有较明显的峰值,这和金刚石中的 N 杂质有关。在磨损过程中,两个 N 原子和金刚石中的空位可能形成 H3 中心,从而引发 520 nm 波长的发光现象。图 5.13(d)是采用熔融石英探针和蓝宝石盘对磨时的摩擦发光光谱,图中 630 nm 波长的波段和 Si—O 断裂形成非桥氧空穴中心有关。图 5.13(e)是采用氧化镁探针和人造蓝宝石盘对磨时的摩擦发光光谱,图中 620～780 nm 的波段和氧化镁断裂发光光谱一致,属于热发光和光致发光,此现象和杂质 Mn 有关。而 800 nm 波段的辐射和铬杂质有

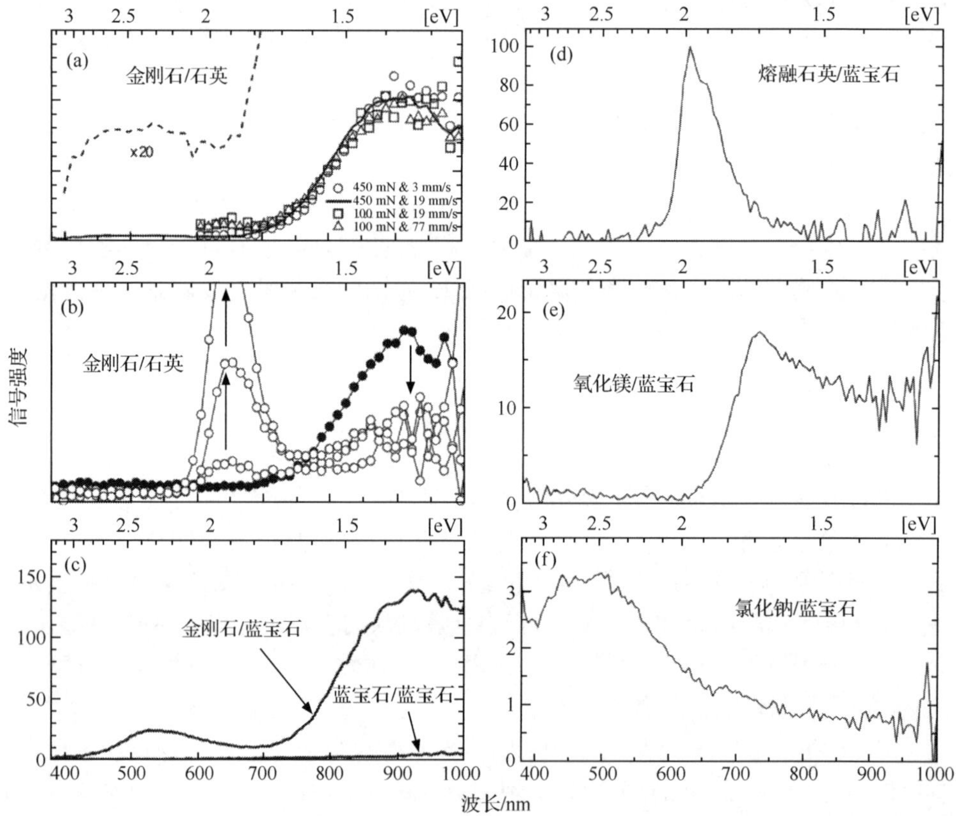

图 5.13　不同摩擦副产生的摩擦发光光谱[29]

(a) 半径 0.3 mm 金刚石探针和石英盘在不同载荷和滑移速度下的摩擦发光光谱;(b) 半径 0.01 mm 金刚石探针和石英盘在不同载荷和滑移速度下的摩擦发光光谱;(c) 天然金刚石探针对人造蓝宝石盘摩擦副和人造蓝宝石探针对人造蓝宝石盘摩擦副对磨时的摩擦发光光谱;(d) 熔融石英探针与人造蓝宝石盘对磨时的摩擦发光光谱;(e) 氧化镁探针与人造蓝宝石盘对磨时的摩擦发光光谱;(f) 氯化钠探针与人造蓝宝石盘对磨时的摩擦发光光谱

关。图 5.13(f)是采用氯化钠探针和人造蓝宝石盘对磨时的摩擦发光光谱，460 nm波段的光谱和氯化钠杂质、缺陷有关。

关于摩擦发光的机理，讨论较多的主要有三种：电发光、热发光和化学发光。其中每一种机理又包含了广泛的物理过程，多种可能性的存在给发光机理的研究带来了很大困难。

(1) 电机理。机械能产生自由电子，自由电子冲击分子导致光子发射。电子可以由压缩非中心对称晶体产生的压电效应生成；也可以因晶体被分离、破裂而在破裂面上内部摩擦生电而产生。

(2) 热机理。热光激发是由以下几种情况引起的：①压力引起分子内扭曲；②压力引起内部分子间相互作用；③位错运动。

(3) 化学发光。摩擦过程中的化学反应或是反应产物有发光现象。有研究表明固体甲醇在相变过程伴随着化学反应的发光，熔化乙酸盐结晶过程中伴随着化学反应中间体的发光。

利用摩擦发光现象可以制造智能材料传感器，用于检测应力、形变、磨损等。Xu 等[30]直接观测到了应力分布和发光的相互关系。为了便于观测应力分布，首先将 1 克的 $SrAl_2O_4$:Eu(铕掺杂铝酸锶)和 4 g 的光学树脂混合，制成直径 25 mm 和厚度 15 mm 的圆盘。通过光电倍增器、光子计数器、荧光分光光度计检测光谱，结果如图 5.14 所示。以样品的中心为起点，发光强度和位置(r/a)有着密切的联系。在图 5.14(c)中，实线为观测到的光强分布，虚线为计算的应力分布，两者基本吻合。将 $SrAl_2O_4$:Eu 材料涂在器件表面，可以监控器件受力情况。

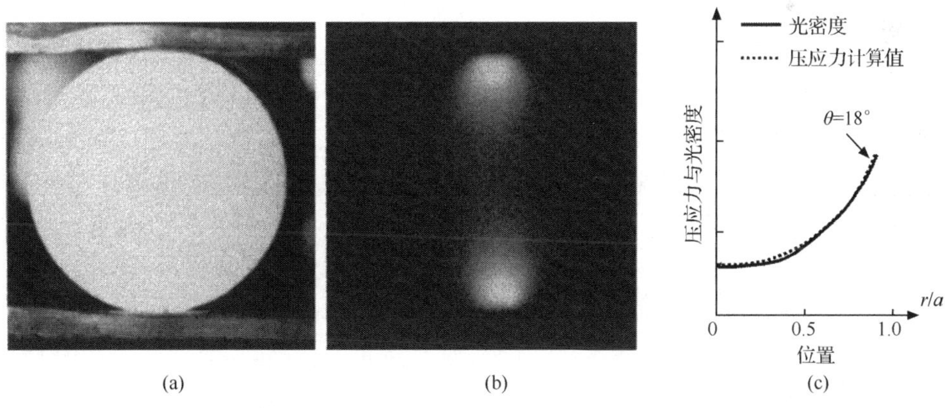

图 5.14　载荷为 1000 N 时，$SrAl_2O_4$:Eu 的发光现象[30]

(a) 未施加载荷时的样品；(b) 发光光谱图像；(c) 应力分布和光谱强度的关系

表 5.1 列出了目前文献中报道的在弹性形变下存在发光现象的材料[31]，其中一些材料有望用于力传感器。

表 5.1　文献中报道的弹性形变下的力致发光材料[31]

材料	形变发光系数 /MPa^{-1}	最大波长 /nm	发光密度	能否用于传感器
$SrMgAl_6O_{11}$:Eu	0.310	512	很高	否
$Sr_2MgSi_2O_7$:Eu(SMSE)	0.021	460	高	否
$SrCaMgSi_2O_7$:Eu(SCMSE)	0.003	490	高	否
$SrBaMgSi_2O_7$:Eu(SBMSE)	极低	440	一般	是
$SrAl_2O_4$:Eu,Dy	极低	520	高	是
$SrAl_2O_4$:Eu(压缩)	极低	520	很高	是
$SrAl_2O_4$:Eu(拉伸)	极低	520	高	是
$SrAl_2O_4$:Eu(薄膜)	极低	520	高	是
ZnS:Mn	极低	580	中等	是

5.2.4　摩擦起电

用摩擦的方法使两种物体带电的现象称为摩擦起电。摩擦过程中外界对体系做功，这些能量能够激发摩擦副材料中一些处于束缚态的带电粒子获得能量，超出逸出功能量势垒而成为自由电荷，然后这些自由电荷根据摩擦物体表面势垒的高低重新分布，宏观上表现为固体摩擦起电。生活中也常遇到摩擦起电的情形，如在黑夜中脱毛衣时可以看到电火花，使用塑料梳子梳头时头发会粘到梳子上。所以，研究摩擦起电现象不仅可以理解其背后的科学道理，而且与生产和生活密切相关。

Chang 等[32,33]利用销盘摩擦实验机研究了金属对磨中的摩擦起电现象，其结果如图 5.15 所示。他们发现 Pt/Pt、Fe/Fe、Mo/Mo 三种摩擦副对磨后探针带正电，而 Ti/Ti 和 W/W 两种摩擦副对磨后探针带负电。他们同时研究了 Pb、Zn、Al、Ag、Au、Cu 五种软金属和自身对磨时的摩擦起电现象，发现这五种情况下探针带正电。作者通过扫描电镜观测磨损情况并估算了材料的磨损量，认为金属的摩擦起电现象和材料转移有关。对于硬材料[图 5.15(a)]，摩擦过程中会产生大量的碎片，当碎片从探针转移到盘片上时，探针带正电荷，反之亦然。对于软材料[图 5.15(b)]，由于盘片磨损更严重，材料从盘片转移到探针，探针带负电。但是在软材料摩擦副之间形成了薄片状的碎片，成为电荷转移的桥梁。因此，软金属对磨时测得的电势差较小。基于这种机理，可以通过检测摩擦电势判断导体-导体摩擦副材料磨损转移方向。

对于两种不同的金属相接触，假定金属Ⅰ电子的逸出功比金属Ⅱ的小，这时电子从金属Ⅰ中逸出转移到金属Ⅱ中要比相反方向的转移容易。摩擦过程外界做功

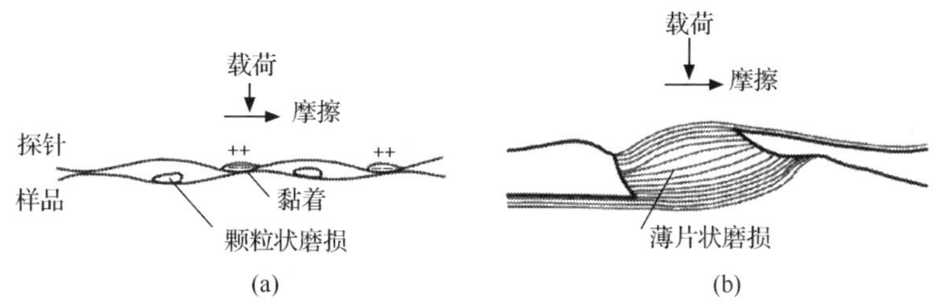

图 5.15　金属对磨副的摩擦起电现象[32,33]

(a) 硬金属和自身对磨时产生电荷的机理；(b) 软金属和自身对磨时产生电荷的机理

为系统提供能量后由金属Ⅰ转移到金属Ⅱ的电子数目多于由金属Ⅱ转移到金属Ⅰ的电子数目，因此表现为金属Ⅰ带正电，金属Ⅱ带负电。这样在两种金属中产生了电势差，将阻止电子继续由金属Ⅰ向金属Ⅱ的转移，直到该过程达到动态平衡，两物体所带电荷数基本稳定。

上述理论对于解释金属之间、金属与半导体之间、金属与绝缘体之间的摩擦起电现象是合适的，但对于绝缘体之间以及同种材料之间的摩擦起电现象则不能令人满意，因此有学者提出偶极子极化理论来解释摩擦起电现象。该理论认为摩擦功除了激发自由电荷外，也转换为热能。这种热能加剧了分子的热运动，在已被激发的部分自由电荷形成的电场(这种电场应该是微观的)作用下激发了材料本身的电偶极子，使材料的极化程度增强。这种增强作用可以分为两种：一种是使物质的固有偶极矩加大，即位移极化；另一种是使原来杂乱的偶极子按一定次序排列，即取向极化。摩擦后物体带电的极性则取决于材料本身的表面势垒。另外，造成金属摩擦副之间接触电势的原因还有摩擦副两金属不同的自由电子密度。两种材料接触后，由经典的电子论观点，两边电子相互渗入，自由电子密度大的金属扩散到另一方的电子数目比反方向的多，因而带正电，而另一金属带负电，从而在接触面两边产生电势差，在接触面薄层内产生电场。

作为原子力显微镜的一种改进型号，静电力显微镜为研究纳米尺度下表面电荷分布提供了有力的工具。Liang 等[34]采用静电力显微镜研究了掺杂了三氟甲基的聚亚酰胺的摩擦起电现象，其结果如图 5.16 所示。首先在 ITO 玻璃[在钠钙基或硅硼基玻璃基片上磁控溅射一层氧化铟锡(Indium Tin Oxide，ITO)膜]上制备掺杂了三氟甲基的聚亚酰胺层，原子力显微镜测得 30 μm 区域内的均方根粗糙度为 0.68 nm，表面没有电荷。然后在半径为 65 mm 的滚柱上包裹棉绒，对样品表面进行摩擦。图 5.16(c)和图 5.16(d)显示样品表面产生正电荷并沿着划痕的方向分布。他们在同样条件下做了未掺杂的聚亚酰胺的对比实验，发现摩擦后的表面并没有电荷产生。摩擦过后，划痕处暴露出具有极性的三氟甲基基团，吸收了表面的电子从而使划痕方向上带正电荷。

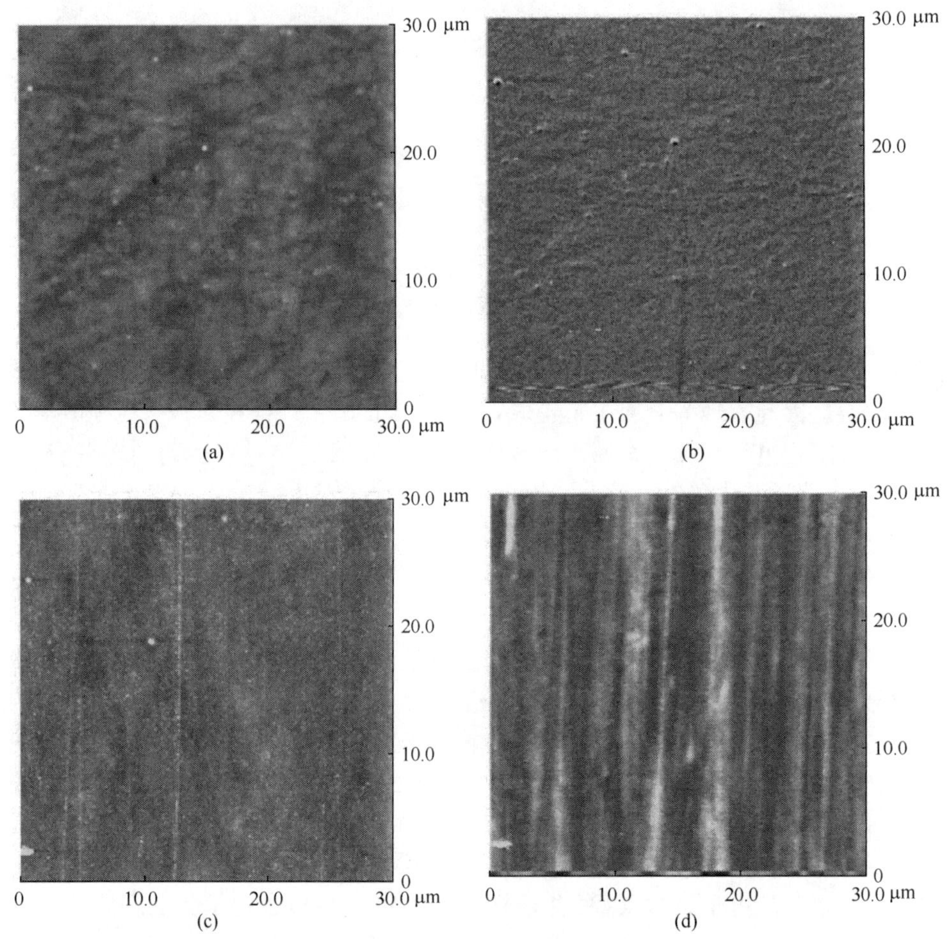

图 5.16 聚亚酰胺表面摩擦起电现象[34]

(a) 摩擦前样品的形貌图;(b) 表面电荷分布图;(c) 摩擦后样品的形貌图;(d) 表面电荷分布图

Bhushan[35]使用原子力显微镜研究了人造皮肤表面的摩擦起电现象,并探讨了护肤霜、载荷、速度、时间、湿度对摩擦电势的影响,部分结果如图 5.17 所示。实验前,首先将直径为 45 μm 的聚苯乙烯微球粘在空白悬臂梁上作为微观摩擦的探针。样品固定在绝缘台上避免摩擦电荷衰减。载荷变化范围为 1～2 μN,速度变化范围为 480～720 μm/s,摩擦时间变化范围为 300～900 s,湿度变化范围为 8%～90%。研究显示,增加载荷、速度、摩擦时间会使摩擦电势增加,使用护肤霜和增加湿度会降低摩擦电势。Bhushan 认为摩擦前聚苯乙烯微球是电中性,而皮肤表面带负电荷。在摩擦电势序列中,聚苯乙烯低于皮肤,所以摩擦后聚苯乙烯带负电荷,皮肤上会产生等量的正电荷[36]。常见材料的摩擦电势序列如下:空气＞手＞石棉＞兔毛＞头发＞尼龙＞羊毛＞皮革＞铅＞丝绸＞铝＞纸＞棉花＞不锈钢＞木头＞琥珀＞火漆＞硬质橡胶＞镍、铜＞黄铜、银＞金、铂＞硫黄＞人造纤维＞涤纶＞苯乙烯＞聚亚胺酯＞聚乙烯＞聚丙烯＞聚氯乙烯＞硅＞聚四氟乙烯，利用电势序列可以定性判断两种物体摩擦后的电势高低，但是目前还没有精确计算摩擦电势的方法。

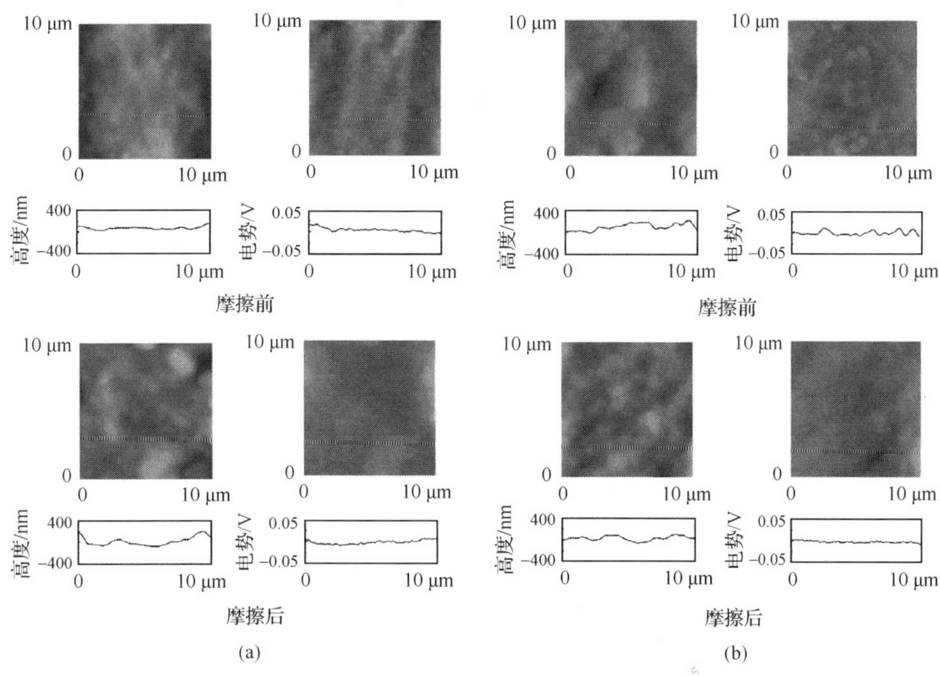

图 5.17　生物摩擦学中的摩擦起电现象[35]

(a) 人造皮肤摩擦前后表面高度和相对电势变化；(b) 涂抹护肤霜的人造皮肤摩擦前后表面高度和相对电势变化

载荷均为 2 μN，扫描速度为 480 μm/s，扫描时间为 600 s

影响摩擦起电的因素很多，大致可以分为两类：摩擦副材料本身的性质以及摩擦条件和周围环境的影响。其中摩擦副材料表面以及内部的化学组分、分子结构、取向性、结晶性，应变状态和材料的大小形状等因素都影响摩擦电荷的产生。而实验条件和环境因素则包括温度、气体介质、外加电场、摩擦速度、时间、载荷等因素。一般来讲，摩擦电势的幅值随载荷或速度的增加而增大。并且电势的变化和金属表面膜及其界面磨粒的存在密切相关，金属摩擦副在摩擦开始后的短暂时间内，由于金属表面膜的破坏，电势的值会发生较大变化。载荷越大，摩擦产生的表面电势越大；滑动速度越大，表面电势也越大。另外，真空条件下摩擦电势的变化规律与常压下亦不相同。

摩擦电势包含了机械磨损量的信息，因此可以通过研究摩擦电势信号的特点对机械设备磨损量进行在线监测。根据不同材料的摩擦电势序列差别，可以对不同的材料进行分离分选，如应用摩擦起电原理制成的静电分选机对废旧 PVC 材料进行回收和分选[37]。根据粉煤灰中炭粒与无机灰粒的电性差异，利用炭粒与无机灰粒间互相接触、碰撞和摩擦，使之与特制的摩擦材料摩擦，使粉煤灰中的灰粒和炭粒分别产生电性相反的电荷，然后进入高压静电场中，由于灰粒和炭粉受到的电场力相反，在电场中向相反的方向运动，而实现炭粒与灰粒分离[38]。

摩擦物理现象多种多样，往往集中在同一个摩擦体系中，相互之间有一定的关联。Thiessen[27]的摩擦等离子模型恰当地概括了这类现象，将机械作用、形变、电荷、摩擦辐射等现象联系在一起。Nakayama 等[39,40]将这一模型进一步完善，并在实验中观察到了红外、紫外、电子辐射现象，认为高能电子倍增是导致摩擦等离子体的重要原因，其模型如图 5.18 所示。由于摩擦区域处于高能态，往往可能引发摩擦化学反应。

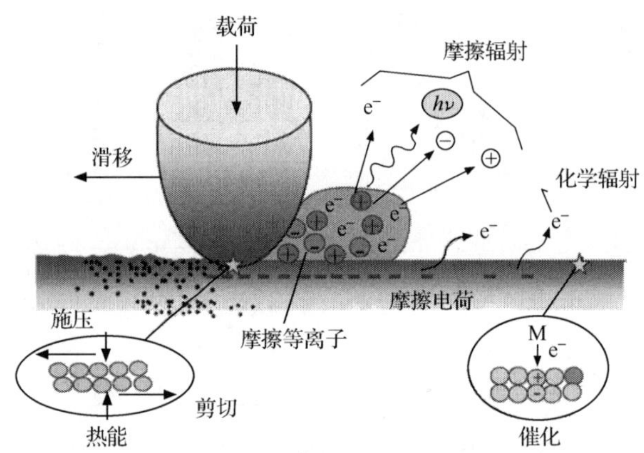

图 5.18(另见彩插)　摩擦等离子模型[39,40]

5.3　摩擦化学

5.3.1　吸附

当表面形成吸附膜时，表面的结构、成分、表面能都将发生变化，因此吸附和解吸附将影响材料的摩擦磨损性能。Martin 等[41]于 1996 年报道了边界润滑过程中的表面吸附和表面化学，总结了当时的主要研究方向：①惰性化学物质和表面的相互作用，如表面吸附的单分子层可以阻止摩擦副表面直接接触并充当润滑剂；②极高压添加剂和表面的相互作用，如含硫、含氯、含磷的添加剂在高载工况下的润滑、抗磨作用。由此可见吸附作用在润滑、摩擦化学领域的重要作用于当时已引起了广泛的关注。

随着高精度实验设备的发明和应用，尤其是表面检测和分析技术的发展，研究者可以更深入地理解吸附作用。Philippon 等[42]利用 X 射线光电子能谱（X-ray photoelectron spectroscopy，XPS）研究了亚磷酸盐在新鲜金属表面的吸附、摩擦成膜等效应。首先在高真空中用氩离子轰击金属摩擦副表面以去除表面氧化物制备新生金属层，并测试其摩擦系数，稳定值为 0.6，此时磨痕定义为活化表面。然后在真空腔中通入气相亚磷酸盐，并换其他位置测试摩擦系数，发现摩擦系数大幅下降至 0.2。作者通过 XPS 检测了不同位置的磷含量和化学态，结果如图 5.19 所示。在所有样品表面均有亚磷酸盐信号，说明金属表面吸附了气相中的亚磷酸盐。同时，只在磨痕区域发现铁的亚磷酸盐化合物，即摩擦是产生润滑膜的必要条件，而吸附是形成摩擦膜的前提。

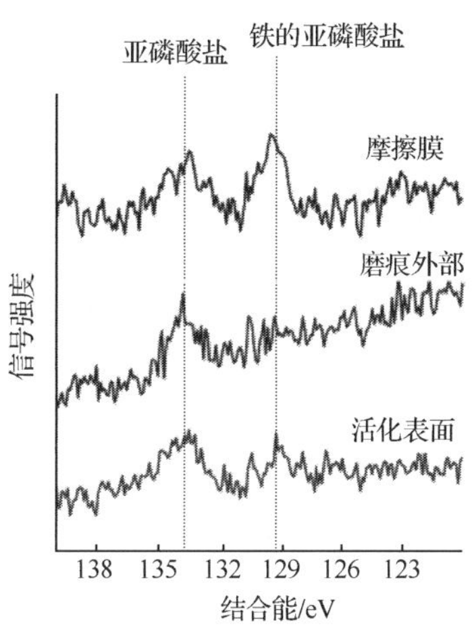

图 5.19　XPS 检测摩擦后不同位置的磷含量和化学态[42]

扫描探针显微镜使得研究者可以在纳米尺度下观察吸附对摩擦的影响。Xiao 等[44]于 2000 年利用 Si_3N_4 探针测定了 SiO_2 和 OTE/SiO_2 表面的黏着力和相对湿度的关系，其结果如图 5.20 所示。在亲水的 SiO_2 表面，黏着力在相对湿度为 5%～25%时基本不变；当相对湿度从 25%增大至 67%时，黏着力随相对湿度的增大逐渐增大；当相对湿度从 67%增大至 95%时，黏着力随相对湿度的增大急剧减小。在斥水的 OTE/SiO_2 表面，黏着力随湿度的增加基本没变化。

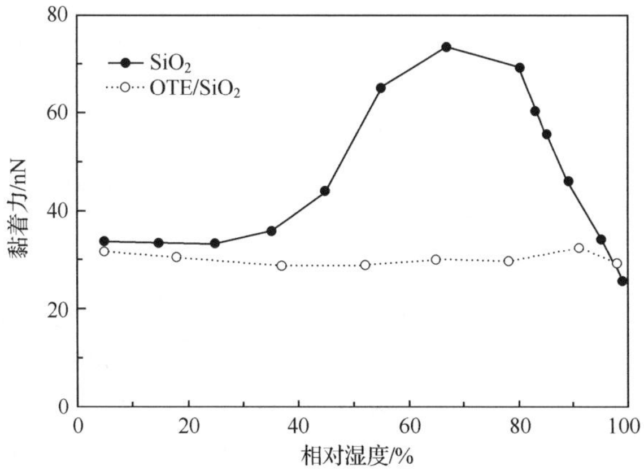

图 5.20　Si_3N_4 探针测定 SiO_2 和 OTE/SiO_2 表面的黏着力和相对湿度的关系[43]

作者认为黏着力和探针与样品之间的毛细力有关并最终取决于样品表面吸附水膜的厚度。黏着力 F_{ad} 包括毛细力 F_c、范德华力 F_{vdW}、静电力 F_E 和基本键合力 F_B：

$$F_{ad} = F_c + F_{vdW} + F_E + F_B \tag{5.1}$$

其中，由于样品和探针在大气中放置了足够长的时间，表面不存在额外的电荷，而且二者表面均为饱和化学键，所以静电力 F_E 和基本键合力 F_B 可以忽略。因此，只考虑毛细力 F_c 和范德华力 F_{vdW}。

首先建立探针-水膜-样品相互作用的物理模型，如图 5.21 所示。毛细力包括毛细压力 F_p 和表面张力 F_s，其计算方法如下：

$$F_c = F_p + F_s \tag{5.2}$$

$$F_p = -\pi r_1^2 \Delta p = \pi\gamma R\left(-\sin\phi + \frac{\cos(\theta_1+\phi)+\cos\theta_2}{\alpha/R+1-\cos\phi}\sin^2\phi\right) \tag{5.3}$$

$$F_s = 2\pi\gamma r_1 \sin(\theta_1+\phi) = 2\pi\gamma R\sin\phi\sin(\theta_1+\phi) \tag{5.4}$$

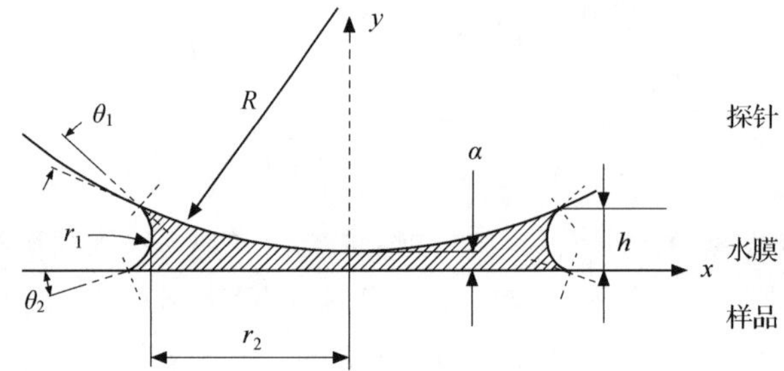

图 5.21　探针-水膜-样品相互作用的物理模型[43]

在干燥空气(相对湿度为零)和液体水下，范德华力的表达式为

$$F_{vdW} = \frac{AR}{6\alpha^2} \tag{5.5}$$

基于方程(5.5)，可以得到极限情况下的 F_{vdW}^{air} 和 F_{vdW}^{water}。在中间的湿度环境中，范德华力可以表达为

$$F_{vdW} = F_{vdW}^{water}\left\{1-\frac{1}{[1+R(1-\cos\phi)/\alpha]^2}\right\} + F_{vdW}^{air}\left\{\frac{1}{[1+R(1-\cos\phi)/\alpha]^2}\right\} \tag{5.6}$$

在上述方程(5.1)～(5.5)中，r_1 为 Kelvin 半径；R 为探针半径；θ_1、θ_2 分别为液体水和探针、样品的接触角，θ_1 约等于 60°，θ_2 可以通过接触角仪测得；$\gamma = 73\ \mathrm{mJ/m^2}$ 为水表面张力；$\alpha = 0.25\ \mathrm{nm}$ 为单层水分子膜厚度；ϕ 为补偿角，需要利用 Kelvin 公式计算：

$$\frac{kT}{\gamma v_0}\ln\frac{p}{p_s} = \Delta p/\gamma = \left(\frac{1}{r_1}-\frac{1}{r_2}\right) = \frac{1}{R\sin\phi} - \frac{\cos(\theta_1+\phi)+\cos\theta_2}{\alpha+R(1-\cos\phi)} \tag{5.7}$$

式中，p/p_s为相对湿度，可由湿度计测得；r_2为水膜半径；$k=1.3709\times10^{-23}/(\mathrm{J/K})$为玻尔兹曼常量；$v_0=0.03\ \mathrm{nm}^3$为水分子体积。因此，通过测试样品接触角$\theta_2$和相对湿度$p/p_s$即可计算毛细力、范德华力和黏着力，并能得到水膜厚度h：

$$h=\alpha+R(1-\cos\phi) \tag{5.8}$$

作者利用方程(5.1)～(5.8)计算了不同湿度条件下各种作用因素对SiO_2表面黏着力的影响，如图5.22所示。可以发现表面张力随湿度的增加而增加；而毛细压力低于80%湿度下逐渐增加，但在高湿度条件下急剧下降；因此总的毛细力在高湿度条件下也急剧下降。同时，范德华力随湿度的增加逐渐减少。最终计算所得的黏着力也呈现出先增加后在高湿度条件下急剧下降的趋势，这与图5.20中的实验数据一致。在斥水的OTE/SiO_2，由于吸附水膜厚度几乎没有变化，其黏着力基本保持不变。

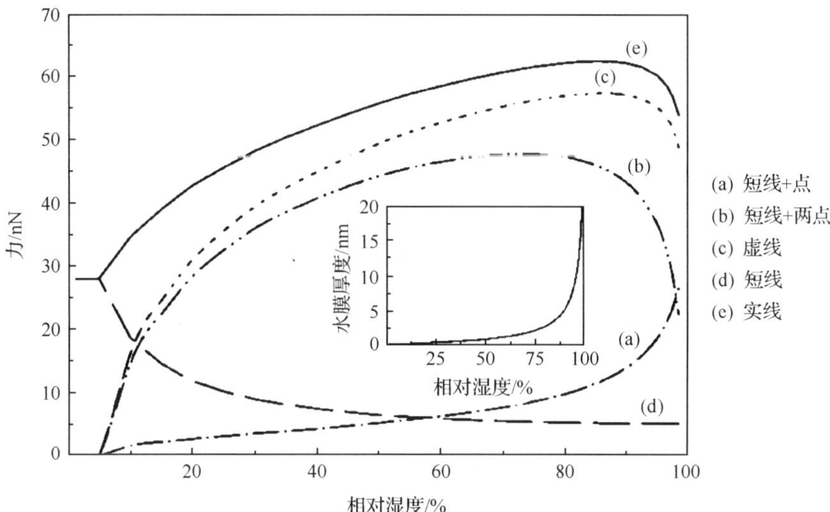

图5.22　计算不同湿度条件下各种作用因素对SiO_2表面黏着力的影响[43]

(a) 为表面张力F_s；(b) 为毛细压力F_p；(c) 为总的毛细力F_c；(d) 为范德华力F_{vdW}；(e) 为黏着力F_{ad}。中间插图为不同湿度条件下吸附水膜的厚度

基于黏着力的变化，摩擦力在不同湿度下也呈现出不同的趋势。Qian等[44]利用摩擦力显微镜测试了SiO_2和OTE/SiO_2表面的摩擦力和相对湿度的关系，温度为294 K，载荷为60 nN，湿度变化范围为5%～99%。如图5.23所示，SiO_2表面的摩擦力随湿度的增加逐渐增加，但在湿度50%时急剧下降并最终平稳。低湿度下，单晶硅表面形成单层水膜，剪切发生在水膜与亲水界面间，湿度增大，水膜面积增大，进而导致摩擦力增大；高湿度下，单晶硅表面形成多层水膜，剪切发生在水膜之间，湿度增大，水膜增厚，摩擦力下降。OTE/SiO_2表面摩擦力在湿度低于50%时保持不变，而后在较高湿度下缓慢降低。高湿度下OTE分子松动易于剪

切变形,OTE 分子也可能修饰到探针表面从而降低了黏着力和摩擦力。总之,在纳米尺度下,吸附水膜对黏着力和摩擦力有着重要影响。

此外,吸附水膜对材料表面的化学状态有显著的影响。Opitz 等[45]认为吸附水分子会引起样品和探针表面羟基化,生成 Si—OH 基团,该过程对摩擦化学磨损有着重要影响。作者利用 XPS 观测到了 Si—OH 基团中 O 原子的信号(535 eV),而二氧化硅中 O 原子信号为 533 eV,如图 5.24 所示。关于吸附水膜对纳米磨损的影响,将在后续章节中展开讨论。

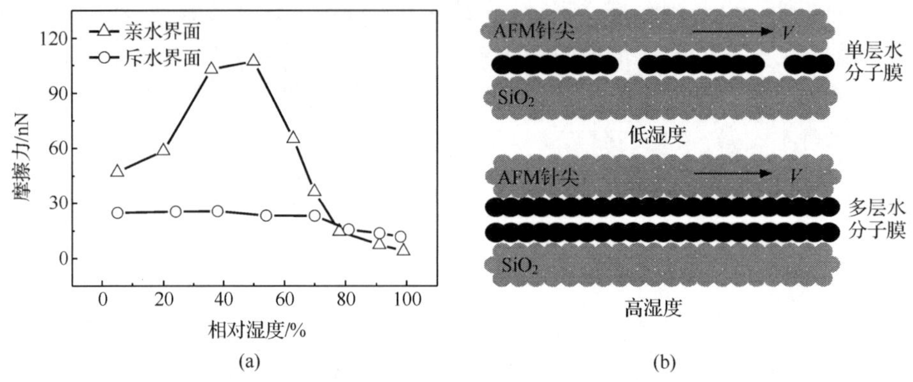

图 5.23 Si_3N_4探针测定亲水 SiO_2 和斥水 OTE/SiO_2 表面的摩擦力和相对湿度的关系[44]

(a) 摩擦力随湿度的变化曲线;(b) 超薄水膜的剪切机理

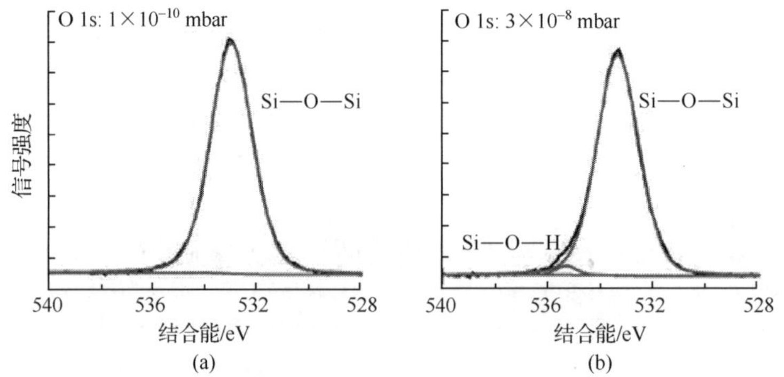

图 5.24 XPS 检测不同水蒸气分压下 O 1s 轨道结合能[45]

(a) 1×10^{-10} mbar①;(b) 3×10^{-8} mbar

5.3.2 摩擦扩散

在机械能激发下,界面上的原子或分子会渗入摩擦表面,改变晶体材料的化学

① 1 bar$=10^5$ Pa

组成,在某些情况下还可能形成新相。Feller 等[46]在研究渗氮不锈钢的抗磨损现象时发现,初始的渗氮层只有几百纳米,但经过摩擦后形成的抗磨损层有几微米厚。其原因在于摩擦过程中在表面形成大量位错和缺陷,为氮元素的扩散提供了大量的空位。同时,摩擦升温也为扩散提供了动力。这说明摩擦扩散有利于提高材料的抗磨损性能。

Kato 等[47]研究了氧化物纳米颗粒添加剂对不锈钢磨损性能的影响,其部分成果如图 5.25 所示。在摩擦过程中添加不同的氧化物颗粒(Al_2O_3、Mn_2O_3、ZnO、SiO_2、TiO_2、Fe_2O_3、SnO_2、CuO、Bi_2O_3),发现后四种添加剂可以明显改善不锈钢的抗磨损性能。这个过程和纳米颗粒在摩擦过程中的烧结成膜有关,最终取决于不同氧化物的氧扩散系数。其关系如下所示:

$$S = a\frac{D^m}{d^n} \tag{5.9}$$

$$D = D_0\exp\left(-\frac{QT_{\mathrm{m}}}{RT}\right) \tag{5.10}$$

式中,S 为烧结率;D 为氧扩散系数;d 为粒径;$D_0=5.3\times10^{-4}\ \mathrm{m^2/s}$ 为扩散频率因子;Q—194.6 kJ/mol 为扩散活化能;T_{m}为颗粒熔点;$R=8.314\ \mathrm{J/(mol\cdot K)}$为摩尔气体常量;$T$ 为绝对温度;a、m、n 为已知的常数。图 5.25(b)是计算得到的氧扩散系数,与图 5.25(a)中所示的抗磨损性能有很好的关联性。结果表明如果加入的氧化物有较高的氧扩散系数,就更容易形成摩擦膜,从而更好地保护基体。

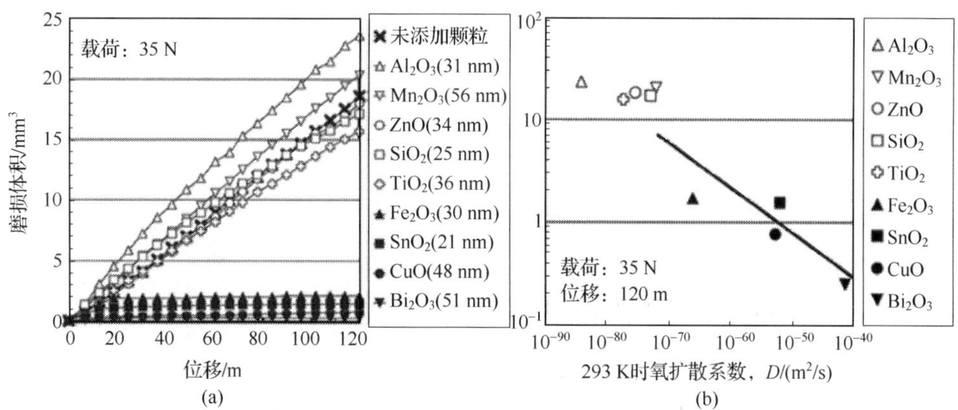

图 5.25　摩擦扩散与磨损体积[47]

(a) 不同氧化物颗粒对磨损体积的影响;(b) 不同氧化物颗粒的氧扩散系数

国内也有大量的科技工作者投入摩擦扩散的研究,并提出了摩擦化学在线强化零件表面的构思:零件在装配磨合之前只需经过一定的表面热处理,而在磨合过程中加入具有表面强化功能的非活性抗磨剂,利用摩擦过程中的热效应、外逸电子效应等使表面强化剂分解出活泼原子扩散至零件表面,形成抗磨的合金层。陈波水等[48]在研究油溶性二烷基二硫代磷酸镧和有机硼酸酯的润滑性能和润滑机理过程中,发现稀土元素 La 可促进 B 元素的摩擦扩散,并形成 La_2B 摩擦共渗层,提高表面润滑性。蒋松[49]在其博士论文中提出了摩擦扩散的四个基本过程:

(1) 利用摩擦过程中的热效应、外逸电子等能量使表面强化剂分解出新生活泼原子。

(2) 新生原子从添加剂中向零件表面吸附、扩散,摩擦表面的空穴、位错等缺陷可以促进新生原子的扩散。

(3) 当表面的新生原子累积至一定浓度时,原子开始向基体内扩散。一部分在基体表面形成反应扩散层,另一部分继续扩散,形成稳态的扩散层。

(4) 由于摩擦的存在,扩散层不断地被破坏同时又不断地生成,重复(1)~(3)过程。当摩擦扩散层的形成速率高于破坏速率时,即可起到表面强化作用。

影响摩擦扩散的因素包括强化剂种类、浓度、摩擦副材料等。在同一个摩擦体系中,摩擦扩散的浓度、深度和表面新生原子的浓度与扩散系数有关,而且受到摩擦温度和表面磨损状况的影响。

5.3.3 摩擦化学反应

摩擦化学是化学与摩擦学的一个交叉学科,主要研究相对运动中的固体表面在机械能影响下所发生的化学及物理化学变化。钻木取火是人类最早利用的摩擦化学反应之一。M. Carey Lea 被认为是第一个系统研究机械作用导致化学反应的科学家,在 1866 年即观察了感光胶片对压力的敏感性[50]。摩擦化学具有与普通热致化学反应不同的特征,这些特征使其研究具有重要的理论意义和广泛的应用价值。

1. 摩擦化学可以完成热化学难以进行或进行十分缓慢的化学反应

由于单点接触下的摩擦化学反应范围较小,产物难以检查,Hsu 等[51]在玻璃基板上粘上大量的金刚石颗粒作为多探针,以提高摩擦化学产物量。在以硅为基底的铜膜上覆盖硬脂酸作为样品,用多探针在其表面做不同线密度的面摩擦,随后用傅氏转换红外线光谱仪(Fourier transform infrared spectrometer,FTIR)检测产物,主要结果如图 5.26 所示。硬脂酸薄膜中 C═O 的峰值出现在1706 cm^{-1},而且在 1585 cm^{-1}出现了 C—O—Cu 的峰值,这说明硬脂酸膜和铜之间产生了化学键合,放置 24 h 后,C═O/C—O—Cu 的比例从 2.29 降到 0.73。摩擦过后,随着线密度的提升,C═O 的含量逐渐减少,而 C—O—Cu 的含量逐渐增加,说明摩擦促进了硬脂酸膜和铜之间的化学反应。在线密度为 190/mm 时,C═O/C—O—Cu 的比例为 0.083,反应速率极快。作为对比,样品在 160℃加热5 min后同样发现 C═O 信号已经消失而 C—O—Cu 信号增强。图 5.26 的对比说明摩擦在常温下能促进硬脂酸膜和铜的化学反应,使反应速率加快,但不改变反应产物。

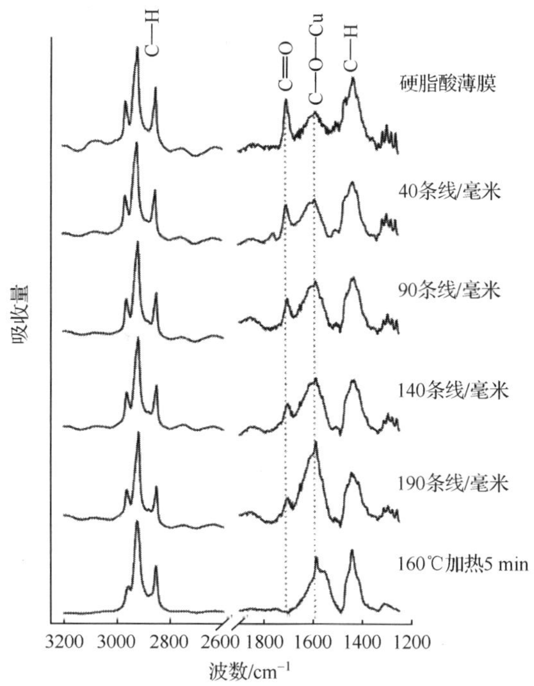

图 5.26　FTIR 检测铜膜上的硬脂酸经过不同线密度的刻划后的产物及其与热化学反应的对比[51]

2. 摩擦化学产物不等同于热化学产物

Wang 等[52]研究了高温下 H13 不锈钢的氧化和摩擦氧化，用 XRD 分析表面后发现两种情况下的氧化物组分明显不同，如图 5.27 所示。热氧化过程中，产物主要是 Fe_2O_3，并伴随有少量的 Fe_3O_4。热氧化时在表面形成的氧化膜十分疏松，有利于 O 元素的扩散，所以形成了含氧量较高的 Fe_2O_3。而在摩擦氧化过程中，表面形成了致密的摩擦膜，但氧化膜边缘有裂纹和碎片。一方面致密的氧化膜保护基体不受进一步氧化；另一方面氧化膜磨损后产生大量的硬颗粒，导致未来得及氧化的金属表面产生磨损。因此，摩擦氧化的产物主要是 Fe_3O_4 并伴随着大量的单质铁。由此可见，钢的氧化磨损涉及化学反应动力学因素，可分为三个阶段：①氧元素向金属表面扩散；②氧元素与金属元素反应生成氧化膜；③滑动摩擦时氧化膜发生破坏。随着摩擦的往复运行这三个过程不断循环。因此，摩擦过程并非简单地加快化学反应的进行，而是与材料在摩擦过程中产生的激发状态有关，如晶格松弛、结构断裂、光电子发射等，通过不同的反应方式形成不同于热化学产物的化合物。

摩擦化学反应的研究方法主要有：表面形貌观察，如扫描电子显微镜、原子力显微镜等；产物检测，如俄歇电子能谱、X 射线光电子能谱等。此外，化学动力学分

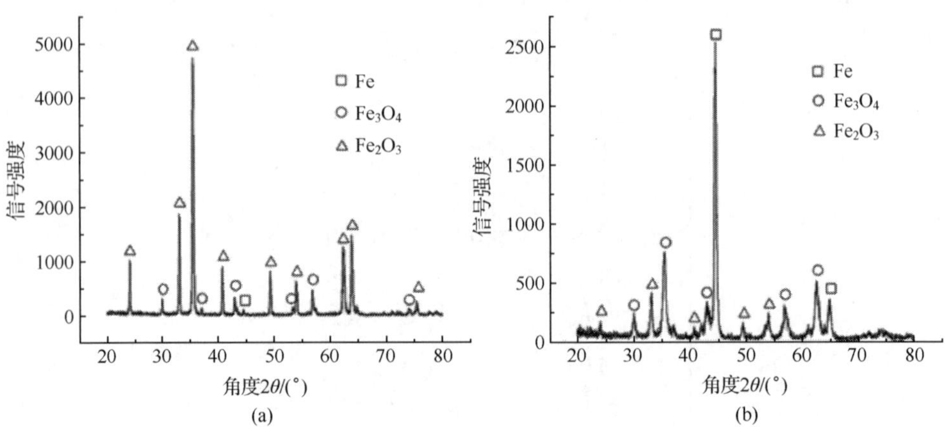

图 5.27 H13 不锈钢摩擦化学产物与热氧化产物的对比[52]

(a) 热氧化产物；(b) 摩擦氧化产物

析对揭示摩擦化学机理也有重要意义，是一种半定量方法。Cai 等[53]用 AFM 研究了单晶铝在氯化钠溶液中的摩擦化学磨损规律。他们系统地观测了载荷、扫描次数、温度等因素对磨损的影响，实验中磨损、成像过程均使用氮化硅探针。以 0.5 mol/L 的 NaCl 溶液为例，作者使用阿伦尼乌斯公式(5.11)分析了 0～70℃的磨损体积，如图 5.28 所示。

$$k = A + B\exp\left(-\frac{E_a}{RT}\right) \tag{5.11}$$

式中，k 为磨损深度或体积；A 为常数；B 为频率因子，和载荷有关；E_a 为活化能；R=8.314 J/(mol·K)；T 为热力学温度。经过拟合，活化能 E_a=31 kJ/mol，而单晶铝在氯化钠溶液中的化学腐蚀活化能 E_a=48 kJ/mol。

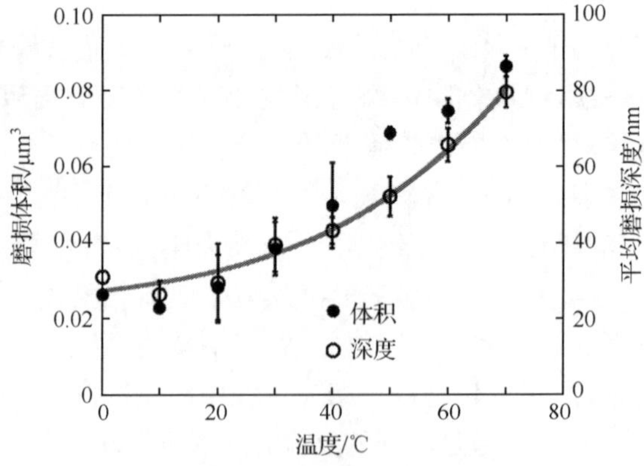

图 5.28 单晶铝在氯化钠溶液中摩擦化学的动力学分析

曲线为阿伦尼乌斯拟合曲线[53]

基于此，作者推测摩擦作用改变了单晶铝磨损的反应途径。其可能的反应途径为：在 NaCl 溶液中，探针并不直接磨损 Al 元素，Cl 元素首先吸附在 Al 表面的氧化物上并发生化学反应生成 $Al(OH)_2Cl$ 膜；探针除去 $Al(OH)_2Cl$ 膜；暴露的 Al 重新生成 $Al(OH)_2Cl$ 膜，不断循环。反应化学式如下：

$$Al^{3+}(Al_2O_3 \cdot nH_2O) + Cl^- \longrightarrow Al(OH)_2Cl \tag{5.12}$$

Thiessen[27]提出了机械作用等离子体模型，认为摩擦导致晶格畸变，所激发的高能电子或离子在表面形成等离子，高激发状态的等离子体的电子能量可以超过 10 eV，而普通热化学反应在温度高于 1000℃时的电子能量仅为 4 eV。因此，摩擦可以有效地降低反应温度，提高化学反应速率等。也有学者认为摩擦过程中产生的晶格畸变、晶型转化或非晶化及表面化学键断裂形成的悬键、离子和电子等因素引起了摩擦化学反应。目前，摩擦过程中能量的供给和耗散还不明确，还没有一种理论能定量地解释摩擦化学作用的现象和机理。

5.3.4　摩擦膜

作为最成功的润滑添加剂，二烷基二硫代磷酸锌（ZDDP）的抗磨机制受到广泛关注。Qu 等[54]使用多种技术观察了 ZDDP 在氧扩散处理的 Ti-6Al-4V 合金表面形成的摩擦膜。在图 5.29(a)中，磨痕区剖面的 TEM 结果直观地展现了摩擦膜，ZDDP 抗磨损膜的厚度为 50～100 nm，能量色散 X 射线光谱仪(energy dispersive X-ray spectroscopy，EDX)成分分析表明摩擦膜富含 O、P、Zn 等元素，选区电子衍射(selected area electron diffraction，SAED)表明其为非晶结构。抗磨损膜的下方为 50～100 nm 厚的中间层，成分分析表明除了较高的 O 元素外，其他成分和最下方的晶态的氧扩散层一致，选区电子衍射表明其为非晶结构。作为对比，作者也观察了磨痕外区域的结构，只发现了厚度小于 10 nm 的氧化层，并没有发现抗磨损层。由于 ZDDP 不能直接在钛合金表面形成抗磨损膜，作者认为合金表面的氧扩散层是形成抗磨损膜的必要条件，并且只能在摩擦过程中形成。在摩擦过程中，氧扩散层持续不断地提供氧化物粒子，比金属离子更容易和 ZDDP 反应。另外，坚硬的氧扩散层为摩擦化学反应提供了场所，可以提供高的压力和剪切力，使 ZDDP 分子断裂，容易和其他离子发生化学反应而形成摩擦膜。

除了摩擦添加剂之外，陶瓷对磨副之间也可以形成摩擦膜[55]，如图 5.30 所示。扫描电镜观测到陶瓷对磨后形成的摩擦膜形式主要有三种。类型一：图 5.30(a)和图 5.30(b)是莫来石与刚玉在室温对磨后形成的摩擦膜的表面形貌和剖面形貌，该摩擦膜表面粗糙，由小颗粒聚集成块状，内部含有大量裂纹，主要成分是莫来石和刚玉，由磨屑聚集组成；类型二：图 5.30(c)和图 5.30(d)是刚玉与莫来石在 1000℃对磨形成的摩擦膜的表面形貌和剖面形貌，该摩擦膜表面光滑并且致密，由规则的小颗粒聚集形成，内部无裂纹和孔隙，主要成分是莫来石、刚玉和非晶二氧

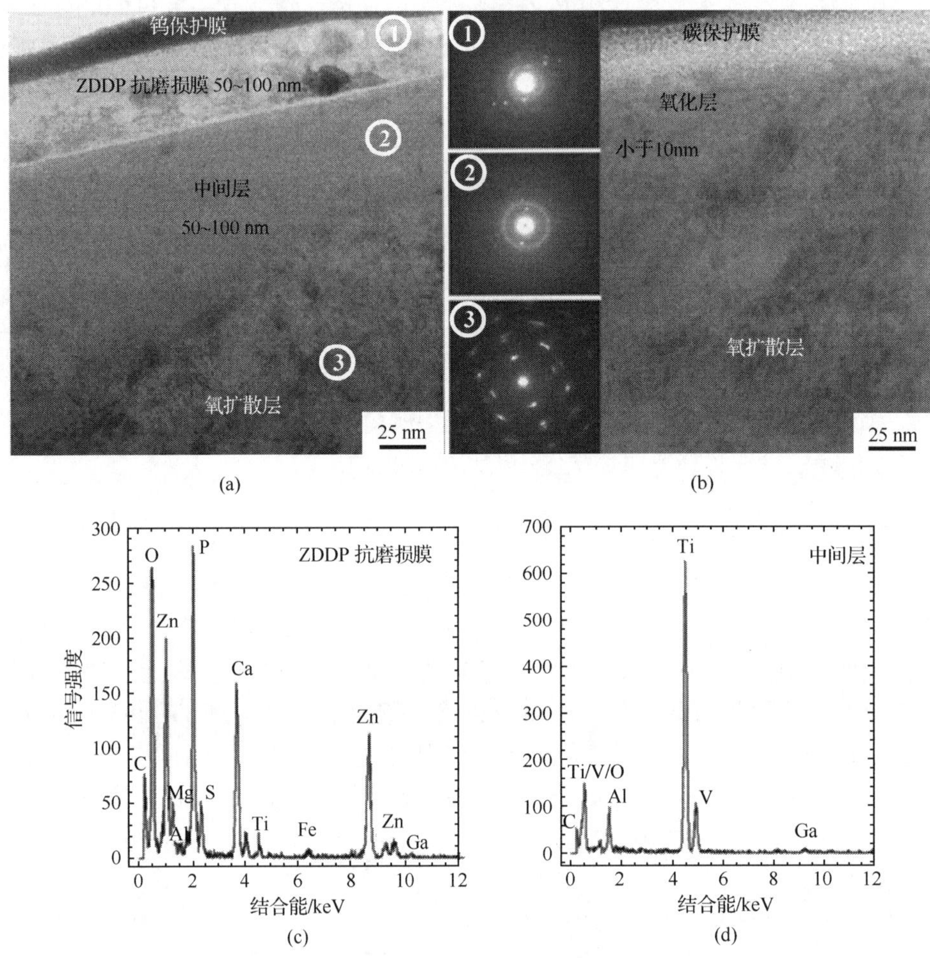

图 5.29 ZDDP 抗磨机制[54]

(a) TEM 和 SAED 观测 ZDDP 在氧扩散层上形成的摩擦膜；(b) TEM 观测证实在未摩擦区域没有形成摩擦膜；(c) EDX 分析 ZDDP 抗磨损膜成分；(d) EDX 分析中间层成分

化硅，由材料塑性变形和高温再结晶形成；类型三：图 5.30(e)和图 5.30(f)是碳化硅和刚玉在 1000℃对磨形成的摩擦膜的表面形貌和剖面形貌，该类型膜表面也比较粗糙，与类型一类似，但内部含有致密的结构，与类型二类似，主要成分包括莫来石、碳化硅、刚玉和非晶二氧化硅，由磨屑高温烧结而成。摩擦膜的形成和摩擦工况息息相关，在以上几种摩擦膜中只有类型二摩擦膜可以有效降低磨损。

此外，氧化膜在摩擦磨损中也占据着重要地位。早在 1941 年，Siebel 等[56]研究指出，钢表面在空气中的磨损大大低于在惰性气体中的磨损。这是由于表面生成的氧化膜硬度大，可保护金属减少表面黏着。同时，摩擦化学反应有时也能引起

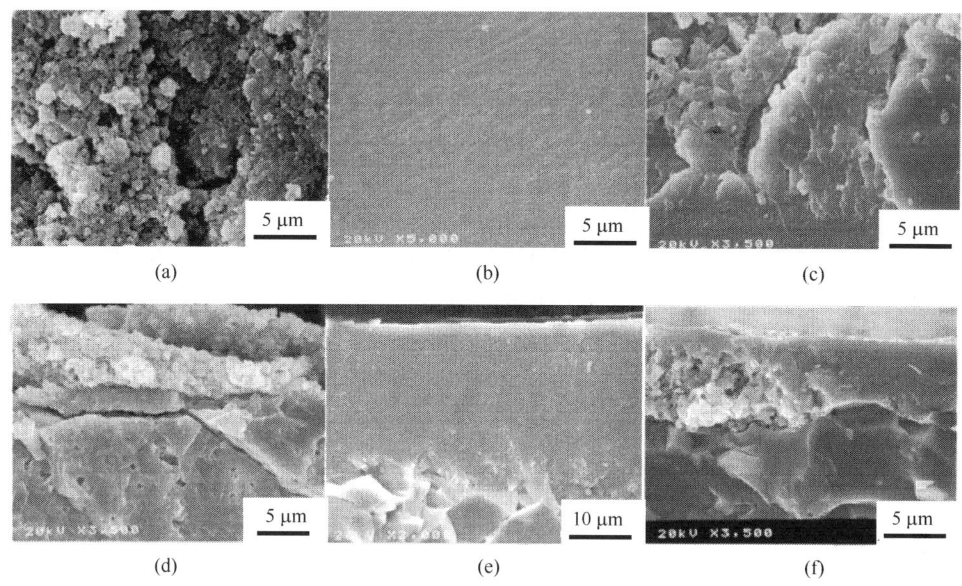

图 5.30　陶瓷对磨副之间形成的摩擦膜[55]

(a)、(b) 莫来石与刚玉在室温对磨后形成的摩擦膜的表面形貌和剖面形貌；(c)、(d) 刚玉与莫来石在 1000℃对磨形成的摩擦膜的表面形貌和剖面形貌；(e)、(f) 碳化硅和刚玉在 1000℃对磨形成的摩擦膜的表面形貌和剖面形貌

磨损的加剧。例如，在摩擦激发的化学过程中，生成的氧化膜不断破碎并产生颗粒，必将导致基体的磨损，这种促进材料磨损的过程常被称为摩擦腐蚀。

摩擦氧化膜不仅对摩擦磨损有影响，由于成膜过程中改变了摩擦区域的化学成分，其在后续的化学腐蚀中表现出和基体不同的腐蚀特性。如图 5.31 所示，Park 等[57]利用 AFM 金刚石探针在 KOH 溶液中对单晶硅表面进行刻划，刻划后的区域形成氧化膜，保护其下方的硅不受 KOH 的腐蚀，而未刻划区域没有被保护不断被腐蚀，最终形成了斜面结构。而在大气环境中扫描后再进行腐蚀，则形成平台结构。刻划时使用的载荷为 140 μN，KOH 溶液质量分数为 5%。Miyake 等[58]也进行了类似的研究，其机理均涉及摩擦化学氧化膜的掩膜作用，其机制如图 5.32所示。研究者认为在摩擦条件下，表面硅原子和吸附水膜以及溶解氧发生摩擦化学反应，形成致密的氧化膜充当腐蚀掩膜。

传统的摩擦化学研究一直致力于摩擦副材料和润滑剂及添加剂的研究和开发。随着先进制造技术和精密表征技术的出现，摩擦化学的研究领域逐渐从机械、润滑等拓宽到微/纳机电系统、生物摩擦学等领域，尤其是单晶硅等材料的纳米摩擦学研究更是受到广泛关注。深入研究材料摩擦磨损过程中表面、界面发生的化学反应对于在微观或分子、原子尺度下探索材料磨损机制至关重要。

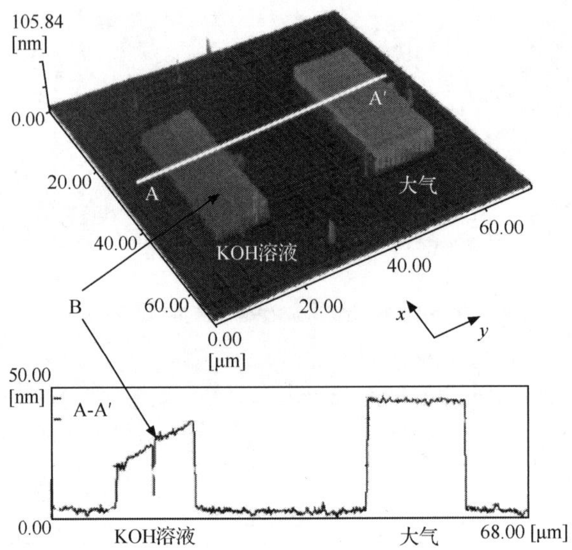

图 5.31 利用摩擦膜结合 KOH 腐蚀在单晶硅上加工纳米结构，AFM 图片和轮廓图显示在 KOH 溶液中刻划可以直接加工斜面，在大气中刻划后再用 KOH 腐蚀可加工平台结构[57]

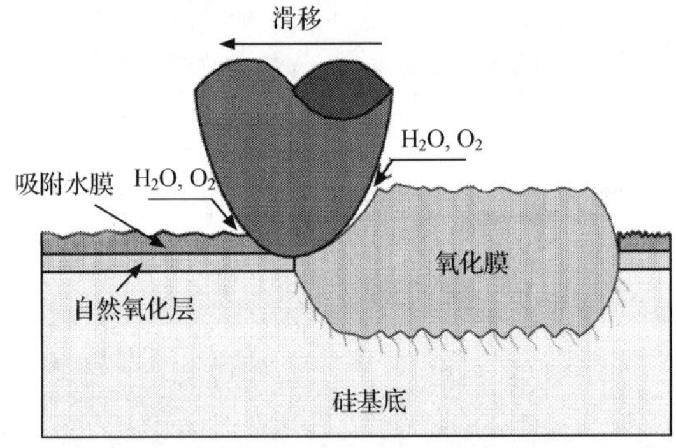

图 5.32 单晶硅表面摩擦诱导氧化膜的形成机制[58]

摩擦物理和摩擦化学紧密相连，通过研究表面界面物理变化、化学变化和摩擦学性质之间的关系，可以将摩擦学的研究模式从“力-摩擦学性质”拓展至“化学-摩擦学性质”[59]。系统地研究摩擦物理化学不仅有利于探索摩擦的本质科学问题，而且有利于改善微观摩擦行为与控制、微切削和纳米加工、抛光等工艺问题。

参 考 文 献

[1] Ostwald W. Handbuch der Allgemeine Chemie. Leipzig：Akademische Verlagsgesellschaft，1919：70.

[2] Heinicke G. Tribochemistry. Berlin：Akademie-Verlag，1984.

[3] Bhushan B，Sundararajan S. Micro/nanoscale friction and wear mechanisms of thin films using atomic

force and friction force microscopy. Acta Materialia,1998,46(11): 3793-3804.

[4] Hyon C K,Choi S C,Hwang S W,et al. Direct nanometer-scale patterning by the cantilever oscillation of an atomic force microscope. Applied Physics Letters,1999,75(2): 292-294.

[5] 杨超,余丙军,钱林茂. 凸结构的形成——低载下单晶硅表面的划痕损伤研究. 摩擦学学报,2010,30(1): 92-96.

[6] Andoh Y,Kaneko R. Microwear process//Proc Int Tribol Conf on Tribol. Japan,Yokohawa: JAST Press,1995: 1913-1918.

[7] Yu B J,Qian L M,Dong H S,et al. Friction-induced hillocks on monocrystalline silicon in atmosphere and in vacuum. Wear,2009,268(9-10): 1095-1102.

[8] Song C F,Li X Y,Yu B J,et al. Friction-induced nanofabrication method to produce protrusive nanostructures on quartz. Nanoscale Research Letters,2011,6: 310.

[9] Gassilloud R,Ballif C,Gasser P,et al. Deformation mechanisms of silicon during nanoscratching. Physica Status Solidi a-Applications and Materials Science,2005,202(15): 2858-2869.

[10] Wu Y Q,Huang H,Zou J,et al. Nanoscratch-induced phase transformation of monocrystalline Si. Scripta Materialia,2010,63(8): 847-850.

[11] Yu B J,Li X Y,Dong H X,et al. Towards a deeper understanding of the formation of friction-induced hillocks on monocrystalline silicon. Journal of Physics D: Applied Physics,2012,45(14): 145301.

[12] Blok H. The flash temperature concept. Wear,1963,6 (6): 483-494.

[13] Dawson B D,Lee S M,Krim J. Tribo-induced melting transition at a sliding asperity contact. Physical Review Letters,2009,103(20): 205502-205506.

[14] Kalin M,Vižintin J. High temperature phase transformations under fretting conditions. Wear,2001,249(12): 172-181.

[15] Archard J F. The temperature of rubbing surfaces. Wear,1959,2(6): 438-455.

[16] Bhushan B. Temperature and Friction of Sliding Surface. Massachusetts: MIT,1971.

[17] Abdel-Aal H A. A remark on the flash temperature theory. International Communications in Heat and Mass Transfer,1997,24(2): 241-250.

[18] Mao K. A numerical method for polymer composite gear flash temperature prediction. Wear,2007,262 (11-12): 1321-1329.

[19] Kalin M,Vižintin J. Comparison of different theoretical models for flash temperature calculation under fretting conditions. Tribology International,2001,34(12): 831-839.

[20] Sutter G,Ranc N. Flash temperature measurement during dry friction process at high sliding speed. Wear,2010,268(11-12): 1237-1242.

[21] Nevshupa R A,Herman M A. Triboemission: An attempt of developing a generalized classification. Tribology Science and Application (Warsaw: CUN PAN 2004): 11-25

[22] Nevshupa R A,Nakayama K. Effect of nanometer thin metal film on triboemission of negatively charged particles from dielectric solids. Vacuum,2002,67(3-4): 485-490.

[23] Molina G J,Furey M J,Ritter A L,et al. Triboemission from alumina,single crystal sapphire,and aluminum. Wear,2001,249(3-4): 214-219.

[24] Dickinson J T,Jensen L C,Jahan-Latibari A. Fracto-emission: The role of charge separation. Journal of Vacuum Science & Technology A,1984,A2(2): 1112-1116.

[25] Nakayama K,Hashimoto H. Effect of surrounding gas pressure on triboemission of charged particles

and photons from wearing ceramic surfaces. Tribology transactions,1995,38(1): 35-42.

[26] Pimbley W T,Francis E E. Effect of temperature on the exoemission of electrons from abraded aluminum surfaces. Journal of Applied Physics,1961,32(9): 1729-1733.

[27] Thiessen P A. Physikalisch-chemische Untersuchungen tribomechanischer Vorgänge (Fragestellung, Ergebnisse,Aussichten). Zeitschrift für Chemie,1965,5: 162-171.

[28] Zhao Z M,Bhushan B,Kajdas C. Tribological performance of PFPE and X-1P lubricants at head-disk interface. Part II. Mechanisms,Tribology Letters,1999,6(2): 141-148.

[29] Miura T,Hosobuchi E,Arakawa I. Spectroscopic studies of triboluminescence from a sliding contact between diamond,SiO_2,MgO,NaCl,and Al_2O_3(0001). Vacuum,2009,84: 573-577.

[30] Xu C N,Watanabe T,Akiyama M,et al. Direct view of stress distribution in solid by mechanoluminescence. Applied Physics Letters,1999,74(17): 2414-2416.

[31] Chandra V K,Chandra B P. Suitable materials for elastico mechanoluminescence-based stress sensors. Optical Materials,2011,34(1): 194-200.

[32] Chang Y P,Chiou Y C,Lee R T. Tribo-electrification mechanism for self-mated metals in dry severe wear process: Part I. pure hard metals. Wear,2003,254(7-8): 606-615.

[33] Chang Y P,Chiou Y C,Lee R T. Tribo-electrification mechanisms for dissimilar metal pairs in dry severe wear process: Part Ⅱ. Pure soft metals. Wear,2003,254(7-8):616-624.

[34] Liang X,Liu J,Han L,et al. Electric force microscopy study of the surface electrostatic property of rubbed polyimide alignment layers. Thin Solid Films,2000,370(1-2): 238-242.

[35] Bhushan B. Nanotribological and nanomechanical properties of skin with and without cream treatment using atomic force microscopy and nanoindentation. Journal of Colloid and Interface Science,2011, 367(1): 1-33.

[36] Diaz A F,Felix-Navarro R M. A semi-quantitative tribo-electric series for polymeric materials: the influence of chemical structure and properties. Journal of Electrostatics,2004,62(4): 277-290.

[37] Inculet I I,Castle G S P,Brown J D. Tribo-electrification system for electrostatic separation of plastics. Industry Applications Society Annual Meeting,1994,Conference Record of the 1994 IEEE,1994,2: 1397-1399.

[38] Baltrus J P,Diehl J R,Soong Y,et al. Triboelectrostatic separation of fly ash and charge reversal. Fuel, 2002,81(6): 757-762.

[39] Nakayama K,Martin J M. Tribochemical reactions at and in the vicinity of a sliding contact. Wear, 2006,261(3-4): 235-240.

[40] Nakayama K. Contact geometry and distribution of plasma generated in the vicinity of sliding contact. Japanese Journal of Applied Physics,2007,46(9A): 6007-6014.

[41] Martin J M,Le Mogne T,Grossiord C,et al. Tribochemistry of ZDDP and MoDDP chemisorbed films. Tribology Letters,1996,2: 313-326.

[42] Philippon D,De Barros-Bouchet M I,Le Mogne T,et al. Role of nascent metallic surfaces on the tribochemistry of phosphite lubricant additives. Tribology International,2011,44: 684-691.

[43] Xiao X D,Qian L M. Investigation of humidity-dependent capillary force. Langmuir 2000,16: 8153-8158.

[44] Qian L M,Tian F,Xiao X D. Tribological properties of self-assembled monolayers and their substrates under various humid environments. Tribology Letters,2003,15: 169-176.

[45] Opitz A, Ahmed S I U, Schaefer J A, et al. Friction of silicon oxide covered with thin water film. Wear, 2003, 254: 924-929.

[46] Feller H G, Klinger R, Benecke W. Tribo-enhanced diffusion of nitrogen implanted into steel. Materials Science and Engineering, 1985, 69: 173-180.

[47] Kato H, Komai K. Tribofilm formation and mild wear by tribo-sintering of nanometer-sized oxide particles on rubbing steel surfaces. Wear, 2007, 262: 36-41.

[48] 陈波水，董浚修，陈国需. 稀土元素摩擦催渗硼的研究. 石油学报(石油加工)，1996，12：62-66.

[49] 蒋松. 摩擦化学在线强化零件表面的研究. 重庆:后勤工程学院博士学位论文，1997

[50] Takecs L. M. Carey Lea, The first mechanochemist. Journal of Materials Science, 2009, 21: 2445-5457.

[51] Hsu S M, Zhang J, Yin Z F. The nature and origin of tribochemistry. Tribology Letters, 2002, 13: 131-139.

[52] Wang F, Cui X H, Wang Z R, et al. Oxidation and tribo-oxidation of an alloy steel H13 at elevated temperature. Proceedings of the Institution of Mechanical Engineers Part J-Journal of Engineering Tribology, 2009, 223: 881-885.

[53] Cai M, Langford S C, Dickinson J T. Tribochemical wear of single crystal aluminum in NaCl solution studied by atomic force microscopy. Journal of Applied Physics, 2011, 110: 063509-063507.

[54] Qu J, Blau P J, Howe J Y et al. Oxygen diffusion enables anti-wear boundary film formation on titanium surfaces in zinc-dialkyl-dithiophosphate (ZDDP)-containing lubricants. Scripta Materialia, 2009, 60: 886-889.

[55] Yang Q, Senda T, Kotani N, et al. Sliding wear behavior of WC-12% Co coatings at elevated temperatures. Surface and Coatings Technology, 2004, 184: 270-277.

[56] Siebel E, Kobitsch R. Verschleißerscheinung bei gleitender trockener Reibung. Berlin: VDI-Verlag, 1941.

[57] Park J W, Kawasegi N, Morita N, et al. Tribonanolithography of silicon in aqueous solution based on atomic force microscopy. Applied Physics Letters, 2004, 85: 1766-1768.

[58] Miyake S, Kim J. Fabrication of silicon utilizing mechanochemical local oxidation by diamond tip sliding. Japanese Journal of Applied Physics, 2005, 16: 149-157.

[59] 李生华，周春红，张瑞军，等. 摩擦化学进展——化学的地位与作用. 摩擦学学报，2002，22：75-80.

第 6 章　黏着现象与表面接触

6.1 引　　言

黏着现象广泛存在于日常生活、各种工程构件和工业应用系统中。机械运动部件间的黏着常会加剧磨损，增加噪声，降低寿命，甚至产生咬死而导致严重故障。主动有效地控制黏着现象常能在超精密加工、微机电系统等领域发挥重要作用。本章先简述工程应用和基础研究中常见的黏着现象，之后对固/固、固/液黏着理论和当前研究进展进行系统介绍。

6.2 固体黏着现象

6.2.1 磨损中的黏着现象

相互接触的物体在相对运动中会必然地伴随着表层材料的损伤。一定程度的磨损将造成机械零件失效和故障，从而产生巨大的经济损失，因此磨损问题一直为学者们广为重视。通常，磨损分为磨粒磨损、黏着磨损、疲劳磨损、腐蚀磨损几种形式。其中，有研究资料表明磨粒磨损和黏着磨损在磨损失效中位居前列。对磨损的机理、影响条件进行研究，对防止磨损造成的经济损失具有重大意义。

由于表面粗糙峰的存在，摩擦时的实际接触面积只是名义接触面积的很小一部分，从而在接触的粗糙峰上产生很大的局部应力。当超过一定的应力和温度时，接触峰点将产生黏着结点。摩擦副表面在相对滑动过程中发生黏着结点的剪切断裂从而形成磨屑或导致材料迁移，称为黏着磨损。

按照磨损的严重程度，黏着磨损可分为：轻微黏着磨损，剪切发生在黏着结合面上；一般黏着磨损，破坏发生在强度较低的摩擦副表层内；擦伤磨损，发生了材料迁移，同时迁移的黏着物进一步使强度较低的摩擦副产生划痕；胶合磨损，黏结强度大大高于两摩擦副材料的剪切强度且黏结面积较大，剪切破坏发生在摩擦副离表层较远的地方，两表面都出现严重磨损，甚至使摩擦副之间咬死而不能相对滑动。

1953 年，Archard 给出了单位滑动距离下黏着磨损体积 ΔV 的计算模型

$$\Delta V = k\frac{W}{3\sigma_s} \tag{6.1}$$

式中，W 为摩擦副承受的载荷；σ_s 为表面相对较软摩擦副的塑性流动应力，单位兆帕(MPa)，数值上等于材料的布氏硬度；$k \ll 1$ 为磨损系数，表示仅对产生磨屑的那部分黏结点进行计算。对于表面纯净的金属，$k=0.01 \sim 0.1$。当金属在空气中形成氧化膜或有润滑剂保护时，k 可降低到 10^{-6} 或 10^{-7}。因此，可以通过表面涂层、热处理、选择合理润滑方式等降低黏着磨损。

6.2.2　黏着摩擦理论

早期摩擦理论认为滑动过程中摩擦来源于粗糙峰的机械啮合和碰撞，包括硬粗糙峰在较软的对偶面上的犁沟效应。然而，超精加工时，减小表面粗糙度反而导致摩擦系数剧增，且表面吸附极薄的极性分子后，摩擦力显著减小。因此，机械啮合作用并不能完全解释摩擦力的起源。

1929 年，Tomlinson 提出摩擦起源于表面分子在滑动过程中的能量损耗。然而，由其理论得到表面越粗糙，实际粗糙峰接触面积越小，从而摩擦系数越小的推论与轻载条件下的实验结果不符。

Bowden 和 Tabor 从机械-分子联合作用的观点，给出黏着摩擦理论。其理论认为，摩擦力由硬表面粗糙峰端面的犁沟力和侧面黏着剪切力两部分构成，即

$$F = P_e + T = Sp_e + A\tau_b \tag{6.2}$$

式中，第一项 $P_e = Sp_e$ 为犁沟力；第二项 $T = A\tau_b$ 为黏着剪切力；S、A 分别为犁沟面积和黏着面积；p_e、τ_b 分别为单位面积的犁沟力和黏着结点的剪切强度。

之后，Bowden 等又提出修正的黏着摩擦理论。若摩擦副的基体材料和表面膜的剪切强度极限分别为 τ_b、τ_f，两者比值 $c=\tau_f/\tau_b$ 小于 1，则摩擦力与 c 的关系为

$$f = \frac{\tau_f}{\sigma} = \frac{c}{[\alpha(1-c^2)]^{\frac{1}{2}}} \tag{6.3}$$

如图 6.1 所示。式中，α 为接触粗糙峰应力状态方程

$$\sigma^2 + \alpha\tau^2 = k^2 \tag{6.4}$$

中的待定常数，$\alpha > 1$；σ 和 τ 分别为粗糙峰的受压应力和剪切应力；k 为当量应力。由此，当 c 值趋近 1 时，即真空中表面纯净的金属表面摩擦系数趋于无穷；当 c 很小时，则有

$$f = \frac{\tau_f}{\sigma_s} = \frac{\text{软表面膜的剪切强度极限}}{\text{硬基体材料受压屈服极限}} \tag{6.5}$$

这说明，金属在空气中形成的氧化膜或吸附的分子膜使摩擦系数显著降低。在工程中，可以通过在硬金属基体材料表面制备软材料、表面涂层或表面膜以降低摩擦系数。

从广泛意义上，黏着与摩擦的耦合是摩擦学中重要问题之一。例如，实验发现顺着刚毛弯曲方向拖动时，壁虎刚毛的黏着力直接依赖于侧向摩擦力[1-2]。对刚毛

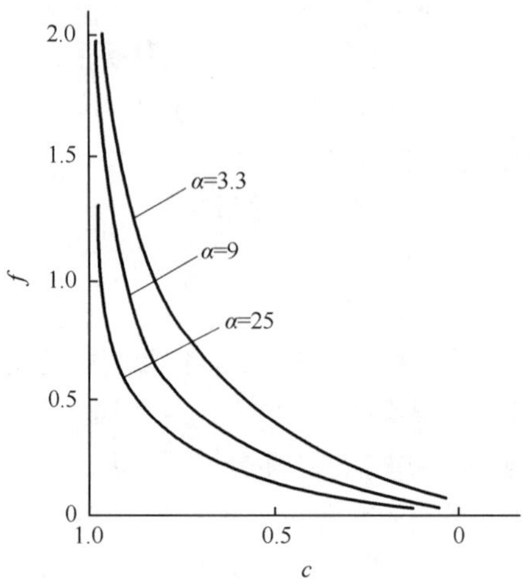

图 6.1　修正黏着摩擦理论

末端薄板结构的理论分析解释了这一机理[3]。此外，使用碳纳米管制备的功能表面也显示界面黏着是导致摩擦各向异性的重要原因[4]。

6.2.3　摩擦中的黏滑现象

通常将传递运动的机械系统简化为弹簧-阻尼系统。物体 1 相对于物体 2 运动，其质量分别为 m_1 和 m_2。物体 2 通过弹性系数为 C_2 的弹簧和阻尼系数为 C_d 的阻尼器的并联系统进行固定。弹簧 C_1 以固定速度 v_0 运动，在物体 1 和物体 2 的界面产生摩擦力 F，如图 6.2 所示。当弹簧在 m_1 上的驱动力大于界面摩擦力时，物体 1 相对于物体 2 快速相对滑动，即“滑移”阶段，由此引起弹簧驱动力下降；当驱动力下降到小于界面摩擦力时，两物体的相对滑动停止，即“黏滞”阶段，直到驱动力增大到破坏界面黏结，由此产生连续的黏滑现象。

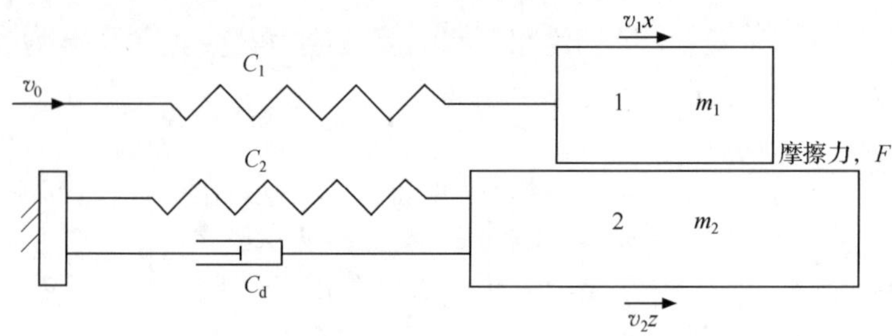

图 6.2　弹簧-阻尼摩擦机械系统

以上系统的运动方程如下：

$$\ddot{x} = -\frac{C_1}{m_1}\dot{x} + \frac{C_1}{m_1}v_0 t - \frac{F(|\dot{x}-\dot{z}|)}{m_1} \tag{6.6}$$

$$\ddot{z} = -\frac{C_d}{m_2}\dot{z} - \frac{C_2}{m_2}z - \frac{F(|\dot{x}-\dot{z}|)}{m_2} \tag{6.7}$$

通过求解上述微分方程，可以得到摩擦机械系统的黏滑特性。通常由摩擦力或摩擦系数与速度的关系来表征黏滑运动。当 $\frac{dF}{dv}<0$ 时，系统处于不稳定状态，干扰将导致运动发散，使速度在 0 和 $\frac{dF}{dv}>0$ 处两者之间震荡。反之，当 $\frac{dF}{dv}>0$，引入系统的干扰将自行减弱。

典型的描述滑动轴承在不同载荷、速度、黏度下的摩擦系数的曲线为著名的 Stribeck 曲线，如图 6.3 所示。横坐标表示黏度和速度的乘积与载荷的比值，纵坐标表示摩擦系数。图中Ⅰ区、Ⅱ区、Ⅲ区分别为流体润滑状态、混合润滑状态、边界润滑甚至干摩擦状态。通常在Ⅲ区会发生典型的黏滑运动。例如，在低速或重载情况下工作的机床运动部件会出现黏滑问题，严重影响机床加工精度及质量。液压系统、刹车系统、纺织机械、钻井机械、微机电系统等工业应用中，黏滑现象都广泛存在。有学者提出黏滑运动源于热力学的非稳态[5]。

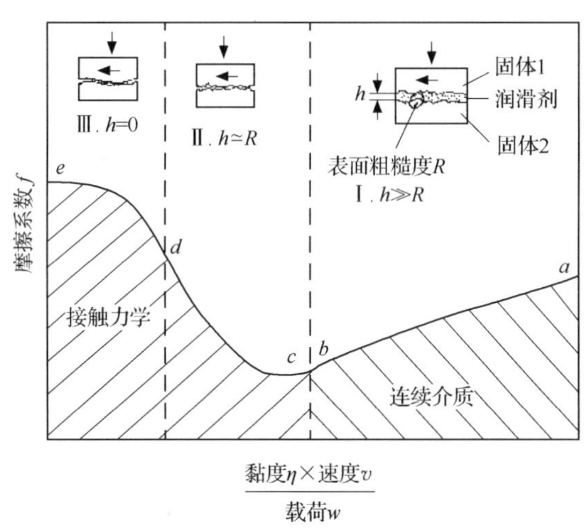

图 6.3　Stribeck 曲线

除了传统的摩擦机械系统，电/磁流变液中也能观察到黏滑现象。Woestman 认为颗粒链的破坏和重组机制导致了黏滑行为[6]。在磁流变的实验中，用高速摄像机发现磁流变液剪切屈服面的位置在颗粒链和极板的界面处，且黏滑时的能量积累和释放速度与基础液的黏度密切相关[7]。

此外，在对压敏胶带剥离时的剥离力、X 射线发射的联合测试中发现，黏滑过程与 X 射线脉冲完全对应，同样说明了黏滑行为实际反映了能量的积累和释放过程[8]。

6.3　界面黏着能与表面力

6.3.1　分子间作用力

目前人们广泛认为自然界的力分为四种：属于短程作用（小于 10^{-5} nm）的强相互作用力、弱相互作用力；有效作用距离跨度很大的电磁力和万有引力，作用范围从亚原子尺度到无限远处，决定了物体的宏观行为。其中电磁力是所有分子之间作用力的本源。

从力的本质属性上可将分子间力简单地分成三类：单纯的库仑静电力，即电荷、永久偶极子、四极子及它们相互之间的作用，如离子键、液体中的双电层作用力；临近电荷或偶极子的电场诱导在原子和分子中形成偶极距，由此产生的原子、分子间极化力，如水合力、Keesom 取向力、Debye 诱导力、色散力；导致共价键或化学键、空间排斥力产生的量子化力。

以上的分子间作用力中，Keesom 取向力、Debye 诱导力、色散力共同构成了范德华力。范德华力在涉及分子间相互作用现象中起着至关重要的作用。其中，永久偶极-永久偶极的玻尔兹曼平均相互作用称为取向力；极性分子的永久偶极产生电场，诱导非极性分子形成偶极，同时也增大了极性分子的偶极，这种偶极-诱导偶极的相互作用称为诱导力；瞬时偶极之间的相互作用称为色散力。

色散力广泛存在于各种性质的粒子间；诱导力存在于有极性分子的场合，如极性分子之间、极性分子与非极性分子间；而取向力仅存在于极性分子之间。范德华力的作用势由下式描述：

$$V_{\mathrm{vdW}} = -\left[(u_1^2\alpha_{02} + u_2^2\alpha_{01}) + \frac{u_1^2 u_2^2}{3kT} + \frac{3\alpha_{01}\alpha_{02}h\nu_1\nu_2}{2(\nu_1 + \nu_2)}\right](4\pi\varepsilon\varepsilon_0)^{-2} r^{-6} \tag{6.8}$$

式中，u_i、α_{0i} 和 υ_i 分别为第 i 个分子的偶极距、极化率和电子振动频率；ε 为介质的相对介电常数；ε_0 为真空介电常数；h 为普朗克常量；k 为玻尔兹曼常量；T 为开尔文温度；r 为相互作用的分子间距离。式中的三项分别为诱导力、取向力、色散力常数，三种力均与距离的六次方成反比，而色散力占主导。

当原子、分子间距很小，甚至电子云产生重叠的时候，存在很强的斥力，决定了原子或分子的最近距离。目前仍没有普适公式对这种斥力与分子距离的关系进行描述。比较常用的经验势能函数为幂级数形式。此斥力幂级数势能函数与长程的范德华幂级数引力项相加后，即为广泛应用的 Lennard-Jones 势能函数：

$$V_{\mathrm{LJ}} = Ar^{-12} - Br^{-6} \tag{6.9}$$

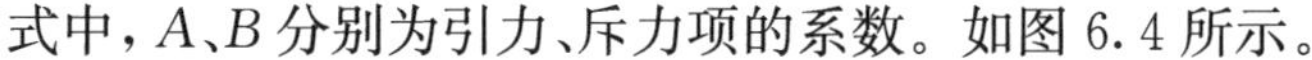
式中，A、B 分别为引力、斥力项的系数。如图 6.4 所示。

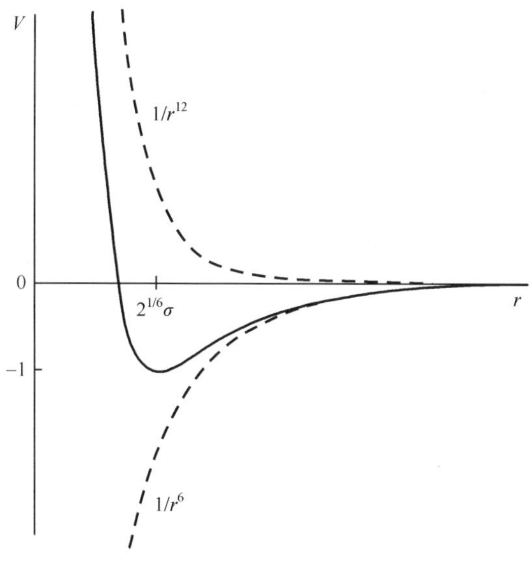

图 6.4　Lennard-Jones 势

6.3.2　表面间力与表面能、界面能

为了方便计算宏观物体间的范德华作用力，人们对一些常见几何体表面(如球体与平面、圆柱体与平面、两平行平面、交叉圆柱体等)间的范德华作用势进行积分，确定物体间的势能。例如

$$\begin{aligned} &\text{球体-平面} && W=-\frac{HR}{6D} \\ &\text{圆柱体-平面} && W=-\frac{H\sqrt{R}L}{12\sqrt{2}D^{3/2}} \\ &\text{单位面积的两平行平面} && W=-\frac{H}{12\pi D^2} \end{aligned} \tag{6.10}$$

式中，R 为球或圆柱的半径；L 为圆柱体长度；D 为几何体表面间距离。式中的 H 称为 Hamaker 常数，其典型值大约为 10^{-19} J。以此估算平行平面的范德华力作用强度，取典型的光滑平面引力、斥力平衡间距为 0.3 nm，则单位面积 $F_{\mathrm{vdW}}=\frac{\mathrm{d}W}{\mathrm{d}D}=\frac{H}{6\pi D^3}\approx 1.96\times 10^8\,\mathrm{Pa}$，大约为 1900 多个大气压。这说明宏观表面间的范德华引力相当可观。

正是由于分子间存在相互作用力，当增加物质表面积时，需要外界对物质体系做功。在真空下,将两种介质 A、B 的单位面积从接触到分开至无穷远距离时自由能的变化称为黏着功 W_{AB}。若此过程对同种介质而言,称为凝聚功 W_{AA}。由于真空中介质间引力的存在,黏着功和凝聚功永远大于零。

对于某种介质而言,增大单位表面积的过程等效于分离两个相互接触的半个单位面积的区域。将介质表面积增加单位面积时自由能的变化称为表面能 γ,则

$$\gamma = \frac{W_{AA}}{2} \tag{6.11}$$

当结构或组分不同的两介质 A 和 B 相互接触并形成界面时,界面区域扩大单位面积的自由能变化称为界面能 γ_{AB},如图 6.5 所示。Dupré 方程给出

$$\gamma_{AB} = \gamma_A + \gamma_B - W_{AB} \tag{6.12}$$

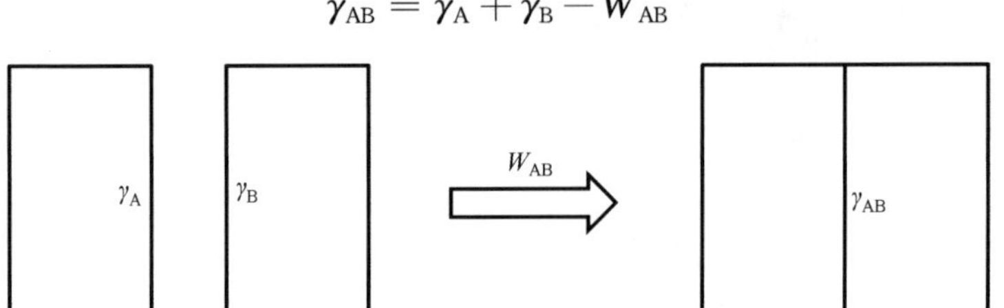

图 6.5　界面能示意图

6.4　固体表面接触

6.4.1　Derjaguin 近似

当已知两物质平面间的相互作用的黏着能 $W_{plane}(D)$ 时,Derjaguin 近似给出了相应物质两曲面距离为 D 时的黏着力[9]:

$$F_{sphere}(D) = 2\pi R W_{plane}(D) \tag{6.13}$$

式中,R 为曲面的等效半径,$R = \dfrac{R_1 R_2}{R_1 + R_1}$,$R_1$、$R_2$ 分别为两曲面的曲率半径。此近似对于各种形式的力均使用,包括吸引力、排斥力、震荡性力,因此具有广泛适应性。同时由于两平面间相互作用能与距离关系较曲面更容易得到,Derjaguin 近似在理论推导、实验分析上具有重要意义。

6.4.2　经典接触模型

考虑两个刚性球接触时的情况,Bradley 理论给出两球的黏着力公式如式(6.13),此时 $W_{plane}(D)$ 取为两个表面的黏着能。然而实际情况中,当两球面在微小载荷的作用下相互接触后,接触点附近均发生弹性变形,此时需要用到弹性接触力学的理论来预测接触区的形状。

1. Hertz 接触模型

在不考虑表面力的相互作用时，Hertz 给出了两理想光滑曲面弹性接触变形时，载荷 P、接触半径 a、接触位移 δ、压力分布之间的关系，如式(6.14)～式(6.16)所示。

$$P = \frac{4}{3}\frac{E^* a^3}{R} \tag{6.14}$$

$$\delta = \left(\frac{9P^2}{16RE^{*2}}\right)^{1/3} \tag{6.15}$$

$$p_0 = \left(\frac{6PE^{*2}}{\pi^3 R^2}\right)^{1/3} \tag{6.16}$$

式中，$\frac{1}{E^*} = \frac{1}{E_1} + \frac{1}{E_2}$ 为复合模量，E_1、E_2 分别为两表面的弹性模量；$R = \frac{R_1 R_2}{R_1 + R_2}$ 为曲面的等效半径，R_1、R_2 分别为两曲面的曲率半径。在接触圆内的 Hertz 压力分布满足 $p = p_0\left[1-(r/a)^2\right]^{1/2}$，$r$ 为接触圆内的点到接触圆心的距离。

值得注意的是，Hertz 模型需要满足以下条件：接触表面光滑、连续无摩擦；应变为小应变，即 $a \ll R$；接触体各向同性；接触区黏着力可忽略。

2. JKR 接触模型

当接触体弹性模量很小时，表面黏着对接触区附近弹性变形的影响不可忽略。此外，在微纳米尺度下，物体的表面积和体积比值远远大于宏观尺度，表面效应起着重要作用。以上情形下 Hertz 模型不再适用。实际物体在接触区黏着力不可忽略时，1971 年 Johnson、Kendall 和 Roberts[10]给出了经典的 JKR 黏着接触模型。

$$a^3 = \frac{3R}{4E^*}P_1 \tag{6.17}$$

$$P = \frac{4E^* a^3}{3R} - (8\pi W_{12} E^* a^3)^{1/2} \tag{6.18}$$

$$\delta = \frac{P_1^{2/3} + 2PP_1^{-1/2}}{3R^{1/3}K^{2/3}} \tag{6.19}$$

$$p_0 = \frac{2aE^*}{\pi R} \text{ 且 } p'_0 = -(2W_{12}E^*/\pi a)^{1/2} \tag{6.20}$$

式中，$P_1 = P + 3\pi R W_{12} + \sqrt{6\pi R W_{12} P + (3\pi R W_{12})^2}$；$W_{12}$ 为两表面的黏着功；接触区的压力分布满足 $p = p_0\left[1-(r/a)^2\right]^{1/2} + p'_0\left[1-(r/a)^2\right]^{-1/2}$。JKR 理论中，即使在零载荷($P=0$)的状态下，由于表面黏着力的作用，接触半径 a_0 并不为零。

$$a_0 = (18\pi R^2 W_{12}/4E^*)^{1/3} \tag{6.21}$$

当外载荷为拉力时，$P<0$，随着拉力增大、接触半径逐渐减小直到达到临界负

载荷 P_c，表面突然分离。

$$P_c = -\frac{3}{2}\pi RW_{12} \tag{6.22}$$

此时接触半径 a_c 为

$$a_c = a_0/4^{1/3} = 0.63a_0 \tag{6.23}$$

3. DMT 接触模型

1975 年，Derjaguin、Muller 和 Toporov 也从理论上给出了接触半径与载荷、位移的关系：

$$a^3 = \frac{3R}{4E^*}(P + 2\pi RW_{12}) \tag{6.24}$$

$$\delta = \frac{a^2}{R} \tag{6.25}$$

因此，当载荷为零时，表面力作用产生的接触半径为

$$a_0 = \left(\frac{6\pi W_{12}R^2}{4E^*}\right)^{1/3} \tag{6.26}$$

接触曲面分离时最大的黏附力为

$$P_c = -2\pi W_{12}R \tag{6.27}$$

因此，相同载荷时 DMT 接触模型预测的接触半径比 JKR 预测的要小；DMT 接触模型得到的最大黏附力比 JKR 大。

4. JKR、DMT 接触模型的统一

以上两个黏着接触模型均与实验结果很好地吻合，但两者的不同也引起了很大争议。直到 1992 年，Maugis 推导了 MD 模型公式，将 JKR 接触模型和 DMT 接触模型进行了统一。对载荷、半径、位移分别进行无量纲化：$\bar{P} = \frac{P}{\pi RW_{12}}$，$\bar{a} = \frac{a}{(3\pi R^2W_{12}/4E^*)^{1/3}}$，$\bar{\delta} = \frac{\delta}{(9\pi^2 RW_{12}^2/16E^{*2})^{1/3}}$。无量纲化后的接触半径 $\bar{a}$ 与外载荷 $\bar{P}$、位移 $\bar{\delta}$ 之间的关系如式(6.28)所示。

$$\begin{cases} \bar{P} = \bar{a}^3 - \lambda\bar{a}^2\left[\sqrt{m^2-1} + m^2\cos^{-1}(1/m)\right] \\ \bar{\delta} = \bar{a}^2 - \frac{4}{3}\bar{a}\lambda\sqrt{m^2-1} \end{cases} \tag{6.28}$$

式中，$m = \left(\frac{4RE^*}{3\pi W_{12}}\right)^{1/3}$，$\lambda = \frac{2\sigma_0}{(16\pi W_{12}E^{*2}/9R^2)^{1/3}}$，$\sigma_0 = 1.03W_{12}/D_0$ 为理论黏附强度，D_0 为 0.2～1 nm。且 λ 和 m 满足

$$\frac{1}{2}\lambda\bar{a}^2\left[(m^2-2)\cos^{-1}(1/m)+\sqrt{m^2-1}\right]$$
$$+\frac{4}{3}\lambda^2\bar{a}\left[\sqrt{m^2-1}\cos^{-1}(1/m)-m+1\right]=1 \qquad (6.29)$$

当 $\lambda>5$ 时，式(6.28)与 JKR 接触模型接近；随着 λ 的减小，相同载荷时黏着效应越来越明显，式(6.28)与 DMT 接触模型接近。图 6.6 给出了脱附力在 λ 变化时，MD 模型逐渐向其他经典模型过渡的曲线[11]。

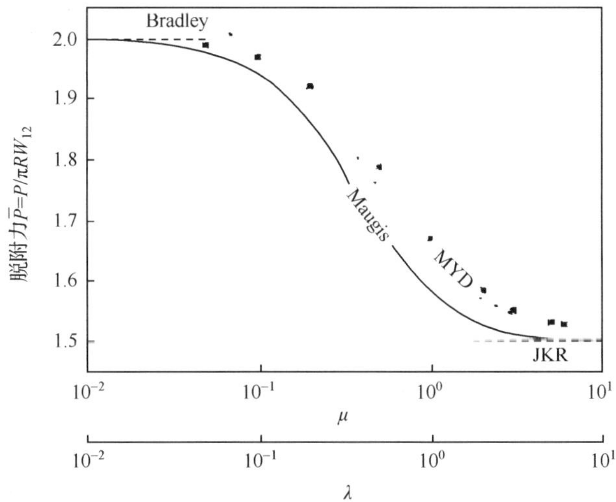

图 6.6　脱附力随 λ 变化，MD 模型逐渐向其他经典模型过渡[11]

以上各模型推导出不同的载荷、接触半径表达式，其本质原因在于不同模型对分子间作用势进行了不同程度地近似处理，如图 6.7 所示。图 6.8 给出了不同模型在 $\bar{P}$-λ 图中的不同使用范围。

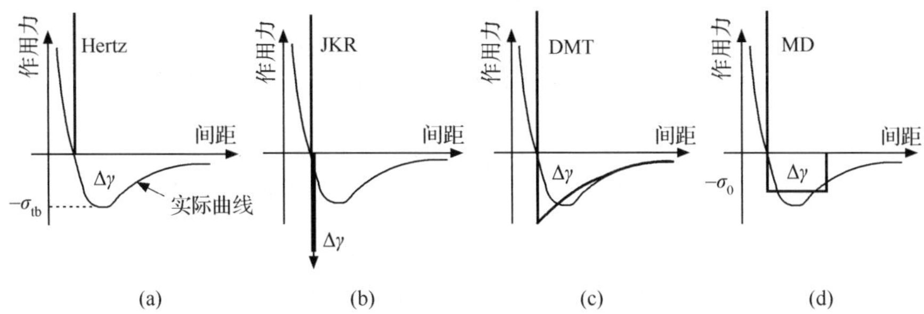

图 6.7　不同接触模型对分子间作用势的近似处理[12]

细实线为 Lennard-Jones 势

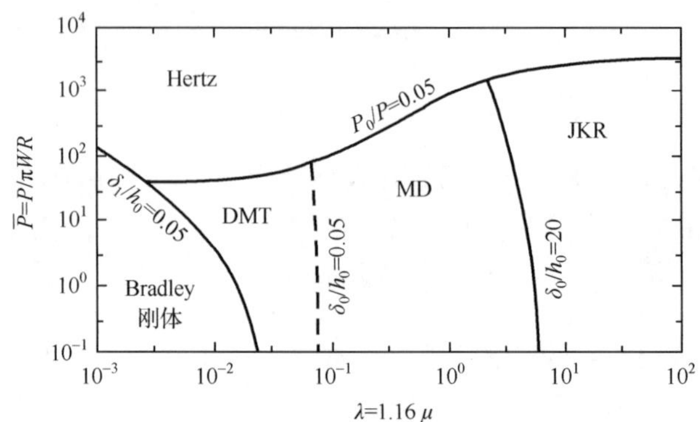

图 6.8 不同接触模型的适用范围[13]

6.5 有关黏着的其他问题

6.5.1 粗糙度对黏着的影响

实际物体表面大多具有一定的粗糙度,由此引起的接触情况要远复杂于表面光滑的理想表面。即使宏观上光滑平整的固体表面,在微观上也显示出表面由不同形状的不规则粗糙峰组成。在 6.2 节中得知,范德华力对原子间距非常敏感,因此固体表面的粗糙度使得实际接触只发生在接触面积很小一部分粗糙峰上,从而使黏着力受到很大影响。

Gane 等于 1974 年给出原子级光滑的正交圆柱面之间的黏着力远小于理论预测。Fuller 等发现表面粗糙度能大大降低黏着效应,甚至使得黏着力完全消失。因此,表面的形貌特征对于黏着现象有重要影响。

表面形貌特征可以通过一维轮廓曲线高度、二维坡度和峰顶曲率、三维轮廓曲线族和等高线图等参数来进行描述。最常用的是将表面轮廓曲线上的参数用概率分布函数来进行描述。通常表面的轮廓曲线可以使用 Gauss 概率密度分布函数进行描述:

$$\psi(z)=\frac{1}{\sigma\sqrt{2\pi}}\exp\left(-\frac{z^2}{2\sigma^2}\right) \tag{6.30}$$

式中,σ 为标准偏差,即均方根粗糙度,等于粗糙峰高度的均方值。

在分析粗糙表面的接触问题时,由于粗糙峰的接触区尺寸远小于粗糙峰的曲率半径,通常将粗糙峰近似为高度符合一定概率分布的球体接触。Greenwood 和 Williamson 于 1966 年使用此简化给出了 GW 模型描述高斯分布表面的黏着力与表面粗糙度参数 $1/\Delta_c=\frac{\sigma}{\delta}=\frac{4\sigma}{3}\left(\frac{4E}{3\pi R^{1/2}\gamma}\right)^{2/3}$ 的关系,其中,δ 为接触物体的弹性位移。GW 模型被广泛应用于相对较大的初始粗糙度(微米量级)[14]。

1975 年,Fuller 和 Tabor 进一步发展了 GW 理论,提出黏着力依赖于弹性黏着指数 $\theta=(E\sigma^{3/2}R^{1/2})/(\gamma R)$。弹性黏着指数表征了球体压入平面时弹性力和黏着力的比值,其中,E 为球体弹性模量,R 为球体半径,γ 为表面能。

进一步地,实际粗糙表面的接触通常并非以上模型描述的纯弹性变形,而是弹性变形和塑性变形同时存在的混合变形。取无量纲化的塑性指数 Ω 表示塑性条件,$\Omega=\sqrt{\frac{\sigma}{\delta}}=\frac{E}{H}\sqrt{\frac{\sigma}{R}}$,其中,$H$ 为材料布氏硬度值。Ω 越高,塑性变形的粗糙峰所占的比例越大。

此外,粗糙度对黏着迟滞现象也有影响。当两个固体表面分开时,其消耗的能量通常大于将其接触时需要的能量。两者的差值称为黏着迟滞。Wei 等[15]基于 Fuller 模型进行了数值计算,得到黏着迟滞的能量耗散与 $1/\Delta_c$ 的关系,如图 6.9 所示。

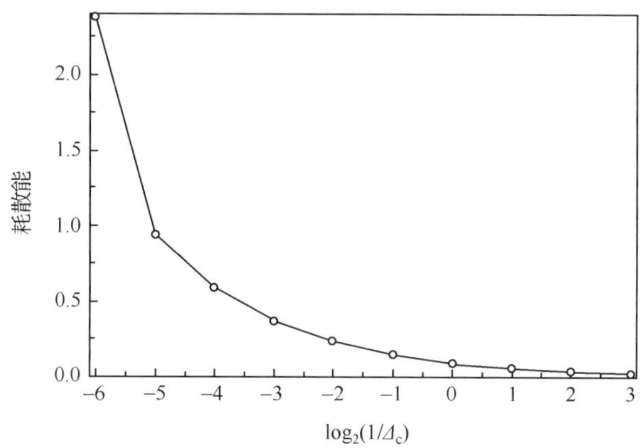

图 6.9　不同表面粗糙度下的黏着迟滞[15]

6.5.2　毛细力对黏着的影响

液体表面张力的作用使得弯曲液面内外产生压力差。此附加压力指向页面的曲率中心,可由拉普拉斯公式给出

$$P=\gamma_L/r \tag{6.31}$$

式中,r 为弯液面曲率半径。两接触面间弯月面的作用面积可以近似为 $\pi x^2\approx 2\pi Rd$,则拉普拉斯压力对黏着力的贡献 $\Delta F\approx 2\pi Rd\gamma_L/r$。当接触圆的半径 x 远远小于接触表面的曲率半径 R 时,$d\approx 2r\cos\theta$,因此有

$$\Delta F\approx 4\pi R\gamma_L\cos\theta \tag{6.32}$$

式中，θ 为固液界面的接触角。由前述的 Bradley 理论，此时球和平面在液相中的黏着力 $F=2\pi RW_{SLS}$，其中 $W_{SLS}=2\gamma_{SL}$ 为在液相中分开相同材料的球和平面的黏着功，因而总黏着力为

$$\Delta F \approx 4\pi R(\gamma_{L}\cos\theta+\gamma_{SL})=4\pi R\gamma_{SV} \tag{6.33}$$

式中，γ_{SV} 为固体在蒸汽中的表面能。在空气中，随着湿度的增大，γ_{SV} 增大，因此随着相对湿度的增加，黏着力增大。

6.5.3 液下的固-固黏着

除了普遍存在的范德华力，液体中排斥性的静电力也起着重要作用。溶液中带电离子的界面都存在一个电位随着距离变化的扩散双电层。双电层理论最早是在 1853 年由 Helmholtz 提出的简单双电层模型发展起来的。具有一定厚度的、符号相反的电荷整齐排布在平板式界面两边，依靠静电引力维持排布形状。Gouy-Chapman 修正了电解质对 ξ 动电位的影响；Stern 又进一步提出双电层由内外两层组成：内层紧贴粒子表面，外层为扩散层，电位呈指数下降，层间有滑动面。如图 6.10 所示。

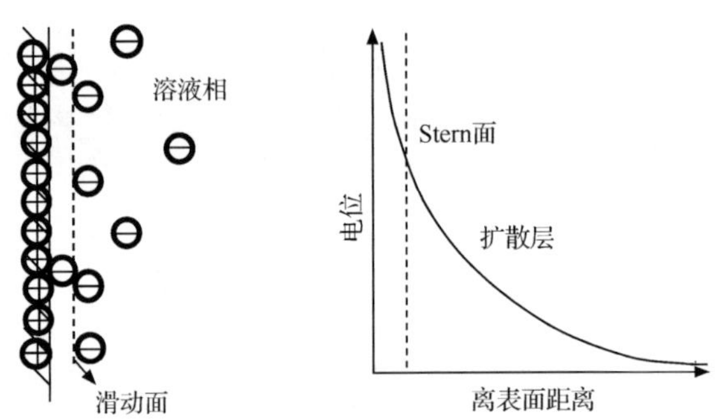

图 6.10 Stern 双电层模型[16]

经过发展，描述带电离子双电层结构的最为广泛接受的数学模型是 Poisson-Boltzmann 方程，是一个电位随距离变化的二阶非线性偏微分方程，简称 PB 方程。在低电位近似下，$\frac{z_i e\psi}{kT}\ll 1$，即 ψ 小于 25 mV，其中 z_i、e、ψ、k、T 分别为溶液中第 i 离子的化合价、电子电荷(1.6×10^{-19} C)、表面净电荷、玻尔兹曼常量、溶液体系的开尔文温度。泰勒展开 PB 方程并近似后得到

$$\nabla^2\psi=\kappa^2\psi \tag{6.34}$$

式中，$\kappa^{-1}=\left(\frac{\varepsilon\varepsilon_0 kT}{e^2\sum c_i Z_i^2}\right)^{\frac{1}{2}}$ 具有长度量纲，称为德拜长度。其中，ε_0 为真空介电常数，ε 为溶液的相对介电常数，c_i 为第 i 种离子的数密度。可以看出，德拜长度仅

由液体的种类、浓度、温度决定，而和液体中固体表面性质无关。

特别地，阴离子为负一价、阳离子为正价的电解质溶液中，两带电平行平面间的排斥压力可以由解析解进行描述，即著名的弱重叠公式：

$$P = 64kTc\Gamma^2 e^{-D\kappa} \tag{6.35}$$

式中，c 为电解质溶质分子的数密度；$\Gamma = \tanh(ze\psi_0/4kT)$；$D$ 为两表面的距离。将式(3.36)积分，得到单位面积相互作用自由能。由 6.3.1 节的 Derjaguin 近似可以得到球和平面的作用力为

$$F = 128\pi kTRc\Gamma^2/\kappa e^{-D\kappa} \tag{6.36}$$

可见，两表面间的双电层相互作用力随着距离呈特征长度为 Debye 长度的指数衰减。

实际两表面间的作用力包括双电层相互作用力和范德华力，Derjaguin、Landau、Verwey、Overbeek 等基于 Gouy-Chapman-Stern 模型和简化成线性方程的 PB 方程提出了 DLVO 理论，给出了计算双电层间相互作用的基本思路，并理论上给出了胶体稳定、聚沉的描述，认为胶粒存在双电层重叠产生的静电斥力位能和范德华引力位能，这两个位能的相对大小决定了体系的总位能，且电解质的加入对引力位能影响不大，却明显影响斥力位能。图 6.11 给出了斥力位能、引力位能和总位能的曲线图。

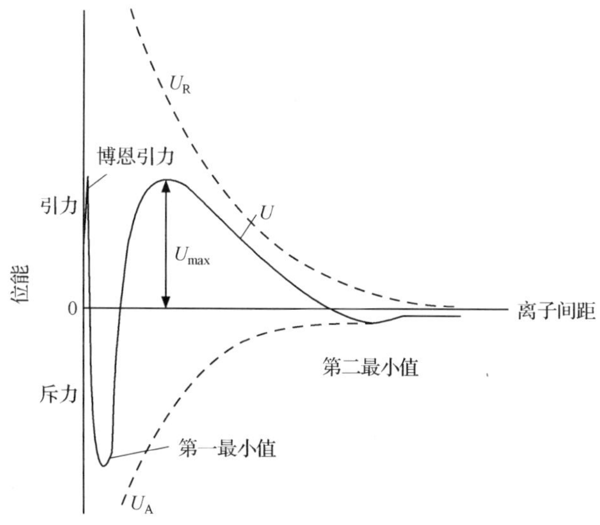

图 6.11　斥力位能、引力位能和总位能曲线图[16]

6.6 液体与固体的接触

6.6.1 宏观液滴与固体的接触

宏观液滴和固体接触时，有三种状态：完全铺展形成液体膜，即润湿；形成球形液滴，和固体只发生点接触，即不润湿；介于两者之间，形成球冠状液滴，称为部分润湿。润湿程度可以用接触角进行表征，即当固、液、气三相的公共点沿气液界面做液滴的切线，此切线和固液界面的夹角即为接触角。

Young 和 Dupré 给出了惰性气体中，固体表面液滴接触角与固体、液体表面能及其界面能的关系

$$\gamma_L(1+\cos\theta_0)=W_{SL} \tag{6.37}$$

或

$$\gamma_{SL}+\gamma_L\cos\theta_0=\gamma_S \tag{6.38}$$

式中，γ_S、γ_L 分别为固体、液体的表面能；W_{SL}、γ_{SL} 分别为固液黏着能和界面能；θ_0 为液体与固体接触的接触角。

通常地，水在光滑表面的接触角很少大于 120°，因此认为疏水性主要由表面形貌引起。Wenzel 对杨氏方程在粗糙表面进行了直接修正，认为粗糙表面的接触角 θ_r 与光滑表面的接触角 θ 有如下关系：

$$\cos\theta_r=f\cos\theta=f(\gamma_S-\gamma_{SL})/\gamma_L \tag{6.39}$$

式中，f 为粗糙固体表面真实面积和表观面积的比值。因此，液体在粗糙的疏水表面将更疏水，在粗糙的亲水表面更亲水。

如果当固体表面粗糙度较大时，液滴无法进入表面粗糙的凹谷处，则空气将会滞留在表面凹谷处，从而形成固液、气液复合界面。Cassie 和 Baxter 于 1944 年给出 Cassie-Baxter 模型

$$\cos\theta_r=rf_1\cos\theta-f_2 \tag{6.40}$$

式中，r 为表面粗糙度因子；f_1、f_2 分别为固液界面、气液界面对表观接触面积的百分数；$f_1+f_2=1$。

对于 Cassie 和 Wenzel 状态的转变条件，学者们进行了理论和实验研究。实验表明，当液滴半径小于 483 μm 时，Cassie 状态向 Wenzel 状态转变[17]。理论给出，转变的条件为[18]

$$\cos\theta_c=(1-f_1)/(r-f_1) \tag{6.41}$$

有人提出液滴在疏水表面时，空气滞留在表面凹谷处的条件是：液体浸入粗糙谷的角度小于最大的粗糙峰切线角度；且浸入深度小于粗糙峰高度，如图 6.12 所示[17]。

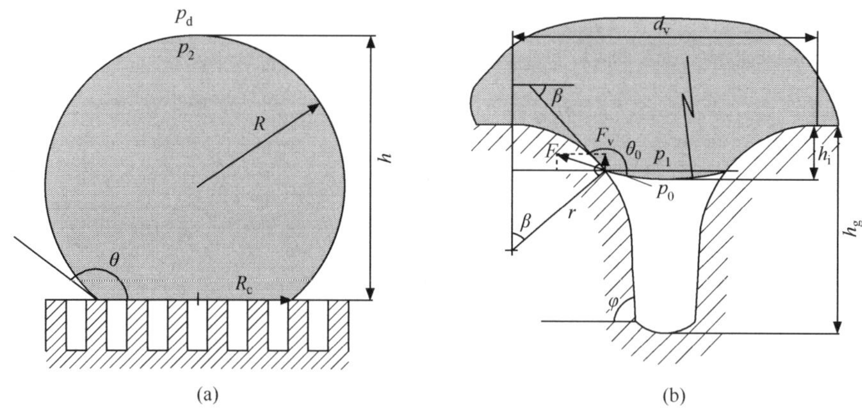

图 6.12　液滴与疏水固体表面接触[17]

6.6.2　液体铺展与聚集

1. 液体铺展

固体表面的液滴将会自发通过流动形成固体表面的液体膜，这种流动过程称为液体在固体表面的铺展。研究液体在固体表面的铺展，对摩擦润滑、胶黏、涂料、纺织印染等工业应用有着极其重要的意义。

在不同尺度上，液体的铺展具有不同的机理[6]。对于宏观领域的体相铺展，在液滴内部长程的分子间作用力可以被忽略。对于挥发性的液体，当平衡铺展系数 $S=\gamma_{SV}-(\gamma_{SL}+\gamma_{LV})>0$ 时，液体在固体表面自发铺展，其驱动力为宏观Laplace压力梯度[7]。此外，重力和离心力也可能加速铺展过程并导致铺展的非稳态。对于非挥发性的液体，有限的实验时间中系统无法达到热力学平衡，于是，定义初始铺展系数[19]

$$S_i=\gamma_{S0}-(\gamma_{SL}+\gamma_{LV}) \tag{6.42}$$

式中，γ_{S0} 为干燥固体表面的表面张力。当 $S_i<0$ 时，液滴呈现出静态接触角 θ_i，满足 $\gamma_{SL}+\gamma_{LV}\cos\theta_i=\gamma_{S0}$。值得注意的是此接触角并非平衡态接触角。

Tanner 定律给出，宏观液体铺展时的动态接触角

$$\theta_d=(9l\mathrm{Ca})^{1/3} \tag{6.43}$$

式中，$l=\lg kx$，k 为集合常数；$\mathrm{Ca}=\eta V/\gamma_{LV}$ 为毛细作用常数，η 为液体黏度，V 为流体前进速度。Tanner 定律指出，由于动态接触角与集合常数 k 弱相关，宏观液体完全润湿时的铺展过程几乎不依赖于固体表面的润湿性能。

在微观领域，即分子层厚度远大于分子尺度时，分子间作用力在很大程度上主导着液体膜铺展的稳定性和润湿性。此时，铺展自发发生的条件为膜压力 $P(h)$

大于零，相应的驱动力为依赖于膜厚 h 的分离压力 $\Pi(h)$ 的梯度和表面张力梯度。其中，$P(h)$ 可由以下公式给出

$$P(h) = -h\Pi(h) + \int_0^h \Pi(h')\mathrm{d}h' \tag{6.44}$$

以上提到的分离压力是 Derjaguin 在 1936 年提出的描述表面液体薄膜特性的重要物理量。吉布斯自由能函数在单位面积上的负导数称为分离压力，物理上可理解为液体薄膜表面受到的压强与它们在体相状态时受到的压强的差值，即阻止液体薄膜变厚的压强。一般地，所受压力包括液体膜与固体表面分子间长程范德华吸引项 Π_w、双电层排斥力 Π_e 和短程结构排斥力三项 Π_s[8]，即

$$\Pi = \Pi_w + \Pi_e + \Pi_s \tag{6.45}$$

其中，范德华作用项[20]

$$\Pi_w = -\frac{A}{6\pi h^3} \tag{6.46}$$

高电势的基底表面和低浓度的对称电解质的分离压双电层静电作用项为[21]

$$\Pi_e = -\frac{\pi\varepsilon}{8h^2}\left(\frac{kT}{eZ}\right) \tag{6.47}$$

式中，ε 为水的介电常数；Z 为离子化合价。

1987 年，Exerowa 等直接测量的分离压与 DLVO 理论的差值随膜厚变小而增大[22]。这是因为当两个表面接近到只有几个分子直径的距离时，溶剂化力、结构力和水合力等短程力占主导。结构排斥力项源于足够接近的固体表面改变了表面附近溶液分子的排布。水介质中，结构力项为[21]

$$\Pi_s = -K\exp\left(-\frac{h}{\lambda}\right) \tag{6.48}$$

式中，λ 为衰减长度，为 0.4～3nm；K 为结构力的特征常数。

此时，相应的液体铺展动力方程为

$$\eta U = -\frac{h^2}{3}\frac{\partial}{\partial x}\left[\Pi(h) + \gamma_{LV}\frac{\partial^2 h}{\partial x^2}\right] \tag{6.49}$$

在亚单层至单层尺度上，挥发液体的铺展机理为吸附膜的蒸发，不挥发液体的铺展机理为表面扩散。

有研究使用纳秒激光器在硅基底上制备不同形貌，并溅射不同材料的低表面能薄膜以调节润湿性能，结果表明，结构化的亲水表面可以加速流体的铺展[23]。

2. 液体聚集

与液体铺展相反的过程是液体的聚集，即固体表面的液体膜流动形成微小液滴。出现聚集现象的原因是，当液体膜足够厚时，重力会使液膜保持稳定；但当液体膜小于临界厚度，即 $h < \lambda_{cap}$（λ_{cap} 为毛细长度）时，分子间作用力占主导，液膜容

易破裂。

聚集现象的诱发取决于系统能量随膜厚的变化规律，如图 6.13 所示。若体系的固/液、气/液界面界面能大于零且全局最小值在无限厚时出现，则液膜稳定，如曲线 1 所示。若界面能在初始厚度（$h > h^*$）的两阶导为负，即曲线 2 最低点的右侧部分，相应的分离压为负值，且 $\frac{\mathrm{d}\Pi}{\mathrm{d}h} > 0$，外界对液体膜的扰动会自发增大[24]，系统不稳定，相应的液膜破裂机制为"Spinodal De-wetting"（调幅分解型去润湿）。对于曲线 3，厚度很小时二阶导小于零，厚度较大时二阶导大于零，因此液膜处于亚稳态，需要有缺陷或杂质颗粒存在使系统克服能垒达到最低能量状态，此时的破裂机制称为"非均质形核"。

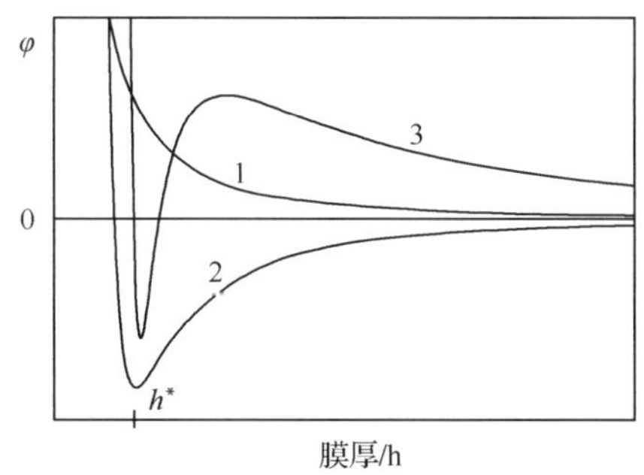

图 6.13　稳态、非稳态和亚稳态薄膜的有效界面能随膜厚变化曲线[25]

1999 年，Kim 等[26]使用原子力显微镜得到极性全氟聚醚（PFPE Zdol）液膜在硅表面的分离压力随膜厚的变化规律，给出了与以上能量理论相对应的实验现象，如图 6.14 所示。当膜厚小于 2.4 nm 时，$\frac{\partial \Pi}{\partial h} < 0$，PFPE Zdol 润湿固体表面。当 $h >$2.4 nm 时，$\frac{\partial \Pi}{\partial h} > 0$，则微小扰动下系统呈现出非稳态。其中当 2.4nm$< h <$4.5nm 时，$\frac{\partial^2 \Pi}{\partial h^2} > 0$，液滴在扰动下产生聚集现象；当 4.5nm$< h <$10nm 时，$\frac{\partial \Pi}{\partial h} > 0$ 且 $\frac{\partial^2 \Pi}{\partial h^2} < 0$，此时润滑膜形成孔洞形式的破裂。当膜厚进一步增厚至 $h >$ 10nm 时，$\frac{\partial \Pi}{\partial h} < 0$，初始系统稳定，然而一旦扰动使 $\frac{\partial \Pi}{\partial h} > 0$，则孔洞形成，导致液膜破坏。

Williams 和 Davis 给出了液膜的膜厚 h 随时间 t 演化的过程

$$\frac{\partial h}{\partial t} > \frac{\partial}{\partial x}\left[\frac{h^3}{3\eta}\frac{\partial}{\partial x}\left(-\sigma\frac{\partial^2 h}{\partial x^2} + \rho g h - \Pi\right)\right] \tag{6.50}$$

式中，x 轴沿固体表面；η、ρ 分别为液体黏度；g 为重力加速度。

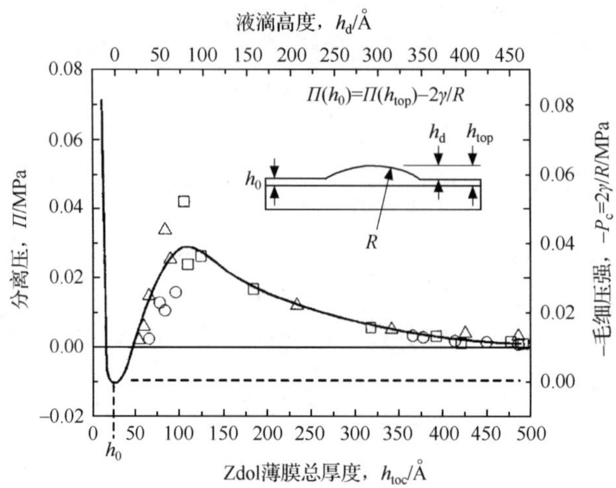

图 6.14　极性 PFPE Zdol 润滑膜的分离压

6.6.3　固液吸附膜

润滑薄膜在固体基底表面的铺展能力直接影响到磁头、磁盘记录系统的可靠性和使用寿命。这是因为磁介质的硬质保护膜表面通常会涂布一层液态润滑膜，如全氟聚醚(PFPE)。当磁盘飞高下降到纳米量级时，磁头与磁盘的频繁接触将使得润滑剂被挤到接触区外。若润滑薄膜在硬质保护膜的表面铺展能力不佳，则两次接触时间间隔内，润滑膜不能有效地迁移回流，从而使得下层的硬质保护膜甚至磁介质损坏。

纳米尺度的润滑膜具有良好的铺展特性，可以使高速旋转磁盘具有良好的摩擦学特性。Choi 等[27]开发了一种混合润滑膜，其中，岛状自组装单分子 FDTS 膜与基体化学成键可以阻碍润滑剂的过度迁移导致的甩出，全氟聚醚润滑剂作为可迁移部分使润滑剂能及时补充接触区，显示出比单独润滑剂更优越的摩擦学性能和更好的耐久性。

李欣等[28]使用分子动力学模拟分析了极性和非极性润滑膜在固体表面铺展的现象和机理，给出了相应的机理解释。成键部分固定分子阻碍了润滑剂分子的滑落和表面扩散过程，同时可迁移部分的润滑剂分子会被固定分子所吸引，需要经历吸附—环绕—脱离过程才能沿表面扩散。

此外，随着飞高减小到某一临界值(约为 2 nm)时，磁盘表面的润滑剂转移到磁头的速率和转移量会突然大幅提高[29]。润滑剂在磁头表面积累后引起的黏着力是导致磁头失稳的重要原因。实验表明，在同样的润滑膜厚下，磁头与润滑膜的摩擦取决于润滑剂相对分子质量，但与末端基团的化学结构无关，因此认为，磁头、磁盘发生的润滑剂转移的主要机理是范德华吸引作用[30]。李宁等[30]基于润滑剂蒸发模型、毛细凝结理论和润滑剂分离压的计算，对润滑剂失稳、团聚时的临界间隙下转移行为进行了描述。结果表明，通过减小润滑膜的厚度、增大润滑剂主链刚度或分子极性、增大润滑膜中键合分子的比例都可以降低润滑剂的转移速率。

参考文献

[1] Autumn K, Dittmore A, Santos D, et al. Frictional adhesion: a new angle on gecko attachment. Journal of Experimental Biology, 2006, 209: 3569-3579.

[2] Zhao B X, Pesika N, Rosenberg K, et al. Adhesion and friction force coupling of gecko setal arrays: implications for structured adhesive surfaces. Langmuir, 2008, 24: 1517-1524.

[3] Tian Y, Pesika N, Zeng H B, et al. Adhesion and friction in gecko toe attachment and detachment. Proceedings of the National Academy of Sciences, United States of America, 2006, 103: 19320-19325.

[4] Zhou M, Liu K, Wan J, et al. Anisotropic interfacial friction of inclined multiwall carbon nanotube array surface. Carbon, 2012: 5372-5379.

[5] Thompson P A, Robbins M O. Origin of stick-slip motion in boundary lubrication. Science, 1990, 250: 792-794.

[6] Woestman J T. Stick-slip response in electrorheological fluids. Physical Review E, 1993, 47: 2942-2945.

[7] 蒋继乐. 摩擦对电/磁流变效应影响的机理研究. 北京：清华大学博士学位论文，2012.

[8] Camara C G, Escobar J V, Hird J R, et al. Correlation between nanosecond X-ray flashes and stick-slip friction in peeling tape. Nature, 2008, 455: 1087-1089.

[9] Derjaguin B V. Friction and adhesion. Ⅳ. the theory of adhesion of small particles. Kolloid Zeits, 1934, 69: 155-164.

[10] Johnson K L, Kendall K, Roberts A D. Surface energy and contact of elastic solids. Proceedings of the Royal Society of London Series A-Mathematical and Physical Sciences, 1971, 324: 301.

[11] 赵亚溥，王立森，孙克豪. Tabor 数、黏着数与微尺度黏着弹性接触理论. 力学进展，2000，30: 529-537.

[12] Schwarz U D. A generalized analytical model for the elastic deformation of an adhesive contact between a sphere and a flat surface. Journal of Colloid Interface Science, 2003, 261: 99-106.

[13] 刘媛. 纳米尺度黏着接触的有限元模拟与分析. 北京：清华大学硕士学位论文，2008.

[14] Greenwood J A, Williams. J B. Contact of nominally flat surfaces. Proceedings of the Royal Society of London Series A-Mathematical and Physical Sciences, 1966, 295: 300.

[15] Wei Z, He M F, Zhao Y P. The effects of roughness on adhesion hysteresis. Journal of Adhesion Science and Technology, 2010, 24: 1045-1054.

[16] 周明. 泛函数理论精确研究带电胶体离子双电层的相互作用. 无锡：江南大学硕士学位论文，2008.

[17] Wang J, Chen D. Criteria for entrapped gas under a drop on an ultrahydrophobic surface. Langmuir, 2008, 24: 10174-10180.

[18] Bico J, Thiele U, Quere D. Wetting of textured surfaces. Colloid Surface A, 2002, 206: 41-46.

[19] Degennes P G. Wetting: statics and dynamics. Review of Modern Physics, 1985, 57: 827-863.

[20] Derjaguin B, Landau L. Theory of stability of highly charged lyophobic sols and adhesion of highly charged particles in solutions of electrolytes. Zhurnal Eksperimentalnoi I Teoretichesko Fiziki, 1945, 15: 663-682.

[21] Derjaguin B V, Churaev N V. Structural component of disjoining pressure. Journal of Colloid Interface Science, 1974, 49: 249-255.

[22] Exerowa D, Kolarov T, Khristov K. Direct measurement of disjoining pressure in black foam films. 1. Films from an ionic surfactant. Colloids and Surfaces, 1987, 22: 171-185.

[23] Zhou M, Yu J, Li J, et al. Wetting induced fluid spread on structured surfaces at micro scale. Applied Surface Science, 2012, 258: 7596-7600.

[24] Kheshgi H S, Scriven L E. Dewetting: nucleation and growth of dry regions. Chemical Engineering Science, 1991, 46: 519-526.

[25] Seemann R, Herminghaus S, Jacobs K. Dewetting patterns and molecular forces: a reconciliation. Physical Review Letters, 2001, 86: 5534-5537.

[26] Kim H I, Mate C M, Hannibal K A, et al. How disjoining pressure drives the dewetting of a polymer film on a silicon surface. Physical Review Letters, 1999, 82: 3496-3499.

[27] Choi J H, Kawaguchi M, Kato T. Spreading of perfluoropolyethers on FDTS-coated amorphous carbon surfaces. IEEE Transactions on Magnetics, 2004, 40: 3189-3191.

[28] Li X, Hu Y Z, Jiang L, et al. Spreading of droplets on lubricant-patterned substrates. Journal of Chemical Physics, 2008, 128(19): 194904.

[29] Ambekar R P, Bogy D B, Dai Q, et al. Critical clearance and lubricant instability at the head-disk interface of a disk drive. Applied Physics Letters, 2008, 92(3): 033104.

[30] Li N, Meng Y G, Bodg D B. Effect of PFPE lubricant properties on the critical clearance and rate of the lubricant transfer from disk surface to slider. Tribology Letters, 2011, 43: 275-286.

第三部分　微观摩擦、微观磨损和薄膜润滑

第7章 微观摩擦

7.1 引 言

本章将从原子、分子尺度讨论极光滑固体表面在施加与不施加液体润滑介质条件下的摩擦特性和机理，包括洁净表面以及经表面处理或被污染而形成固体膜的表面。

现代精密机械和微型机械中摩擦副的间隙通常处于纳米量级，它们的表面极光滑，接触时达到分子密合程度。显然，对于这类表面的摩擦问题，以表面宏观粗糙度和材料体相变形分析为基础的经典摩擦理论已不再适用。在微型机械中，由于尺寸效应的影响，表面摩擦力的作用远远超过体积力，降低摩擦以节约能耗就成为关键问题。同时，微型机械中的传动和步行机构以及微电子测试仪器的微动装置，通常都是利用摩擦力作为驱动力，因此要求对摩擦实现严格的主动控制[1]。

从微观角度研究摩擦起因和行为，以达到降低与控制摩擦，对于常规机械也具有重要意义。例如，当今固体摩擦理论不够完善，致使摩擦系数数值离散性很大，在工程设计中难以预定其准确数值。又如，机械设备的噪声大都来源于摩擦急剧变化引起的振动，若能实现摩擦控制将大幅度改善机械的减振降噪性能。精密机械中的微动机构和定位装置的爬行现象，其基本原因也是低速滑动下的摩擦不稳定性，因此，改善摩擦品质也是提高机械运动精度的关键。以上问题的解决，都有赖于对摩擦机理的微观研究。

7.2 从宏观摩擦到微观摩擦

在1989年第五届欧洲摩擦学国际学术会议上，Homola等[2]提出摩擦研究中应当区分两类摩擦副的接触状态，一类是有磨损的常规摩擦，此时，界面上宏观尺度的磨粒将两表面隔开，实际接触面积仅占表观接触面积很小的比例；另一类是无磨损的极光滑表面组成的摩擦副，两表面密合而形成分子接触，他们称这类摩擦为界面摩擦(interfacial friction)。界面摩擦对于电子计算机硬件、空间装置和纳米科技的发展日益重要，也是纳米摩擦学研究的主要对象[3]。

由滑动摩擦的宏观研究得出，固体摩擦遵循Amontons摩擦公式，即摩擦力F与载荷P成正比，其比例常数μ为摩擦系数：

$$F = \mu P \tag{7.1}$$

1967 年 Bowdon 等[4]提出，黏着接触表面的摩擦即界面摩擦，其摩擦力是黏着结点被剪切需要克服的阻力：

$$F = \tau_c A \tag{7.2}$$

式中，τ_c为黏着接触面积上的极限剪切应力；A 为黏着接触面积，它可以根据 Johnson 等[5]建立的考虑表面黏着能影响的弹性接触公式即 JKR 公式计算。对于半径为 R 的半球体与平面接触，接触面积 A 与载荷 P 的关系为

$$\frac{A}{A_0} = \frac{1}{2}\left[1 + \frac{y}{2} + (1+y)^{1/2}\right]^{2/3} \tag{7.3}$$

式中，A_0为零载荷下的接触面积，也就是由表面黏着能产生的接触面积；$y = -P/P_s$，P_s为使黏着分离的力，它与表面黏着能 w 的大小有关，通常 $P_s = 3\pi R w$。计算表明，由 JKR 公式(7.3)计算的接触面积大于 Hertz 弹性接触理论的计算值。

Homola 等[2]利用表面力仪(surface force apparatus，SFA)对云母材料的界面摩擦特性进行了实验研究。两块云母片分别黏结在两个玻璃半圆柱表面，再将两个半圆柱正交放置形成点接触摩擦副，接触区为圆形，模拟单个粗糙峰的接触情况。实验表明，在表面处于分子接触状态的滑动中，极限剪切应力由三部分组成，即

$$\tau_c = \frac{F}{A} = \tau_{c(int)} + \tau_{c(ext)} + \tau_{c(el)} = C_1 + C_2 P_{ext} + (r/5R) P_{ext} \tag{7.4}$$

式中，$\tau_{c(int)}$为两表面相互作用的界面力引起的极限剪切应力；$\tau_{c(ext)}$为外加载荷 P_{ext}引起的极限剪切应力；而 $\tau_{c(el)}$为 Hertz 弹性变形引起的极限剪切应力；C_1和 C_2为常数，其中 C_1取决于两表面间的黏性相互作用，C_2与接触表面的微观形貌有关；R 为表面接触峰半径，r 为接触半径。

根据分析计算，以上各种剪切应力都可以用载荷来表示。通过引用 Hertz 弹性接触理论中高载条件下接触面积 $A \propto P^{2/3}$的关系式，摩擦力 F 与外加载荷 P 的关系可写成：

$$F = C_{11} P^{2/3} + C_{22} P + C_{33} P^{4/3} \tag{7.5}$$

式中，C_{11}、C_{22}、C_{33}分别为与黏着能 w、弹性常数 K、接触半径 r 等有关的函数。

当表面黏着强度较大时，第一项是界面摩擦力的主要成分，此时可以近似地采用式(7.2)计算摩擦力，并用 Hertz 弹性接触理论计算接触面积，即 $A \propto P^{2/3}$。而当外加载荷 P 相对较大时，界面摩擦力将以第二项为主，接近于描述常规摩擦的 Amontons 公式(7.1)。应当指出，这里所谓近似只是指计算公式形式上的相似，而界面摩擦与常规摩擦的机理完全不同。组成界面摩擦力的第三项通常所占的比例非常小，有时可以忽略不计。

实验证明，在界面摩擦过程中，一旦表面出现损伤并产生磨粒时，就立即转变

到常规摩擦的规律。

氧化铝表面在不同 SFA 实验条件下的结果如图 7.1 所示[6]。曲线 a 和 c 表明，在表面光滑时，由于黏着力的存在导致载荷为零时摩擦力不为零；当表面出现轻微损伤时，接触区粗糙峰的高度增大为 3～5 nm，摩擦力与载荷呈线性关系，摩擦系数增大，如曲线 b 所示。

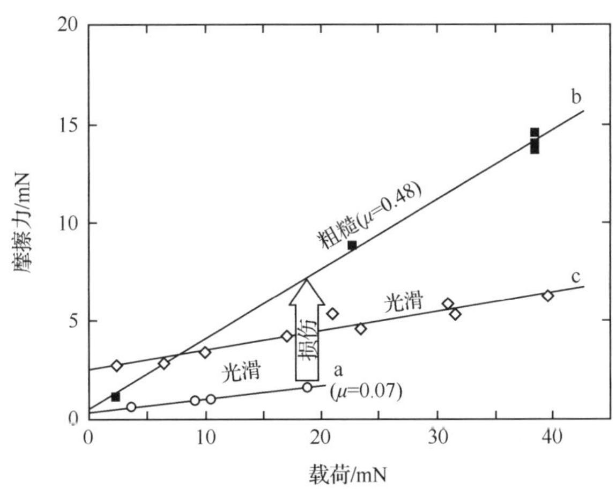

图 7.1 氧化铝表面不同处理后的 SFA 实验结果[6]

a. 平滑且未损伤表面；b. 粗糙且在连续滑动后出现损伤的表面；c. 平滑且在表层涂有单层十八烷基膦酸的表面

实验中滑动速度为 0.05～0.5 m/s，未变形的表面半径为 1 cm，温度为 25℃，接触压力范围为 1～10 MPa，相对湿度分别为 0%(曲线 a 和 c)和 100%(曲线 b)

当在光滑的氧化铝表面滑动时，未损伤表面的摩擦由黏着主导(adhesion-controlled)，系统的真实接触面积可用 JKR 公式拟合，当载荷为零时摩擦力不为零，低载下摩擦力随载荷线性增大。而在粗糙的氧化铝表面滑动时，损伤表面的摩擦由载荷主导(load-controlled)，真实的接触面积不能很好地定义，低载下摩擦力随载荷线性增大，但当载荷为零时摩擦力也不为零。因此，表面粗糙度的增大和磨粒的引入降低了黏着主导的效应，最终导致摩擦力在低载下大幅度地降低(由于黏着接触仅发生在微纳米粗糙峰上)，而摩擦力在高载下却大幅度地增加(因为此时摩擦力与载荷而非接触面积呈正比，而接触面积与载荷的相关性很小)。

在有涂层的氧化铝表面存在着黏着主导的摩擦，即使在接触压力高达 10 MPa 时，也未见表面损伤。可见，疏水涂层提高了氧化铝基底磨损的能量壁垒，从而提高其抗磨性能。

Bhushan 等[7]采用球-盘摩擦实验机和原子力显微镜(AFM)，对几种材料在不同尺度下的摩擦系数进行了测试，结果如表 7.1 所示。

表 7.1 宏观摩擦系数与微观摩擦系数

试验材料	宏观摩擦系数	微观摩擦系数
Si(100)	0.45～0.50	0.05
DLC	0.19	0.03
HDT	0.15	0.02
Z-DOL	0.23	0.03
Z-15	0.06～0.1	0.01
PDMS	0.3～0.4	0.06

其中，宏观摩擦系数的测定采用直径为 1 mm 的单晶硅(100)球与试件相对滑动，滑动速度为 0.72 mm/s，滑动位移幅值为 1 mm。微观摩擦系数的测定采用 AFM 的探针在试件表面进行滑动摩擦，探针材料为 Si_3N_4，针尖名义半径为 30～50 nm，滑动速度为 4 μm/s，探针扫描尺寸为 2 μm，悬臂梁名义弹性系数为 0.58 N/m。

表 7.1 的测试结果表明，微观摩擦系数明显低于宏观摩擦系数。Bhushan 等认为，这种现象的出现主要归因于两个因素：扫描尺寸和针尖的名义曲率半径，或者更确切地说，是滑动过程中接触粗糙峰的尺寸不同造成的。先前的研究表明，摩擦系数随针尖半径的增大而增大[8]。对于更大的扫描尺寸和针尖半径，接触表面的相互作用并不局限于纳米尺度的粗糙峰，微观尺度的粗糙峰也能影响其摩擦性能。通过进一步的分析，Bhushan 等还发现对于多个粗糙峰的弹性接触，摩擦系数随接触尺寸的增加而增大；而对于多个粗糙峰的塑性接触，摩擦系数随接触尺寸的增大或减小取决于材料的性质[9]。

7.3 微观摩擦与表面形貌

为了研究微观摩擦与表面形貌的关系，Mate 等[10]以及 Ruan 等[11]对新鲜解理的高取向热解石墨(highly oriented pyrolytic graphite，HOPG)表面开展了滑动摩擦实验研究。实验表明，HOPG 表面在原子尺度的摩擦力与表面形貌存在着相同的周期，如图 7.2(a)和图 7.2(b)所示。但摩擦力变化峰值的位置相对于表面形貌峰值的位置存在一定的偏移，如图 7.2(c)所示。

为了验证上述实验结果，Ruan 和 Bhushan 将界面上原子间的势能通过傅里叶展开，分析计算了热解石墨原子和 FFM 探针原子之间的作用力。计算结果表明，界面上原子间作用的最大法向力和最大切向力不处在同一位置。实际上，法向力是由原子尺度的表面形貌决定的接触压力，而切向力即摩擦力，从而验证了形貌峰值与摩擦力峰值在位置上的偏移。进一步观察表明，在微观摩擦实验中，摩擦力

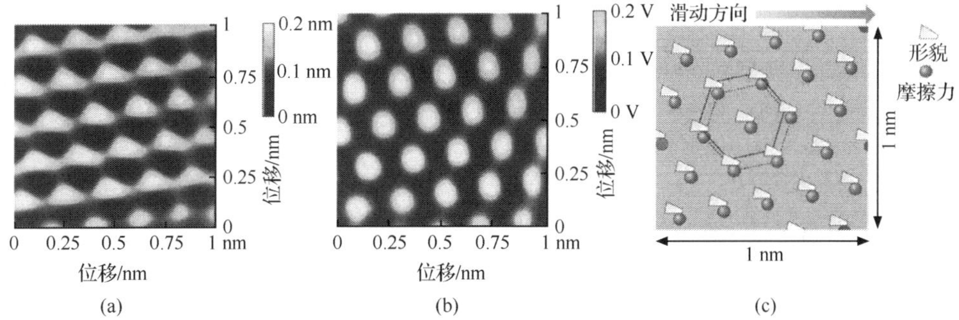

图 7.2 HOPG 微观形貌与微观摩擦的对比[10,11]

(a) 在 1 nm×1 nm 面积内新鲜解理的 HOPG 基片表面形貌变化的灰度图像；(b) 相同面积内摩擦力变化灰度图像；(c) 根据图(a)中表面形貌和图(b)中摩擦力灰度图像重叠在一起绘制，图中三角形和圆形符号分别对应形貌和摩擦力峰值的位置

位置的偏移是由于探针与基体表面结构所形成的切向力的固有变化，而与摩擦过程中的黏滑无关。因此，以往用黏滑现象来解释摩擦力偏移的根据不足。事实上，摩擦力偏移现象与表面形貌密切相关，它受粗糙峰斜率的影响最大，而与粗糙峰高度分布的关系较小。

此外，表面形貌还使得微观尺度的摩擦具有显著的方向性或各向异性特征，即沿不同方向滑动所得到的摩擦力大小不同。如图 7.3 所示，(a)是 HOPG 的摩擦力图像，(b)和(c)分别是沿 A-A′和沿 B-B′方向摩擦力的变化曲线和平均值。显然，沿 A-A′方向的平均摩擦力大于沿 B-B′方向的平均摩擦力。摩擦的各向异性有时在宏观尺度的滑动摩擦中也能够观察到。

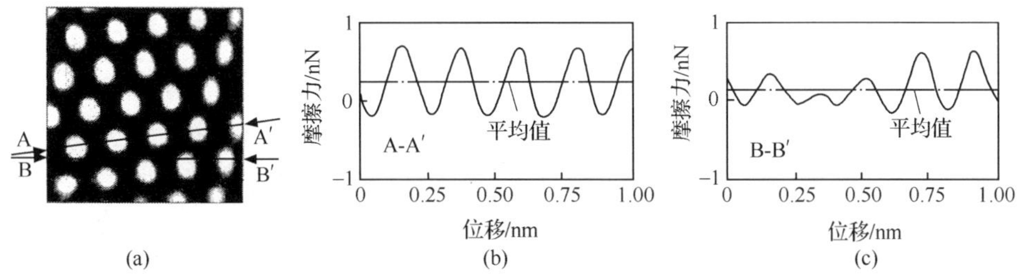

图 7.3 HOPG 微观摩擦的各向异性[9]

(a) HOPG 的摩擦力图像；(b) HOPG 表面沿 A-A′方向摩擦力的变化和平均值；
(c) HOPG 表面沿 B-B′方向摩擦力的变化和平均值

Ruan 等[12]使用 Si_3N_4 探针对 HOPG 的微观摩擦与形貌关系作了进一步研究。图 7.4 给出了表面粗糙峰高度分布和摩擦力分布的对应关系。由图可以看出，HOPG 基片的主要部分是原子尺度的光滑表面，它们的摩擦系数极低。而在表面上存在的若干条状形貌区域内，其摩擦系数骤然增加。透射电镜实验分析表明，条状区域的石墨是由不同方向的石墨面和无定形碳组成。在多相陶瓷材料 Al_2O_3-TiC[70%-30%(质量分数)]中也观察到了类似的摩擦性质[13]，如图 7.5 所示。

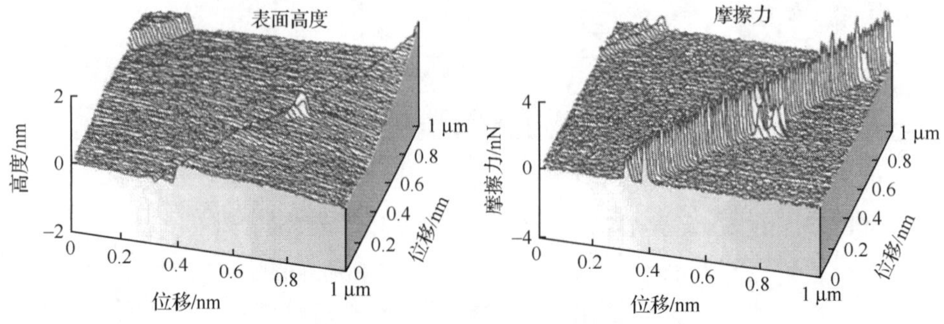

图 7.4　HOPG 微观摩擦与形貌关系[12]

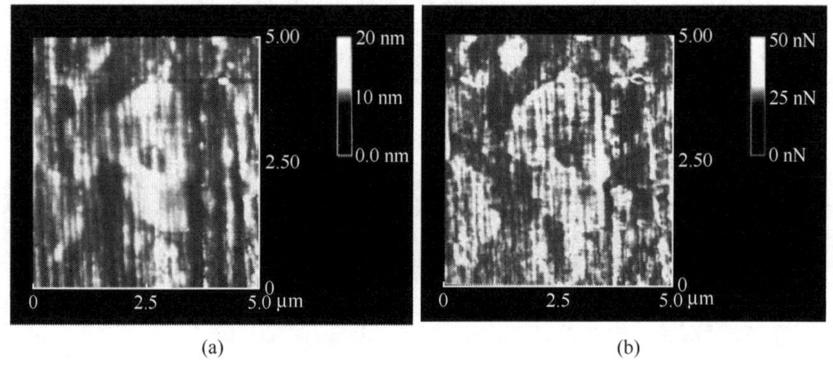

图 7.5　多相陶瓷材料的微观形貌与微观摩擦的对比

(a) Al_2O_3-TiC [70%-30%(质量分数)]表面形貌灰度图，均方根值为 0.80 nm；

(b) 载荷为 138 nN 时摩擦力变化的灰度图，平均值为 7.0 nN，均方根值为 0.90 nN[13]

利用表面形貌与摩擦力的对应关系，可以解释微观摩擦的机理。摩擦的机理主要有三种：黏着、棘轮与犁沟[14]。首先，黏着机理不可能解释摩擦的变化，Ruan 等[11]提出了微观摩擦的"棘轮"模型。如图 7.6 所示，探针滑过基片表面类似于棘爪沿棘轮齿缘的运动，从而得出粗糙峰斜率是决定摩擦系数的关键因素。图 7.6是棘轮模型对探针沿粗糙峰表面滑动时作用力的分析。其中，W 为法向载荷，F 为摩擦力，而 N 和 S 分别为粗糙峰表面的法向和切向力，θ 为斜角。

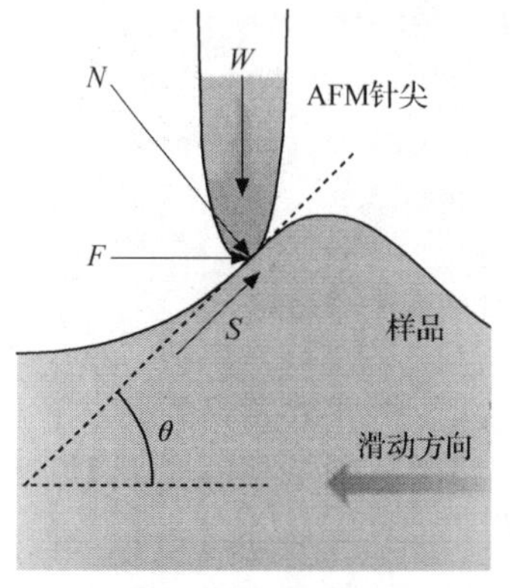

图 7.6　棘轮模型[11]

当探针沿斜面上升时，根据力平衡关系求得

$$N = W\cos\theta + F\sin\theta \tag{7.6}$$

$$S = F\cos\theta - W\sin\theta \tag{7.7}$$

已知真实摩擦系数 $\mu_0 = S/N$，则测量的摩擦系数 μ_1 为

$$\mu_1 = \frac{F}{W} = \frac{\mu_0 + \tan\theta}{1 - \mu_0\tan\theta} \tag{7.8}$$

当 $\mu_0\tan\theta \ll 1$ 时，式(7.8)改写为

$$\mu_1 = \mu_0 + \tan\theta \tag{7.9}$$

同理，当探针沿斜面下滑时，θ 为负值，摩擦系数 μ_2 为

$$\mu_2 = \mu_0 + \tan\theta = \mu_0 - |\tan\theta| \tag{7.10}$$

对于对称形状的粗糙峰，用 FFM 测得的平均摩擦系数 μ 为

$$\mu = \frac{1}{2}(\mu_1 + \mu_2) = \mu_0(1 + \tan^2\theta) \tag{7.11}$$

由此可知，粗糙峰使微观摩擦系数增加，增加量与 $\tan^2\theta$ 成正比，所以微观摩擦系数与粗糙峰斜率密切相关。

最后，考虑针尖在任意方向滑动的犁沟作用：

$$\mu_p \sim \tan\theta \tag{7.12}$$

由于在 FFM 实验中几乎没有观察到表面形貌的变化，所以犁沟作用对摩擦力的贡献很小，而棘轮机理在摩擦力的变化中占据着主导作用。当探针沿斜面上升时，表面斜率为正值；当探针沿斜面下滑时，表面斜率为负值。然而，当探针突然沿斜面上升时，探针与样品表面会发生碰撞，进而造成悬臂梁的扭转；当探针突然沿斜面下滑时，探针与样品表面不会发生这种碰撞效应。因此，当探针在样品表面往复扫描时，这种碰撞效应对摩擦力的变化也有所贡献。棘轮效应和碰撞效应可以半定量地解释图 7.4 中摩擦力图与表面形貌图的对应关系[15]。

在摩擦实验中，研究摩擦的往复运动对理解摩擦力的起源有很大帮助。材料本身效应引起的摩擦力变化与扫描方向无关，而表面形貌引起的摩擦力变化在往与返的扫描过程中不同。摩擦力信号由于扫描方向的反转而发生改变，在往复扫描中测得的摩擦力数据消除了材料本身引起的效应，但表面形貌引起的摩擦力变化仍然存在，如图 7.7 所示。由于在往与返的摩擦实验中信号的反转，形貌导致的摩擦力变化仍在同一方向上。然而，在给定的位置上，往与返过程中的摩擦力峰值是不同的。当针尖向上扫描尖的位置时，摩擦力增大；当针尖向下扫描同一位置时，摩擦力会减小；摩擦力的增大比摩擦力的减小要大得多。这可能是由于前面讲到的碰撞效应引起的[16]。工程材料表面粗糙峰的不对称也会造成摩擦力在两个方向上的不一致。针尖形状的不对称也会造成这种摩擦力的方向性效应。

由表面粗糙峰导致摩擦力的方向性效应在宏观摩擦力实验中已得到证实，在不同滑动方向上有不同的摩擦系数，接触峰的不对称会导致这种效应的增强。在

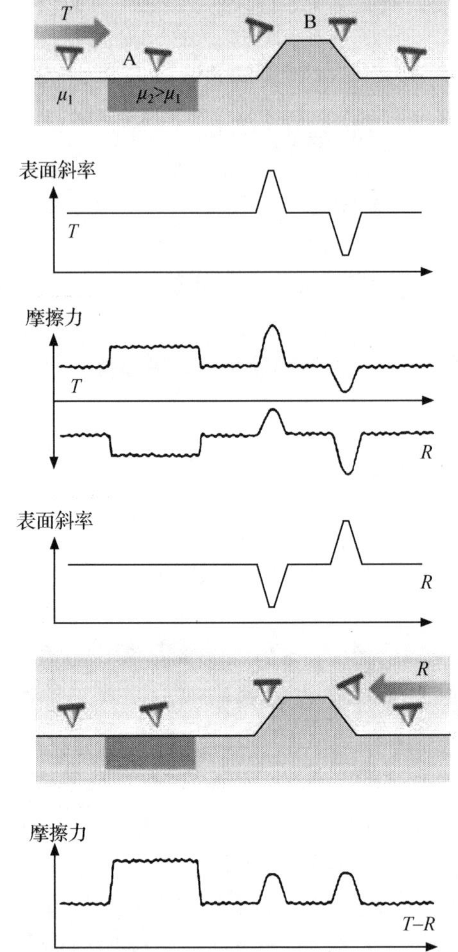

图 7.7　当针尖在具有不同粗糙峰的表面上往复滑动时，摩擦力和表面斜率变化的示意图[16]

颗粒具有优先方向的材料上也存在这种摩擦力的方向性效应。例如，在磁盘的宏观实验中观察到了这种方向性效应，如图 7.8 所示。其中，12.7 mm 宽的聚合物

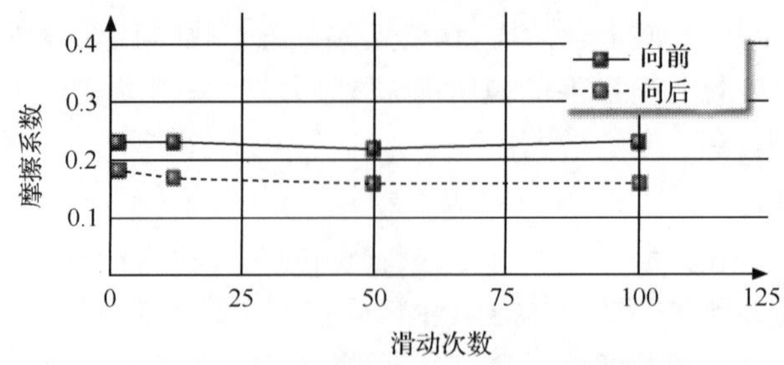

图 7.8　摩擦系数在不同滑动方向的变化情况[17]

磁带在铝鼓表面进行往复运动，载荷为0.5 N，滑动速度为60 mm/s[17]。在宏观实验中，这种表面粗糙峰效应通常是大量的接触峰结果的平均值。

7.4 微观摩擦的影响因素

7.4.1 气体吸附的影响

金属表面在气体介质中干摩擦时，由于表面自由能作用而形成气体单分子吸附膜，进而影响摩擦系数。图7.9是Wheeler[18]得出的铁、铜、钢等相同金属组成的摩擦副在干摩擦条件下，吸附氧或氯单分子膜的表面覆盖率与最小静摩擦系数的关系。

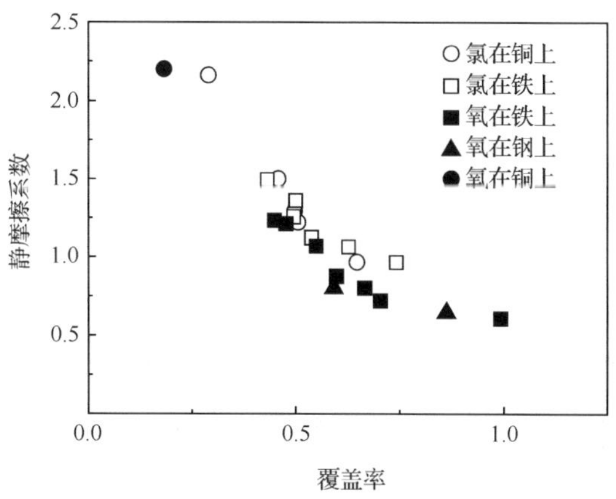

图7.9 静摩擦系数与覆盖率[18]

由图可知，随着气体覆盖率增加，摩擦系数降低。这表明气体吸附膜能减少表面的黏着效应，因而摩擦主要出现在未吸附的表面。此外，各种金属对氧、氯的吸附能力不同，铜吸附氧的能力较低。当覆盖率大于0.6时，两个表面均发生吸附。

气体单分子膜对于金属与绝缘材料摩擦的影响更为显著。如图7.10所示，Pepper[19]利用不同金属与蓝宝石在氯、氧气氛中的干摩擦实验表明，表面吸附氯将降低静摩擦系数，而吸附氧时，几种金属的静摩擦系数都增加，这是由于氧在表面生成氧化物的缘故。并且生成金属氧化物越容易，静摩擦系数越大。图7.10中横坐标为生成金属氧化物时氧原子自由能减少量$-\Delta G_0$。

Pepper[20]在动摩擦实验中也得出类似的结果。在镍、铜金属与金刚石相互摩擦的实验中，如果从金刚石表面去除氢，则动摩擦系数增加。气体介质对摩擦的影响实际上是通过气体对摩擦界面层的作用，改变界面层的剪切强度。Pepper根据实验提出，由于未观察到摩擦中表面发生材料转移现象，所以可认为，滑动摩擦的

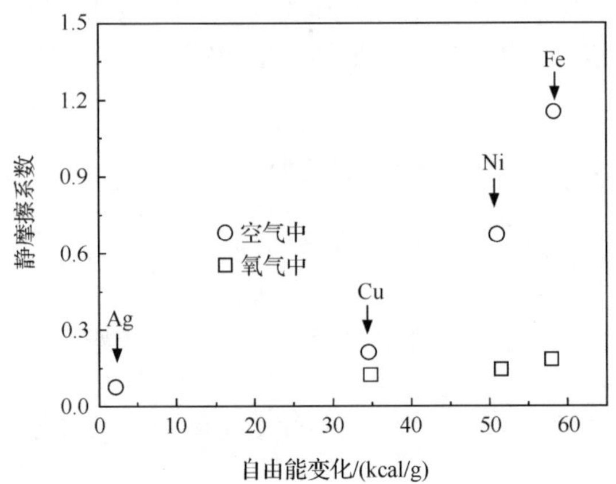

图 7.10 静摩擦系数与氧化自由能[19]

剪切发生在界面上。如果滑动剪切发生在摩擦副某一个材料内部,那么与材料剪切强度有关的静摩擦系数就不会因气体介质的存在而发生变化。

7.4.2 犁沟效应

相对于固体表面黏着接触问题而言,滑动摩擦机理要复杂得多,因而人们提出了多种多样的摩擦模型。其中,最普遍采用的是 Bowdon 等[4]建立的黏着摩擦模型。他们认为滑动摩擦阻力来源于黏着效应和犁沟效应。微观摩擦是在极轻载荷下分子光滑表面之间的摩擦。在这种条件下,黏着摩擦模型存在一些新的有待进一步研究的问题。例如,在分子光滑表面滑动中,犁沟效应的作用和材料转移行为;零载荷或者负载荷下的摩擦机理;黏着力为零时界面摩擦的起因等。

根据 Bowdon 和 Tabor 提出的摩擦模型,一个硬粗糙峰在软表面滑动的摩擦阻力包含推动粗糙峰前方材料和分离黏着接触面积上的力。在考察犁沟效应时,通常是在排除黏着力的条件下测定摩擦系数 μ_p,并以 μ_p 表示犁沟效应的强弱。分析表明,球形粗糙峰犁沟产生的摩擦系数取决于球半径和压入深度,而锥形粗糙峰的犁沟摩擦系数只与锥顶角有关。当半径为 0.5 μm 的刚性球形粗糙峰压入深度为 0.4 μm 时,$\mu_p \approx 0.5$;锥角为 60°的圆锥粗糙峰滑动,则 $\mu_p \approx 1.1$。

Guo 等[21]采用锥角 60°的圆锥探针在氯化钠(NaCl)基片上滑动,压入深度约为 0.75 μm 时,测得 $\mu_p = 0.70 \sim 0.85$。实验是在可控气氛下进行的,μ_p 数值介于 0.5 和 1.1 之间,这可能是因为所采用的锥探针尖端圆弧半径为 0.5 μm,兼有球形和锥形探针的作用。实验中,他们还观察到犁沟力随时间的波动变化,对应于探针前方材料波动式的塑性变形。此现象在 Briscoe 等[22]对 PTFE 的犁沟实验中也曾经观察到,它是韧性材料犁沟过程的重要特征,也是引起滑动摩擦不稳定和黏滑现象的原因之一。

陶瓷等硬材料容易脆性断裂。这类材料的犁沟实验表明，当载荷低或者变形区域小时，陶瓷不发生断裂。而当载荷高或者变形区域大时，断裂将发生在摩擦副中一个表面的内部。Guo 等[21]采用金刚石圆锥探针与硬的类金刚石碳膜涂层基片进行犁沟实验得出，当载荷低于 1 mN 时，涂层变形主要为塑性。当在高载荷下滑动时，观察到表面断续地出现微小的断裂区，而且每一次断裂出现都伴随着摩擦力的突然下降。

考虑了真实摩擦的表观摩擦系数，Subhash 等[23]针对锥形针尖提出了一种理论分析方法。对于不同锥角的针尖，表观摩擦系数比真实摩擦系数大。他们通过有限元分析的方法进一步验证了这一结果。理论分析方法的结果表明，相比于黏着摩擦，犁沟摩擦占据主导作用。

对于塑性材料，表观摩擦的犁沟摩擦系数可用如下公式来表达：

$$\mu_p = \left(\frac{2}{\pi}\right)\cot\theta \tag{7.13}$$

该公式仅在弹性变形非常小的条件下适用[24]。相应地，对于弹性材料，Felder 等[25]利用有限元分析的方法表明表观摩擦系数随着真实摩擦系数的增大而增大。这与 Liang 等[26]的结果类似，软材料的表观摩擦随压入深度呈线性变化，硬材料的表观摩擦与压入深度呈非线性变化。这些结果表明硬材料的表观摩擦仅与针尖的形状有关，此时犁沟摩擦起主导作用。对于软材料，黏着摩擦导致了表观摩擦与犁沟摩擦的不同[27]。

综上所述，在犁沟过程中，不同材料的力学行为不同，韧性材料产生波动式的塑性变形，而脆性材料则断续地出现微观断裂，其结果都导致犁沟力变化。

7.4.3 材料特性的影响

由于接触模式的不同，微观摩擦与宏观摩擦表现出不同的摩擦机制[3,28]。在宏观条件下，由于接触面积较大，摩擦副通常为多点接触，较小的载荷也会使接触点发生塑性变形，摩擦机制主要表现为犁沟摩擦。在微观条件下，由于接触面积较小，摩擦副的接触通常可看做单点接触，轻载下接触区仅发生弹性变形，表面和尺寸效应使得界面摩擦占主导地位。随着载荷的增加，接触区逐渐从以弹性变形为主转变为以塑性变形为主，摩擦机制也逐渐从界面摩擦转变为犁沟摩擦。

犁沟摩擦与界面摩擦这两种机制表现出各自不同的特点[14]。谢祖飞等[29]通过对 GCr15、304 不锈钢、超弹和形状记忆 NiTi 合金等材料的对比实验研究了界面摩擦与犁沟摩擦相互间的转变过程。表 7.2 给出了几种材料的纳米机械性能，如压痕硬度和弹性模量。

表 7.2　四种样品的纳米压痕硬度及弹性模量

样品	硬度 H/GPa	弹性模量 E/GPa
GCr15	10.0±0.2	223.9±4.6
304 不锈钢	3.6±0.1	203.4±9.1
SE NiTi	3.7±0.1	51.6±1.2
SME NiTi	2.3±0.1	40.9±0.5

图 7.11 示出了四种样品在低载下的单次划痕损伤形貌图。当载荷低于 80 μN 时，四种样品表面均无明显的划痕损伤。当载荷为 120 μN 时，304 不锈钢和 SME NiTi 表面出现了轻微的划痕损伤，当载荷高于 160 μN 时，304 不锈钢和 SME NiTi 表面已经出现了明显的划痕损伤，这与两种材料具有较小的硬度有关。又由于二者的弹性模量与硬度比值(E/H)不同，E/H 值较大的 304 不锈钢表面的划痕两侧出现材料堆积(pile-up)，而 E/H 值较小的 SME NiTi 的划痕两侧出现凹陷(sink-in)[30]。由于 GCr15 具有较高的硬度，因此其在试验的载荷范围内没有观察到划痕损伤。尽管 SE NiTi 合金具有较小的硬度，但其具有超弹特性，因此其在载荷范围内也没有观察到划痕损伤。由此可知，低载下硬度对材料的损伤影响较大，而且不同的 E/H 值产生的损伤形式不同。

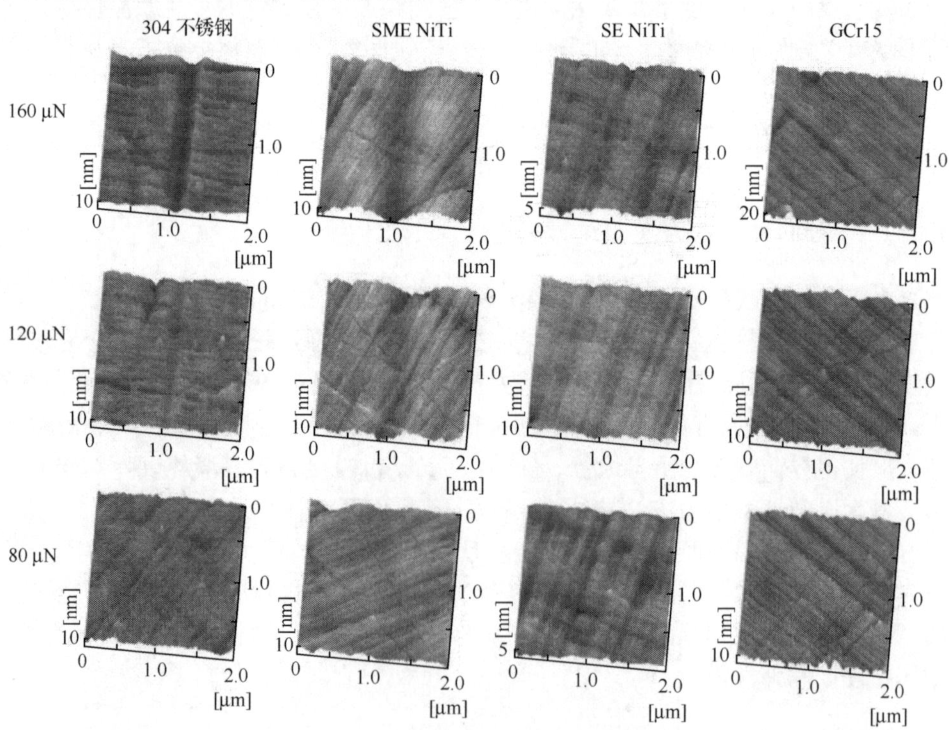

图 7.11　低载下四种材料的划痕形貌图[29]

根据 Bowdon 等[4]的摩擦理论,两表面间的摩擦阻力 F_t可分为界面摩擦力 F_c 和犁沟摩擦力 F_p。从图 7.11 中可以看出,在低载下的划痕实验中,四种材料表面均无磨损发生,可据此假设测得的摩擦力 F_t基本为界面摩擦力 F_c。在此基础上,通过赫兹接触理论计算得到该载荷下的接触面积 A_c,进而求得剪切模量。通常认为该剪切模量与载荷无关[14],而只与材料特性相关。为此,可利用该剪切模量计算得到不同载荷下的界面摩擦力,并进一步求得对应载荷下的犁沟摩擦力。图 7.12 分别示出了不同载荷下界面摩擦力、犁沟摩擦力的计算值与总摩擦力的测量值。可见,在较小载荷下界面摩擦力大于犁沟摩擦力,此时界面摩擦力占主导地位。随着载荷的增加,界面摩擦力与犁沟摩擦力均有所增加,而犁沟摩擦力增加的速度要大于界面摩擦,摩擦力以界面摩擦为主逐渐过渡为以犁沟摩擦为主。其中硬度最大的 GCr15 过渡最慢,当载荷约为 150 μN 时,犁沟摩擦力大于界面摩擦力,具有最高 E/H 值的 304 不锈钢过渡最快,当载荷约为 100 μN 时,犁沟摩擦力已超过界面摩擦力,这主要是由于随着材料 E/H 值的增大,犁沟效应对摩擦的贡

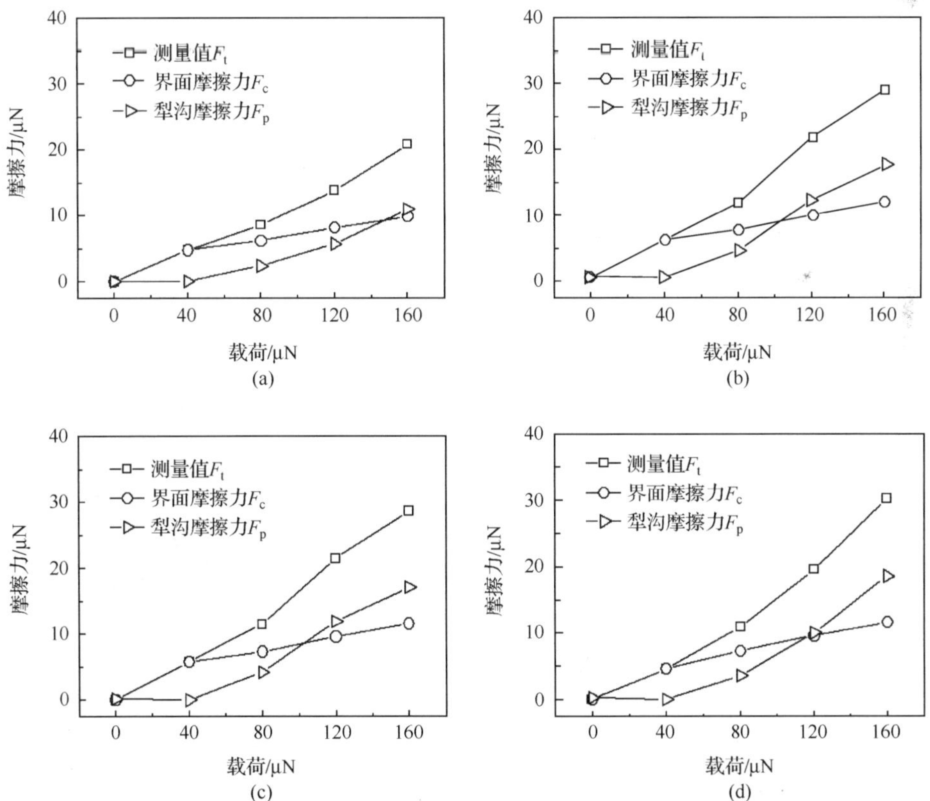

图 7.12 在不同材料表面低载荷下界面摩擦力、犁沟摩擦力的计算值与总摩擦力的测量值[29]

(a) GCr15;(b) 304 不锈钢;(c) SE NiTi;(d) SME NiTi

献逐渐增大，两种 NiTi 合金材料过渡速度相似。因此可知，随着载荷的增大，摩擦机制会经历一个由界面摩擦机制为主向犁沟摩擦机制为主的过渡过程，而过渡时所对应载荷的大小与材料的硬度与 E/H 值等固有性质有关。

图 7.13 所示为高载下四种材料划痕形貌的 SEM 照片。当载荷高于 20 mN 时，四种材料表面均出现明显的划痕损伤，主要是由于高载下摩擦机制以犁沟摩擦为主，材料表面会出现明显的塑性变形。其中，当载荷为 20 mN 时，四种材料的表面均为轻微的划痕损伤，损伤形貌相似；随着载荷的增大，具有较高弹性模量的 GCr15 和 304 不锈钢表面出现了白色块状磨屑堆积，硬度较小的 304 不锈钢磨屑更加明显，而两种硬度和弹性模量相近的 NiTi 合金划痕形貌相似。

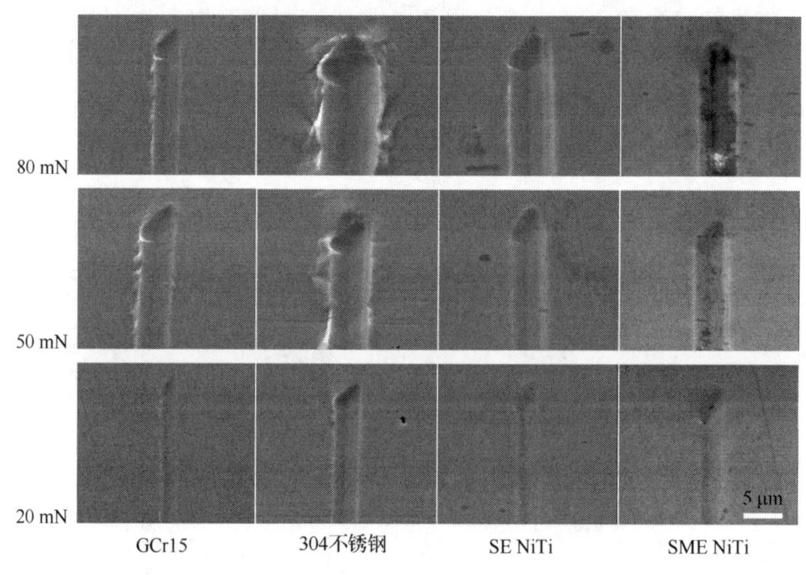

图 7.13　高载下四种材料划痕形貌的 SEM 照片[29]

高载下界面摩擦力和犁沟摩擦力的计算结果如图 7.14 所示。随着载荷的增大，两种摩擦力均增大。当载荷大于 1 mN 时，犁沟摩擦力已经大于界面摩擦力。当载荷达到 80 mN 时，四种材料犁沟摩擦力占总摩擦力的比例甚至超过 90%，此时摩擦机制完全由犁沟摩擦占主导。其中，硬度最大的 GCr15 划痕最浅，犁沟摩擦力和总摩擦力均最小；304 不锈钢尽管具有较高的硬度，但其犁沟摩擦力和总摩擦力均比两种 NiTi 合金高，其原因可能与其具有最高的 E/H 值有关。

综上所述，材料的硬度和弹性模量对其摩擦机制的转变有显著影响。硬度越高，材料越难发生犁沟损伤，摩擦机制从界面摩擦转变到犁沟摩擦对应的载荷越高。另外，材料的 E/H 值越大，摩擦过程中的犁沟效应越显著，犁沟摩擦力占总摩擦力的比例越大。

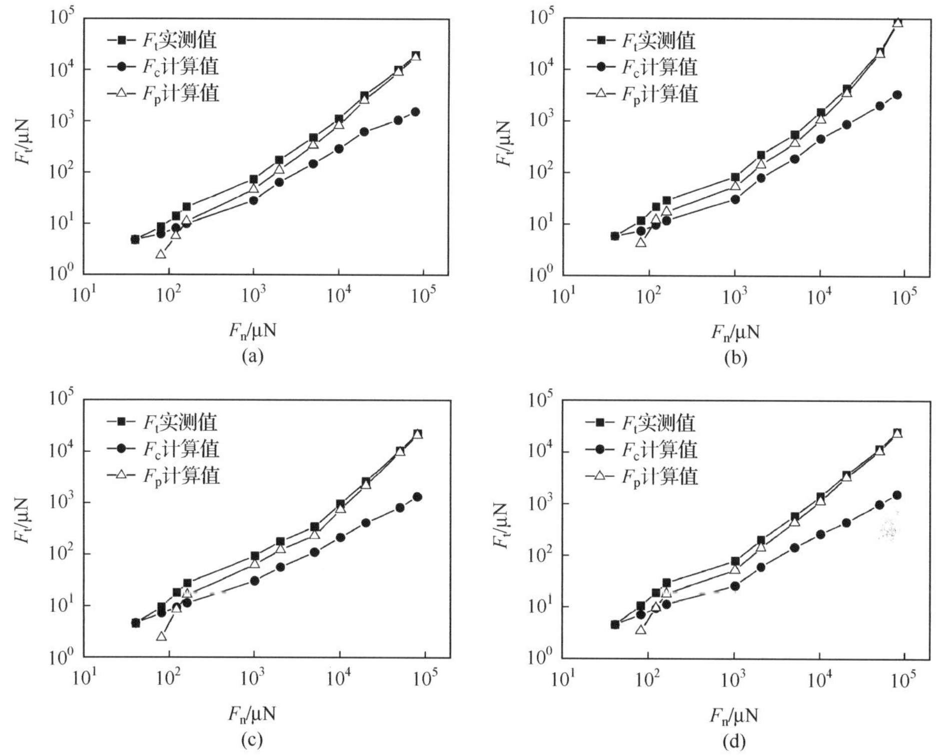

图 7.14　在不同材料表面高载荷下界面摩擦力、犁沟摩擦力的计算值与总摩擦力的测量值[29]
(a) GCr15；(b) 304 不锈钢；(c) SE NiTi；(d) SME NiTi

7.4.4 黏着效应

黏着功 W 或表面张力 $\gamma(W=2\gamma)$ 通常定义为两个表面在接触过程中释放的能量或是将两表面分开所需的能量。在实际的接触过程中会发生不可逆的力学和化学变化，从而导致分开两个表面所需的能量比接触过程中释放的能量要大[31]，两表面从接触状态分开所需的能量在接触过程中并不能全部恢复。这样，黏着滞后可表示为

$$\Delta W = W_R - W_A > 0 \tag{7.14}$$

式中，W_R和 W_A分别为两固体表面在分开和接触过程中的黏着功[32]。

图 7.15 反映了两个表面黏着滞后的一个表面力仪实验结果。实验在制备有溴化十六烷基三甲铵(CTAB)单分子膜的云母表面完成。通过测量在加载、卸载过程中两表面的接触半径随载荷的变化关系，并用 JKR 接触理论对实验曲线进行拟合，从而得到在接触和分开过程中的表面张力。实验结果表明，表面在接触过程

中的表面张力为 20 mJ/m^2,远小于分开过程中的表面张力 50 mJ/m^2,表现出明显的黏着滞后现象。

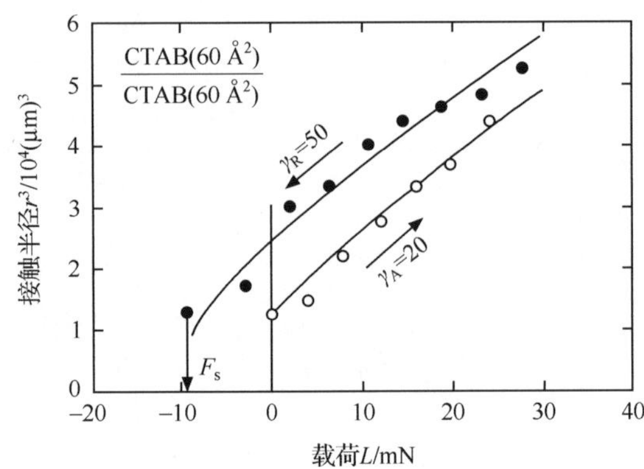

图 7.15 云母表面溴化十六烷基三甲铵单分子膜间接触半径在加载、卸载过程中随载荷的变化曲线[33]

通过考虑如图 7.16 所示的球形分子在表面的滑动过程,可定量研究黏着滞后在界面摩擦中的影响。在载荷 L 作用下,球形分子受切向力 F 在表面移动。当分子横向移动微量为 Δd 时,其纵向移动微量为 ΔD。当球形分子与下表面分子碰撞时,部分能量被下表面分子吸收,而其余能量"反射"回被碰撞分子。当两个表面间的距离增大 ΔD,横向位移为 Δd,外界通过摩擦力输入系统的能量为 $F\Delta d$。该能量等于将两表面分开 ΔD 时表面能的变化。由于 $\gamma \propto D^{-2}$,表面能的变化可估算为

$$2\gamma A[1-D_0^2/(D_0+\Delta D)^2] \approx 4\gamma A(\Delta D/D_0) \tag{7.15}$$

式中,D_0为平衡态界面间距。在稳态滑动过程中,部分能量会在分子的冲击碰撞中反射回来。若耗散的能量为系统输入能量的一部分,即 $\varepsilon F\Delta d$,则有

$$S_c = \frac{F}{A} = \frac{4\gamma\varepsilon\Delta D}{D_0\Delta d} \tag{7.16}$$

式(7.16)似乎反映了摩擦与黏着之间的定量关系,但实情并非如此。进一步的分析表明,由于能量耗散系数 ε 的存在,摩擦实际上和黏着滞后有密切关系。假定 $\Delta\gamma=(\gamma_R-\gamma_A)$ 反映单位面积的黏着能滞后,当两个表面相互滑动一个特征分子长度 σ 时,假定摩擦能量的耗散与黏着能量的耗散具有相同的机理,由于摩擦耗散能($F\sigma$)等于黏着耗散能($A\Delta\gamma$),可得

$$F = \frac{A\Delta\gamma}{\sigma} = \frac{\pi r^2}{\sigma}(\gamma_R-\gamma_A) \tag{7.17}$$

$$S_c = \frac{F}{A} = \frac{\gamma_R-\gamma_A}{\sigma} \tag{7.18}$$

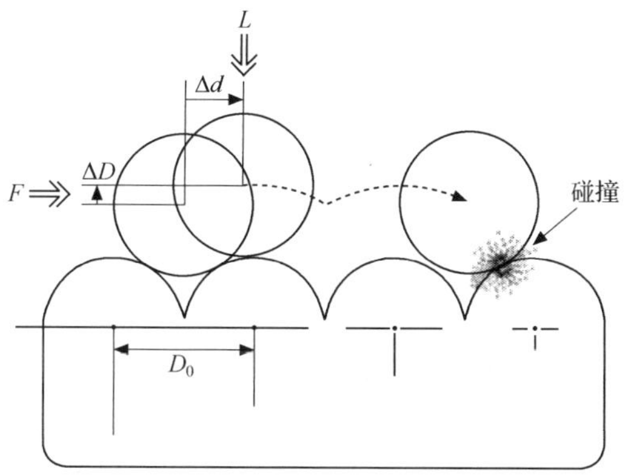

图 7.16 球形分子在表面的滑动过程[34]

该公式建立了摩擦和黏着滞后之间的定量关系。另外，由于 $\sigma = D_0 \Delta d / 4\Delta D$，可得[35]

$$\varepsilon = \frac{\Delta \gamma}{\gamma} \tag{7.19}$$

实验研究表明，同一摩擦系统在不同的环境气氛条件下表现出不同的黏着滞后。如图 7.17 所示，云母表面的单分子膜在惰性气体中表现出强烈的黏着滞后；

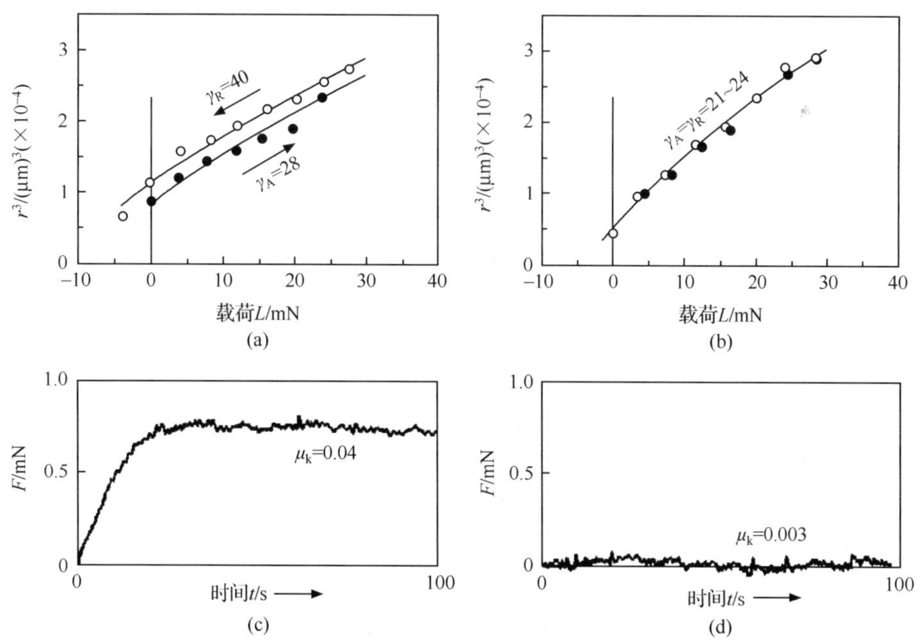

图 7.17 云母表面单分子层黏着滞后和摩擦之间的关系[34]

图(a)和图(b)分别为惰性气体和癸烷蒸气中的接触半径随外加载荷的变化情况；图(c)和图(d)分别对应为图(a)和图(b)的摩擦力

而在癸烷蒸气中的黏着滞后现象不明显。进一步研究表明,黏着功的绝对值与摩擦力之间没有直接联系。在某些情况下,同一摩擦系统在不同条件下高的黏着功反而对应着低的摩擦力。通过对亲水硅表面黏着力和摩擦力随环境湿度变化的研究,Qian 等[36]发现尽管摩擦力和黏着力随湿度的增加均表现出先增大后减小的趋势,但摩擦力达到峰值的湿度明显低于黏着力达到峰值的湿度(图 7.18),这是因为摩擦力比黏着力对湿度更敏感。黏着力的变化需在接触区周围形成一个水的弯月面,而接触区的少量水分子就会对摩擦力产生影响。原子力显微镜氮化硅探针在样品表面摩擦扫描时,摩擦化学的作用可能使探针被修饰,从而影响界面的黏着力,而界面黏着力的变化又会反过来影响界面的摩擦力,因此摩擦和黏着是两个相互影响、紧密联系的有机过程。

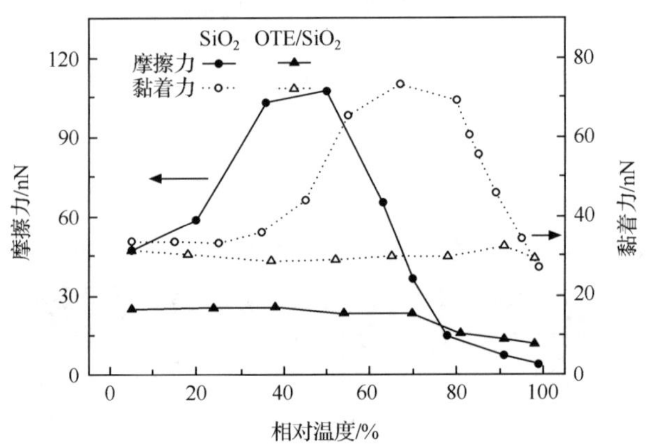

图 7.18 氮化硅探针与亲水二氧化硅样品摩擦力和黏着力随相对湿度的变化曲线[36]

7.4.5 载荷的影响

两个往复运动表面之间的摩擦力 F_1 与比表观接触面积要小很多的真实接触面积 A 相关,其比例系数即为剪切应力 τ[35]:

$$F_1 = \tau A \tag{7.20}$$

对于塑性变形,当压力 p 达到某一屈服值 p^* 时,接触峰开始被压缩。此时,接触面积可表示为 $A = F_N/p^*$,而根据 Amontons 定律有 $F_1 = \mu F_N$,从而可得摩擦系数的表达式为 $\mu = \tau/p^*$。它可以延伸到多峰接触,最终可得 Amontons 定律。这种简单的分析可以解释大多数摩擦过程与材料的塑性变形有关。

对于半径为 R 的球形针尖与一平面样品的接触,弹性变形时的接触半径为

$$A(F_N) = \pi\left(\frac{R}{K}F_N\right)^{2/3} \tag{7.21}$$

式中,$K = \frac{4}{3}\left(\frac{1-\nu_1^2}{E_1} + \frac{1-\nu_2^2}{E_2}\right)^{-1}$,$E_1$、$E_2$ 和 ν_1、ν_2 分别为针尖与样品的弹性模量和

泊松比。

当考虑黏着效应时，真实接触面积与载荷的关系有所不同。若这些黏着力的作用范围比弹性变形小，式(7.21)可延伸为 Johnson-Kendall-Roberts (JKR) 公式：

$$A_{\mathrm{JKR}} = \pi\left(\frac{R}{K}\right)^{2/3}\left[F_{\mathrm{N}} + 3\pi R w + \sqrt{6\pi R w F_{\mathrm{N}} + (3\pi w R)^2}\right]^{2/3} \tag{7.22}$$

式中，w 为黏着能(或黏着功)。上式表明，当载荷为零时，其真实接触半径为一有限值，而仅当针尖被某作用力将其拉开时，针尖才会与样品分离。相反，若这些黏着力的作用范围比弹性变形大，真实接触面积与载荷的关系可由如下关系式表达：

$$A(F_{\mathrm{N}}) = \pi\left[\frac{R}{K}(F_{\mathrm{N}} - F_{\mathrm{off}})\right]^{2/3} \tag{7.23}$$

式中，F_{off}为将针尖与样品从接触分开的负向载荷。该 Hertz-plus-offset 公式是由 Derjaguin-Muller-Toporov (DMT)模型推断得到。为了描述 JKR 和 DMT 模型之间的接触情况，Tabor 引入了一个无量纲参数：

$$\phi = \left(\frac{16R\gamma^2}{9K^2 z_0^3}\right)^{1/3} \tag{7.24}$$

当 $\phi>5$ 时，采用 JKR 模型模拟比较合适；而当 ϕ 较小(<0.1)时，采用 DMT 模型更合适；当 ϕ 值处于中间区域时，采用 Maugis-Dugdale(MD)模型可以很好地解释这些实验现象。

FFM 实验代表了在样品表面上的单峰滑动接触实验。前面的讨论表明摩擦力与外加载荷存在一个非线性的关系。Schwarz 等[37]发现氩气环境中的非晶碳表面的摩擦力与载荷用 Hertz-plus-offset 公式可以很好地描述，如图 7.19 所示。

为了更好地比较它们之间的摩擦学性能，Schwarz 引入了有效摩擦系数 $\tilde{\mu}$ 的概念：

$$F_{\mathrm{l}} = \tilde{\mu} R^{2/3} F_{\mathrm{N}}^{2/3} \tag{7.25}$$

若用传统的摩擦系数的定义，在图 7.19(a)和图 7.19(b)中，在载荷为 10 nN 时，摩擦力分别为 5 nN 和 15 nN，则传统的摩擦系数相差 3 倍。当使用有效摩擦系数 $\tilde{\mu}$ 的概念时，图 7.19(a)中有效摩擦系数 $\tilde{\mu}$ 的计算结果(0.158±0.22) $\mathrm{nN^{1/3}\ nm^{-2/3}}$ 和图 7.19(b)的计算结果(0.17±0.07) $\mathrm{nN^{1/3}\ nm^{-2/3}}$ 相当接近。这让宏观下的 Amontons 定律有了新的延伸，表明摩擦系数也受针尖曲率半径的影响。这些结果在金刚石表面、C_{60}表面、HOPG 表面的摩擦力实验中同样适用。

Meyer 等[38]在离子晶体表面、Carpick 等[39]在云母表面、Polaczyk 等[40]在金属表面发现摩擦力的结果可以很好地用 JKR 理论描述。这些实验均在超高真空条件下完成。Carpick 等[39]将 JKR 公式延伸到非球形针尖的情况。当针尖轮廓为 $z \propto r^{2n}(n>1)$ 时，理论分析发现，n 值越大，摩擦力随载荷变化越小，如图 7.20 所示。

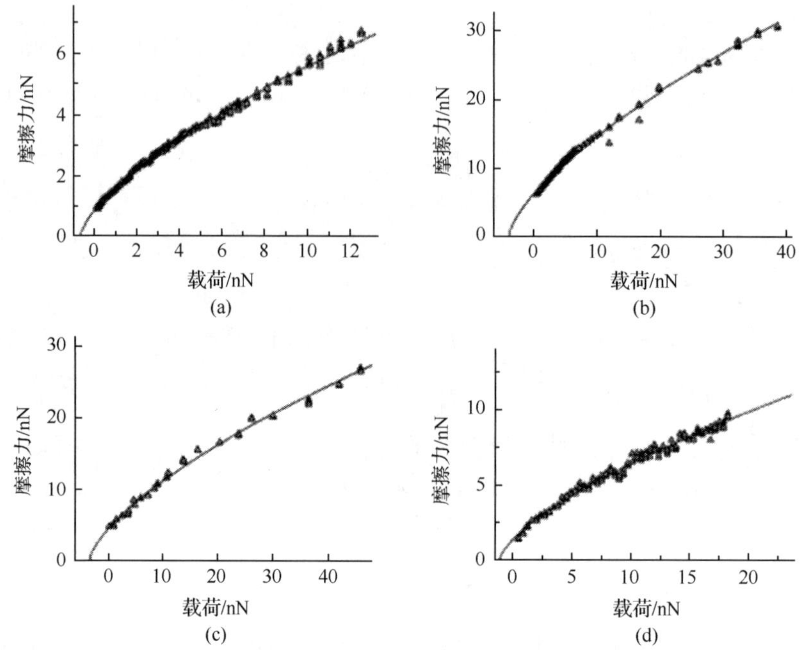

图 7.19 氩气环境中非晶碳表面的摩擦力与载荷的关系随针尖半径的变化[37]

(a) 针尖半径 R 为(17±5)nm；(b) 针尖半径 R 为(58±7)nm；

(c) 针尖半径 R 为(58±7)nm；(d) 针尖半径 R 为(7±2)nm

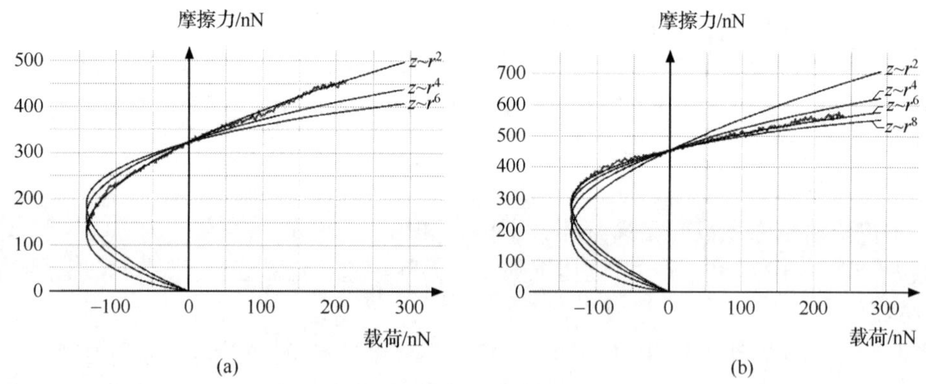

图 7.20 不同针尖形状的摩擦力随载荷变化的实验[39]

(a) 球形针尖；(b) 钝针尖

图中的实线是由 JKR 理论得到

7.4.6 速度的影响

自 Mate 等[41]最早开展纳米尺度下滑动速度对摩擦力的影响以来，越来越多的科学家发现，当硅探针在云母[42]、NaCl[43]以及自组装分子膜[44,45]表面滑动时，摩擦力与速度的对数成正比(图 7.21)。

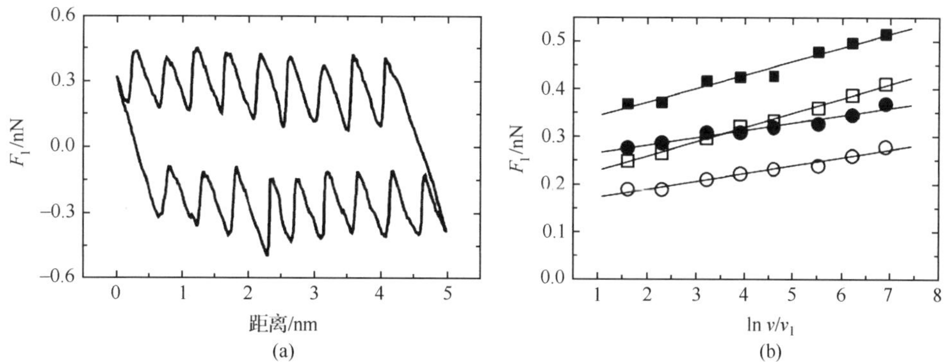

图 7.21 NaCl 表面的摩擦力与滑动速度的关系[43]

(a) 摩擦力-位移图；(b) 摩擦力与速度的关系曲线

这种原子级黏滑摩擦的摩擦力与滑动速度的关系可表示为

$$F_l = F^* + c\ln(v/v_c) \tag{7.26}$$

式中，F_l为摩擦力；F^* 为振子临界跳跃时的摩擦力；c 为比例系数(与温度 T 有关)；v 为滑动速度；v_c为系统临界滑动速度。

受界面黏着的影响，粗糙峰表面液桥的形成随速度而变化，表面黏着摩擦力也会随之而改变，它与滑动速度的关系可表示为[46]

$$F_{adh} = \phi_{adh}\left[W - \phi_m R_t \ln\left(\frac{V}{V_a}\right)\right]\left[\alpha\tau_a + (1-\alpha)\frac{\eta_l V}{h}\right] \tag{7.27}$$

式中，对于弹性接触，$\phi_{adh} = \dfrac{3.2R_p^{1/2}}{E^*\sigma_p^{1/2}}$($R_p$ 为接触峰半径，E^* 为两接触表面的等效杨氏模量，σ_p 为粗糙峰的标准差)；对于塑性接触，$\phi_{adh} = \dfrac{1}{H}$($H$ 为较软样品的硬度)；$\phi_m = \dfrac{2\pi\gamma[\cos(\theta_1)+\cos(\theta_2)]}{\lambda A\rho\ln(p_s/p)}$($\rho$ 为液体的密度，p/p_s为相对湿度，γ 为液体薄膜的表面张力，θ_1 和 θ_2 分别为样品与针尖的接触角，A 为水桥截面面积)。R_t为接触针尖半径；v 为滑动速度；v_a为与液体薄膜的冷凝时间有关的系统临界滑动速度；α 为干接触系数($0\leqslant\alpha\leqslant1$)；$\tau_a$ 为干接触的平均剪切强度；η_l 和 h 分别为液体薄膜的黏度和厚度。

除了受原子级黏滑摩擦和界面黏着摩擦的影响，表层变形对摩擦力的影响也将随速度的改变而改变，这种关系可表示为

$$F_{def} = \mu_{def} W \tag{7.28}$$

式中，μ_{def} 为变形相关的摩擦系数，$\mu_{\text{def}}=\dfrac{\pi N_0}{\dot{Z}}\phi_{\text{def}}kV^{7/3}$，$N_0$ 为接触区域的粗糙峰总数，$\dot{Z}$ 为磨损深度变化速率，塑性变形时，$\dot{Z}=\dfrac{kF_{\text{N}}V}{\pi a^2 H}$（$k$ 为与接触材料相关的无量纲磨损系数，F_{N} 为外加载荷，V 为滑动速度，a 为接触半径，H 为样品材料硬度），$\phi_{\text{def}}=\dfrac{1}{8R}\left(\dfrac{\varepsilon m}{2\pi H}\right)^{2/3}$（$R$ 为粗糙峰半径，m 为针尖的等效质量，ε 为由相对滑动运动导致变形的动能系数），而弹性变形时，$\dot{Z}=\dfrac{kF_{\text{N}}V}{\pi a^2 E^*(\sigma_{\text{p}}/R_{\text{p}})^{1/2}}$，$\phi_{\text{def}}=\dfrac{1}{8R}\left[\dfrac{\varepsilon m}{2E^*\pi(\sigma_{\text{p}}/R_{\text{p}})}\right]^{2/3}$。

当把这三种作用的摩擦力叠加起来，可得到总的摩擦力随速度变化的公式：

$$F=F_{\text{adh}}+F_{\text{def}}+F_{\text{stick-slip}}=\phi_{\text{adh}}\left[w-\phi_{\text{m}}R_{\text{t}}\ln\left(\frac{V}{V_{\text{a}}}\right)\right]\left[\alpha\tau_{\text{a}}+(1-\alpha)\frac{\eta_1 V}{h}\right]+\frac{\pi N_0}{\dot{Z}}kF_{\text{N}}V\left[1-\exp(-\phi_{\text{def}}V^{4/3})\right]+c\ln\left(\frac{V}{V_{\text{b}}}\right) \tag{7.29}$$

从图 7.22 中可以看出，在低速下，以原子级黏滑摩擦为主，随着相对滑动速度的增大，主导滑动过程中的摩擦力的因素分别为液桥的变化和接触峰导致表层变形甚至磨损。

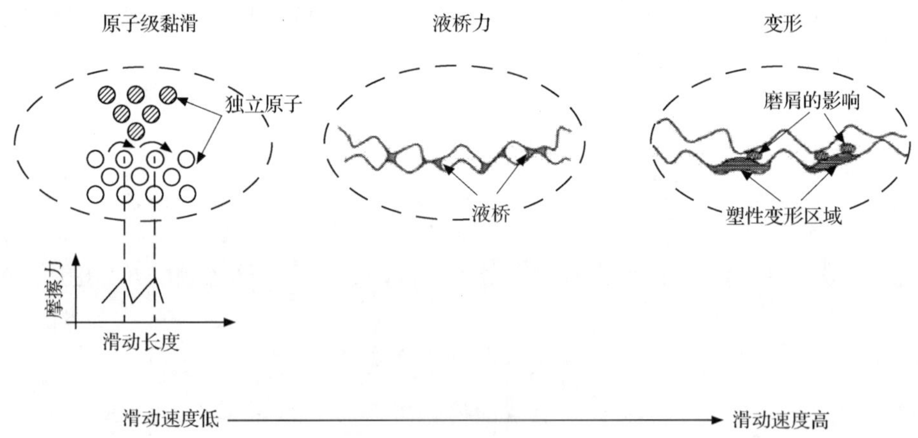

图 7.22　不同相对滑动速度下主导摩擦的机制[46]

Tambe 等[46]以及 Tao 等[47]分析了四种样品：干态且有自然氧化层的亲水 Si(100)、干态且部分疏水的类金刚石(diamond-like carbon，DLC)薄膜、正十六烷(hexadecanethiol，HDT)的自组装膜、典型的不饱和聚酯树脂——全氟聚醚(perfluoropolyether，PFPE)润滑剂 Z-15 涂层表面的摩擦力随速度的变化情况。

几种样品表面的摩擦力随滑动速度的变化都有临界值,表面在速度变化的同时,摩擦力的主导因素也在发生改变。对于暴露的硅表面和 Z-15 涂层,当速度从 5 μm/s 到 1000 μm/s 时,由于液桥的形成,摩擦力分别从 20 nN 下降到 15 nN 和从 5 nN 下降到 3 nN,液桥的形成归因于冷凝水分子和 Z-15 分子。高于临界滑动速度后,由于没有足够的时间形成液桥,摩擦力随速度的变化而增大。DLC 薄膜表面摩擦力的下降主要归因于其相变。

7.4.7 湿度的影响

Qian 等[31]研究了湿度对 SiO_2 表面的单层自组装膜[OTE;$CH_3(CH_2)_{17}Si(OCH_3)_3$]以及 Au(111)表面的 *N*-硫醇分子及各自基底的摩擦力的影响。研究表明,在 SiO_2 表面,当相对湿度从 5%增加到 50%,(与未修饰针尖的)摩擦力增加了一倍,而当相对湿度继续增加到 98%时,摩擦力下降了近 20 倍。这是因为,在低湿度时,两个固体表面之间可能存在单层水膜,剪切发生在水膜与固体表面间,由于氮化硅针尖是部分疏水而二氧化硅样品是亲水,水分子与两表面的交互作用非常强烈,因此当接触区的单层水膜开始形成时,随着湿度的增加,单层水膜铺展的面积增大,导致摩擦力增大。而当相对湿度较高(>50%)时,在二氧化硅表面可能形成多层水膜,由于水的黏度低,剪切发生在水膜分子层间,从而得到一个较低的摩擦力,即水膜在高湿度条件下充当润滑作用,部分结果如图 7.18所示。

在 OTE/SiO_2 表面,在相对湿度低于 70%时摩擦力几乎没有变化,而在高湿度区域(70%~98%),摩擦力下降了 40%。这是由于 OTE 分子在低湿度下与针尖存在材料转移[48],而这种修饰让氮化硅针尖变得更疏水。由于两个运动表面都是疏水性质,即使没有多层水膜的形成,单层水膜仍能起着润滑的作用。

如图 7.23 所示,当湿度从 5%增加到 49%时,Au(111)与修饰过的斥水针尖的摩擦力有轻微的增加;而当湿度从 50%增加到 90%时,摩擦力下降的速率与未修饰针尖的结果一样。可见,针尖的修饰对摩擦的测试有很大影响。此外,Au(111) 与未修饰过的针尖的摩擦力与前面二氧化硅表面的情况类似,这是因为纳米尺度的针尖会引起毛细力的减小[49]以及在高湿度范围内起润滑作用的多层水膜会引起摩擦力的下降。在低湿度范围,吸附在 AFM 针尖上的单层水膜会引起摩擦力的增加。而当针尖修饰作用引起针尖的湿度效应下降,部分疏水的 Au(111) 将和二氧化硅表面一样保持一个很小的湿度效应。

不仅如此,不同湿度条件下无机气体分子的吸附也能影响材料表面的摩擦性能。Asay 等[50]在研究二氧化硅表面吸附不同湿度的乙醇分子时发现,随着湿度的增加,摩擦力随载荷增加呈现不同的变化趋势,如图 7.24 所示。特别地,摩擦力与载荷的关系仅在干态(0% P/P_{sat})和近饱和态(95% P/P_{sat})服从 DMT 理论模型的变化,而位于二者之间的湿度条件下的摩擦力均有一定程度的偏移。这是因

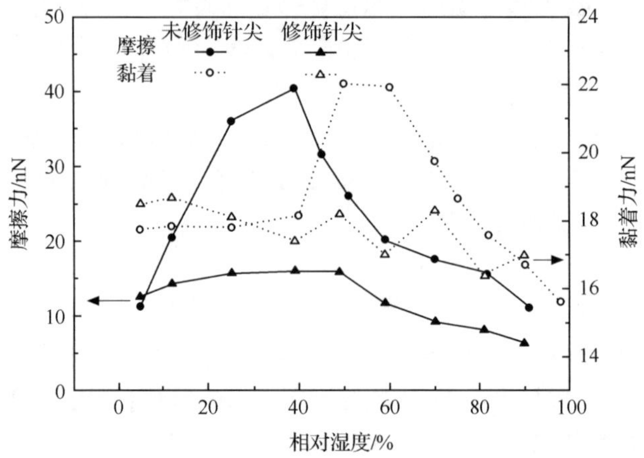

图 7.23　Au(111)表面的摩擦力和黏着力随相对湿度的变化[31]

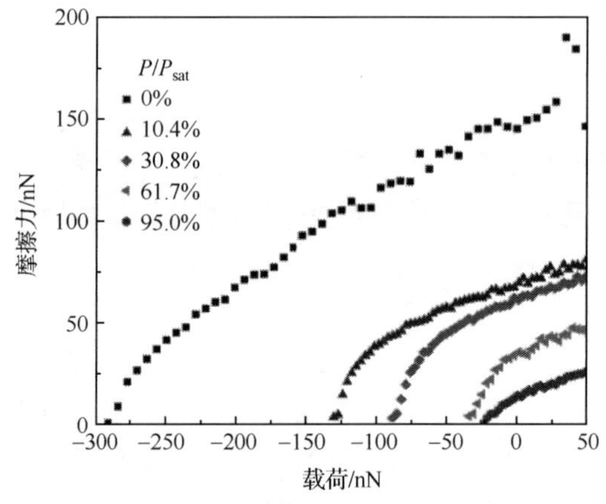

图 7.24　不同乙醇气体湿度条件下的摩擦力随载荷的变化[50]

为环境湿度影响着固体材料表面吸附层的形成以及接触区域液桥的形成。表面吸附乙醇分子层的厚度影响着材料接触区域的剪切应力，而毛细力主导了在低载和高载下的摩擦力。简单的力学模型，如 DMT 模型，仅有一个拟合参数来决定材料的剪切应力，因此需要更多的拟合参数来解释位于中间湿度条件下的摩擦力随载荷变化的情况。

7.4.8　温度的影响

龚磊等[51]使用原子力显微镜在真空环境中，研究 NiTi 形状记忆合金的摩擦特性随温度的变化情况。结果表明，在低载荷(6 μN)无磨损摩擦下，NiTi 合金表面以黏着摩擦为主，其大小基本上与温度的变化无关，即温度对其表面摩擦力影响不大;而当载荷较大(160 μN)时,摩擦过程出现划痕,犁沟摩擦占据摩擦力的主要部分,在这种情况下,随着温度的升高,摩擦力呈逐渐减小的趋势,如图 7.25 所示。他们基于简单的接触模型分析认为,NiTi 形状记忆合金在高载下与温度变化相关的摩擦力变化行为可能主要因为 NiTi 合金的接触区发生了热弹性相变,相变应力的增大导致了犁沟摩擦力的减小。

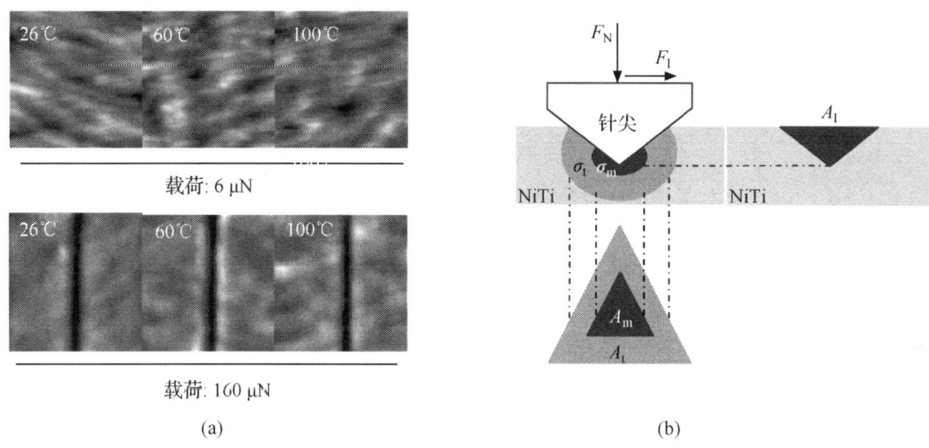

图 7.25 NiTi 形状记忆合金的摩擦特性[51]

(a) 不同载荷与温度条件下的表面形貌变化 2 μm×2 μm;(b) 针尖与样品表面接触示意图

Zhao 等[52,53]通过超高真空实验发现,摩擦力随外界温度的变化与温度引起的热激发能量有关。高取向热解石墨(HOPG)表面摩擦力随温度变化的情况如图 7.26所示。摩擦力在 140～400 K 的范围内急剧下降,而在 400～750 K 的温度范围内摩擦力几乎无变化。通过分析发现在低于 400 K 时摩擦力和温度的关系满

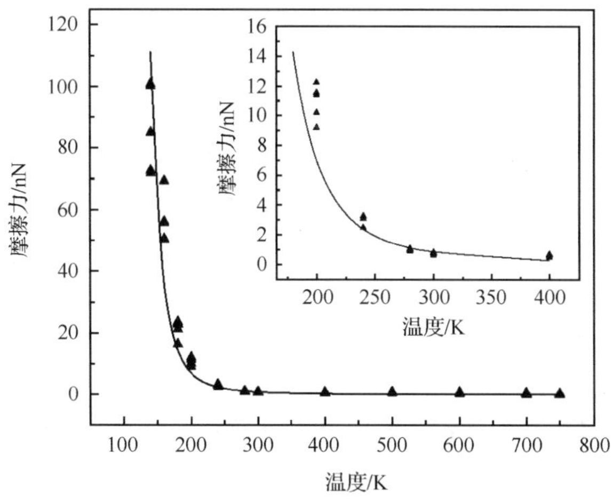

图 7.26 HOPG 表面温度对摩擦力的影响[49]

足阿伦尼乌斯拟合,并且得到活化能为 0.1 eV,这说明探针与样品之间的作用是热激发过程。而温度过高时,原子热运动加剧,可自由运动的空间增大,探针与表面原子相互作用时所需能量下降,所以摩擦力下降。

Schirmeisen[54]研究了超高真空原子力显微镜(UHV-AFM)中 Si(111)与硅探针的点接触摩擦力在外界温度从 50 K 增加到室温的变化情况,如图 7.27 所示。实验表明,温度低于 150 K 时,摩擦力受温度的影响较大,且在 100 K 左右达到了最大值。当温度高于 150 K 时,温度对摩擦力的影响很微弱。即使在更换针尖后,也能得到类似的结果。

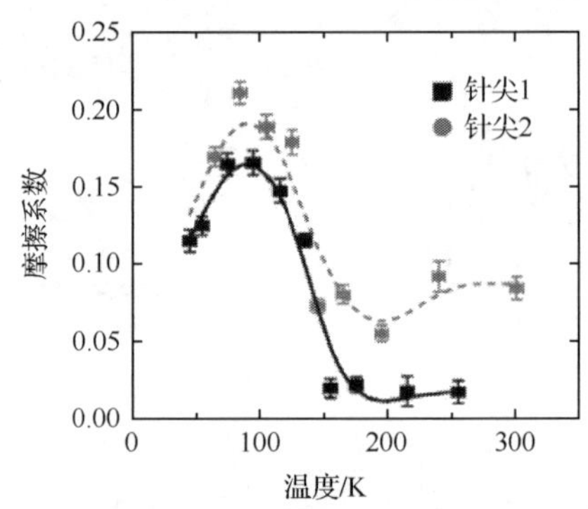

图 7.27 硅表面的摩擦系数随外界温度的变化情况[54]

通过 Prandtl-Tomlinson 模型分析发现,滑动长度随温度的增加而降低,这使得纳米尺度的摩擦力随温度而变化[55]。温度对滑动长度的影响可能进一步导致其对摩擦力的影响,这种机制适合于针尖划过多个晶格时出现多重滑动区域的运动。Barel 等[56]研究了多种硬质材料与软质材料的摩擦性能在低温条件下的变化,发现硬质材料[Si(111)、SiC、NaCl、HOPG]的纳米摩擦性能随温度变化存在峰值,而软质材料[Au(111)]的摩擦性能不存在峰值。他们通过分子动力学模拟表明,材料的纳米摩擦性能与针尖和样品的接触有关。界面的接触存在两个竞争的过程:针尖与样品接触的形成,针尖与样品接触的断裂。接触的形成与断裂都是由温度激发,因此都受环境温度和针尖滑动速度的影响。而 Au(111)表面的原子具有高度的流动性,会与针尖形成金属"瓶颈",因此摩擦性能由"瓶颈"的稳定性能决定,而不是由温度决定,故而摩擦性能随温度的变化没有出现峰值。

7.4.9 电磁场的影响

1993 年木村好次教授在评述日本摩擦学研究时指出,外加电场对摩擦影响的研究取得重要进展,它预示实现摩擦主动控制的可能性。

在金属材料的摩擦过程中,将伴随着力学、热学、化学及电磁学等复杂现象的发生。前几种现象研究较多,近年来人们开始关注摩擦过程中的电磁现象,发现摩擦产生的自生电势是摩擦过程的固有特性,它与摩擦条件和材料特性有关。相反地,如果外加电场也必然会引起摩擦特性变化,特别是金属材料如铅、金等组成的摩擦副。

日本东京都立科学技术大学山本好夫等根据金属干摩擦表面之间自生电势的极性和大小,研究了外加电场对摩擦磨损的影响,提出了采用外加电压降低和控制金属干摩擦系数和磨损量的技术。通过电压控制可使 28 种材料的摩擦系数平均降低 10%～20%,最高可降低 64%。

哈尔滨工业大学翟文杰等[57]采用 52100 钢球分别与材料为 YL12、45 号钢、紫铜的圆盘进行干摩擦实验。在较低的载荷和滑动速度下,测得自生电势的大小在几十微伏范围,它的变化与摩擦力变化具有相关性。同时,他们考察了外加电压对摩擦力的影响,发现当外加电压与摩擦自生电势相抵消时,金属间干摩擦系数最低,比无外加电压的摩擦系数低 12%～26%。

Jeong 等[58]发现在硅表面的不同掺杂区域(p 型和 n 型),摩擦力随载荷的变化不一致,如图 7.28 所示。n 型掺杂区域的摩擦力数据可以用 DMT 模型拟合,且 n 型掺杂区域的摩擦力比 p 型掺杂区域的摩擦力小。因为当偏置电压 V_s 为 +4 V时,p 型掺杂区域为正向偏置且有很强的自由电荷累积作用,表面的自由电荷载体的浓度很大,而在 n 型掺杂区域为负向偏置,表面自由电荷作用很弱。

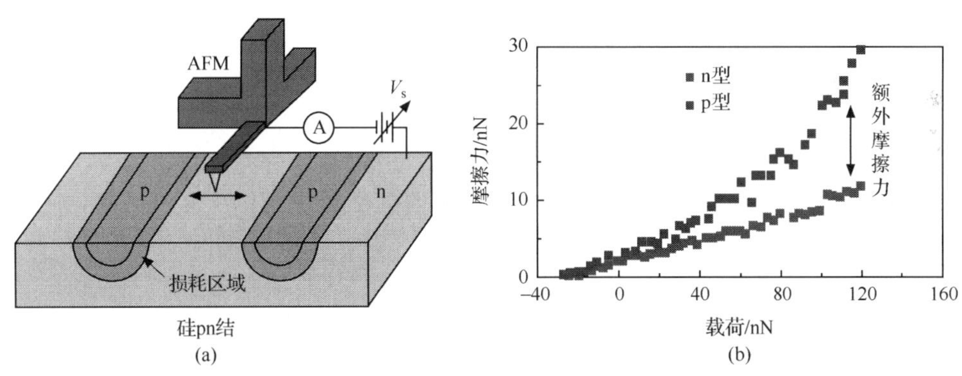

图 7.28　电场对摩擦力的影响[58]

(a) AFM 实验中硅表面 p 型 n 型掺杂示意图;(b) 样品偏置电压为+4 V 时,样品表面不同区域的摩擦力随载荷变化的情况,扫描速度为 5 μm/s,AFM 实验探针为 TiN 探针

清华大学 Jiang 等[59]发现有外加磁场时,摩擦力比无外加磁场时要大,因为外加的磁场引起的摩擦副之间的相互作用力相当于外加载荷,可以替代机械的外加平衡载荷,从而得到类似的侧向力信号。然而,在外加磁场的条件下,随着载荷的增大,摩擦系数却减小。这主要是因为此时需要更大的平衡载荷。Kanaga 等[60]

研究了不同外加电压对单层自组装膜摩擦性能的影响，如图 7.29 所示。低密度的巯基羧酸（mercaptocarboxylic acid，MHA）单层自组装膜的摩擦实验在 AFM 中完成，AFM 探针为亲水的金涂层探针。实验气氛为干燥氮气。AFM 实验研究表明，单层自组装膜的摩擦力在正向电压的条件下比负向电压的大得多，如图 7.29(a)所示。他们认为这主要是 AFM 探针与单层自组装膜表面的接触状态发生了变化，如图 7.29(b)所示，当施加负向电压时，分子链排列有序，与 AFM 探针接触的是亲水性的基团，而当施加正向电压时，分子链发生了弯曲，与 AFM 探针接触的是疏水性的—COOH 基团。因此，外加电压可以改变单层自组装膜的分子链的空间结构，使其表面性质发生改变，进而影响其摩擦磨损性能。

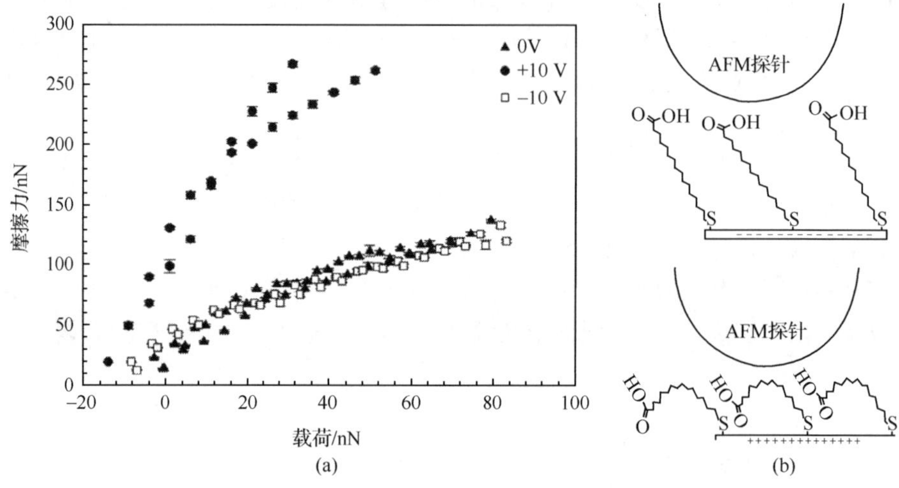

图 7.29　电场对摩擦力的影响[59]

(a) 在 AFM 实验中，低密度 MHA 单分子层在不同外加电压条件下摩擦力随载荷变化的情况；
(b) AFM 探针与低密度 MHA 单分子层在正向和负向电压时相互作用的示意图

7.5　黏　　滑

由于粗糙峰是引起运动部件损伤的主要原因，了解黏滑运动在摩擦学中有着很实际的重要性。黏滑运动非常常见，它能引起摩擦噪声和振动等。形成黏滑运动的机制有很多，但有必要先澄清在摩擦实验中黏滑运动的测量[37]。

图 7.30 显示了在大多数摩擦学系统和实验中的机械耦合作用和等效力学回路。“真实的”或“固有的”摩擦力 F_0 与检测到的摩擦力 F 并不一致，F_0 与 F 的耦合取决于机械系统的构造。在图 A 中，这种耦合是通过上表面的支撑材料来实现的，它可以用图 B 中一个刚度为 K 的弹簧以及质量为 M 的物体来模拟，这种简单

的机械耦合方式与SFA和AFM类型的实验方式是一样的。黏滑运动的解释主要有以下几种模型。

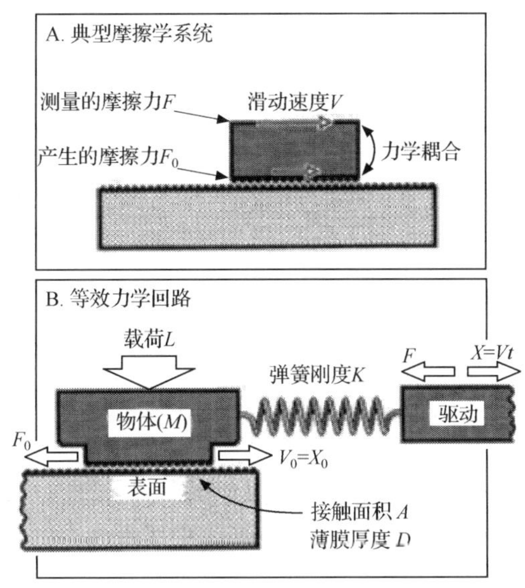

图 7.30 摩擦力测量示意图[37]

7.5.1 粗糙表面模型

当一个表面的粗糙峰越过另一个表面的粗糙峰时会出现快速的滑动。如图7.31所示，滑移长度不仅取决于粗糙峰的高度和斜率，也取决于滑动速度、表面弹性和运动状态。尽管驱动速度(V)是常数，但黏滑的存在会导致表面的实际运动速度(V_0)出现大的波动，如图中的插图所示。Rabinowicz[61]曾描述过这种类型的黏滑。这种黏滑是由表面粗糙度而不是两个表面的交互作用导致的。事实上，在原子尺度上，表面规则的原子尺度起伏会导致这种周期性黏滑运动的出现。McClelland[62,63]利用AFM针尖观察到这种现象。

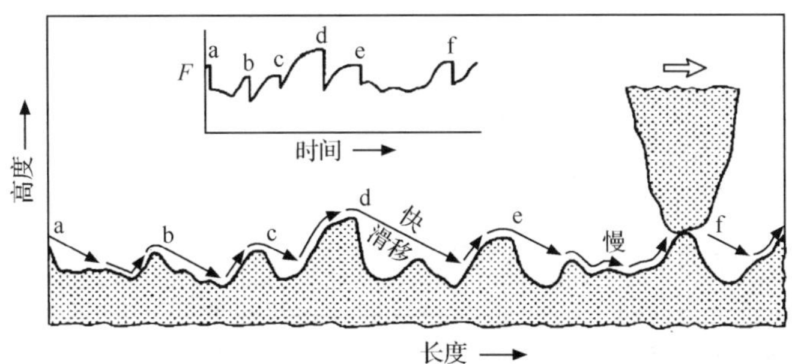

图 7.31 由表面粗糙峰引起黏滑运动的Rabinowicz模型[61]

7.5.2 与长度相关的模型

第二种黏滑理论主要包括特征长度(或者特征时间 τ_s，它是粗糙峰实现黏性接触所需的时间)，最早由 Rabinowicz[64] 在 1958 年提出，该模型揭示了两个粗糙的宏观表面的微观粗糙峰的特征长度 D_c。在剪切过程中，每个表面首先必须爬过距离 D_c——接触点尺寸——然后继续滑动，并伴随着比静摩擦力小的动摩擦力。摩擦力降低的原因在于旧的连接点打破后，需要形成新峰的接触；但新的接触点形成取决于接触时间，导致其产生的摩擦比旧的接触点小。如图 7.32 所示。

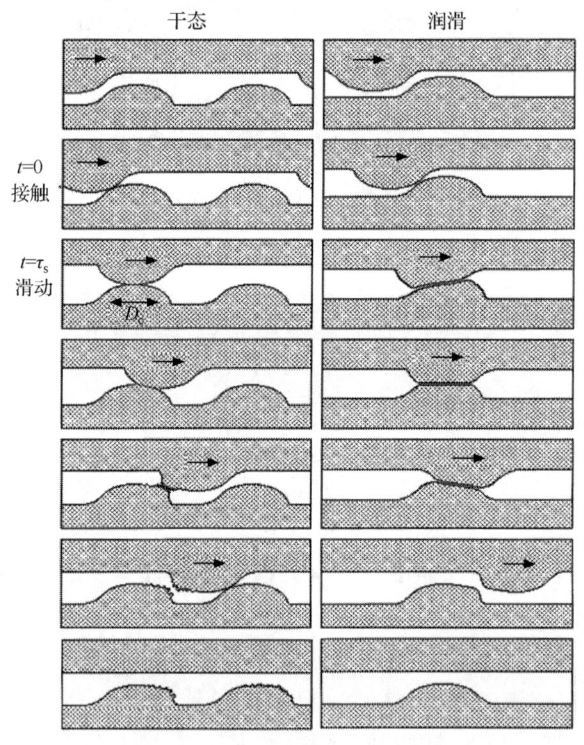

图 7.32 与长度相关的模型[64]

爬行过程中的摩擦力很大，但是一旦表面运动的距离达到 D_c，摩擦就会迅速地降为动摩擦值。只要一个系统的动摩擦比静摩擦小，在确定的 K、M 和驱动件的速度 V 下，就会存在规律性的黏滑运动。

这种类型的摩擦在大量的干摩擦系统都被观察到。该模型不仅被广泛地应用到地质学系统中分析岩石在岩石上的滑动，还能被应用到分子级平整表面摩擦的分析，如对于聚合物润滑膜，特征长度 D_c 即链-链的纠缠长度。

7.5.3　与速度相关的模型

这是黏滑运动中研究最广泛的机制，直到现在仍被认为是引起黏滑运动的唯一的内在因素。如果摩擦力随着滑动速度的增加而减小，正如边界膜存在剪切稀化，初始运动所需的力(F_s)比保持运动的力(F_k)要大。当物体以一个随滑动速度V_0减小的固有摩擦力 F_0在表面滑动时，滑动表面会以周期性的方式运动，在每个周期中，快速地加速，紧接着快速地减速。只要驱动件以固定的速度 V 连续运动，表面就会连续地出现周期性停止和启动的震荡运动，其频率和幅值不仅取决于函数 $F_0(V_0)$，还取决于刚度 K 和质量 M，同时取决于 $t=0$ 的初始条件。

滑动表面的运动可以通过求解下面的微分方程得到：

$$M\ddot{X}_0=(F_0-F)=F_0-(X_0-X)K \tag{7.30}$$

式中，$F_0=F_0(X_0,V_0,t)$ 为剪切表面的固有的或“真实的”摩擦力，它是 X_0、$V_0=\dot{X}_0$ 和 t 的函数；F 为弹簧上的力(外部施加的或测量的)，而静摩擦力 $F_s=(F_0-F)$ 为样品台上的力。为了求解上面的方程，还需知道 $t=0$ 的(开始)条件和在有限时间 t 的驱动和稳定态的条件。例如，在实验中，驱动的条件为

$$\begin{aligned}&\text{当 } t<0 \text{ 时，} X=0\\&\text{当 } t>0 \text{ 时，} X=Vt, V \text{ 是常数}\end{aligned} \tag{7.31}$$

目前，已有很多形式的 $F_0=F_0(X_0,V_0,t)$ 被提出，来解释不同形式的黏滑现象。这些模型都假设摩擦仅为速度的函数 $F_0=F_0(V_0)$。其中一个版本是描述两个摩擦力 F_s和 F_k，它是相变模型的简化版本(见下一节)。更复杂的版本则存在一个 F-V 谱，它由 Persson 在 1994 年提出[65]。

7.5.4　相变模型

近年来的分子动力学模拟结果发现界面薄膜在滑动过程中会经历固相和液相之间的一阶相变，并认为这与两个晶体表面间的简单各向同性流体的黏滑行为密切相关。这样一来，黏滑的出现似乎是由于过渡态薄膜流动特性的突然转变，而不是先前例子中的连续或逐渐的转变。这些模拟结果已经解释了很多在分子级平整表面超薄膜的剪切流体的性质，而且到目前为止，它似乎提供了对黏滑摩擦实验数据最有可能的解释。

Thompson[66]和 Robbins[67]基于其计算机模拟结果，在 1990 年提出了一种针对随滑动速度增大而摩擦系数减小现象的新解释。它假定的不是摩擦随着速度而改变，而是系统各部分花在黏着和滑动模式上的时间。测量的摩擦力是在整个接触面积上相互分离的值的总和。随着速度增加，每个局部区域都会花费更多的时间在滑动区域(F_k)和更少的时间在黏着区域(F_s)，总的摩擦系数就会下降。

Carlson等[68]利用一个包含速率和状态依赖的摩擦力定律的解析方法来研究该模型。这种模型包含了薄膜的凝结-溶解转变的解析描述，从而自然而然地导致摩擦力是滑动速度的函数。该模型预测了大量的实验中观测到的黏滑行为。

在剪切云母表面 OMCTS 薄膜时观察到了速率和状态依赖的摩擦力变化模型[69]。在这里，表面间的静摩擦取决于在薄膜表面滞留的时间，而固有的动摩擦 F_{k0} 在很大的一个速度范围内都是常数(图 7.33)。在低的驱动滑动速度时，表面以在滑动以前达到最大静摩擦和黏滑的幅值 F_s-F_k 是常数来响应黏滑滑动。当驱动速度增加时，静摩擦随着滞留时间的减少而减小。当静摩擦随驱动速度的增加而减小，它最终会等于固有的动摩擦 F_{k0}，这时候的速度定义为临界速度 V_c，当高于该临界速度值时，表面就会平稳地滑动，而不会出现黏滑运动。

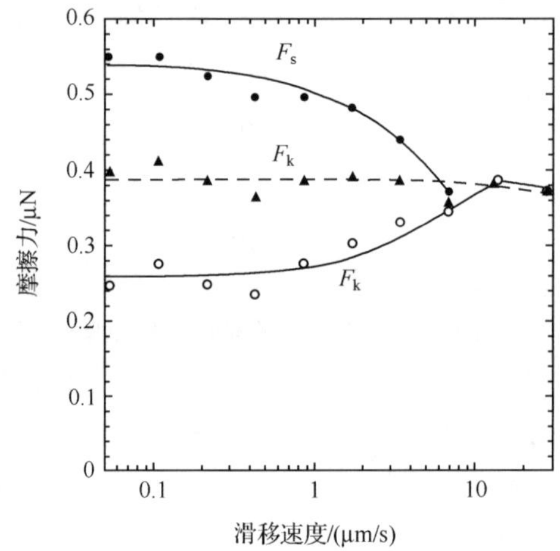

图 7.33　两云母表面间受限 OMCTS 薄膜的 F_s 和 F_k 随滑动速度 V 而变化的情况[69]

7.5.5　黏滑的临界速度

在给定条件下，黏滑在高于某些临界滑动速度 V_c 时就会消失，然后就会连续地平稳运动。通过两个简单的方程可以很好地描述临界速度。两个都是基于相变模型，都包括与测试仪器相关的惯性参数。第一个方程是由 Yoshizawa 等[70]在 1993 年基于实验和理论模型提出：

$$V_c \approx \frac{(F_s - F_k)}{5K\tau_0} \tag{7.32}$$

式中，τ_0 为薄膜的特征成核或凝结时间。例如，当云母表面有大约 10 Å 厚的十六烷时，$(F_s-F_k)=5$ mN，弹性常数 $K\approx 500$ N/m，成核时间 $\tau_0\approx 5$ s，可得 $V_c\approx 0.4$ μm/s，它与测量值很接近。另一个方程是基于计算机仿真结果而得到[66]：

$$V_c \approx 0.1\sqrt{\frac{\Delta F\sigma_1}{M}} \tag{7.33}$$

式中，σ_1 为分子尺寸；M 为样品台质量。同样，若 $M \approx 20$ mg，$\sigma_1 \approx 0.5$ nm，$(F_s - F_k) = 5$ mN，可以得到 $V_c \approx 0.3\ \mu$m/s，它也与测量值非常接近。

黏滑在高于某些临界温度 T_c时也会消失。V_c和 T_c，以及其他的摩擦学参数，存在着确定的相互关系，这与“时间-温度等效性”原则一致，与黏弹性聚合物薄膜的结果相似[71]。

7.6 零摩擦状态

7.6.1 零摩擦的定义

零摩擦，又称超低摩擦、超滑。它最早在 1990 年由日本学者 Hirano 和 Shinjo 根据宏观力学的理论通过计算而提出[72]。目前关于超滑的提法不一致。一种认为超滑是摩擦系数为 0 的状况；另一种则认为超滑是由于润滑分子的结构变化而导致摩擦系数的急剧降低；还有一种观点认为超滑是摩擦系数下降到具有较大的工程价值工况(小于 0.001)。由低温超流的原理可见，要实现摩擦力为零的工况非常困难，而作为纳米摩擦学研究而言，目标应该是在摩擦界面实现摩擦力趋于零。因此超滑应主要包括下面两个概念：

(1) 具有理想的绝对摩擦系数($\leqslant 0.001$)和急剧下降的相对摩擦系数。因为对于空气润滑情况，摩擦系数也在 10^{-3} 量级，但是，其并不处于超滑态，因此摩擦系数要求相对有数量级幅度的下降。

(2) 润滑机理具有趋于零摩擦的特点。因为采用磁悬浮等技术可以将摩擦副隔离开来，达到很低的摩擦力。从纳米摩擦学研究来看，这并不属于超滑研究范畴，仅属于空气润滑状态，而超滑是要求润滑分子经过改性处理而发生结构变化，从而具有趋于零摩擦的润滑机理。满足这两个条件的润滑状态就可以称为超滑态。

7.6.2 多维摩擦系统的零摩擦

日本青年学者 Hirano 和 Shinjo 于 1990 年根据原子运动 Frenkel-Kontorova 模型，对于不同的摩擦系统，在准稳态滑动即低速滑动条件下分析计算了非绝热运动的存在条件，发现原子三维运动的摩擦系统并不存在非绝热运动过程。在此基础上，他们摒弃准稳态滑动条件，对于一般滑动摩擦的原子运动进行分析，简述如下：

根据 Frenkel-Kontorova 模型，摩擦系统的动能方程为

$$H(\{p_i\},\{q_i\}) = \sum_i^n \frac{{p_i}^2}{2} + \sum_i^n \frac{1}{2}\sum_{j\neq i}^n v_1(q_i - q_j) + v_2(q_i) \tag{7.34}$$

式中，p 为动量;q 为原子质量中心的位置坐标;n 为上表面即滑动表面的原子个数。等式右端第一项为上表面 i 原子的动能；第二项为上表面原子之间的相互作用;第三项为黏着能，且 $v_2(q) \equiv \sum_j v_a(q - q_j)$，这里 $v_a(q - q_j)$为下表面即刚性固定表面上 j 原子对上表面原子作用的能量。

对于原子运动只有一个自由度的一维摩擦系统，式(7.34)可改写为

$$H(\{p_i\},\{q_i\}) = \sum_i^n \frac{{p_i}^2}{2} + \sum_{j\neq i}^n \frac{1}{2}(q_{i+1} - q_i - l)^2 + \frac{k_1}{2\pi}\sin(2\pi q_i) \tag{7.35}$$

式中，k_1为黏着强度;l 为两个相邻原子的平均距离。

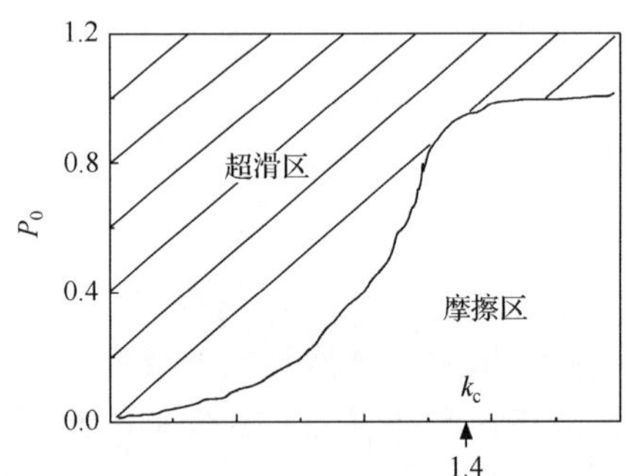

图 7.34　一维摩擦系统分区图

研究证明，在式(7.35)描述的一维摩擦系统中，原子非绝热运动出现在 $k_1 \approx 0.14$ 附近，此称为 Aubry 转变点，以 k_c表示。通过动能传递分析，得出一维摩擦系统摩擦分区图，如图 7.34 所示，图中纵坐标 $P(0)$为与滑动速度有关的参数。由图可知，超滑现象存在于低黏着强度和高滑动速度范围。

对于原子多维运动系统，超滑更容易形成，这是由于原子可以在空间多自由度运动而具有柔性的缘故。Hirano 和 Shinjo 对于如图 7.35 所示的二维摩擦系统，推导出 Frenkel-Kontorova 模型的动能方程，即

$$\begin{aligned} H(\{p_{i,j}\},\{q_{i,j}\}) = &\sum_i^n \frac{(p_{i,j}^x)^2 + (p_{i,j}^y)^2}{2} + \sum_{i,j}^n \frac{1}{2}[(q_{i+1,j}^x - q_{i,j}^x - l)^2 \\ &+ (q_{i,j+1}^x - q_{i,j}^x)^2 + (q_{i,j+1}^y - q_{i,j}^y - l)^2 + (q_{i+1,j}^y - q_{i,j}^y)^2] \\ &+ \frac{k_1}{\pi}\cos\{\pi[q_{i,j}^x(\cos\theta + \sin\theta) + q_{i,j}^y(\cos\theta - \sin\theta)]\} \\ &\times \cos\{\pi[q_{i,j}^x(\cos\theta - \sin\theta) + q_{i,j}^y(-\cos\theta + \sin\theta)]\} \end{aligned} \tag{7.36}$$

原子按正方形晶格排列，i 和 j 分别表示沿坐标 x、y 方向的序号;第(i,j)原子的动量为 $p_{i,j}(p_{xi,j}, p_{yi,j})$，原子质量中心位置为 $q_{i,j}(q_{xi,j}, q_{yi,j})$。上下表面为非相称接触(incommensurate contact)，晶格方向之间交错角为 θ,图中 $\theta=45°$。通过动力学分析得出，对于 $\theta=45°$的二维摩擦系统其 Aubry 转变点 $k_c \approx 0.25$，约为一维摩擦系统 $k_c \approx 0.14$ 的 1.78 倍，因而更容易消除摩擦而实现超滑状态。

二维摩擦系统的超滑现象可以用图 7.36 来简略地说明。假设下表面的原子对称地按正方形晶格排列，如果上表面的原子在图中阴影部分运动就不会与下表面的原子相碰撞，也就是说将实现绝热运动而不产生摩擦阻力，否则将是非绝热运

动。由于原子处于二维运动系统，具有改变运动位置的柔性而能够避免非绝热运动。例如，沿图中箭头所示轨迹运动时即可以实现超滑状态。

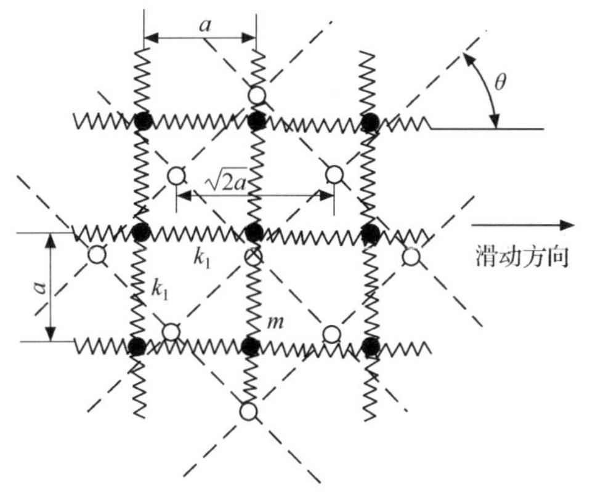

图 7.35　二维摩擦系统模型

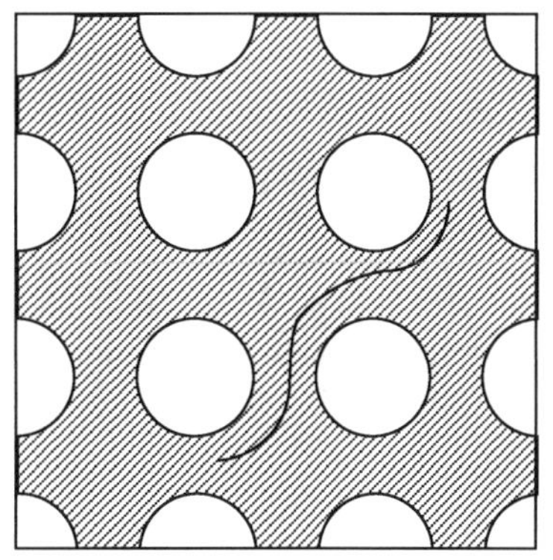

图 7.36　二维系统超滑机理

7.6.3　超滑在原子尺度的观察

1. 石墨表面的超滑

Dienwiebel 等[73]利用自主研发的侧向力精度高达 15 pN 的摩擦力显微镜研究了干态接触下钨针尖划过石墨表面的摩擦情况。图 7.37 显示了针尖-样品沿滑动方向的交错角分别为 60°[(a)、(d)]、72°[(b)、(e)]、38°[(c)、(f)]的摩擦力循环

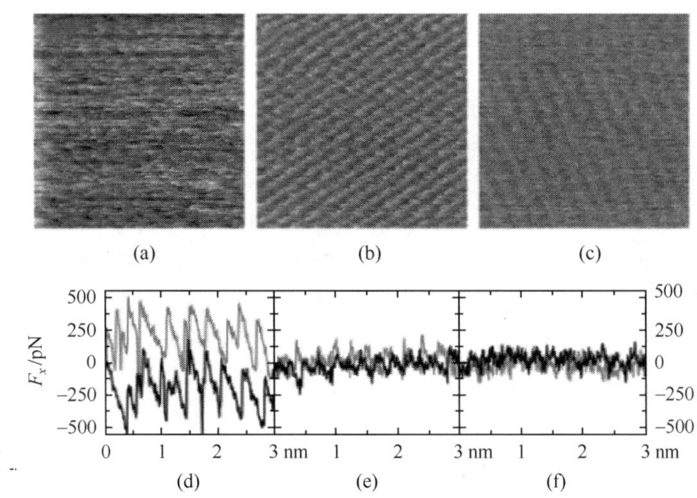

图 7.37　钨针尖在石墨表面沿滑动方向的交错角分别为 60°[(a)、(d)]、72°[(b)、(e)]、38°[(c)、(f)]的摩擦力形貌图和摩擦力循环图[73]

图和摩擦力形貌图。载荷为 18 nN[(a)、(d)、(c)、(f)]和 30.1 nN[(b)、(e)]。实验结果表明旋转 12°(从 60°到 72°)可以使平均摩擦力下降不止一个量级，其平均摩擦力为(15±15)pN，而向反方向旋转 22°(从 60°到 38°)也引起了摩擦力的下降，其平均摩擦力为 8 pN，在实验设备检测的极限条件下，该情况近似于零摩擦。

图 7.38 显示了在 100°的旋转角度范围内的摩擦力变化情况。在两个较高摩擦的角度变化中间，在很长一段角度变化范围内，其摩擦力几乎为零。两个摩擦峰之间的角度变化为 61°±2°，它与石墨晶格中独立原子层的对称角度 60°相当。每转动 60°，摩擦力又会变得很高。对于那些处于中间的旋转角度值，由于晶格处于非对称状态而导致摩擦力几乎为零。

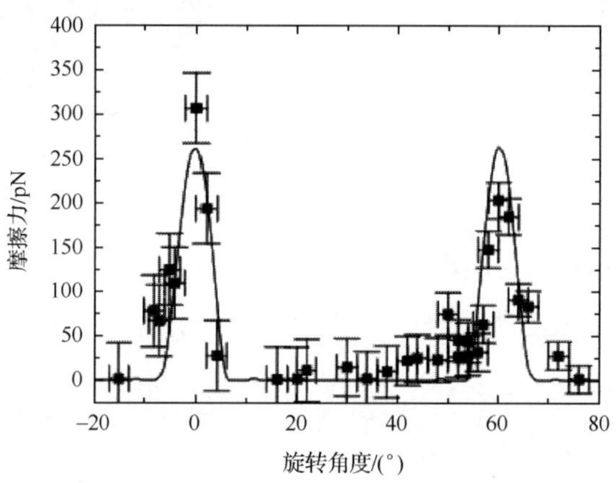

图 7.38　不同旋转角度下的摩擦力变化情况[73]

2. 水溶液中的超滑

1994 年，Klein 等[74]利用表面力仪在高分子聚合膜(带极性端头的聚苯乙烯)表面进行摩擦实验。与基底结合牢固的高分子聚合膜的极性端头漂浮在甲苯液中，形成一层“分子刷”，并会发生伸展而不脱离基体。两云母表面间的摩擦力随时间变化的情况如图 7.39 所示。曲线 a 为表面无“分子刷”的情况，载荷为(19±2)μN，两表面的距离为(14±3)Å，滑动速度为 45 nm/s，在 5～7 s 时改变了摩擦方向。曲线 b 为表面有聚苯乙烯“分子刷”的情况，表面距离为 37 nm，滑动速度为15 nm/s。曲线 b 的插图为尺寸放大后的摩擦力的情况。实验表明，具有“分子刷”的云母表面摩擦力很小，其摩擦系数在实验设备的检测精度以下(<0.001)。分析表明，表面分子刷能产生有限的相互渗透，且在双电层排斥力和色散力的作用下，其表面作用力场处于排斥力场范围。当云母片间的距离减小时，由于分子刷之间巨大的排斥力，两个云母片始终保持隔离，从而实现了云母的超滑。

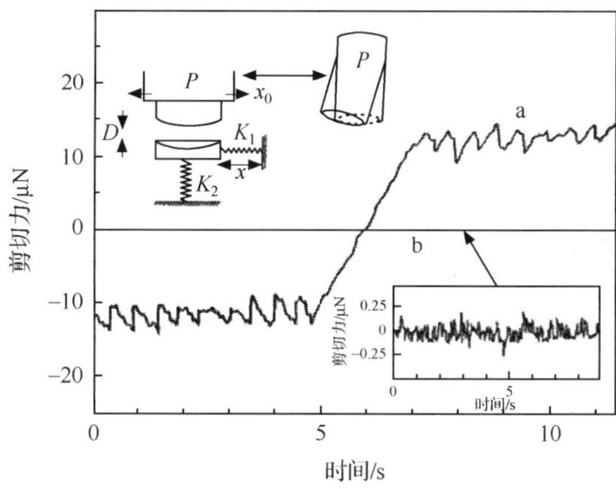

图 7.39 甲苯溶液中具有"分子刷"的云母表面摩擦力的变化[74]

2003 年,Raviv 等[75]通过让聚合物分子带电,在云母表面发现了超滑现象。图 7.40 显示了不同带电性质的聚合物分子刷之间的有效摩擦系数与体积因数的关系,体积因数是基于在原位折射系数测量中的聚合物的绝对吸附值而得到。棱形和浅色上三角符号分别代表了在非极性和水溶液中的中性分子刷,下三角符号代表了吸附了阳离子的聚合电解质,深色上三角符号及对应的灰色区域代表了 PMMA-b-PSGMA 分子刷。实验中的剪切速度为 250～500 nm/s,插图表明了不同聚合物分子刷的带电特性。实验表明,当让聚合物分子带正电时,云母表面的摩擦系数可达 0.0006～0.001。这是因为,滑动摩擦中带电聚合物周围水合层的流动性增强,受压并浮在水溶液中聚合物分子间的平衡离子的相互渗透会导致两接触表面产生额外的阻抗。

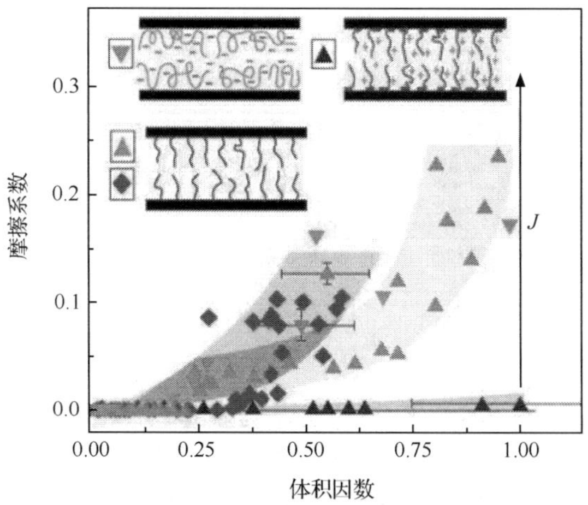

图 7.40 不同聚合物分子的有效摩擦系数与体积因数的关系[75]

2006 年,Briscoe 等[76]发现当把滑动中的具有单层的双链表面活性剂的 DDunAB 浸没于水中时,摩擦力甚至小于大气中的 1%,如图 7.41(a)所示。研究发现,在浸没于水中之前出现了预黏着,表明表面活性剂-活性剂界面之间的流体化不可能导致润滑。在大气和水中都表现出了强烈的黏着滞后现象,如图 7.41(b)所示,表明了黏着从大气中两表面活性剂之间的界面转变到了基底-表面活性剂的界面。当使用化学性质相同而形状不同的表面活性剂时,由于只有部分基底-表面活性剂的界面被水合,所以出现了较大的摩擦。这些都证实了摩擦滑动中的滑动界面从大气中的表面活性剂-活性剂界面转变到水中较好润滑的基底-表面活性剂界面。水中出现超低摩擦的原因是粘在基底上的极性头部基团周围被流体水合化,受压的滑动表面间的水合离子具有润滑效果。

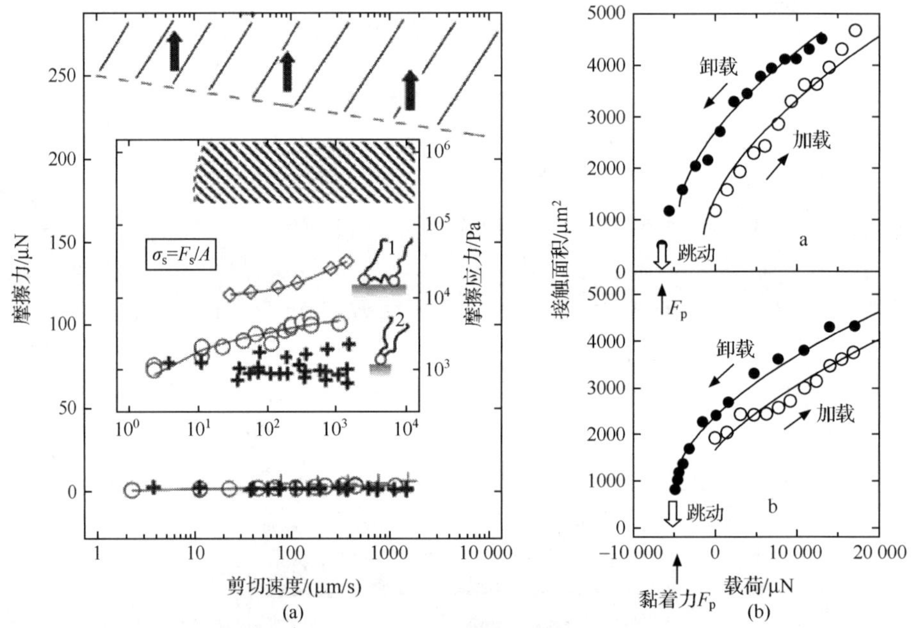

图 7.41　水溶液中 DDunAB 表面活性层之间的摩擦特性[76]

(a) 水溶液中 DDunAB 表面活性层之间在刚开始接触时的摩擦力随滑动速度的变化;
(b) DDunAB 涂层在干态大气和水下的加载-卸载曲线,同时示出了接触面积 A 随载荷 L 的变化

3. 外场对超滑的影响

Socoliuc 等[77]在硅针尖划过 NaCl(100)表面的 FFM 实验中发现,当载荷变小后,摩擦力循环图闭合,一个周期能量耗散值趋近于零,即针尖划过 NaCl 表面时没有出现黏滑摩擦(图 7.42)。这种现象可以用一维的 Prandtl-Tomlinson 模型来解释。

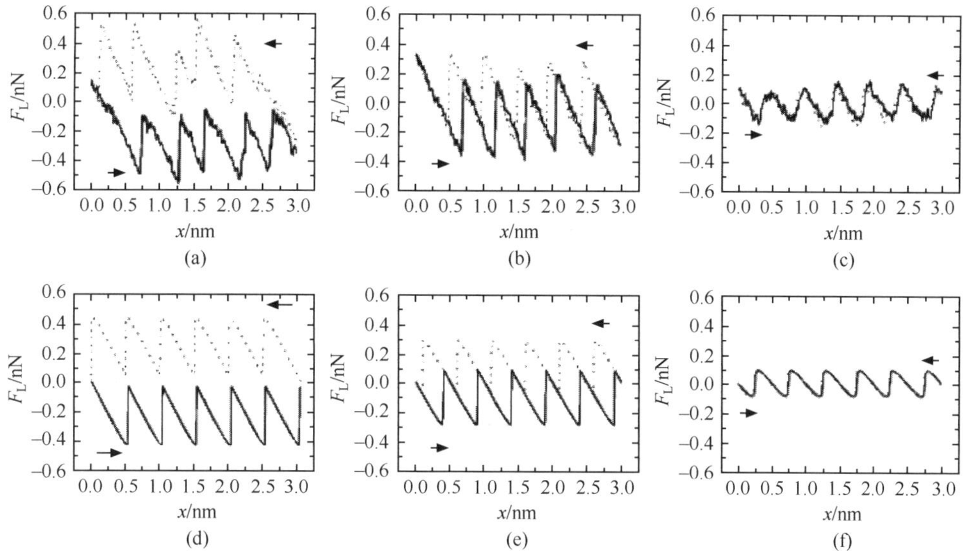

图 7.42 针尖在 NaCl(001)表面的(100)方向来回滑动的切向力测量[77]

(a)～(c) 分别为外加载荷 F_N=4.7 nN,3.3 nN,0.47 nN;(d)～(f) 为 Prandtl-Tomlinson 模型的计算结果，其中,(d) $\eta=5$,(e) $\eta=3$,(f) $\eta=1$,当 $\eta\leqslant1$ 时,来回扫描的滞后循环图闭合,此时无能量耗散

假设针尖以正弦方式运动，振幅为 E_0，周期为 a，拉动的弹簧的有效弹性常数为 k，而这个弹性常数是扭转常数和接触刚度以及悬臂的刚度总和，弹簧的位置为 x_{tip}，运动件的位置为 x_s，针尖有效势能的最小值为

$$V=-\frac{E_0}{2}\cos\left(2\pi\frac{x_{tip}}{a}\right)+\frac{1}{2}k(x_{tip}-x_s)^2 \tag{7.37}$$

针尖从最小值到下一位置的运动可以是连续的，也可以是跳跃式的，取决于一个无量纲参数：

$$\eta=\frac{2\pi^2E_0}{ka^2} \tag{7.38}$$

当 $\eta<1$ 时，运动是连续的而且没有耗散；当 $\eta>1$ 时出现黏滑运动。

实验中的耗散能，或者是平均摩擦力，均随着载荷的减小而减小，且在针尖滑动跳离接触之前达到零。在这个模型中，当 η 减小时耗散能也减小，且在 $\eta\leqslant1$ 时等于零。

图 7.43 是钨探针和石墨基底在不同导向角度下的摩擦力循环图，对应着两个不同的 η 值。当 η 值较大时，力循环图呈现明显的黏滑现象，当 η 值较大时，力的变化几乎完全是随机的。假定图中的平均摩擦力为零，其 η 值仍然高于单位数，即系统不是超滑状态。

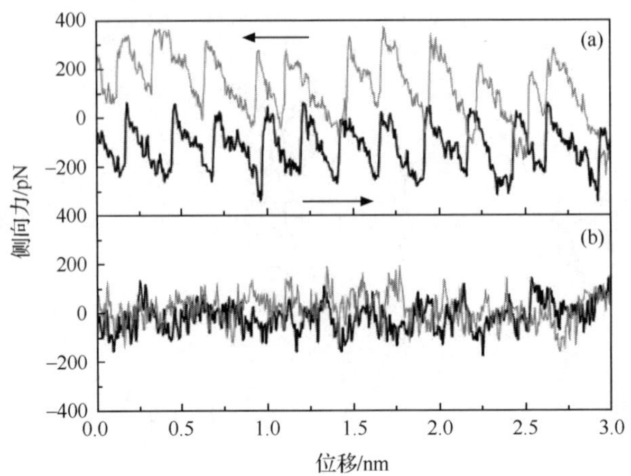

图 7.43　两个相对不同波纹的侧向力循环图[72]

(a) η=4.96;(b) η=2.46

4. 超滑与摩擦各向异性

在干燥环境下的实验表明，当两表面相称接触(commensurate contact)，即θ=0°或 60°时，摩擦力最高，而非相称接触摩擦力较低，当 θ=30°时，摩擦力最低。因此，滑动摩擦具有显著的各向异性性质。在交错角从 0°到 60°之间，摩擦系数变化范围为 0.16～0.63。摩擦力的变化曲线大体上以 θ=30°为对称点，这反映了白云母表面对称六角形晶体结构。根据实验前后表面形貌测量证明，摩擦各向异性不是由表面塑性变形引起的，而是取决于表面接触的相称性。

在大气环境下的摩擦不出现各向异性，摩擦力几乎与交错角无关。这是由于大气中水分对表面污染的缘故。Israelachvili[79]研究云母在范德华力作用的黏着现象，发现黏着力大小与交错角有关，即黏着具有各向异性性质。而且在相对湿度 RH 为 33%的氮气环境中，云母黏着的各向异性现象消失。

Liley 等[80]在研究吸附云母表面单层脂分子的摩擦学性能时发现，摩擦具有强烈的各向异性和不对称现象。利用电子衍射和布鲁斯特角显微镜发现，这些现象受烷基分子链的角度和倾斜方向的影响。Carpick[81]发现单层聚二乙炔表面也具有强烈的摩擦各向异性和不对称现象，他们认为，这些效应归因于薄膜刚度的各向异性，导致薄膜存在各向异性变形。

Enomoto 等[82]对金刚石摩擦各向异性的研究得出，沿晶体主平面滑动时摩擦力降低，并观察到塑性变形。而当载荷低到弹性接触时，不出现摩擦各向异性现象。因此，他们认为摩擦的各向异性起因于单晶体塑性变形的各向异性。

Jeong 等[83]对原子级平滑的铝-镍-钴准晶体的实验研究发现，沿非周期性方向的摩擦力仅为周期性方向的 1/8，而这种各向异性比晶体的各向异性的 3 倍还要大。然而，当该准晶体在大气中被氧化后，各向异性现象消失。他们认为，可能是在非周期方向上有不同的电子和声子间隙导致了这种非塑性变形但与表面原子结构相关的各向异性。

参考文献

[1] Vanossi A, Manini N, Urbakh M, et al. Modeling friction: from nano to meso scales. Reviews of Modern Physics, 2013, 85: 529-554.

[2] Homola A M, Israelachvili J N, Mc Guiggan P M, et al. Fundamental experimental studies in tribology-the transition from interfacial friction of undamaged molecularly smooth surface to normal friction with wear. Wear, 1990, 136: 65-83.

[3] 温诗铸. 纳米摩擦学. 北京：清华大学出版社，1998.

[4] Bowdon F P, Tabor D. Friction and Lubrication of Solid. Oxford: Oxford University Press, 1964.

[5] Johnson K L, Kendall K, Roberts A D. Surface energy and the contact of elastic solids. Proceedings of the Royal Society of London, 1971, 324: 301-313.

[6] Gao J, Luedtke W D, Gourdon D, et al. Frictional forces and Amontons' law: from the molecular to the macroscopic scale. Journal of Physical Chemistry B, 2004, 108: 3410-3425.

[7] Tambe N, Bhushan B. Scale dependence of micro/nano-friction and adhesion of MEMS/NEMS materials, coatings and lubricants. Nanotechnology, 2004, 15: 1561-1570.

[8] Bhushan B, Sundararajan S. Micro/nanoscale friction and wear mechanisms of thin films using atomic force and friction force microscopy. Acta Materialia, 1988, 46: 3793-3804.

[9] Nosonovsky M. Scale effect in dry friction during multiple-asperity contact. Journal of Tribology, 2005, 127: 37-46.

[10] Mate C M, McClelland G M, Erlandsson R, et al. Atomic-scale friction of a tungsten tip on a graphite surface. Physical Review Letter, 1987, 59: 1942-1945.

[11] Ruan J, Bhushan B. Atomic-scale and microscale friction of graphite and diamond using friction force microscopy. Journal of Applied Physics, 1994, 76: 5022-5035.

[12] Ruan J, Bhushan B. Frictional behavior of highly oriented pyrolytic graphite. Journal of Applied Physics, 1994, 76: 8117-8120.

[13] Koinkar V N, Bhushan B. Microtribological studies of Al_2O_3-TiC, polycrystalline and single-crystal Mn-Zn ferrite and SiC head slider materials. Wear, 1996, 202: 110-122.

[14] Bhushan B. Introduction to Tribology. New York: Wiley, 2002.

[15] Bhushan B. Nanotribology and nanomechanics. Wear, 2005, 259: 1507-1531.

[16] Bhushan B. Nanotribology, nanomechanics, and materials characterization. Nanotribology and Nanomechanics II, 2011: 3-106.

[17] Bhushan B. Micro/Nanotribology and its Applications, vol. E330. Dordrecht, Netherlands: Kluwer Academic Pub, 1997.

[18] Wheeler D R. Effect of adsorbed chlorine and oxygen on the shear strength of iron and copper junctions. Journal of Applied Physics, 1976, 47: 1123-1130.

[19] Pepper S V. Effect of interfacial species on shear strength of metal-sapphire contacts. Journal of Ap-

plied Physics, 1979, 50: 8062-8065.

[20] Pepper S V. Transformation of the diamond (110) surface. Journal of Vacuum Science Technology, 1982, 20: 643-646.

[21] Guo Q, Ross J D J, Pollock H M. What part do adhesion and deformation play in fine-scale static and sliding contact? Materials Research Society Symposium Proceedings Boston, 1988, 140: 51-66.

[22] Briscoe B J, E vans P D, Lancaster L K. Single point deformation and abrasion of γ-irradiated poly (tetrafluoroethylene). Journal of Physics D: Applied Physics, 1987, 20: 346-353.

[23] Subhash G, Zhang W. Investigation of the overall friction coefficient in single-pass scratch test. Wear, 2002, 252: 123-134.

[24] Lafaye S, Gauthier C, Schirrer R. A surface flow line model of a scratching tip: apparent and true local friction coefficients. Tribology International, 2005, 38: 113-127.

[25] Felder E, Bucaille J L. Mechanical analysis of the scratching of metals and polymers with conical indenters at moderate and large strains. Tribology International, 2006, 39: 70-87.

[26] Liang Y N, Li S Z, Li D F, et al. Some developments for single-pass pendulum scratching. Wear, 1996, 199: 66-73.

[27] Barge M, Kermouche G, Gilles P, et al. Experimental and numerical study of the ploughing part of abrasive wear. Wear, 2005, 255: 30-37

[28] Qian L, Zhou Z, Sun Q. Nanofretting behaviors of NiTi shape memory alloy. Wear, 2007, 263(1-6): 501-507.

[29] 谢祖飞，余家欣，钱林茂. 载荷对 4 种材料摩擦机制转变的影响. 上海交通大学学报，2009,(12): 1930-1935.

[30] Ni W, Cheng Y, Lukitsch M J, et al. Effects of the ratio of hardness to Young's modulus on the friction and wear behavior of bilayer coatings. Applied Physics Letters, 2004, 85(18): 4028-4030.

[31] Yoshizawa H, Israelachvili J N. Fundamental mechanisms of interfacial friction. 1. Relation between adhesion and friction. The Journal of Physical Chemistry, 1993, 97(16): 4128-4140

[32] 周仲荣. 摩擦学发展前沿. 北京:科学出版社,2006.

[33] Chaudhury M K, Whitesides G M. Direct measurement of interfacial interactions between semispherical lenses and flat sheet of poly (dimethylsiloxane) and their chemical derivatives. Langmuir, 1991, 7: 1013-1025.

[34] Israelachvili J N. Microtribology and microrheoogy of molecular thin liquid film//Bhushan B. Modern Tribology Handbook. New York: CRC Press LLC, 2001.

[35] Bhushan B. Modern Tribology Handbook. Boca Raton:CRC Press,2001.

[36] Qian L, Tian F, Xiao X. Tribological properties of self-assembled monolayers and their substrates under various humid environments. Tribology Letters, 2003, 15: 169-176.

[37] Schwarz U D, Zwörner O, Köster P, et al. Quantitative analysis of the frictional properties of solid materials at low loads. Physical Review B, 1997, 56: 6987-6996.

[38] Meyer E, Lüthi R, Howald L, et al. Site-specific friction force spectroscopy. Journal of Vacuum Science Tchnology B, 1996, 14: 1285-1288.

[39] Carpick R W, Agraït N, Ogletree D F, et al. Measurement of interfacial shear (friction) with an ultrahigh vacuum atomic force microscope. Journal of Vacuum Science Technology B, 1996, 14: 1289-1295.

[40] Polaczyk C, Schneider T, Schöfer J, et al. Microtribological behavior of Au(001) studied by AFM/FFM. Surface Science, 1988, 402: 454-458.

[41] Mate C M, McClelland G M, Erlandsson R, et al. Atomic-scale friction of a tungsten tip on a graphite surface. Physical Review Letter, 1987, 59: 1942-1945.

[42] Riedo E, Gnecco E, Bennewitz R, et al. Interaction potential and hopping dynamics governing sliding friction. Physical Review Letters, 2003, 91: 84502.

[43] Gnecco E, Bennewitz R, Gyalog T, et al. Velocity dependence of atomic friction. Physical Review Letter, 2000, 84: 1172-1175.

[44] He M, Szuchmacher A, Overney G, et al. Effect of interfacial liquid structuring on the coherence length in nanolubrication. Physical Review Letters, 2002, 88: 154302.

[45] Müser M H. Nature of mechanical instabilities and their effect on kinetic friction. Physical Review Letters, 2002, 89: 224301.

[46] Tambe N S, Bhushan B. Friction model for the velocity dependence of nanoscale friction. Nanotechnology, 2005, 16: 2309-2324.

[47] Tao Z, Bhushan B. Velocity dependence and rest time effect in nanoscale friction of ultrathin films at high sliding velocities. Journal of Vacuum Science Technology A, 2007, 25: 1267-1274.

[48] Qian L, Xiao X, Wen S. Tip in situ chemical modification and its effects on tribological measurements. Langmuir, 2000, 16: 662-670.

[49] Xiao X, Qian L. Investigation of humidity-dependent capillary force. Langmuir, 2000, 16: 8153-8158.

[50] Asay D, Hsiao E, Kim S. Effects of adsorbate coverage and capillary on nano-asperity friction in atmosphere containing organic vapor. Journal of Applied Physics, 2011, 110(064326): 1-5.

[51] 龚磊. 镍钛形状记忆合金变温下的微观摩擦性能研究. 成都:西南交通大学硕士学位论文,2007.

[52] Zhao X, Hamilton M, Sawyer W G, et al. Thermally activated friction. Tribology Letter, 2007, 27: 113-117.

[53] Zhao X, Phillpot S R, Sawyer W G, et al. Transition from thermal to athermal friction under cryogenic conditions. Physical Review Letter, 2009, 102: 186102.

[54] Schirmeisen A. Temperature dependence of point contact friction on silicon. Applied Physics Letter, 2006, 88: 123108.

[55] Tshiprut Z, Zelner S, Urbakh M. Temperature-induced enhancement of nanoscale friction. Physical Review Letter, 2009, 102: 136102.

[56] Barel I, Urbakh M, Jansen L, et al. Temperature dependence of friction at the nanoscale: when the unexpected turns normal. Tribology Letter, 2010, 39: 311-319.

[57] 翟文杰,陈仁际,齐毓霖. 用外加电压控制摩擦力的机理与技术. 摩擦学学报,1996,16(1):1-5.

[58] Jeong Y P, Ogletree D F, Thiel P A, Salmeron M. Electronic Control of Friction in Silicon pn Junctions. Science, 2006, 313: 1.

[59] Jiang J, Tian Y, Meng Y. Role of external magnetic field during friction of ferromagnetic materials. Wear, 2011, 271: 2991-2997.

[60] Kanaga K S, Zhou Y, Woo L K, et al. Nanoscale friction switches: friction modulation of monomolecular assemblies using external electric fields. Langmuir, 2009, 25(20): 12114-12119.

[61] Rabinowicz E. Friction and wear of materials. New York: John Wiley, 1965.

[62] Grunze M And Kreuzer H J. Springer Series in Surface Sciences. Berlin, Germany: Springer, 1989.

[63] McClelland G M, Cohen S R. Springer, Berlin: Chemistry and Physics of Solid Surfaces VIII, 1990: 419-445.

[64] Rabinowicz E. The intrinsic variables affecting the stick-slip process. Proceeding of Physical Society, 1958, 71: 668-675.

[65] Persson B N J. Theory of friction-the role of elasticity in boundary lubrication. Physical Review B, 1994, 50: 4771-4786.

[66] Robbins M O, Thompson P A. Critical velocity of stick-slip motion. Science, 1991, 253: 916-916.

[67] Thompson P A, Robbins M O. Origin of stick-slip motion in boundary lubrication. Science, 1990, 250: 792-794.

[68] Carlson J M, Batista A A. A constitutive relation for the friction between lubricated surfaces. Physical Review E, 1996, 53: 4153-4165.

[69] Berman A, Ducker W, Israelachvili J. Origin and characterization of different stick-slip friction mechanisms. Langmuir, 1996, 12: 4559-4563.

[70] Yoshizawa H, Israelachvili J N. Fundamental mechanisms of interfacial friction II: stick-slip friction of spherical and chain molecules. Journal of Physical Chemistry, 1993, 97: 11300-11313.

[71] Ferry J D. Viscoelastic Properties of Polymers. 3rd ed. New York: John Wiley & Sons, 1980.

[72] Hirano M, Shinjo K. Atomistic locking and friction. Physical Review B, 1990, 41 (17): 11837.

[73] Dienwiebel M, Verhoeven G S, Pradeep N, et al. Superlubricity of graphite. Physical Review Letters, 2004, 92(126101): 1-4.

[74] Klein J, Kumacheva E, Mahalu D, et al. Reduction of frictional forces between solid surfaces bearing polymer brushes. Nature, 1994, 370: 634-636.

[75] Raviv U, Giasson S, Kampf N, et al. Lubrication by charged polymers. Nature, 2003, 425: 163-165.

[76] Briscoe W H, Titmuss S, Tiberg F, et al. Boundary lubrication under water. Nature, 2006, 444: 191-194.

[77] Socoliuc A, Bennewitz R, Gnecco E, et al. Transition from stick-slip to continuous sliding in atomic friction: entering a new regime of ultralow friction. Physical Review Letter, 2004, 92: 134301.

[78] Krylov S Y, Jinesh K B, Valk H, et al. Thermally induced suppression of friction at the atomic scale. Physical Review E, 2005, 71: 065101.

[79] Israelachvili J N, McGuiggan P M. Adhesion and short-range forces between surfaces. Part I: New apparatus for surface force measurements. Journal of Materials Research, 1990, 5: 2223-2231.

[80] Liley M, Gourdon D, Stamou D, et al. Friction anisotropy and asymmetry of a compliant monolayer induced by a small molecular tilt. Science, 1998, 280: 273-275.

[81] Carpick R W, Sasaki D Y, Burns A R. Large friction anisotropy of a polydiacetylene monolayer. Tribology Letters, 1999, 7: 79-85.

[82] Enomoto Y, Tabor D. The frictional anisotropy of diamond. Proceeding of the Royal Society A, 1981, 373: 405-417.

[83] Jeong Y, Ogletree D F, Salmeron M, et al. High frictional anisotropy of periodic and aperiodic directions on a quasicrystal surface. Science, 2005, 309: 1354-1356.

第 8 章　微 观 磨 损

微观磨损研究是在原子、分子尺度上揭示摩擦过程中表面相互作用、物理化学变化及损伤,旨在控制材料剥落甚至实现无磨损的摩擦。在法向载荷作用下,摩擦表面的微观损伤包括塑性变形、黏着转移、疲劳裂纹、材料去除等多种形式。其中,材料的黏着转移由表面黏着及其分离过程造成,与表面黏着能密切相关,相关内容已在第 6 章中有过介绍。因此,本章将着重讨论由摩擦引起的塑性变形和材料去除机理,以及机械作用和摩擦化学反应在材料微观磨损中的竞争机制。

如前所述,纳米摩擦学是发展微电子设备、微型机械系统及超精密加工等的技术基础。就本章讨论的问题而言,纳米压痕行为研究是测定材料表面纳米硬度和其他微观机械性能的关键,而微观磨损的行为与机理不仅是影响微机电系统性能和使用寿命的主要因素,也是纳米切削与纳米抛光的基础。

8.1　引　　言

8.1.1　微机电系统与纳米制造中的微观磨损问题

微观磨损与宏观磨损不同,它是在极轻载荷作用下产生的表面原子分子层的损伤,其磨损深度通常在纳米量级,有时也称纳米磨损。目前,信息技术、生物技术、先进制造、航空航天等高新技术领域的微型化趋势极大地促进了微/纳机电系统(MEMS/NEMS)的发展,催生出一批高性能 MEMS/NEMS 的出现。然而,由于表面和尺寸效应的影响,当器件尺度从毫米量级减小到微米量级时,以黏着力和摩擦力为代表的表面力相对体积力增大近千倍,导致微/纳机电系统产生严重的磨损问题[1]。这些微观磨损包括黏着磨损、磨粒磨损、疲劳磨损、腐蚀磨损和纳动磨损,已经成为影响微/纳机电系统中零部件寿命和整体结构失效的主要原因。

如图 8.1 所示,数字微镜的每个像素点由一个三维的驱动系统控制,运动的频率高达 7000 Hz,导致其铰链等部位出现严重的黏着和磨损问题[1]。不仅如此,纳米制造科学是支撑纳米科技走向应用的基础。典型的纳米制造技术包括纳米切削、纳米抛光、纳米压印和纳米铸造等。在这些制造技术中,均涉及大量的微观磨损问题。如图 8.2 所示,纳米切削和纳米抛光是实现 32 nm 以下极大规模集成电路的五大关键技术之一,其研究主要涉及原子尺度材料的去除机理[2,3]。纳米压印和纳米铸造被誉为未来纳米尺度图形化的代表技术,则需要有效地解决低磨损或无磨损条件下的脱模问题[4]。因此,微观磨损不仅是微/纳机电系统应用中的关键科学问题,而且已成为纳米制造的共性基础问题[5]。

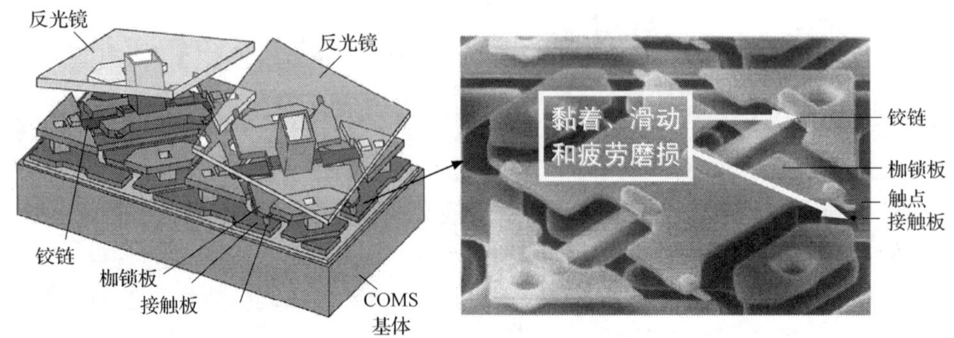

图 8.1 数字微镜中的微观磨损问题[1]

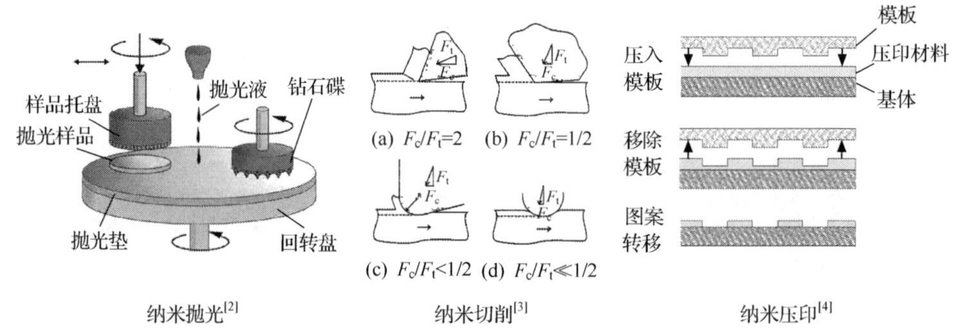

图 8.2 典型纳米制造技术中的微观磨损问题[2-4]

8.1.2 微观磨损的研究方法

微观磨损研究方法与宏观磨损不同。在实验方面,微观磨损主要采用原子力显微镜(atomic force microscope,AFM)、摩擦力显微镜(friction force microscope,FFM)、纳米压/划痕仪或者其他专门研制的微观磨损实验机。磨损过程大都利用锥形或球形探针在被试材料表面滑动实现,滑动方式包括由横向扫描形成的一维线划痕(line-scratch)和由横向扫描与纵向步进组合而构成的二维面扫描划痕(scanning-scratch),如图 8.3 所示。两种模式各有优缺点,面扫描划痕效率较低,容易将针尖磨钝;线划痕要求在针尖重复扫描过程中的精确定位。另外,近年来一些学者通过测量曲率半径为几十纳米的原子力显微镜探针尖端在滑动过程中产生的磨损来研究纳米尺度下材料原子级去除的机理[6,7]。

当微观磨损的尺度进一步降低到分子或原子尺度时,现有的实验方法将不能满足研究工作的需求,因此而发展起来的计算机模拟技术不仅可以提供实验上尚

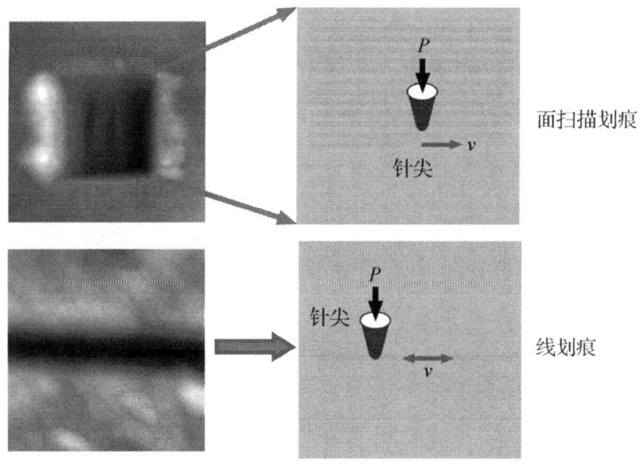

图 8.3 微观磨损的两种模式

无法得到或很难获得的重要信息，而且可用做某些理论假设的验证，从而促进理论和实验的发展。例如，自 1957 年 Alder 首次利用硬球模型研究物质宏观性质以来，分子动力学模拟已成为纳米磨损基础理论研究最重要的手段之一[8]。分子动力学模拟主要依靠牛顿力学来模拟分子体系的运动，在由分子体系的不同状态构成的系统中抽取样本，从而计算体系的构型积分，并以构型积分的结果为基础进一步计算体系的热力学量和其他宏观性质。

8.1.3 微观磨损的研究进展

如果以 1987 年摩擦力显微镜的发明作为纳米摩擦学诞生的标志，其发展至今已有 20 余年的历史。但在单晶硅的微观磨损方面，已有的研究主要采用金刚石针尖，注重材料的磨损性能表征，缺乏对微观磨损机理的深刻认识。在 20 世纪 90 年代，Bhushan 等使用氮化硅针尖，通过面扫描划痕方式研究了磁带表面聚合物材料的微观磨损，结果如图 8.4 所示[9]。在 10 nN 的低载条件下，未观测到聚合物材料的磨损；当载荷增大至 100 nN 时，聚合物材料会在 AFM 针尖划动方向上产生推移，进而出现纳米尺度的塑性变形和材料去除。在此基础上，Bhushan 等利用曲率半径为 100 nm 的金刚石针尖表征了单晶硅的微观磨损性能，结果如图 8.5 所示。与宏观磨损的现象一致，单晶硅表面的微观磨损深度随载荷的增大或磨损次数的增多而加深，损伤以磨粒磨损和塑性变形为主；扫描速度和硅的晶面取向对沟槽深度没有影响[10]。

为了改善材料的微观磨损性能，人们设计并制备了各种超薄耐磨涂层，如三氧化二铝、氮化钛、类金刚石薄膜、碳氮涂层等。如图 8.6 所示，Sundararajan 等对单晶硅表面纯碳类金刚石(DLC)薄膜的抗划伤性能的研究表明，类金刚石薄膜越厚，

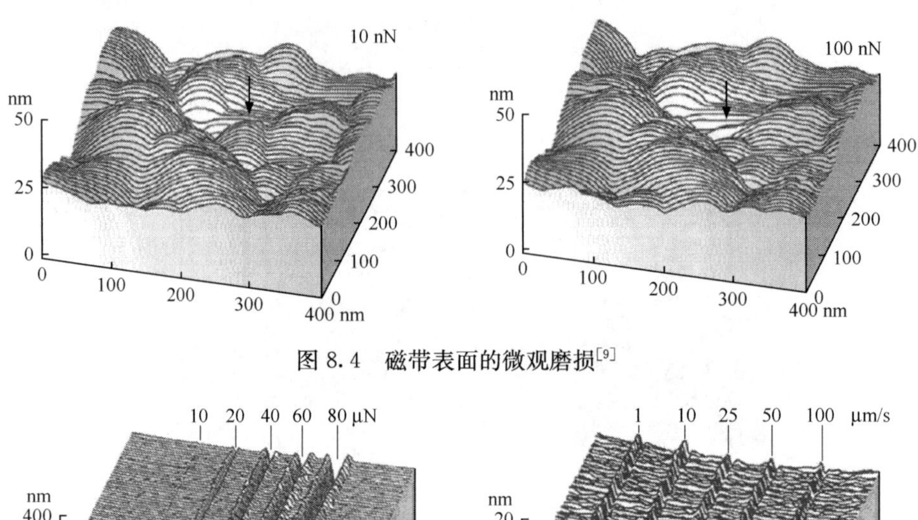

图 8.4　磁带表面的微观磨损[9]

图 8.5　单晶硅表面的微观磨损[10]

耐磨损性能越好；当薄膜划穿后，磨损深度随着载荷的增加而增加[11]。Jacoby 等对碳氮涂层(CN_x)的研究表明，室温下膜越厚，碳氮涂层的含氮量越少，均有助于提高薄膜的耐磨性能[12]。

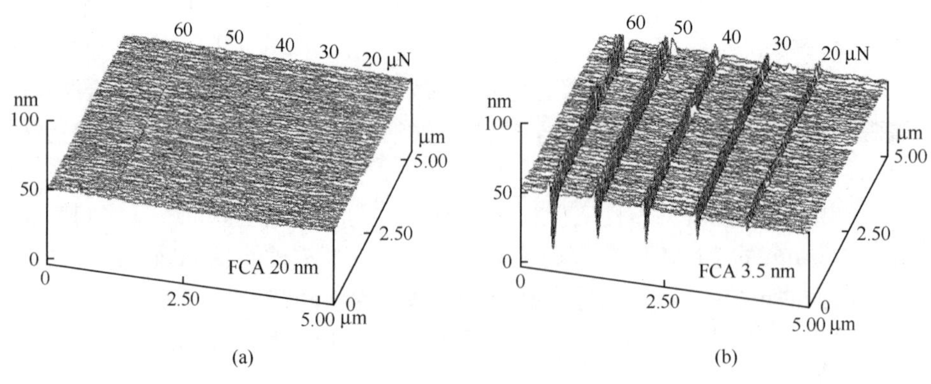

图 8.6　类金刚石(DLC)薄膜表面的微观磨损[11]

(a) 厚度为 20 nm；(b) 厚度为 3.5 nm

除此之外，也有部分研究者侧重于微观磨损机理的探讨。利用扫描力显微镜

(scanning force microscope, SFM),Gnecco 等[13]通过线划痕方式研究了溴化钾表面的微观磨损。如图 8.7 所示,在不同载荷和速度下,溴化钾表面的损伤均表现为材料的去除和磨痕周围的塑性堆积。微观的摩擦力图像[图 8.7(b)]显示,溴化钾材料表面的磨坑呈台阶状,表明其去除过程为层状去除。另外,对硅、聚合物及耐磨涂层的研究表明,材料的微观磨损主要以塑性变形和材料去除为主,这与宏观磨损的机理相近。然而,日本的 Khurshudov 等的研究发现,随着循环次数的增加,聚碳酸酯表面的微观磨损过程先后经历表面隆起、产生凹陷及材料去除三个阶段,并将磨损初期隆起的形成归因于塑性变形层中微裂纹和孔洞的出现[14]。另外,Qian 等在研究 NiTi 合金的微观磨损时也发现了材料表面隆起的现象[15]。如图 8.8 所示,在 20 μN 载荷下,经过 200 次磨损,NiTi 合金表面未出现损伤;当载荷增大到 30 μN,表面出现隆起;随着载荷进一步增大,NiTi 合金表面下陷,进而发生材料去除。

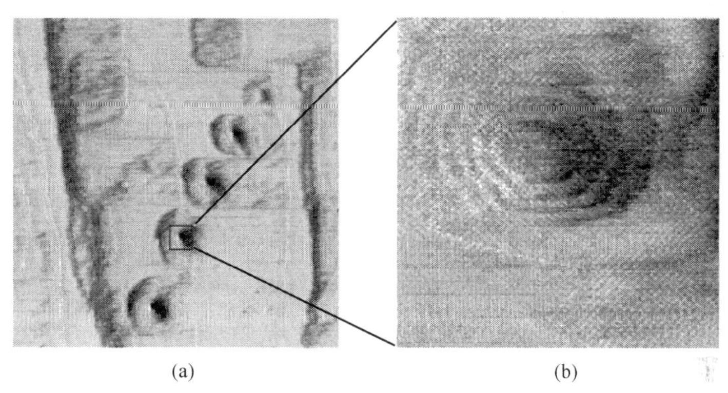

图 8.7 溴化钾表面的微观磨损[13]

(a) 不同载荷下磨损形貌图,F_n=5.7 nN,10.0 nN,14.3 nN,18.6 nN 和 22.8 nN,图像尺寸:150 nm×150 nm;(b) 载荷 18.6 nN 作用下磨损形貌图,图像尺寸:20 nm×20 nm

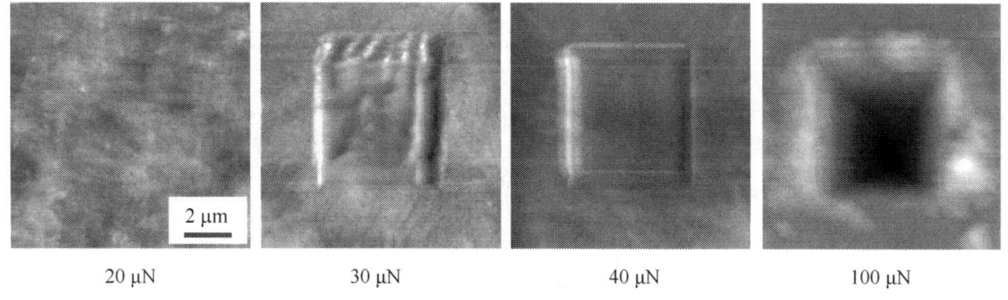

图 8.8 镍钛形状记忆合金表面的微观磨损[13]

尽管如此,人们关注较多的还是单晶硅表面的微观磨损机理。单晶硅由于具有良好的物理与机械性能,在大规模集成电路和微/纳机电系统的制造中得到了最为广泛的应用,也是微观磨损的主要研究对象。在 0.3～3 μN 的低载条件下,Kaneko 等发现单晶硅表面的磨损过程包括表面隆起到材料下陷阶段。当继续增加载荷或磨损次数时,便会发生材料去除,如图 8.9 所示[16]。

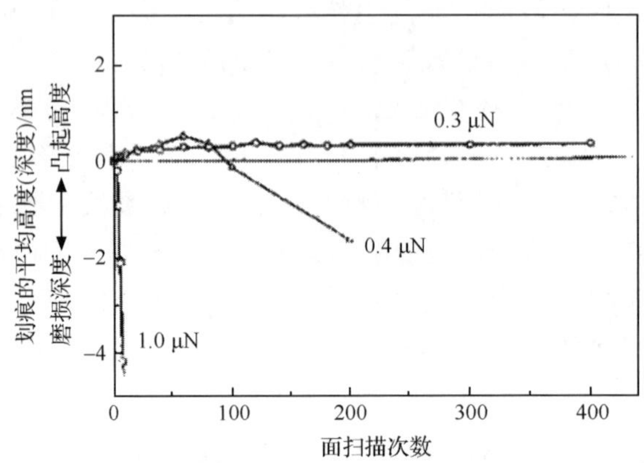

图 8.9 Si(100)表面微观磨损区的高度(深度)随载荷的变化曲线[16]
所用金刚石针尖的曲率半径为 60 nm

为了揭示单晶硅表面在微观磨损过程中产生隆起的原因,Kaneko 等分别在大气和真空下进行相同的磨损实验,如图 8.10 所示[16]。大气环境下,单晶硅磨损后会在表面形成约 0.1 nm 高度的隆起;而在真空下则会产生 0.1 nm 深度的凹陷。但当重新通入氧气后,真空下形成的这种下陷结构会转变为 0.1～0.2 nm 高度的隆起(图 8.10(b))。因此,研究者认为单晶硅表面隆起的形成源于摩擦氧化。

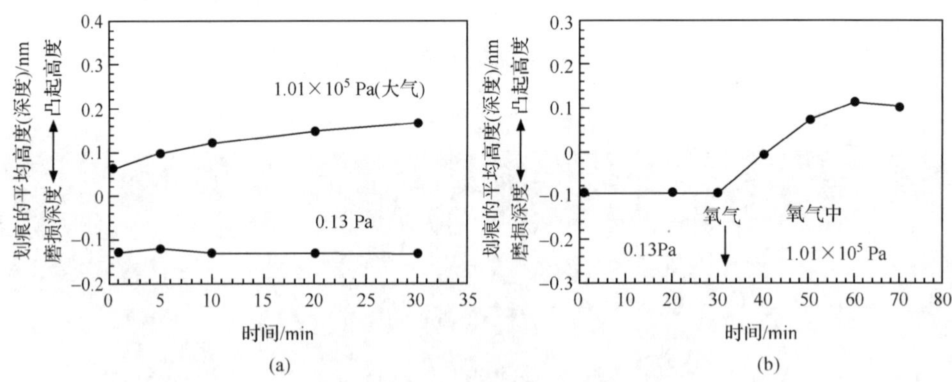

图 8.10 (a)真空(0.13 Pa)与大气下 Si(100)表面的微观磨损;
(b)氧气环境中 Si(100)表面的微观磨损[16]
所用金刚石针尖的曲率半径为 80 nm,载荷为 3 μN

最近,Ribeiro 等将一个纳米压痕/划痕仪安装到透射电镜的观察腔中,采用透射电镜对金刚石针尖在单晶硅薄膜表面的微观磨损过程进行原位观察,发现单晶硅的机械磨损起始于微裂纹沿弹性应变区边界的萌生与贯通[17]。基于分子动力学模拟与试验研究，Zhang 等提出相对于位错形变，非晶化相变与黏性流动在单晶硅材料的微观磨损过程中起着更为重要的作用[18,19]。此外，哈尔滨工业大学董申等采用原子力显微镜和三棱锥形金刚石针尖对单晶硅表面进行了纳米切削研究，结果表明由于针尖形状的各向异性，针尖的切削方向对加工深度有较大影响。同时，他们通过闭环样品台与原子力显微镜的集成，利用纳米切削的方式实现了三维人脸图形等复杂纳米结构的加工[20]。

虽然人们采用金刚石针尖对单晶硅的微观去除机制已经进行了广泛的研究，但是对单晶硅表面摩擦诱导化学磨损的机理目前还不够清楚。事实上，在硅片的纳米抛光或硅基微机电系统的应用过程中，与单晶硅对磨的材料通常为二氧化硅或硅，而非金刚石。相对于机械磨损，摩擦诱导的化学磨损在硅/硅或硅/二氧化硅配副的微观磨损过程中可能起了更为关键的作用。例如，Alsem 等[21]采用一个片上多晶硅侧壁式摩擦磨损微机电系统(on-chip polycrystalline silicon side-wall friction MEMS)，研究了大气环境下尖端曲率半径约为 6 μm 的圆柱状硅桩与硅梁侧壁之间的滑动磨损机理。实验的载荷为 1 μN，往复滑动位移幅值为 5～15 μm，频率为 100～400 Hz。实验结束后，通过扫描电镜和透射电镜不仅在磨损区域观察到表面高度氧化的非晶化磨屑，而且在硅梁表面检测到厚度为 20～200 nm 的高含氧量的纳米晶表面层，这些结果均表明微机电系统在磨损过程中发生了严重的摩擦化学反应，如图 8.11 所示。此外，采用一个宏观的销盘试验机，Mizuhara 等[22]研究了硅/二氧化硅配副在空气与氮气中的磨屑结构和成分，指出不同实验条件下形成的磨屑均为表面氧化的非晶态，强调了摩擦化学反应在硅/二氧化硅磨损过程中的重要作用。最近，Barnette 等[23]采用一个自制的销盘试验机，比较研究了硅/二氧化硅配副在干燥氩气、50% 湿度的氩气和 50% 饱和蒸气压乙醇蒸气的氩气等三种气氛条件下的磨损现象。结果表明，在乙醇蒸气环境下，硅/二氧化硅配副的磨损最为轻微，他们由此指出控制摩擦化学反应可以有效地降低硅/二氧化硅配副的磨损。此外，中国科学院兰州化学物理研究所 Wang 等[24]采用销盘试验机，研究指出表面微/纳织构和化学修饰可以提高单晶硅表面的斥水性，降低表面能，进而提高其磨损性能。尽管如此，有关单晶硅在大气下的摩擦诱导化学磨损机理尚缺乏系统深入的研究。

尽管硅片的化学机械抛光(chemical mechanical polishing, CMP)实际上是纳米颗粒在液体环境下对单晶硅材料的微观去除过程，但已有的相关研究主要偏重于宏观的 CMP 工艺优化[25,26]。例如，抛光液的 pH 达到 11 时，硅片表面的去除率最高；增大载荷、提高抛光速度及抛光液中二氧化硅粒子的浓度，均可提高硅片的去除率。在一台商用的 CMP 抛光机上，Lei 和 Luo[25]研究发现二氧化硅颗粒的大小、表面活性剂的浓度与抛光液的 pH 等都对抛光表面的粗糙度和去除率有较

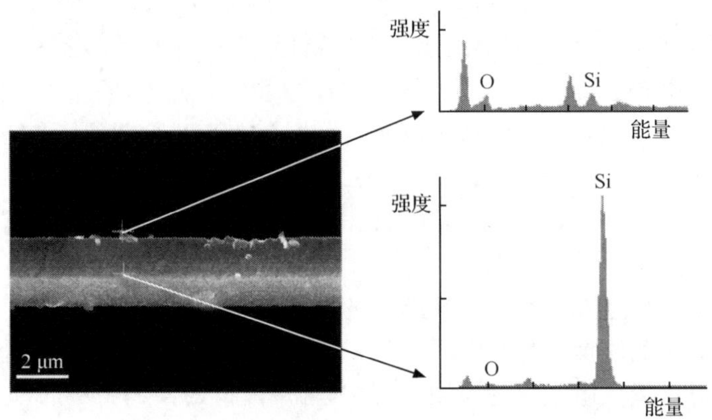

图 8.11 硅基侧壁式(side-wall)原位摩擦测试 MEMS 的摩擦梁的纳米磨损和摩擦化学现象[21]

大影响。硅片表面的非晶变形层随着抛光压力的增大而变厚,采用低的抛光压力有助于得到高质量的硅片表面[25]。在此基础上,Xu 等[26]利用以一定角度向硅片表面喷射二氧化硅纳米颗粒与去离子水混合浆料的方法,模拟 CMP 中二氧化硅颗粒与硅片的机械作用过程,并且通过透射电镜观察发现硅片表面的撞击区域呈非晶化,亚表层内存在大量的晶格畸变。综上所述,尽管关于化学机械抛光技术的研究众多,但已有的研究主要在 CMP 抛光机上进行,建立在含有大量二氧化硅抛光粒子耦合作用的复杂环境中,尚缺乏有关单个抛光粒子对单晶硅材料的去除过程和机理的研究。

总之,材料的微观磨损在部分条件下会经历表面隆起、材料下陷和材料去除三个阶段。已有的研究主要集中于材料磨损性能的表征和耐磨涂层的设计,对磨损初期表面隆起阶段的关注较少,表面隆起的形成机理仍不清楚。研究主要偏重于滑动磨损,尚未开展对纳动磨损的系统研究。作为大规模集成电路和微/纳机电系统的主要结构材料,单晶硅在大气或液体环境下极易发生摩擦诱导的化学磨损。然而,相关的微观磨损研究主要针对单晶硅表面的机械去除机理与超薄抗磨涂层的研制,缺乏对单晶硅表面摩擦诱导化学磨损机理的深刻认识。此外,化学机械抛光作为硅片纳米抛光的关键技术,目前有关其机理的实验研究主要在 CMP 抛光机上进行,目的在于揭示各个工艺参数对硅片抛光质量的影响,缺乏有关单个抛光粒子对单晶硅材料去除过程和机理的科学认识。

8.2 纳米压痕与纳米硬度

硬度,作为评价材料抵抗变形能力的参数,已有一百多年的研究历史。传统的显微硬度是将压头以设定的载荷压入样品表面,卸载后用光学显微镜等方法测量

残余压痕投影面积 A_r，最后由载荷除以 A_r 得到。20 世纪五六十年代，Bowdon 等[27]和 Tabor[28]对显微硬度测量进行过开创性研究，并在实验基础上建立了压痕尺寸与载荷和材料剪切强度的关系。最近 20 年，随着表面涂层和纳米科技的发展，人们逐渐提高了对小尺寸器件(如薄膜和微型机械)机械性能的研究兴趣。其原因一方面在于机械性能决定了器件服役的可靠性，另一方面由于尺寸效应和表面效应的影响，材料的微观机械性能会表现出与宏观不同的特点。其中，纳米压痕硬度不仅可以反映材料抵抗微变形的能力，也是评价薄膜耐磨寿命的重要指标，因而得到了广泛研究。不同于传统的压痕硬度，纳米压痕硬度的测量通常采用深度敏感的压痕技术和相应的分析方法，以避免对压痕成像。测量中，首先将金刚石压头压入样品直至设定的深度或载荷，然后卸载至零，并精确记录压头载荷和位移，采用 Oliver-Pharr 分析法分析力-位移曲线即得纳米压痕硬度 H_{O-P}和弹性模量 E_{O-P}[29]。

8.2.1 纳米硬度与显微硬度的对比

Oliver-Pharr 分析法测量纳米硬度的优点在于无须观测压痕图像，适合于测量小尺寸器件的材料性能。然而，纳米硬度的测量精度不仅取决于最大载荷时的投影接触面积 A_c 与残余压痕投影面积 A_r 的差异程度，也取决于 Oliver-Pharr 分析法对压痕变形过程刻画的精确程度。A_c 和 A_r 在物理概念上有本质区别，由此可能导致数值上的巨大差异。由于 Oliver-Pharr 分析法由 Sneddon 等的纯弹性解推导而来，它们在多大程度上适合于描述压痕弹塑性变形尚不完全清楚[30]。另外，材料在发生明显堆积时，由 Oliver-Pharr 分析法分析得到的 A_c 比真实接触面积小 60%，进而会引起硬度测量的巨大误差。除此之外，Oliver-Pharr 分析法应用于测量软材料(屈服强度 Y 和弹性模量 E 之比为 $10^{-4}\sim10^{-2}$)的硬度和弹性模量时也可能存在较大误差。

迄今，前人的工作主要集中在应用有限元考察纳米压痕硬度的局限性，很少有对纳米压痕硬度和显微硬度进行直接比较的实验研究。有限元方法由于计算模型的简化可能会引入未知的计算误差。使用纳米压痕仪和显微硬度仪，Qian 等[31]分别对熔融石英、单晶硅、NiTi 合金、切削陶瓷、铜和钢等六种典型材料的纳米压痕硬度和显微硬度进行了系统地对比研究。纳米压痕硬度测试使用三棱锥玻氏(Berkovich)针尖作为压头，其相对面夹角为 142.3°；微观硬度测试使用四棱锥针尖作为压头，其相对面夹角为 136°。图 8.12 和图 8.13 分别示出了两种测试方法下典型的残余压痕形貌图。结果表明，铜和不锈钢表面在两种压痕模式下的压痕周围会出现材料的堆积(pile-up)，而 NiTi 合金、熔融石英、切削陶瓷和单晶硅表面压痕表现为材料的下陷(sink-in)。这种压头压入过程中压痕周围材料的堆积或下陷与压痕残余深度和最大压入深度的比值大小密切相关。另外，单晶硅的压痕沿压头棱角方向出现微观裂纹，这可能是由于单晶硅材料在卸载过程中相变所致。

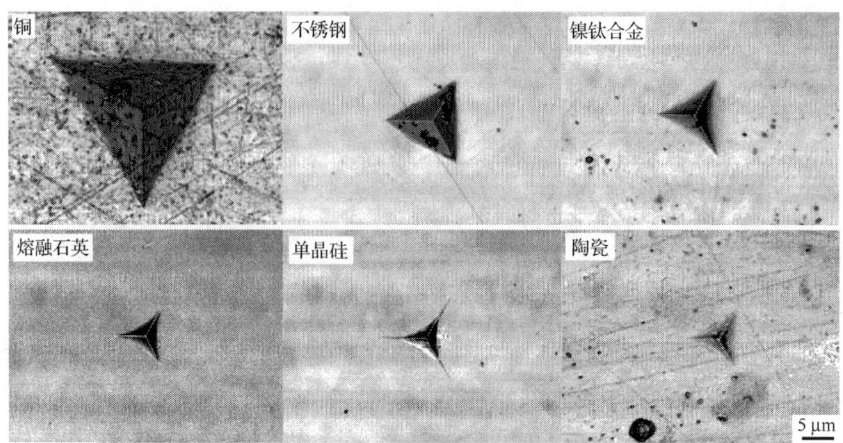

图 8.12　纳米压痕形貌图[29]

载荷:200 mN;加载时间:30 s;卸载时间:30 s;保载时间:2 s

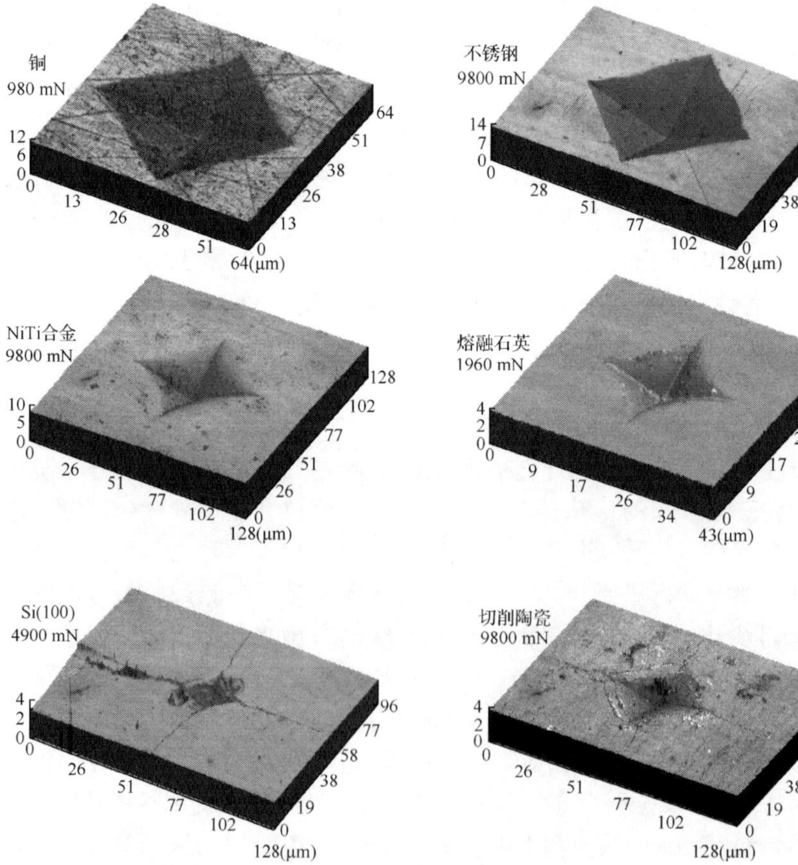

图 8.13　显微压痕形貌图[31]

图 8.14 为六种材料在不同载荷下纳米压痕硬度和显微硬度的对比实验结果。显微硬度是根据压痕残余面积计算获得，纳米压痕硬度则是使用接触面积计算得来。由于纳米压痕硬度和显微硬度在计算中选择面积参数的不同，最终导致六种材料的纳米压痕硬度均比显微硬度高 10%～30%。因此，纳米压痕硬度只能近似地反映材料抵抗变形的能力，使用时应充分估计测量误差，最好用显微硬度标定以提高其精度。

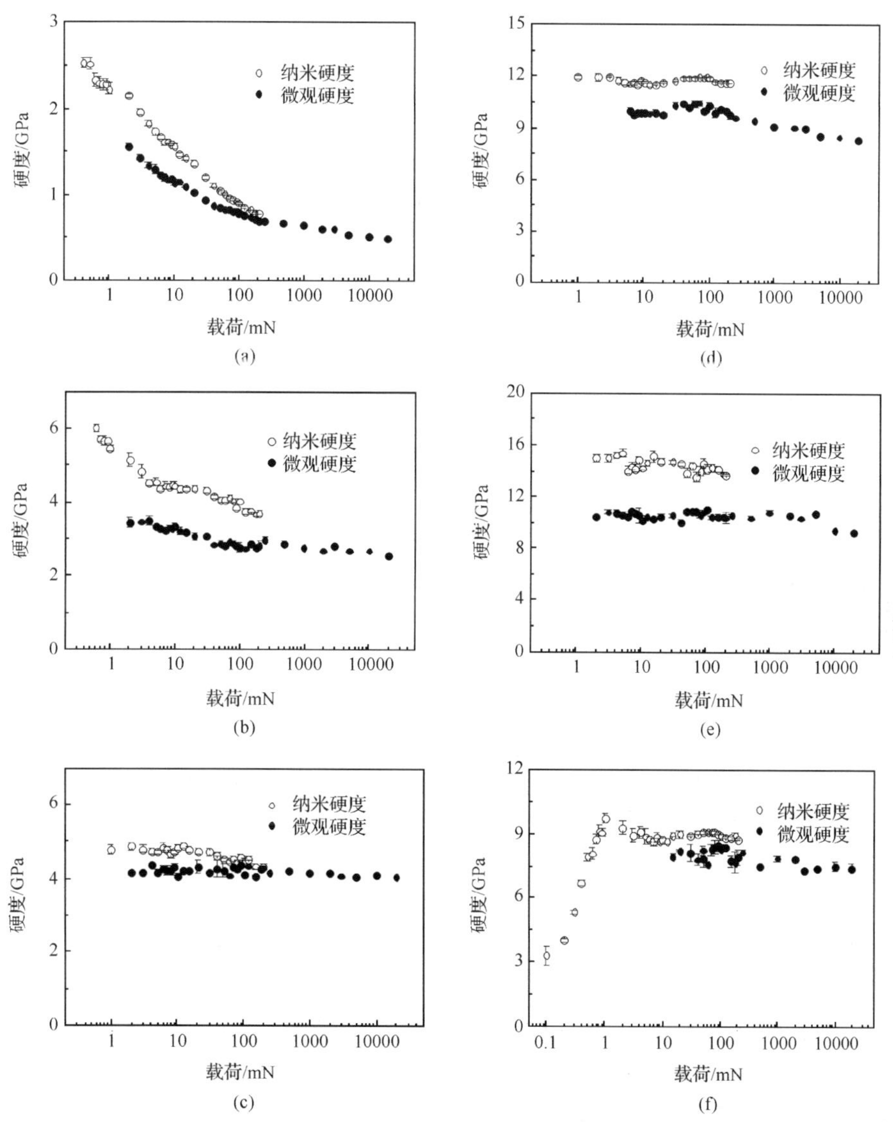

图 8.14 纳米硬度与显微硬度比较[31]

(a) 铜；(b) 不锈钢；(c)镍钛合金；(d) 熔融石英；(e) 单晶硅；(f) 切削陶瓷

8.2.2 单晶硅的纳米压痕行为

纳米压痕损伤也大量存在于微机电系统中，如微型开关、隧道探针、微型弹簧、电脑硬盘等。以微型开关为例，图 8.15 所示为静电驱动 MEMS 开关的结构图。电压使正负电荷聚集在两块平行的电容板上，从而产生静电吸引力。在工作过程中，由于外界系统的干扰以及温度等因素的影响，图中圆圈位置触点处发生径向位移，严重时会引起触点的氧化、磨损，进而导致触点的接触不良。因此，纳米压痕除了用于检测材料的纳米硬度外，也经常被用来研究压头压入过程中材料的变形和损伤机制，进而为解决微机电系统中的磨损问题提供更多的理论依据。

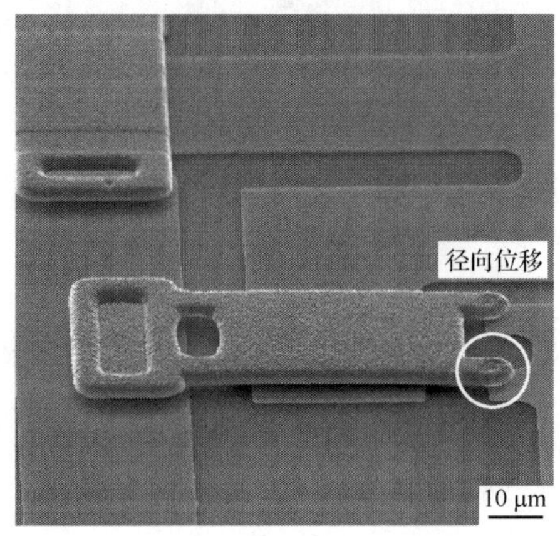

图 8.15 MEMS 开关结构图

作为微机电系统材料中应用最广泛的结构功能材料，单晶硅的纳米压痕行为受到越来越广泛地关注。在 20 世纪 90 年代，Bhushan 和 Koinkar 采用三棱锥形探针测量了 Si(111)基片表面的纳米硬度，其压痕图像如图 8.16 所示。可见，材料的纳米硬度值随压痕深度而变化。当探针载荷为 65 μN，压痕深度为 2.5 nm 时，纳米硬度值为 16.6 GPa；而当载荷增加到 100 μN，压痕深度为 7 nm 时，纳米硬度值降低到 11.7 GPa。在纳米尺度内，压痕深度的增加使得材料变形的体积增加，进而增加了探针与材料内部缺陷相遇的可能性，最终导致材料硬度随压痕深度增加而降低。然而，通过离子注入可以使单晶硅表面形成合金膜，显著地改善硅材料的组织结构和机械性能，达到提高硅表面硬度和抗磨损性能的目的[32]。

最近，Jang 等发现单晶硅的压痕损伤与三棱锥压头的锥角密切相关。三棱锥压头越尖，在相同条件下能够使单晶硅产生越严重的塑性变形并萌生出更多的径向裂纹。图 8.17 显示了锥角为 35.3°的压头在单晶硅表面产生的压痕的扫描电镜图像(载荷为 1 mN)，以及压痕剖面的透射电镜图像(载荷为 80 mN)[33]。由图可见，大量硅材料被挤压在压痕的周围，压痕过程发生了明显的塑性变形。

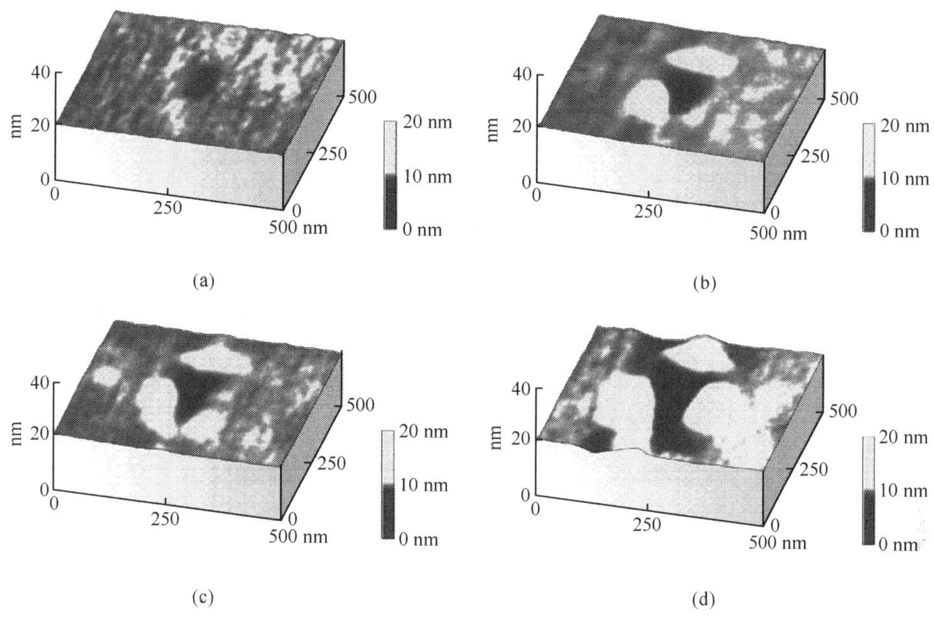

图 8.16 单晶硅表面的压痕深度与纳米硬度[32]

(a) 探针载荷为 60 μN,压痕深度为 1 nm;(b) 探针载荷为 65 μN,压痕深度为 2.5 nm,纳米硬度值为 16.6 GPa;(c) 探针载荷为 70 μN,压痕深度为 3 nm,纳米硬度值为 15.8 GPa;(d) 探针载荷为 100μN,压痕深度为 7 nm,纳米硬度值为 11.7 GPa

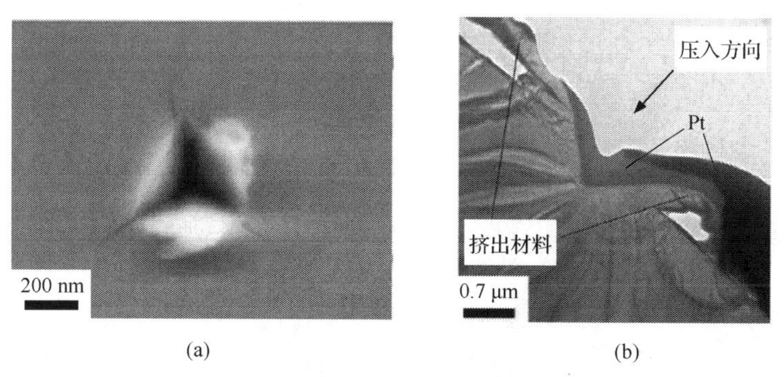

图 8.17 单晶硅压痕的扫描电镜和剖面透射电镜图

(a) SEM 平面图;(b) TEM 截面图[33]

根据压痕实验结果,Hu 等总结了单晶硅在压痕变形中晶相的转变规律以及各晶相对应的临界转变应力。大量的压痕实验研究和理论分析表明,单晶硅在静水应力 σ_H 达到 11～13 GPa 时会由单晶相 Si-Ⅰ转变为类金属 β-tin 相(Si-Ⅱ);Si-Ⅱ相在一定条件下卸载时会转变为无定形相 a-Si,否则会转变为其他晶相,如 Si-Ⅲ和 Si-Ⅻ相,如图 8.18 所示[34]。单晶硅在压痕过程中的变形原理将在第 16

章图 16.32 中具体阐述。

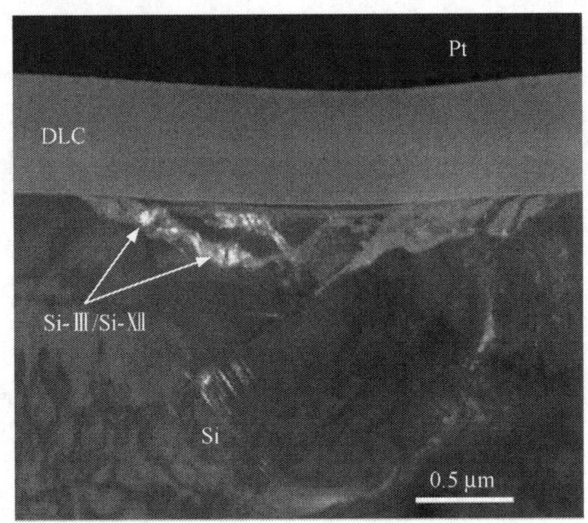

图 8.18　单晶硅在压痕过程中的晶相转变[34]

8.2.3　其他材料的纳米压痕行为

由于纳米压痕的尺寸处于纳米量级，所以其具有一些新颖的特性。Pharr 和 Oliver 对银(111)表面的纳米压痕研究发现，硬度随着压痕深度的减小而增加；当压痕深度小于 50 nm 时，位错完全消失。由此他们认为，在纳米压痕过程中，材料产生微观塑性变形的机理与宏观塑性变形不同，它可以不发生位错[35]。然而，Landman 等采用分子动力学的方法，模拟了金属探针在金属基片表面的压入过程，却得到不同的结果。他们发现，当探针趋近基片到一定距离时，基片表面鼓起而后突然跳跃地与探针接触；探针压入基片后将使基片材料产生塑性变形[36]。

Belak 等[37]对金刚石探针在铜、银等的(111)表面的纳米压痕过程进行了较全面的分子动力学模拟计算。他们采用嵌入原子模型(embedded atom model)表示铜、银原子间的内聚力，并且在模拟计算中将金刚石探针尖端部分沿(111)平面截断，即移去针尖的几层原子使之钝化，如图 8.19 所示。图 8.20 模拟了金刚石探针以 1 m/s 压入速度、在铜(111)表面上的压入过程中载荷随压痕深度的变化情况。图中，横坐标是以原子层数表示的压痕深度，每层原子的间距为 0.25 nm。

根据加载曲线可知，当探针趋近铜基片表面时受到范德华吸引力作用；在压入阶段，载荷随压痕深度呈线性增加关系，呈现出弹性变形特征。弹性变形阶段的载荷数值与 Burnham 等[38]采用 AFM 的测量值相吻合。如图 8.20 所示，当压痕深度达到 1.5 层原子即 0.375 nm 时，铜基片开始塑性屈服，载荷迅速下降。此后，经过几个载荷增加和降低的循环，当压痕深度增加到 7 层原子即 1.75 nm 时，少量的铜原子堆积到探针表面。Belak 等根据两正交截面上原子排列图像的分析证明，

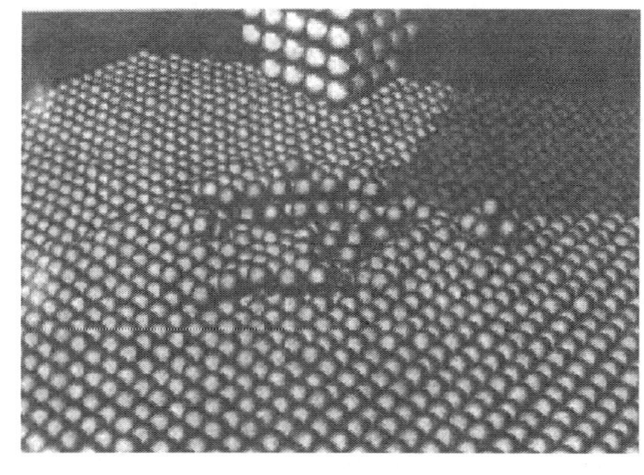
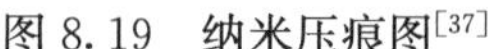

图 8.19 纳米压痕图[37]

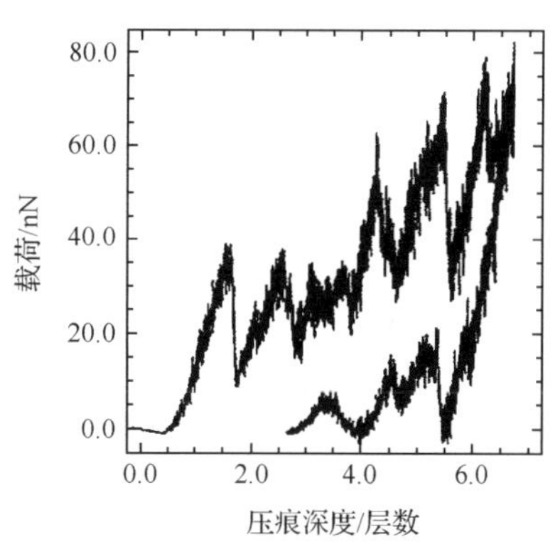

图 8.20 压痕深度随载荷变化曲线[37]

加载过程基片的塑性变形仅仅局限在探针周围几个晶格范围之内。开始卸载时，探针载荷迅速下降到零；继续卸载，载荷又突然回升，随后经几次波动降低到零。载荷回升可能是由于基片的部分塑性变形出现退火作用，使基片恢复与探针挤压接触而导致载荷增加[37]。

图 8.19 给出金刚石探针以 10 m/s 压下速度在铜(111)表面上压痕的原子排列图像。可见，在压痕边缘附近的表面原子排列成台阶状，这表明从压痕底部延伸到表面形成微小范围的位错带。Hull 和 Bacon 指出，通常压痕中材料储存的弹性变形能的释放是通过产生位错来实现的。但是，当压下速度较低，如图 8.20 中速度为 1 m/s 的压痕过程将不出现位错。此时，由于弹性变形能减少，材料塑性变形将通过形成空洞和原子扩散来实现。由此可知，在纳米压痕过程中，由于实际采用的压下速度极低，产生的弹性变形能不足以形成位错，其塑性变形机制与宏观塑性变形不同[39]。

除此之外，利用原子力显微镜能够在纳米尺度上测量材料表面的机械性能，这对于纳米摩擦学研究具有重要意义。根据压痕卸载过程中力-位移曲线的斜率，可推算出材料表面的弹性模量。另外，利用 AFM 探针在切向力固定不变的条件下沿表面滑动，通过测量表面变形位移也可以确定表面弹性模量。利用 AFM 还可以检测纳米尺度的表面材料转移以及材料强化。Ruan 和 Bhushan 通过探针在 C_{60}(富勒烯)膜上的压痕实验，研究了富勒烯分子在探针表面上的转移现象[40]。而 Lian 等[41]则使用压痕方法研究了纳米复合材料在 AFM 探针压入过程中的强化能力。

总之，纳米压痕已经被广泛用于研究材料的微观变形过程以及变形机制。尤其是当前各种涂层被大量用于磨损防护，硬度更是作为薄膜材料的基本机械性能已成为评判涂层好坏的依据之一。球形压头在接触过程中能够产生更大的接触面积，因此能更好地模拟微机电系统中的纳米压痕行为。但是，材料在球形压头压入过程中的变形规律及机制仍需要系统研究，且尚未开展对径向纳动的研究。

8.3 单晶硅的微观磨损及其损伤机理研究

单晶硅由于具有良好的物理与机械性能，在微/纳机电系统和大规模集成电路的制造中得到了最为广泛的应用。然而，在微机电系统中，由于表面与尺寸效应，表面力（如摩擦力与黏着力）比体积力起着更加重要的作用，这导致摩擦、黏着及磨损等摩擦学问题成为微机电系统中亟待解决的关键问题。另外，在大规模集成电路生产中，亚纳米级的表面制造也涉及原子尺度材料去除和控制问题。因此，研究单晶硅材料的微观磨损行为和机理具有非常重要的意义。

基于优异的耐磨性和化学惰性，金刚石针尖经常被作为对磨副以表征材料的微观磨损行为。由于能够更好地模拟微机电系统中硅元件之间的磨损过程，二氧化硅针尖也逐渐被用于研究单晶硅表面的摩擦磨损问题。因此，本节主要采用金刚石针尖在大气和真空下研究单晶硅的机械磨损行为；采用二氧化硅针尖研究 Si/SiO_2 配副的摩擦化学磨损行为；在此基础上，揭示单晶硅的微观磨损机理。研究结果不仅有助于增强我们对单晶硅损伤机理的认识，而且有助于单晶硅超光滑表面制造的工艺改进以及硅基微机电系统的摩擦学优化设计[42]。

8.3.1 单晶硅的机械磨损

在一定的实验条件下，单晶硅在微观摩擦过程中有可能形成表面凸起，这种凸起的形成也是其磨损前期的典型特征。为了探究单晶硅摩擦诱导凸起产生的过程及原因，Yu 等[43]使用金刚石针尖分别在大气和真空下进行了凸起现象形成的对比研究。微观磨损试验在原子力显微镜（AFM，SPI3800，Seiko，Japan）上通过往复线扫描完成，试样为 Si(100)表面，位移幅值为 100 nm，扫描速度是 0.8 μm/s。载荷范围是 0.5～70 μN。划痕试验结束后，换上悬臂梁弹性系数低（0.1 N/m）、灵敏度高（R＝ 20 nm）的氮化硅针尖扫描划痕区域的损伤形貌，以便获得清晰的 AFM 图像。

图 8.21(a)所示为大气环境下，金刚石针尖在单晶硅表面不同载荷下的 AFM 磨损形貌。当载荷从 0.5 μN 增加至 70 μN，单晶硅表面的损伤表现为从凸起到沟槽的转变，转变载荷约为 10～15 μN。图 8.21(b)为单晶硅表面磨斑的高度或深度随载荷的变化曲线。随着载荷的增加，凸起高度从载荷为 0.5 μN 的 0.3 nm 增加到载荷为 5 μN 时的 1.5 nm 并达到峰值。其后，随载荷的进一步增加，凸起高度开始降低。当载荷达到 15 μN 时，损伤的表面低于原始表面，表明此时沟槽开始出现；当载荷达到 70 μN 时，损伤已经非常严重，其沟槽的深度达到了 9.4 nm。

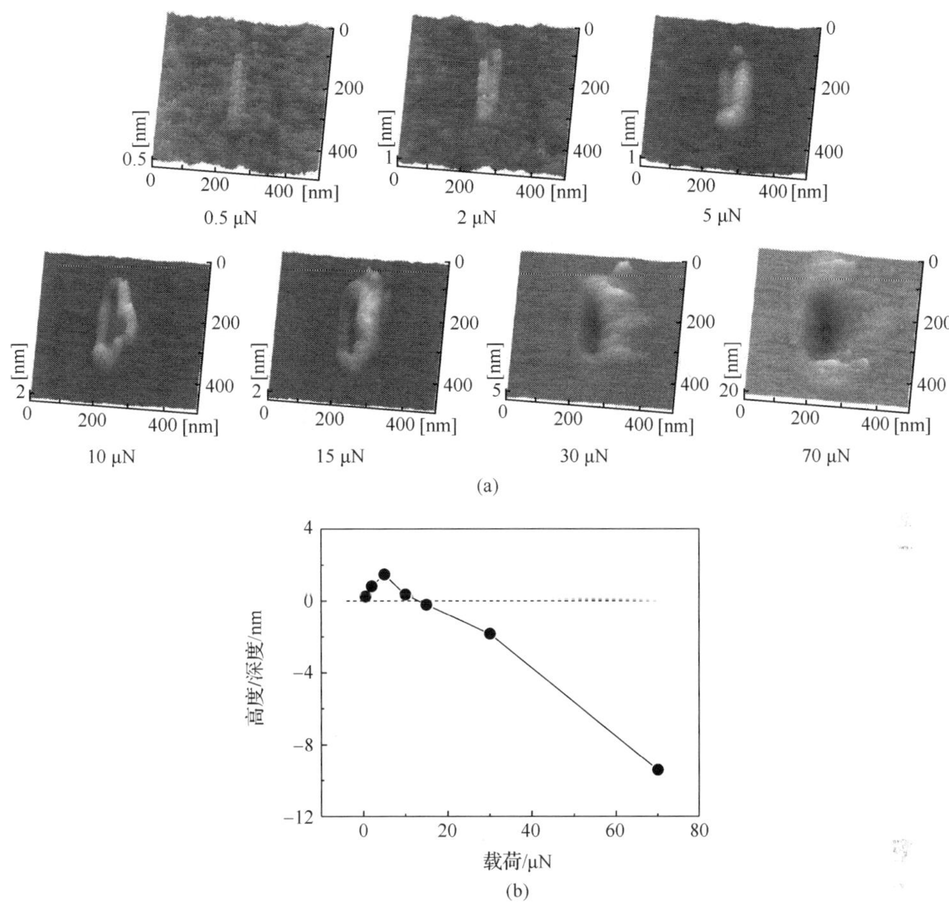

图 8.21 载荷对金刚石针尖在单晶硅表面微观磨损的影响

(a)磨斑的 AFM 形貌;(b) 磨斑的深度或高度[43]

R= 0.15 μm,D=100 nm,磨损次数为 500 次

研究表明,金刚石针尖的曲率半径对单晶硅表面的微观磨损也有很大影响。如图 8.22 所示,当采用 0.15 μm 的金刚石针尖时,5 μN 的低载下形成凸起,当载荷增加至 30 μN 时形成明显的沟槽。然而,当采用曲率半径为 0.9 μm 的金刚石针尖时,即使载荷增大到 70 μN,单晶硅表面的损伤仍然表现为凸起的形成。可见,单晶硅表面的损伤与外加载荷和金刚石针尖的曲率半径密切相关,取决于金刚石针尖与单晶硅样品之间的接触压力。当接触压力较小时,单晶硅表面的损伤表现为凸起形成;反之则表现为材料去除。

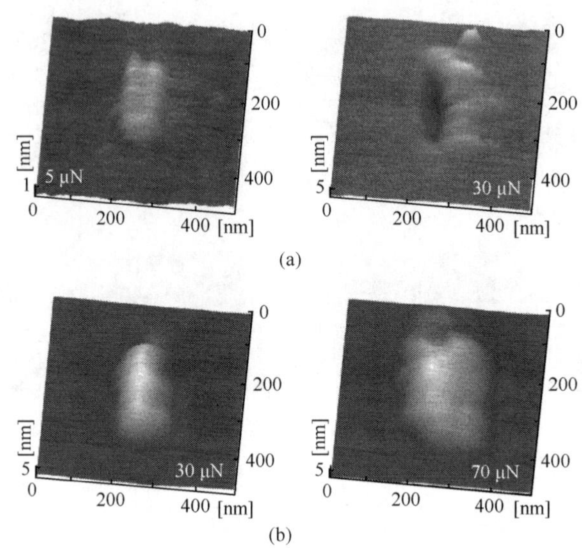

图 8.22　金刚石针尖的曲率半径对单晶硅表面微观磨损的影响

(a)R=0.15 μm;(b) R=0.9 μm[43]

D=100 nm,循环次数 100 次:

此外,磨损次数也是影响单晶硅表面微观磨损的一个重要因素。图 8.23(a)示出了大气环境下,采用曲率半径为 0.15 μm 的金刚石针尖在单晶硅表面摩擦诱导的凸起结构随磨损次数的变化情况。从图中可以看出,尽管在给定条件下所有的损伤均表现为表面凸起,但仍然可以观察到其损伤过程从凸起到沟槽转变的迹象。当循环次数达到 200 时,从磨斑上已经能观察到类似沟槽的结构出现在隆起的顶端。图 8.23(b)统计了凸起高度随循环次数的变化关系。随着循环次数的增加,损伤的凸起高度从 1 次循环的 0 nm 增加到 200 次循环次数下的 1.6 nm;其后,随着循环次数继续增加到 500 次,凸起高度表现为轻微下降。

从以上的结果可以看出,单晶硅的损伤随载荷或循环次数的增加会经历从凸起到沟槽两个阶段。凸起作为一种比较轻微的损伤模式,经常出现在低载和低循环次数下;而沟槽作为一种严重的损伤模式,经常出现在高载和高循环次数下。其中,接触压力是决定微观磨损损伤的重要因素。表 8.1 计算了两种金刚石针尖在不同载荷下的最大赫兹接触应力与损伤结果的对应关系。可见,随着接触应力的增大,单晶硅的损伤模式逐渐从凸起过渡到沟槽结构,从凸起到沟槽转变的临界接触应力介于 12.67 GPa 到 15.96 GPa 之间。

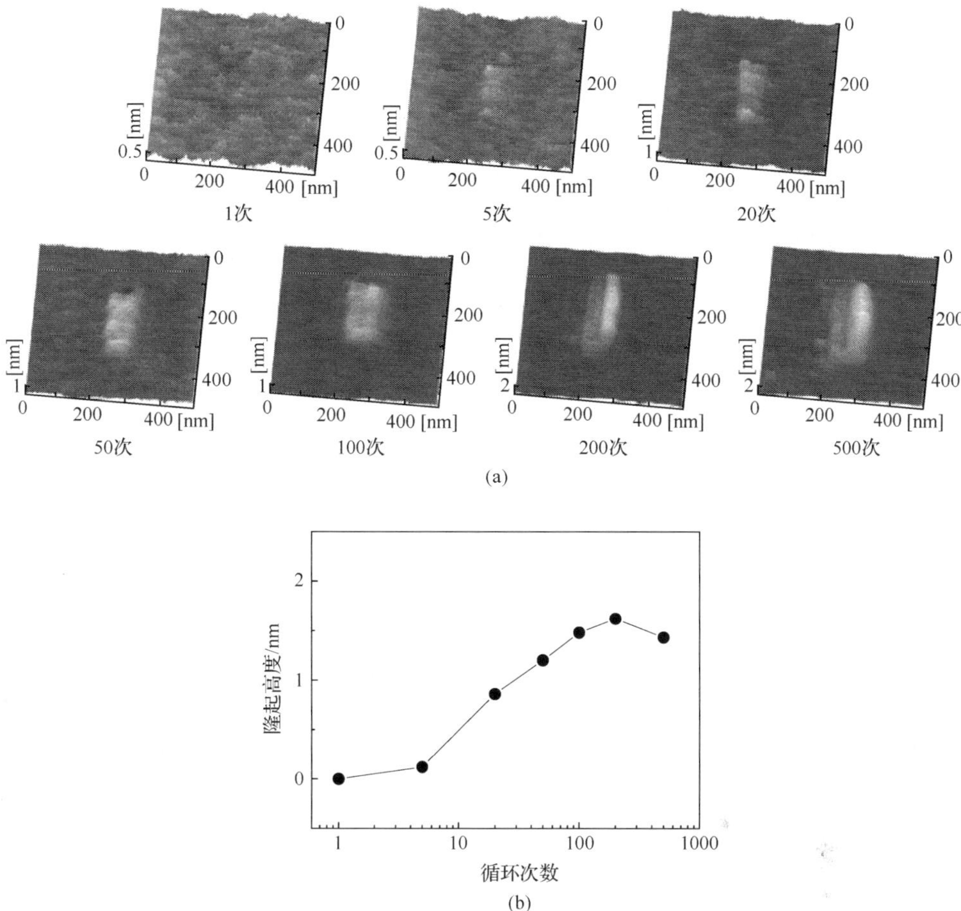

图 8.23 金刚石针尖在 Si(100)表面摩擦诱导的凸起结构随磨损次数的变化情况

(a)磨斑的 AFM 形貌;(b) 凸起高度随磨损次数的变化曲线[43]

$R=0.15\ \mu m, D=100\ nm, F_n=5\ \mu N$

表 8.1 图 8.21 和图 8.22 的损伤模式与其最大赫兹接触应力的对应关系[41]

$R/\mu m$	0.9		0.15			
$F_n/\mu N$	30	70	5	15	30	70
P/GPa	4.83	6.41	8.78	12.67	15.96	20.97
磨损形式	凸起					沟槽

为了更精确地得到这两种转变模式的临界赫兹接触压力，采用两个曲率半径不同的金刚石针尖，在大气环境下完成了不同载荷条件下的微观磨损实验，其中位移幅值固定为 100 nm，其摩擦力随载荷的变化曲线(F_t-F_n 曲线)如图 8.24 所示。

当采用曲率半径为 0.15 μm 的尖金刚石针尖时，在摩擦力-载荷曲线上存在一个明显的转折点；与此同时，摩擦力位移环（F_t-d 曲线）也从低载下的标准平行四边形转变为高载下的一个两端翘起的平行四边形，如图 8.24(a)所示。此结果说明在采用 0.15 μm 的尖金刚石时，磨损的状态发生了变化，由于在低载下针尖运行于平面或者凸起之上，摩擦力分布均匀，因此摩擦力位移环为标准的平行四边形；而在高载下，由于沟槽的形成，针尖在运行到给定位移的尽头时，由于受到沟槽壁的额外阻力，这时的切向力会猛然增加，从而导致了平行四边形两端的上翘。因此在图 8.24(a)中 F_t-F_n 曲线上的转折点很可能对应了其损伤转变的临界状态。

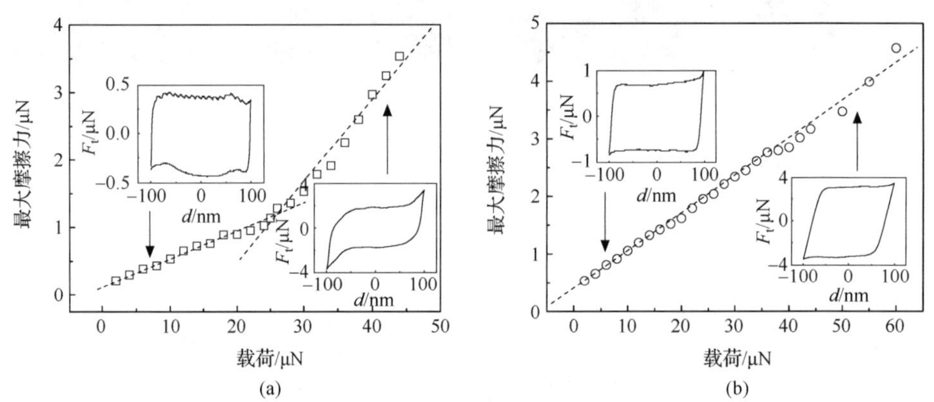

图 8.24　采用不同半径的金刚石针尖在单晶硅表面的摩擦力随载荷变化曲线[43]

(a) $R=0.15$ μm；(b) $R=0.9$ μm

当采用曲率半径为 0.9 μm 的钝金刚石针尖时，结果与 0.15 μm 的尖金刚石针尖完全不同，如图 8.24(b)所示。整个 F_t-F_n 曲线呈直线状，无转折点的出现；而且摩擦力位移环均呈标准的平行四边形，并未出现翘曲。这是由于在整个载荷范围内（2～70 μN），单晶硅的表面损伤都表现为凸起，如图 8.22 所示。因此，针尖在凸起结构上移动时受力相对均匀，摩擦力位移环的形状也相对规则，F_t-F_n 曲线上也不会出现转折点。

通过以上实验和分析表明，在图 8.24(a)中摩擦力-载荷曲线上的转折点就是单晶硅损伤从表面凸起到沟槽的转折点。通过计算，此转折点的临界赫兹接触应力为 14.3～15.2 GPa。

另外，由于单晶硅的泊松比为 0.28，主剪切应力 τ_c 可以通过式(8.1)估算：

$$\tau_c = 0.31P_c \tag{8.1}$$

根据 Tresca 最大剪应力屈服准则，材料屈服的最大剪应力可由下式估算：

$$(\tau_c)_{max} \leqslant 0.5\sigma_y \tag{8.2}$$

式中，σ_y 为材料的屈服极限。于是材料发生屈服时的临界接触应力 P_y 可以通过式

(8.3)估算得到：

$$P_y = \frac{1}{0.31}(\tau_c)_{max} = \frac{1}{0.31} \times 0.5\sigma_y = 1.61\sigma_y \quad (8.3)$$

由于单晶硅(100)的屈服极限σ_y为7 GPa，通过式(8.3)计算可得单晶硅(100)发生屈服时的临界接触压力P_y为11.3 GPa。因此，单晶硅损伤从凸起到沟槽转变的临界接触压力与其发生屈服时的临界接触压力接近。在大气环境中，金刚石针尖在单晶硅表面的磨损以机械磨损为主导，当接触压力为4.8 GPa时，单晶硅表面开始形成凸起；随着载荷的增大，当接触压力达到14 GPa左右时，损伤从凸起转变为沟槽。

此外，Yu等[44]采用金刚石针尖，比较研究了单晶硅在大气和真空下的磨损行为，并系统分析了单晶硅表面摩擦诱导纳米凸结构的形成机理。结果表明，真空下单晶硅表面的微观磨损行为表现出与大气下类似的规律；只是在同样的载荷和循环次数下，真空下的凸起具有相对较大的高度和体积。同时，通过对凸起进行微区XPS和俄歇分析研究发现，单晶硅表面凸起主要由机械作用引起，摩擦化学反应对其贡献有限。而高分辨透射电镜(XTEM)和EDX的分析结果显示，针尖摩擦和剪切所引起的单晶硅表面非晶化和晶格变形是凸起形成的主要原因。关于这部分的内容将在第15章摩擦诱导纳米制造部分详细说明。

8.3.2 单晶硅的摩擦化学磨损

8.3.1节的研究结果显示，当单晶硅表面的磨损以机械磨损为主导时，单晶硅在接触压力为4.8 GPa时才形成轻微的凸起损伤，在接触压力达到约14 GPa时才会发生材料去除。然而，在硅片的纳米抛光或硅基微机电系统的应用过程中，摩擦诱导的化学磨损在Si/Si或Si/SiO_2配副的微观磨损过程中可能起了更为关键的作用。因此，本节将着重讨论环境气氛、大气湿度、摩擦配副及机械作用等多个因素对单晶硅表面摩擦化学磨损的影响规律，揭示其摩擦诱导的化学磨损机理。

1. 气氛的影响

研究结果显示，在真空条件下，Si/SiO_2配副的微观磨损在单晶硅表面的损伤轻微，表现为高度约1 nm的凸起结构。然而，在大气条件下，虽然载荷仅为真空环境下的20%，但是单晶硅表面的损伤却更严重，表现为深度约5 nm的沟槽。该结果证明，摩擦化学反应主导了大气下Si/SiO_2配副的微观磨损过程。然而，大气环境的组成成分复杂，包括氧气、氮气和水蒸气等气氛，究竟哪种环境气氛是摩擦化学反应的主要参与者还不清楚。为了研究可能引起摩擦化学反应的主要参与气氛，Yu等[45]分别在真空、纯氧气、纯氮气、干燥空气和普通潮湿大气等环境中使用二氧化硅针尖在单晶硅表面进行了微观磨损实验。其中，真空气氛的气压低于

5.0×10^{-6} torr (6.7×10^{-4} Pa)；纯氧气和纯氮气的成分不低于 99.6%，气压约为 1.2×10^{3} torr (1.6×10^{5} Pa)；干燥空气中的水蒸气含量低于 0.005%；潮湿空气的湿度为 40%。实验载荷为 5 μN，位移幅值为 100 nm，循环次数为 200 次。

图 8.25 示出了不同气氛环境下单晶硅表面的微观磨损形貌以及对应的磨损过程中摩擦力随循环次数的变化曲线。从图 8.25(a)中可以看出，单晶硅的微观磨损在真空、纯氧气、纯氮气及干燥空气中都非常轻微，仅仅表现为高度不到 1 nm 的表面隆起，仅在潮湿大气下微观磨损才非常剧烈，磨损形貌为深度大约 11 nm 的沟槽。与此同时，对应的微观磨损过程中的摩擦力随循环次数的变化曲线如图 8.25(b)所示。由于真空环境中没有任何气体的存在，样品间的摩擦力主要来自针尖和样品接触过程中的固体与固体的接触；且真空下单晶硅的损伤非常微弱，表面形貌的变化对摩擦力的影响轻微，所以在真空中的摩擦力最小且随循环次数的增大基本不变。而在纯氧气、纯氮气与干燥空气中，由于有气体分子的大量存在(气压约为 1.2×10^{3} torr)，所以在这三种气氛中的摩擦力均比真空中略大，且几乎相等。另外，由于表面损伤同样相对微弱，所有摩擦力随循环次数的增加基本保持不变。然而，Si/SiO_2 配副在潮湿大气环境中的摩擦力明显大于其他四种环境气氛，且随循环次数的增加变化剧烈，表现出从高摩擦到低摩擦的转变，这样的转变结果往往和摩擦化学反应密切相关。因此，相对于氧气和氮气，大气环境中的水蒸气才是造成单晶硅微观磨损的主要原因，当然也是摩擦化学反应的主要参与者。

2. 湿度影响

为了进一步探讨环境气氛中水分子对 $Si(100)/SiO_2$ 配副摩擦化学反应的影响，Yu 和 Qian 等[45]分别在不同的大气湿度下完成了 $Si(100)/SiO_2$ 摩擦副的微观磨损实验，结果如图 8.26 所示。图 8.26 左边部分显示了不同湿度下原始单晶硅表面的损伤形貌，实验载荷为 5 μN，位移幅值为 100 nm，循环次数为 200 次。从图中可以看出，当相对湿度为 0%和 3%时，损伤表现为高度不到 1 nm 的凸起结构。然而，当相对湿度高于 7%时，所有的损伤均表现为沟槽。随着相对湿度从 0%增加到 50%，磨斑的深度从−0.8 nm(凸起)增大到 11 nm(沟槽)左右。图 8.26 右半部分所示为单晶硅表面磨损率随相对湿度的变化曲线。内部插图为对应湿度下单晶硅表面吸附水膜的厚度和结构变化。从图中可以看出，随着相对湿度从 3%增加到 20%，单晶硅磨损率从 0 m^3/Nm(凸起)快速增大到 0.3×10^{-12} m^3/Nm；其后，随着相对湿度的继续增加，磨损率变化相对缓慢，当相对湿度达到 50%时磨损率稳定在 0.4×10^{-12} m^3/Nm 左右。与磨损相对应，由于单晶硅的损伤在相对湿度为 0%和 3%时非常轻微，摩擦力随循环次数的增加基本保持不变。且由于相对湿度非常低，几乎没有水分子存在，毛细作用力不强，所以摩擦力也最低。然而，当相对湿度高于 7%时，不同湿度下的摩擦力随循环次数的增加变化剧烈，

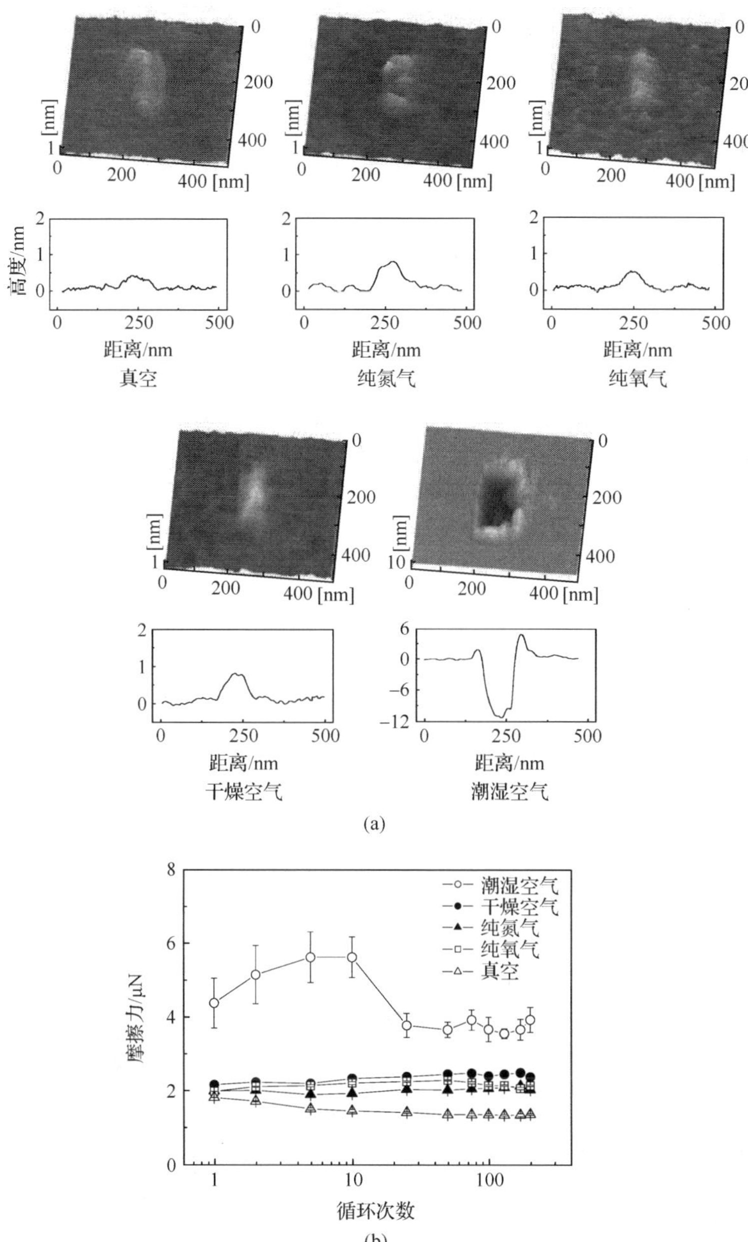

图 8.25 不同环境气氛下单晶硅的纳米损伤(a)和 F_t-N 曲线(b)的对比[45]

$D=100$ nm, $F_n=5$ μN, 循环次数为 200 次

且表现出近似的变化规律，即从高摩擦到低摩擦的转变，表明在这些湿度下，磨损过程中伴随着剧烈的摩擦化学反应的发生[45]。

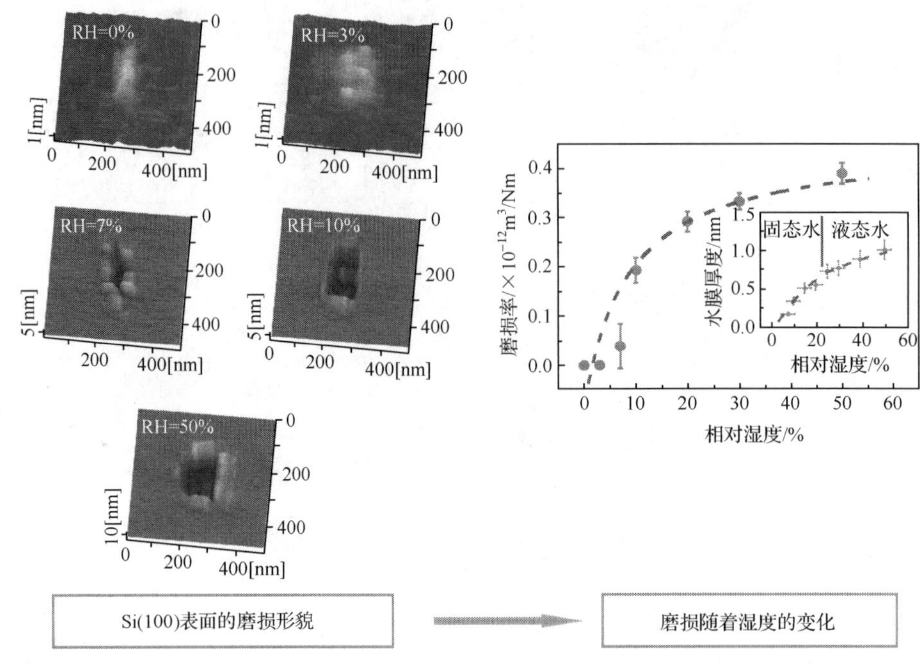

图 8.26(另见彩插)　不同大气湿度下单晶硅表面的微观摩擦磨损[45]

D=100 nm, F_n=5 μN,循环次数为 200 次

3. 单晶硅表面亲疏水性的影响

除了空气中的水分子,样品表面沉积的超薄水分子膜也会对单晶硅的微观磨损产生影响。为了研究样品表面不同厚度吸附水膜的影响,Yu 等[46]在具有不同亲水性的单晶硅表面进行了微观磨损试验。通过使单晶硅表面覆盖不同的化学基团可以获得不同表面水接触角的单晶硅样品。当表面的端基基团为 Si—H 时,样品表面的水接触角大约为 83°,表现出相对疏水的特性;当端基基团为 Si—OH 时,样品表面的水接触角只有 3°左右,表现出明显的亲水特性;而未经处理的原始硅表面的水接触角约为 39°。利用 Xiao 和 Qian[47]的理论可以计算得到三种硅表面的吸附水膜厚度。在环境湿度为 40%的条件下,疏水硅、原始硅和亲水硅表面的水膜厚度分别为 0.31 nm、0.65 nm 和 0.78 nm(图 8.30)[47,48]。

图 8.27 示出了不同亲水性单晶硅表面的微观磨损形貌以及相对应的摩擦力随循环次数变化曲线。结果表明,在相对湿度为 40%的大气环境中,三种硅表面的损伤都表现为很深的沟槽。在疏水硅的磨损表面没有磨屑存在,而在原始硅和亲水硅表面存在大量的磨屑堆积。经过测量,在疏水硅、原始硅和亲水硅表面的磨损深度分别为 7.9 nm、9.6 nm 和 10.4 nm。图 8.27(b)显示了三种硅表面的摩擦

力随循环次数的变化曲线(F_t-N 曲线)。从图中可以看出,三种硅表面的摩擦力变化都非常剧烈,且表现出不一样的规律。在前几十次磨损循环过程中,单晶硅表面越亲水,磨损过程中的摩擦力越大。随着磨损循环次数的增加,磨损后期三种硅表面的摩擦力大小几乎一致。该实验结果更加确定了水分子在单晶硅微观磨损中的重要作用。

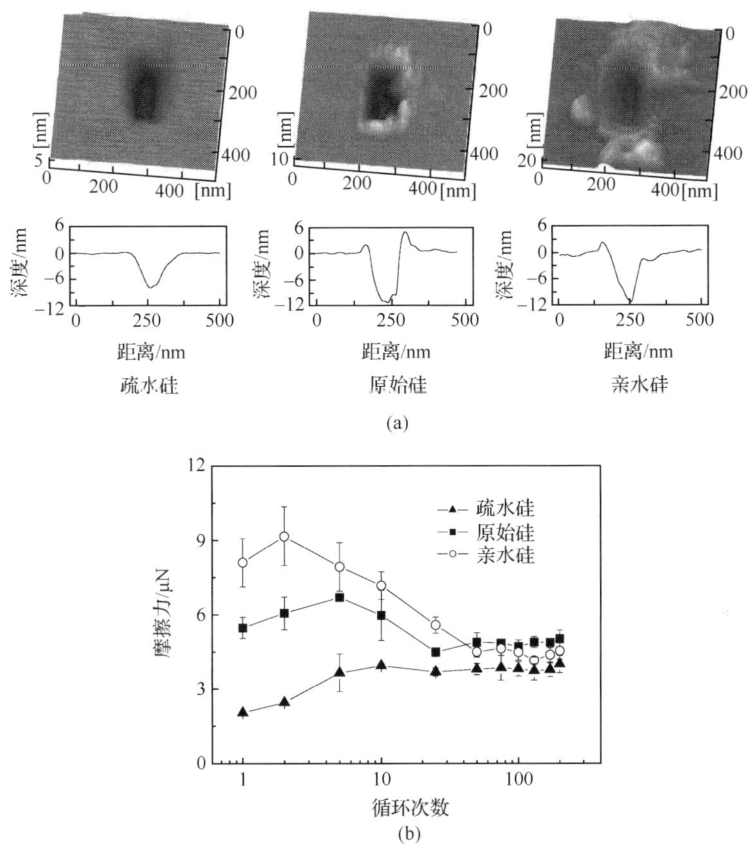

图 8.27 不同亲水性单晶硅表面的摩擦磨损

(a)微观磨损形貌;(b)F_t-N 曲线的对比[46]

D=100 nm,F_n=5 μN,循环次数为 200 次

4. 摩擦配副的影响

由于金刚石具有超高的硬度和稳定的化学性质,常常被用做实验工具来评价材料的纳米摩擦学特性。因此,作为和 SiO_2 摩擦副的对比,本节采用金刚石针尖完成了单晶硅微观磨损的对比实验,以揭示摩擦副对单晶硅微观磨损的影响。试验分别在真空和湿度为 40% 的潮湿空气下完成,其中金刚石针尖曲率半径为

0.3 μm，载荷分别为 5 μN 和 10 μN，位移幅值为 100 nm，循环次数为 200 次。

图 8.28(a)示出了采用金刚石针尖分别在真空和大气环境下在单晶硅表面的微观磨损形貌。当微观磨损实验运行于真空环境中时，单晶硅的损伤表现为表面凸起结构，这个结果和采用 SiO_2 针尖的实验结果一致。然而在潮湿大气环境下，当载荷为 5 μN 时，损伤仍然表现为凸起；即使载荷进一步增加到 10 μN，单晶硅的损伤形式仍然表现为表面的凸起。与大气环境下采用金刚石针尖的实验结果完全不同，当采用 SiO_2 针尖时，在潮湿大气环境中，载荷为 5 μN 时，损伤即表现为深度约 11 nm 的沟槽，如图 8.28(b)所示。

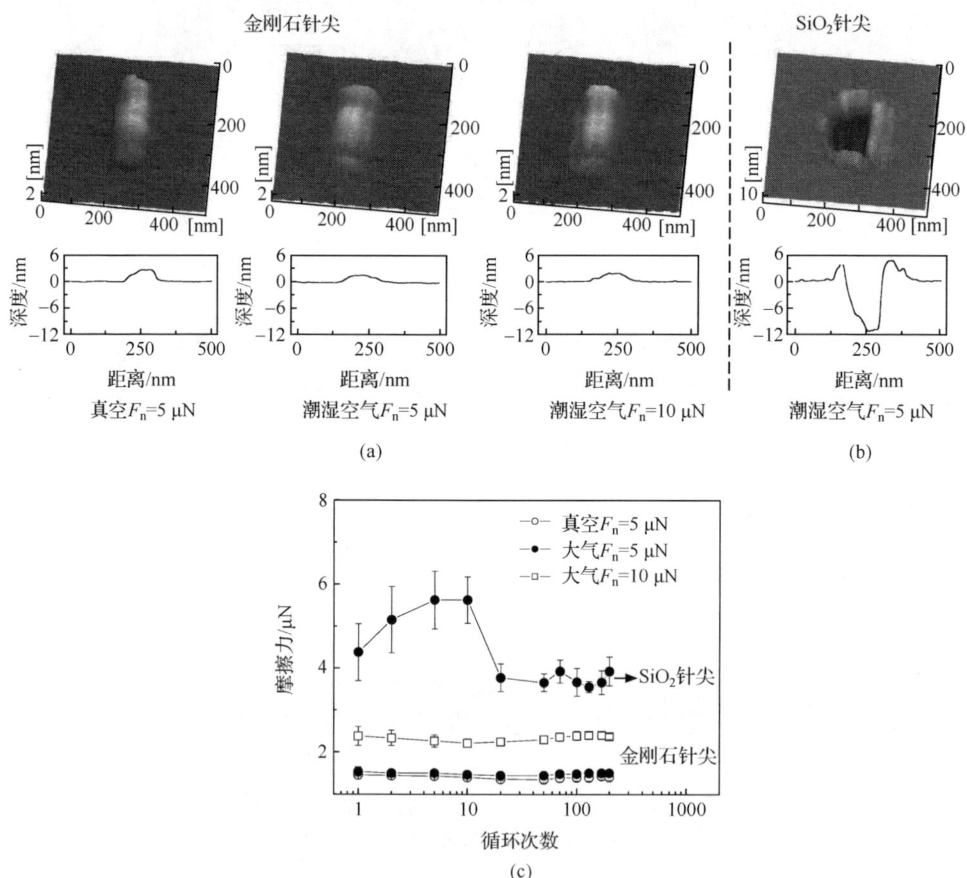

图 8.28　金刚石针尖(a)和 SiO_2 针尖(b)在单晶硅表面的微观磨损形貌，以及 F_t-N 曲线(c)的对比[46]

图 8.28(c)显示了分别采用金刚石针尖和 SiO_2 针尖在真空和大气环境中的摩擦力随循环次数的变化曲线(F_t-N 曲线)。从图中可以看出，当采用金刚石针尖时，无论是在真空还是大气环境中，摩擦力随循环次数的增加基本保持不变，载荷

越大，摩擦力越大。然而，当采用 SiO_2 针尖时，微观磨损过程中的摩擦力变化剧烈。上述结果表明，在潮湿大气环境中，发生在 Si/SiO_2 配副间的摩擦化学磨损过程很难在单晶硅/金刚石摩擦副间发生。换言之，相对于金刚石针尖，SiO_2 针尖更容易在潮湿环境下导致单晶硅摩擦化学磨损的发生。

5. 载荷的影响

已有的研究结果表明，机械作用也是造成摩擦诱导化学磨损的一个重要原因。为了研究接触压力对 Si/SiO_2 配副摩擦化学磨损的影响，Yu 等[45]分别在不同载荷条件下使用二氧化硅针尖在单晶硅表面进行了微观磨损实验。实验环境为湿度为40%的潮湿大气，位移幅值为 100 nm，循环次数为 200 次。如图 8.29(a)所示，随着载荷从 1 μN 增加到 5 μN，对应的接触压力将从 0.8 GPa 增加到 1.3 GPa，而磨损深度从 4.4 nm 迅速增加到 10.5 nm。与此同时，载荷越大，微观磨损过程中的摩擦力越大，且都显示相同的变化趋势，如图 8.29(b)所示。

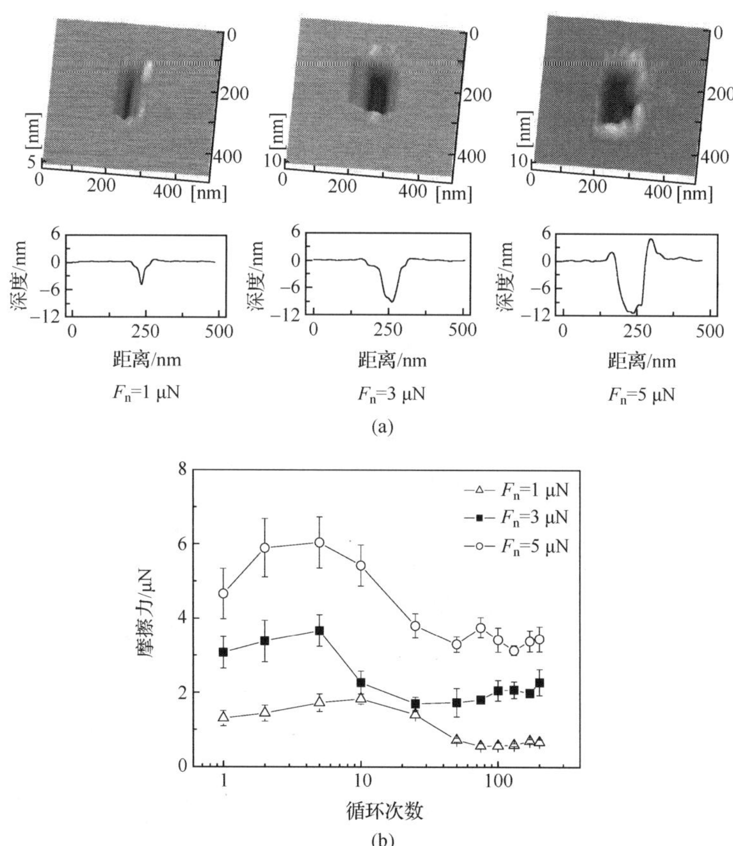

图 8.29 不同载荷下单晶硅在潮湿大气环境下的微观磨损形貌(a)和 F_t-N 曲线(b)的对比[45]

6. 单晶硅的微观磨损机理

1) 水分子对摩擦化学反应的贡献

从图 8.25 至图 8.27 可知水分子在单晶硅的摩擦化学反应过程中起到了非常重要的作用。以前的研究发现,水分子能够通过水解反应顺利地断开单晶硅基体的 Si—Si 键和 Si—O 键。根据水诱导腐蚀二氧化硅的机理,水分子能首先分解单晶硅表面的 SiO_2 氧化层以及 SiO_2 针尖的 Si—O—Si 网络结构,反应方程式如式(8.4)所示:

$$\mathrm{Si{-}O{-}Si + H_2O \Longrightarrow Si{-}OH + OH{-}Si} \tag{8.4}$$

在单晶硅表面氧化层完全被去除后,单晶硅基体上的 Si—Si 网络结构同样能够被水分子分解,根据在超纯水中单晶硅(100)的刻蚀机理,反应方程式如式(8.5)所示:

$$\mathrm{Si{-}Si + H_2O \Longrightarrow Si{-}OH + H{-}Si} \tag{8.5}$$

伴随着 Si—O—Si 和 Si—Si 网络结构的瓦解,单晶硅基体和 SiO_2 针尖上的硅原子能够被释放或者在剪切应力的作用下被转移。这个过程的不断进行就造成了大量的硅原子脱离基体,进而造成了单晶硅及 SiO_2 针尖的微观磨损。

根据上述的摩擦化学反应机理,水分子的数量将会对摩擦化学反应造成严重的影响。根据 Asay 等的实验结果,可以估算出不同大气湿度下单晶硅表面吸附的水膜厚度[48]。与此同时,根据 Xiao 和 Qian 的理论,可以估算出不同亲水性的单晶硅表面的水膜厚度[47]。因此根据以上的估算结果并结合在不同湿度下的磨损结果(图 8.26)与不同亲水性表面的磨损结果(图 8.27),可以得到微观磨损深度随单晶硅表面水膜厚度的变化曲线,如图 8.30 所示。从图中可以看出,单晶硅的磨损深度与其表面水膜厚度关系密切。随着表面水膜厚度从 0 nm 增加到 0.55 nm,磨损深度从−0.8 nm(凸起)迅速增加到 9.8 nm。其后,随着相对湿度的继续增加,磨损深度变化不明显,最后稳定在 11 nm 左右。图 8.30 的结果表明摩擦化学反应对水分子的数量极其敏感,当表面水分子层数少于两层时,摩擦化学反应随水分子数量的增加变化明显;当水膜厚度大于两层时,表面吸附的水分子已足够维持摩擦化学反应的持续进行,损伤变化不明显。

除了样品表面沉积的水分子,空气中的游离水蒸气分子也会对单晶硅微观磨损过程中的摩擦化学反应造成影响。有研究发现,水分子电离出的 OH^- 对式(8.5)的水解反应起到了重要的作用,而且水分子在大气中的氧化性在很大程度上也取决于 OH^- 的氧化作用。因此,空气中 OH^- 的数量及化学活性是决定水分子裂解 Si—Si 和 Si—O 网络结构的重要因素。通过质子转移反应质谱分析,Sinha 等[49]研究了 OH^- 的活性和大气湿度的关系,他们发现随着大气湿度的增加 OH^- 的化学反应活性,在大气湿度为 0%～30%迅速增加,然后在 30%～90%变化不明

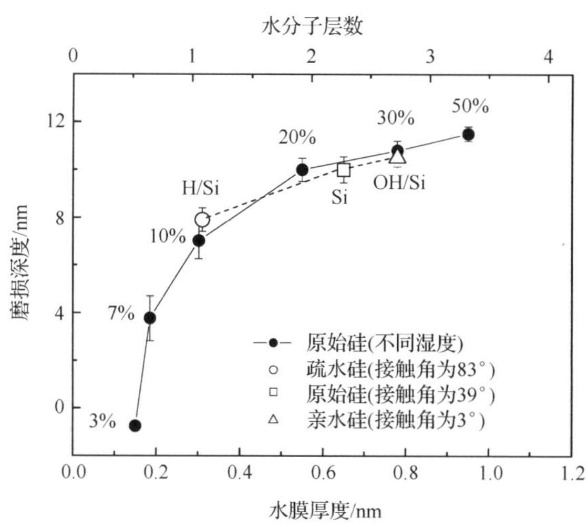

图 8.30 单晶硅表面水膜厚度和磨损深度的关系[42]

显。这些结果和图 8.30 中磨损深度随大气湿度的变化关系非常一致。该结果表明大气中水蒸气的 OH^- 越活泼,摩擦化学反应越剧烈。综上所述,单晶硅的微观磨损和摩擦化学反应强烈地依赖于空气中和样品表面吸附的水分子。

2) SiO_2 针尖对摩擦化学反应的贡献

除了水分子,SiO_2 针尖也是单晶硅摩擦化学反应的一个重要参与者。如图 8.28所示,当采用金刚石针尖时,在载荷为 10 μN 的载荷条件下,根据式(8.3)估算的接触区最大赫兹接触应力 P_c 为 6.9 GPa。由于这时的 P_c 未超过单晶硅发生屈服时的临界接触应力 11.3 GPa,所以在磨损过程中没有犁沟效应的产生,损伤表现为表面的凸起结构。之前的研究表明该凸起结构主要由材料的机械变形造成[44,50]。然而,当采用 SiO_2 针尖时,在接触压力仅仅为 1.3 GPa 的情况下单晶硅的表面就产生了很深的沟槽状损伤,如图 8.25 到图 8.27 所示。该结果表明在潮湿大气中,发生在单晶硅/二氧化硅摩擦副间的摩擦化学反应很难发生在单晶硅/金刚石摩擦副间。相对于金刚石针尖,SiO_2 针尖更容易在磨损过程中参与单晶硅的摩擦化学反应。

图 8.31 为 Si/SiO_2 摩擦副在潮湿空气中的摩擦化学反应示意图。从图 8.31 中可以看出,SiO_2 针尖能在水分子的帮助下,通过形成 Si—O—Si 键桥化学性地连接单晶硅基体。在机械剪切的作用下,一些 Si—O—悬键和 Si—悬键会暴露在 SiO_2 针尖和单晶硅的表面,由于这些悬键具备一定的化学活性,Si—O—悬键和 Si—悬键就很容易形成 Si—O—Si 键桥,从而把单晶硅基体和 SiO_2 针尖连接起来。而 Si—O—Si 键桥的形成在摩擦化学过程中起到了重要作用,Si—O—Si 键桥能够有效地把摩擦过程中的剪切应力传递到 Si—Si 和 Si—O 网络结构中,从而削

弱了这些化学键的能量，有助于水分子对其的分解反应。这种针尖-基体间键桥的重要作用也在对单晶硅和氮化硅的摩擦化学反应研究中被大量提到。

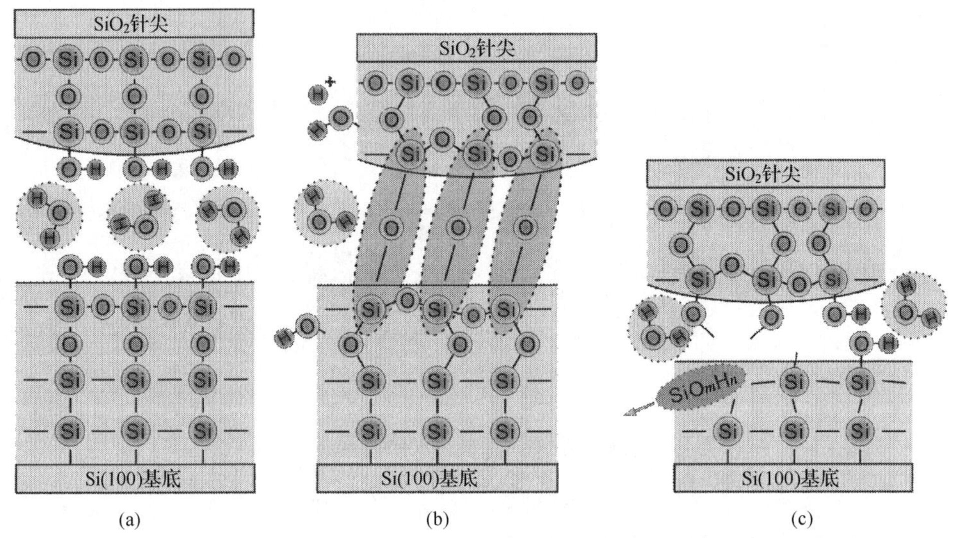

图 8.31(另见彩插)　单晶硅微观磨损中的摩擦化学反应示意图[42]

(a) 纳米磨损前，单晶硅与二氧化硅针尖表面部分由 Si—OH 基团覆盖；(b) 纳米磨损过程中二氧化硅针尖与单晶硅样品表面形成 Si—O—Si 键桥，机械能从针尖传递至样品表面 Si—Si 网格；(c) 单晶硅表面 Si－Si网格在水和摩擦诱导作用下发生化学键断裂，最终导致磨损的发生

以上的反应机理也能够合理地解释金刚石针尖与单晶硅表面的微观磨损现象。当采用金刚石针尖时，由于金刚石针尖表面的碳原子的化学活性很低，C—O—Si 键桥很难在单晶硅和金刚石针尖之间形成。因此，摩擦过程中的剪切应力很难被传递到单晶硅基体中，水分子也就很难参与发生水解反应并造成硅原子脱离单晶硅基体，所以采用金刚石针尖时磨损非常轻微(如图 8.28)。这也解释了为什么在使用金刚石针尖对单晶硅微观磨损的研究中，没有观测到单晶硅表面严重的摩擦化学磨损现象。

3) 机械作用对摩擦化学反应的贡献

对比真空环境中 Si(100)/SiO_2 摩擦副与单晶硅/金刚石摩擦副的微观磨损实验结果(图 8.25 和图 8.28)可以发现，单纯的机械作用对单晶硅磨损的影响不大，且不能造成严重的损伤。然而，一旦水分子和 SiO_2 摩擦副这两个因素同时参与磨损过程，如图 8.28 和图 8.29 所示，机械作用这一因素诱发了单晶硅的摩擦化学反应，结果在相对较弱的机械作用下造成了更加严重的损伤。

机械作用对摩擦化学反应的贡献可以归纳为以下两点。首先，机械作用能够持续地破坏单晶硅基体和 SiO_2 针尖表面的共价键而形成悬键，这些悬键对后来单

晶硅基体和 SiO_2 针尖间 Si—O—Si 键桥的形成十分重要。第二点也是最重要的一点，随着针尖和样品间相对运动的发生，Si—O—Si 键桥会被拉伸，剪切应力便会通过这个拉伸的 Si—O—Si 键桥传递到 Si—Si 和 Si—O 网络结构中，从而造成了在这些网络结构中的应力集中。正是应力集中的出现削弱了共价键的结合能，才更有利于水分子分解这些 Si—Si 和 Si—O 网络进而造成磨损。水分子可以为拉伸的 Si—O 键提供质子和电子，因而能够很容易和拉伸的 Si—O 键反应。另外，水解反应的反应活化能阈值随外加应力的增加而线性地减小。实验结果也证实了水解反应的速度强烈地依赖于外加应力，随着外加应力的增加，水分子更加容易破坏 Si—O 键从而按照反应方程式(8.4)来破坏 Si—O—Si 网络结构。类似的水解反应也会发生于应力集中的 Si—Si 键之间，从而依照反应方程式(8.5)来破坏 Si—Si 网络结构。正是由于机械作用的存在，引发和加速了摩擦化学反应的进程，最终导致单晶硅表面严重的损伤，如图 8.28 和图 8.29 所示。

4) Si(100)/SiO_2 摩擦化学诱导的微观磨损过程

以上所有实验结果证实了 Si(100)/SiO_2 摩擦副在潮湿大气环境下的微观磨损过程中会发生严重的摩擦化学反应。水分子、SiO_2 摩擦副和机械作用构成了一个完整的摩擦化学反应系统来破坏单晶硅的表面，整个摩擦化学反应过程如图 8.31所示。图 8.31(a)显示了磨损前单晶硅表面和 SiO_2 针尖表面的初始状态。当样品和针尖长时间地暴露在潮湿空气中后，单晶硅的表面会存在一个厚度为 0.5 nm 的氧化层，而在这氧化层上的硅原子部分是以 Si—OH 键作为端基基团。与单晶硅表面类似，SiO_2 针尖的表面也部分覆盖着 Si—OH 基团。

随着单晶硅和 SiO_2 摩擦副间相对运动的发生，划动过程中的剪切应力可能破坏样品和针尖表面的 Si—OH 键，而在单晶硅和 SiO_2 针尖的表面形成 Si—以及 Si—O—悬键。与此同时，在单晶硅和 SiO_2 针尖基体次表层的有序 Si—O 键被拉伸造成无序，进而削弱了这些化学键的键能，为以后的摩擦化学反应提供了基础。由于暴露在表面的 Si—及 Si—O—悬键的化学活性比较强，Si—悬键和 Si—O—悬键很容易形成 Si—O—Si 键桥，从而把单晶硅基体和 SiO_2 针尖链接起来，如图 8.31(b)所示。在机械剪切的作用下，Si—O—Si 键桥会被拉伸，剪切应力便会通过这个拉伸的 Si—O—Si 键桥传递到 Si—Si 和 Si—O 网络结构中，从而造成在这些网络结构中的应力集中，这也使得如式(8.4)和式(8.5)的水解反应更加容易发生。同时，水解反应能够瓦解单晶硅基体的 Si—Si 键和 Si—O 键，使得这个 Si—O—Si 键桥变得孤立。在机械作用下，Si—O—Si 键桥被拉出基体并结合部分 H^+ 和 OH^-，最终形成摩擦化学产物 $Si_2O(OH)_xH_y$，同时造成了单晶硅和 SiO_2 针尖的微观磨损，如图 8.31(c)所示。

为了更方便地探测到 Si/SiO_2 摩擦副在潮湿大气环境中的摩擦化学产物，使用液压伺服微动实验机(Delta-lab Nene DS20，France)，通过半径为 20 mm 的

SiO_2 球在单晶硅(100)表面加工出一个尺度在微米量级的微动磨损磨斑。实验载荷为 20 N,位移幅值为 100 μm,循环次数为 2000 次。微动实验后单晶硅表面的磨斑半径大约为 500 μm。由于微动实验和微观磨损实验采用相同的摩擦副,实验环境均为潮湿大气,因此在其中发生的摩擦化学反应也应该一致,只是反应的程度可能有所差异。为此,可以通过对单晶硅表面微动磨斑的成分分析来推测纳米磨损过程中的摩擦化学产物。

首先通过微区 X 射线光电子能谱 (XPS, PHI Quantera, ULVAC-PHI, Inc., Japan)分析单晶硅表面微动磨斑的中心、磨屑及原始表面的化学成分,检测范围为 10 μm× 10 μm。图 8.32 给出了通过 XPS 得到的单晶硅表面、磨屑和磨斑中心的 Si 2p 能谱图。从图中可以看出,在原始硅表面纯 Si 为其主要化学成分,只有少许的 SiO_mH_n,这主要由表面的氧化层造成。然而在磨损过后,磨屑和磨斑几乎都被完全氧化,几乎没有纯 Si 成分,取而代之的是大量的 SiO_mH_n。因此,图 8.32的检测结果表明单晶硅/SiO_2 在潮湿空气中的磨损过程确实伴随着剧烈的摩擦化学反应。

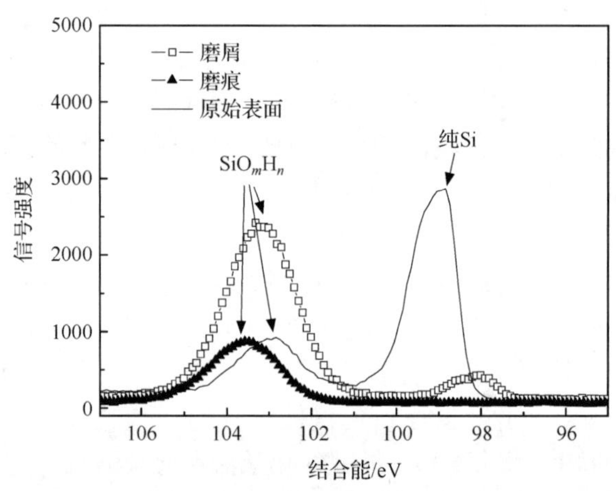

图 8.32 通过 XPS 得到的单晶硅表面、磨屑和磨斑中心的 Si 2p 能谱图[42]

基于以上的实验结果和分析,可总结出单晶硅的微观磨损机理,如图 8.33 所示。可见,单晶硅的微观磨损是伴随着机械作用和摩擦化学反应共同作用的结果,其中摩擦化学反应为微观磨损的主导因素,而机械作用为辅助作用。有三个主要因素对摩擦化学反应作出贡献:一方面,水分子和 SiO_2 摩擦这两个因素副作为摩擦化学反应的直接参与者参加了摩擦化学反应;另一方面,机械作用这一因素诱导了摩擦化学反应的发生,并通过剪切应力使摩擦化学反应得以持续。正是依靠这三个缺一不可的因素,才造成了单晶硅表面严重的微观磨损的发生。

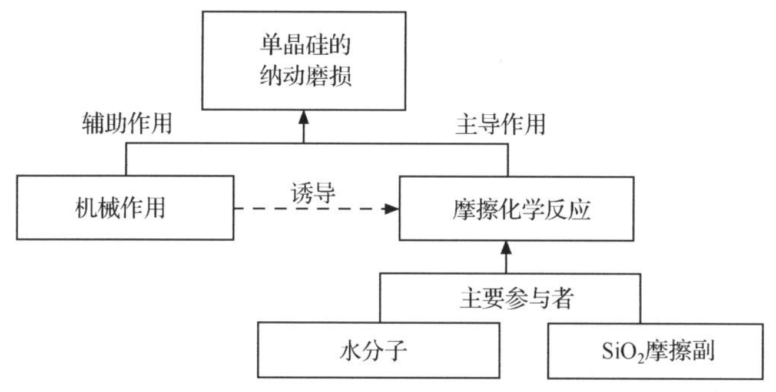

图 8.33 单晶硅的纳米磨损机理构成图[42]

8.4 单晶硅的切向纳动

一般认为，滑动、滚动和微动是构成接触表面相对运动的三种基本方式，当今摩擦学的研究主要围绕这些运动方式展开。而“纳动”的概念最早由 Qian 和 Zhou 等[51]于 2003 年提出，是指相对运动的位移幅值在纳米量级的一种特殊摩擦方式，其接触面积和载荷均远远低于传统微动。随着微机电系统在商业领域和国防领域的广泛应用，由机械振动、热交换、流体运动和电磁振动等引起的配合面纳动，可造成接触表面独特的磨损，进而降低微机电系统的使用寿命。相对于微动，纳动的损伤可能具有更强的隐蔽性，但其产生的破坏却可能使整个微机电系统失效。因此，随着微机电系统的发展，其纳动损伤问题很可能成为继微观磨损、黏着破坏之后又一关键摩擦学问题。

尽管早在 2005 年，Varenberg 等[52]就在位移幅值为 29 nm 的实验条件下，观察到二氧化硅微球在单晶硅表面产生了沟槽状的纳动损伤，然而他们并没有深入揭示单晶硅/二氧化硅配副的纳动运行和损伤规律，同时也忽略了如环境气氛和界面黏着等外界因素对纳动运行和损伤的影响。此外，由于有大量的微机电系统工作在真空环境，如热基传感器、谐振器、陀螺仪等，且真空环境隔绝了外界介质参与纳动，因此在真空中开展纳动研究不仅有助于揭示纯机械作用对纳动运行和损伤的影响规律，也可以通过真空和大气下纳动行为的定量对比来探索大气环境对纳动带来的影响。不仅如此，由于纳动中的界面黏着力与载荷处于同一个量级，黏着对纳动的影响不可忽略，系统分析黏着对纳动运行和分区的影响有助于认识界面效应在纳动中的重要作用。

因此，本节分别采用曲率半径为 0.43 μm 和 1.0 μm 的 SiO_2 探针，首先在真空环境中研究了原始单晶硅表面的切向纳动的运行行为和损伤规律，着重考察了黏着力对纳动分区的影响,以及载荷和针尖半径对纳动运行和损伤的影响。在此基础上,通过相同工况的对比实验,研究了真空和大气下 Si/SiO_2 纳动的差异,揭示了环境气氛对纳动运行和损伤的影响。本节的研究工况是对 MEMS 中可能存在的纳动现象的真实模拟,其结果将有助于正确认识 MEMS 中出现的纳动行为和纳动损伤及其变化规律,并提出针对性的防护措施。

8.4.1　单晶硅切向纳动的运行规律

1. 纳动分区

由于具有优秀的物理和机械性能,单晶硅作为结构功能材料已经被广泛应用于微/纳机电系统。微/纳机电系统通常工作在大气环境中,由于纳米尺度下界面力的环境敏感性,湿度等环境条件可能对微电子机械系统典型材料(如单晶硅和多晶硅)的纳动产生很大影响。运动阻力的增大将引发一系列摩擦学问题,摩擦、黏着、磨损和表面污染将影响微系统的工作性能,甚至有时会妨碍它们的正常运行。为了提高其在运行中的稳定性和可靠性,一些微机电系统也被封装于真空环境,如热基传感器和陀螺仪等。由于温度的改变或是振动的存在,这些微/纳机电系统在工作服役中可能会导致接触面或配合面之间纳动的存在,严重时会降低零部件的寿命,进而使整个微机电系统失效。因此,开展真空和大气环境下单晶硅纳动运行和损伤的研究,有助于微机电系统抗纳动损伤的摩擦学设计。

Yu 等[53]在真空环境中利用 AFM 研究了二氧化硅球形针尖与单晶硅(100)表面的切向纳动行为。实验选择的位移幅值在 0.5 nm 到 250 nm 之间;二氧化硅针尖曲率半径分别为 0.43 μm 和 1.0 μm;载荷为 1～2 μN;循环次数从 1 次增加到 500 次。研究发现纳动同微动一样,也可以根据切向力-位移曲线的形状变化将其运行区域分为黏着区和滑移区,如图 8.34 所示。黏着区切向力-位移曲线的形状表现为直线或椭圆,而滑移区是典型的平行四边形。

与切向力-位移曲线的形状相对应,摩擦力随位移幅值的变化曲线也可以用来进行纳动分区。随着位移幅值的增加,摩擦力表现为先增加而后稳定,达到这个稳定摩擦力时的转折点则对应于纳动从黏着区向滑移区转变的位移幅值。图 8.35 为不同曲率半径 SiO_2 针尖在载荷分别为 1 μN 和 2 μN 时单晶硅表面摩擦力随位移幅值的变化曲线,图中的转折点 D_r 即为纳动黏着区向滑移区转变的分区位移幅值。当纳动位移幅值小于分区转折点 D_r 时,纳动处于黏着区;而当大于此幅值时,纳动处于滑移区。另外,从图 8.35 中可以看出,载荷的增大会使黏着区与滑移区转变的位移幅值向更大位移幅值的方向移动。

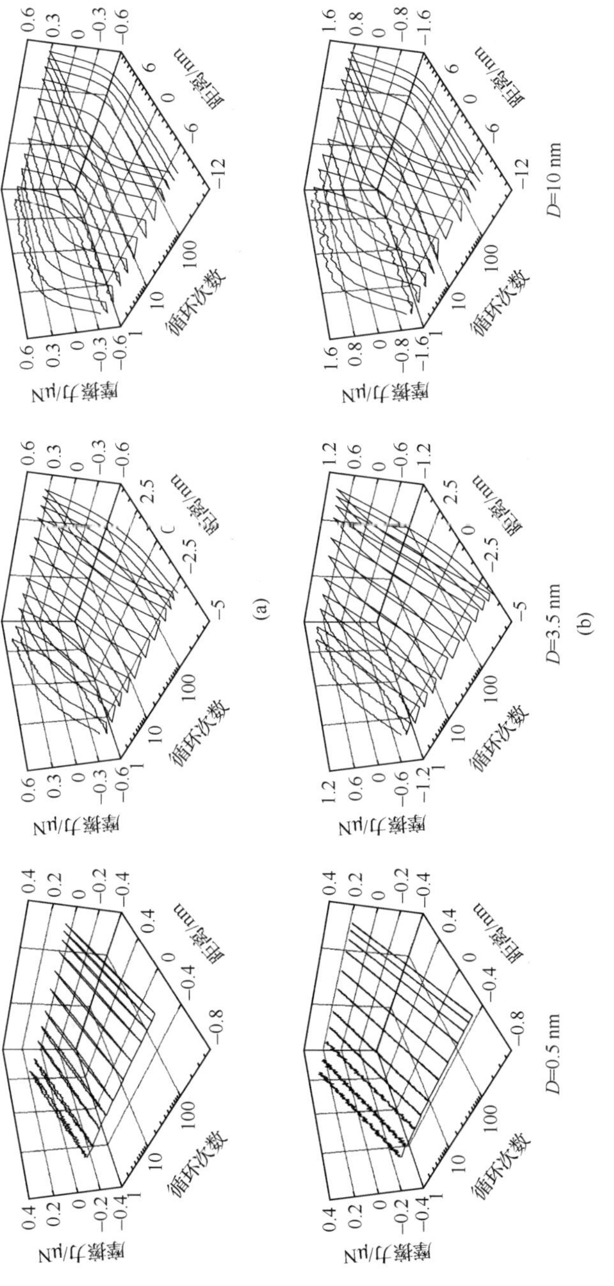

图 8.34 Si/SiO$_2$ 对磨副在不同位移幅值下的纳动运行图[53]

(a)真空;(b)大气

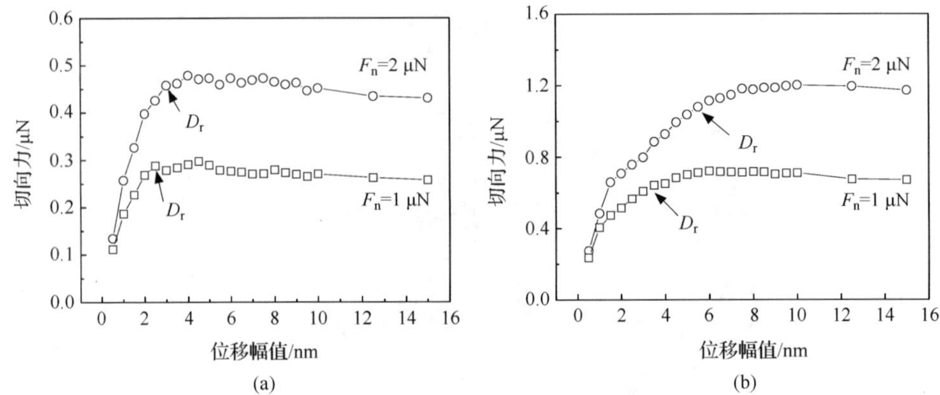

图 8.35 采用不同半径 SiO_2 针尖得到的 Si/SiO_2 纳动中的最大切向力随位移幅值的变化曲线($F_{t\text{-}max}$-D 曲线)[53]

(a) R=0.43 μm;(b) R=1.0 μm

D_r 表示纳动从黏着区到滑移区转变的临界分区位移幅值

2. 摩擦力随循环次数的变化

与微动中切向力在初始循环内随循环次数的增加而剧烈变化不同,纳动中切向力随循环次数的增加基本保持平稳,如图 8.36 所示。这种差异可能是纳动和微动中接触模式的不同所导致。在微动中,粗糙峰的存在使得球/面接触区为多点接触;而纳动中由于接触区很小,通常表现出单点接触的特征。

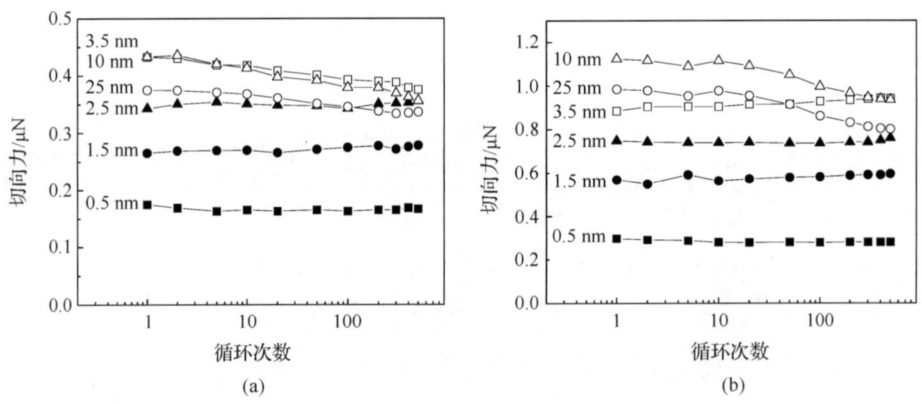

图 8.36 Si(100)/SiO_2 对磨副在不同位移幅值下的切向力随循环次数变化曲线[53]

(a) R=0.43 μm,F_n=1.8 μN;(b) R=1.0 μm,F_n=2 μN

3. 黏着力对纳动分区的影响

微动中接触表面的黏着力要比载荷小很多，因此黏着力的变化不会对微动造成明显的影响。然而在纳动条件下，黏着力与外加载荷通常处于同一个量级，因此黏着力的变化将会导致纳动中摩擦力和纳动分区的改变。图 8.37 所示为不同黏着力条件下单晶硅表面摩擦系数随位移幅值的变化情况。载荷 $F_n=2\ \mu N$。在相同的条件下，黏着力的增大会促使黏着区和滑移区的转变位移幅值向高的方向移动，其结果表明针尖在高黏着下表现为更难滑移。

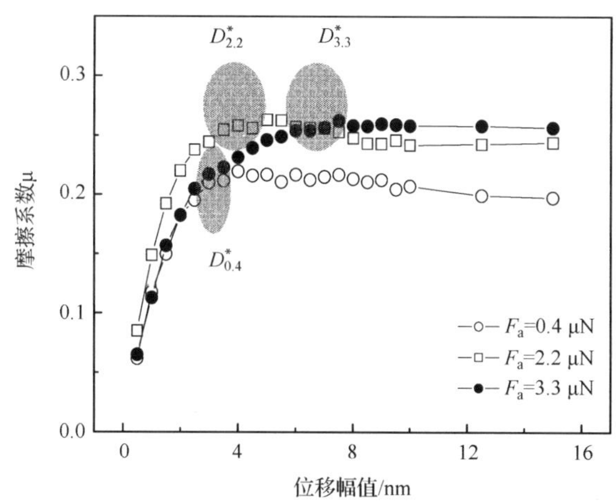

图 8.37　Si(100)/SiO_2 对磨副在不同黏着力下的摩擦系数随位移幅值的变化曲线[42]
图中 D^* 表示黏着区和滑移区的临界分区位移幅值

4. 单晶硅表面水膜厚度对纳动分区的影响

单晶硅表面亲/疏水性以及相对湿度的不同都会导致其表面吸附水膜厚度的差异。这种差异在造成黏着力和摩擦力不同的同时，也会促成其纳动分区的改变。例如，疏水硅表面的黏着力会随着环境湿度的增加而增加并最终达到平稳，但亲水硅表面的黏着力则随湿度的增加表现为先增加而后降低。除此之外，单晶硅表面的摩擦力也会随相对湿度的增加而增大，并且越亲水的表面摩擦力增加得越大。另外，水膜厚度对磨损也有较大影响。在大气环境下，疏水薄膜比亲水薄膜具有更好的耐磨性。如图 8.38 所示，随着单晶硅表面亲水性的增加，纳动的黏着区向高位移幅值方向移动，而这种影响在大气环境下更为明显。另外，环境湿度的上升会导致针尖与单晶硅配副间黏着效应的增加进而使滑移区向高位移幅值移动[52]。

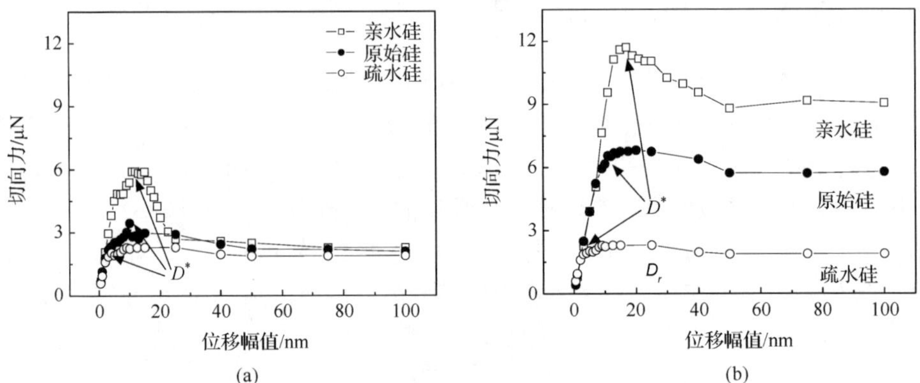

图 8.38　真空和大气下在不同亲水性的三种 Si(100)表面的最大切向力随位移幅值的变化曲线
(a) 真空；(b) 大气[42]
其中 D^* 表示纳动从黏着区到滑移区的临界分区位移幅值

8.4.2　单晶硅切向纳动的损伤特征

Yu 等在原子力显微镜上利用曲率半径为 1 μm 的二氧化硅球形针尖在单晶硅表面进行了纳动磨损实验，实验载荷为 5 μN[53]。作为与纳动损伤的对比，使用相同材料的二氧化硅微球在相同的实验环境下对单晶硅表面在微动工况下的实验结果进行了系统的对比研究。微动条件下的二氧化硅微球曲率半径为 20 mm，载荷为 20 N。纳动运行选用的位移幅值通常在纳米量级(1～100 nm)，而微动的位移幅值一般在 1～100 μm。与微动下多点接触不同，由于纳动条件下接触半径小，针尖与样品基本为单点接触(图 8.39)。接触模式的不同导致了二者在摩擦力随循环次数的变化、摩擦系数的大小以及损伤模式等方面表现出很大的不同。图 8.40所示为干燥气氛环境下单晶硅表面的纳动和微动损伤形貌比较。在相同的环境和同种对磨副材料的作用下，纳动条件下的纳动损伤表现为表面的隆起，而微动下在接触压力更低时的损伤就表现为材料的去除。

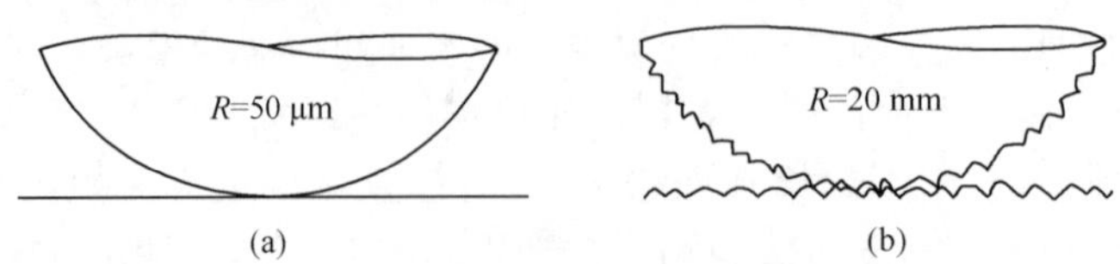

图 8.39　纳动和微动中的不同接触模式的示意图[42]
(a)纳动中的单点接触；(b)微动中的多点接触

图 8.41 所示为真空和大气下单晶硅表面的纳动磨损情况。单晶硅表面在真空下的纳动损伤相对较轻微。当纳动运行于黏着区时，几乎观察不到纳动损伤；当纳动运行于滑移区时，纳动磨斑表现为表面的隆起结构，因此不同于微动损伤，表

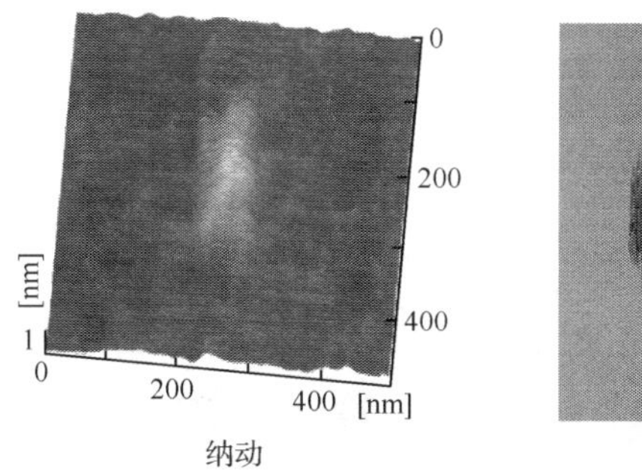

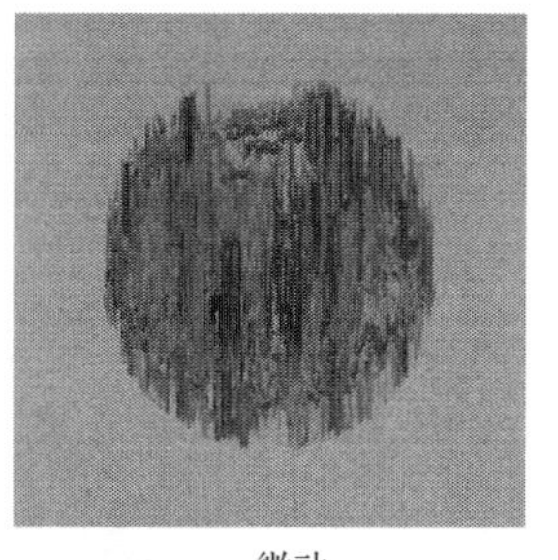

纳动　　　　微动

图 8.40　纳动与微动损伤比较[42]

面隆起的产生是纳动损伤过程中的一个特点。然而，当纳动运行于大气环境中，单晶硅表面在滑移区的纳动损伤不再表现为表面隆起结构，而是很深的沟槽，且随着位移幅值的增加，纳动磨损深度也会进一步增加。

实验结果表明即使在相同的实验工况下，Si(100)/SiO_2 在真空和大气下纳动的运行和损伤都存在较大差异，表现为大气环境中摩擦力更大，损伤更为严重。造成此差异的原因主要在于 Si(100)/SiO_2 在大气环境中的纳动过程伴随着强烈的摩擦化学反应。在真空中，由于没有外界介质参与纳动，Si(100)/SiO_2 的纳动过程是一个纯机械的运动过程，由此造成的纳动损伤也是完全由机械剪切所致。然而在大气环境下，由于氧气和水蒸气的存在，它们会参与 Si(100)/SiO_2 纳动中的摩擦化学反应，进而造成严重的纳动磨损。因此，相对于真空而言，大气环境中的摩擦化学反应导致了单晶硅表面更为严重的纳动磨损，其摩擦化学反应的机理在上一节中已经进行了详细的阐述。

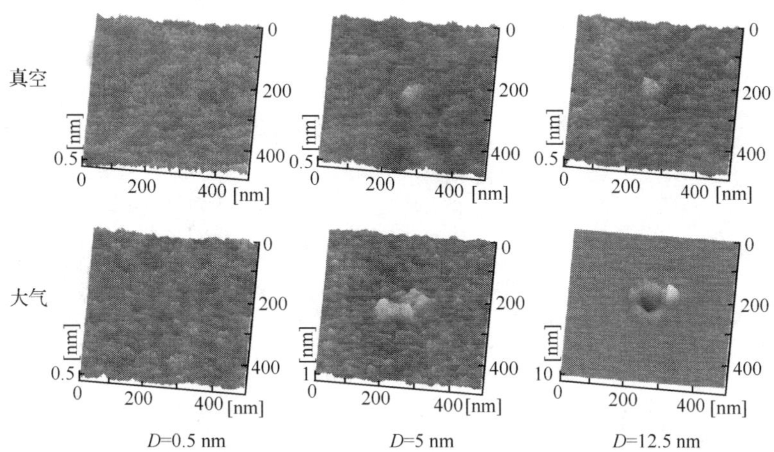

图 8.41　真空和大气下单晶硅表面在不同位移幅值下的纳动损伤形貌[53]

载荷为 5 μN，循环次数为 200 次

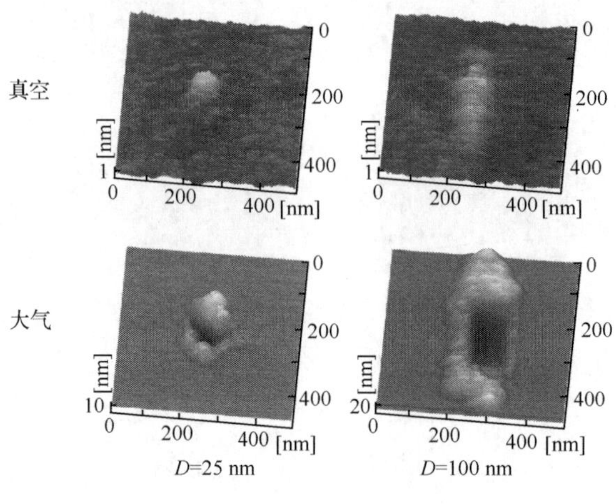

图 8.41 （续）

在纳动磨损方面，单晶硅表面的水膜厚度的差异也会造成磨损结果的不同。图 8.42 所示为真空环境下三种不同亲水性的硅表面在不同位移幅值的纳动磨损情况。在纳动位移幅值较低，即纳动处于黏着区时，三种硅表面均无磨损产生。当纳动运行于滑移区，疏水硅和原始硅表面生成了高度低于 1 nm 的隆起结构，而亲

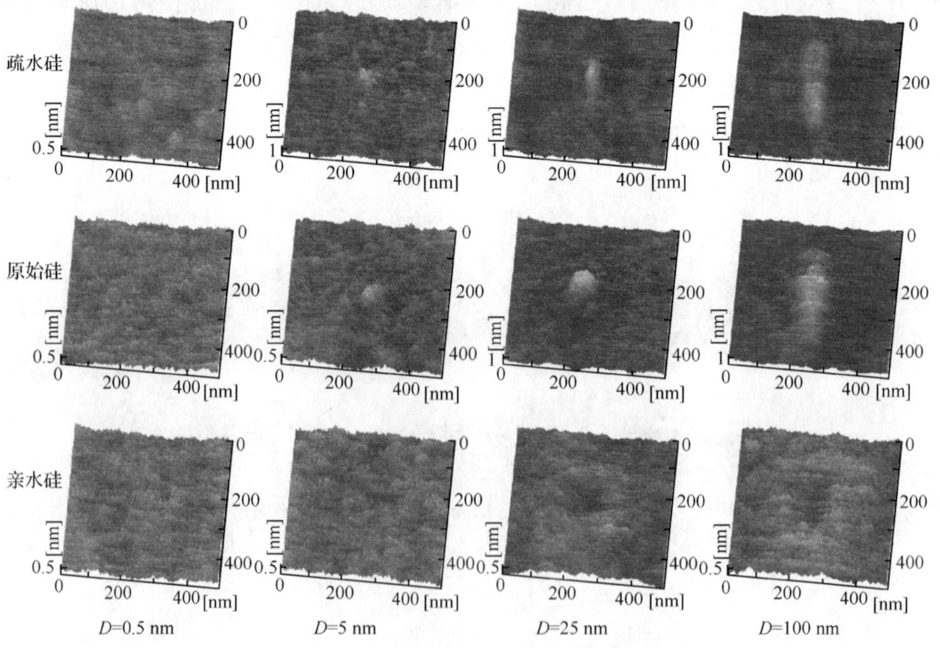

图 8.42 真空环境下三种硅表面在不同位移幅值下的纳动损伤形貌[46]

载荷为 5 μN，循环次数为 500 次

水硅表面则出现了深度大约为 0.2 nm 的轻微凹陷。在真空环境中摩擦化学作用会受到极大的限制，机械作用则是疏水硅和原始硅表面隆起产生的主要因素。亲水硅表面由于存在一层氧化层，能够起到软膜效应，降低接触表面的接触应力，进而防止了隆起结构的产生，而材料的凹陷很有可能正是亲水硅表面氧化层的去除所引起。

在大气环境中，单晶硅表面的纳动损伤则表现为与真空环境下完全不同的实验结果。除在黏着区的纳动损伤很轻微外，三种硅表面在纳动循环后均出现了严重的材料去除-沟槽结构，如图 8.43 所示。单晶硅表面的微观磨损机理已经在上一节作了详细的阐述，本实验结果进一步证明了其正确性。原始硅和亲水硅表面由于覆盖有一层不同厚度的氧化层，在纳动磨损过程中将首先被消耗，因此缓解了单晶硅的破坏。另外，水膜越厚，也会造成更严重的摩擦化学反应，因此导致越亲水的表面纳动磨损越严重。

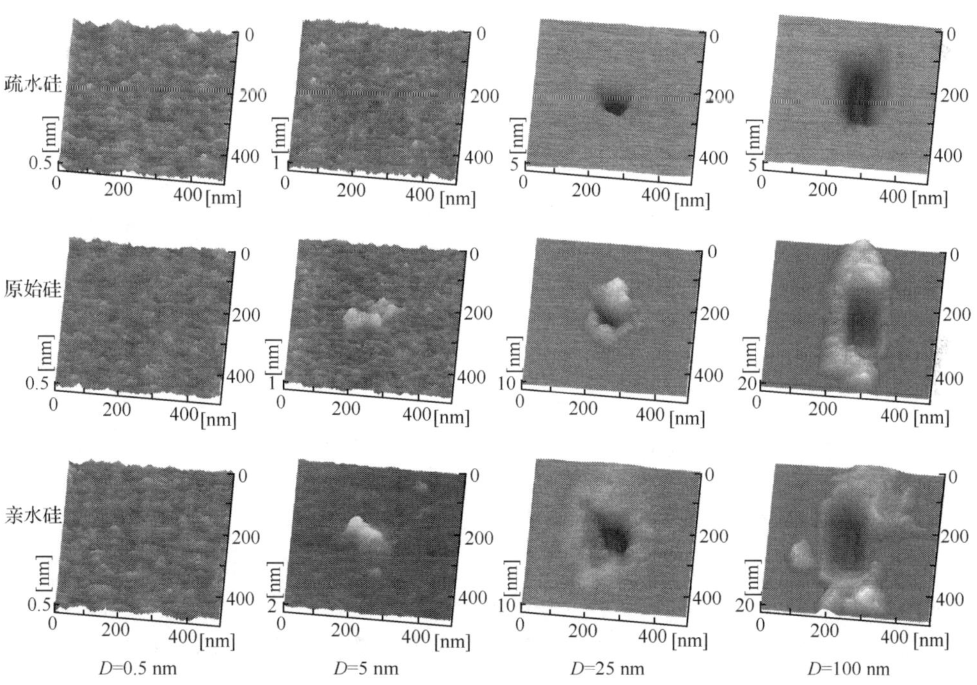

图 8.43　大气环境下三种硅表面在不同位移幅值下的纳动损伤形貌[46]

载荷为 5 μN，循环次数为 200 次

与二氧化硅针尖作为对磨副的纳动损伤相对比，Yu 等也采用金刚石针尖分别在大气和真空环境下研究了单晶硅的纳动磨损特征[43]。金刚石针尖的曲率半径为 0.9 μm，载荷为 70 μN，循环次数为 500 次，纳动磨损结果如图 8.44 所示。单晶硅表面在黏着区的纳动损伤在大气和真空环境下均表现轻微；在滑移区则都

表现为表面的隆起。另外,对比大气和真空下的结果,可以看出,真空下的纳动损伤略微强于大气情况,表现为真空下在滑移区产生的表面隆起略高于大气。

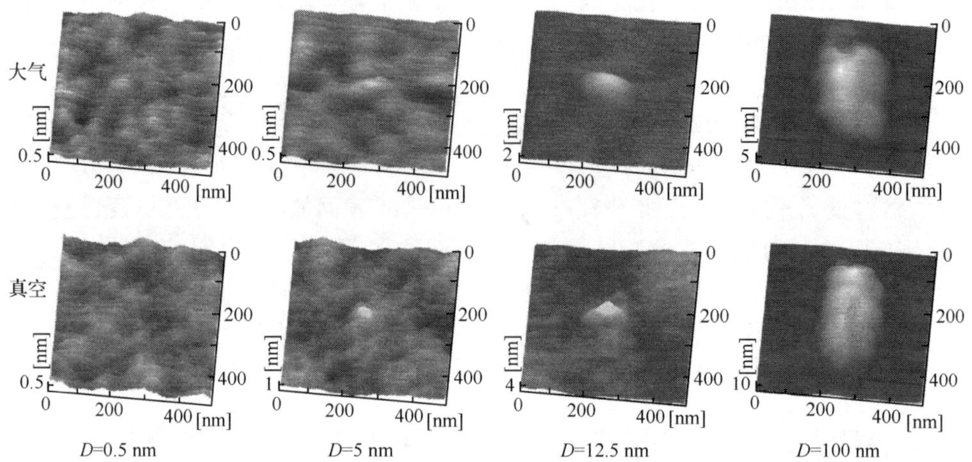

图 8.44　采用曲率半径为 0.9 μm 的金刚石针尖在单晶硅表面的纳动损伤形貌[43]
循环次数为 500 次,载荷为 70 μN

8.4.3　DLC 薄膜对单晶硅的切向纳动防护

类金刚石(diamond-like carbon,DLC)薄膜具有自润滑、硬度与弹性模量高、化学惰性等优良的物理化学性能。因具有高耐磨性和超低摩擦系数,DLC 薄膜作为一种优异的表面抗磨损改性膜已经被广泛用于各种微机电系统中。为了进一步改善抗摩擦磨损性能,多种添加其他元素的 DLC 薄膜也相继发展起来,如含氢 DLC 薄膜(H-DLC)和含氮 DLC 薄膜(CN_x)等。在宏观条件下,DLC 薄膜主要是通过在与对磨副之间的接触区域形成一层具有极低剪切强度的类石墨层来起到降低磨损和减小摩擦的作用。在氢气环境下,铝合金微球与纯碳 DLC 薄膜的摩擦系数能够降低至 0.05 左右。但是在纳米尺度下,只有当载荷和滑动速度高于某个临界值之后,DLC 薄膜表面才能够产生类石墨结构,进而起到润滑减摩的作用。尽管关于 DLC 薄膜在纳米尺度下的摩擦磨损研究众多,但涉及 DLC 薄膜对单晶硅的纳动防护研究仍然很少提及。因此,本节主要阐述 DLC 薄膜在切向纳动条件下对单晶硅的纳动防护研究。

使用一台原子力显微镜及二氧化硅微球针尖作为对磨副,Chen 等[55]开展了单晶硅表面超薄纯碳 DLC 薄膜的纳动损伤研究。结果表明,尽管其膜厚只有 2 nm,DLC 薄膜仍然能够很好地防护单晶硅基体的纳动磨损。随着滑动位移幅值的增加,纳动均会从黏着区转变为滑移区。由于具有更高的疏水性,DLC 薄膜在大气环境下表现出更低的临界转变点,如图 8.45 所示。另外,不管是在黏着区还是滑移区，DLC 薄膜在真空和大气环境下都拥有更低和更稳定的摩擦系数，这应该和 DLC 薄膜表面较低的化学活性和轻微的磨损情况相关。

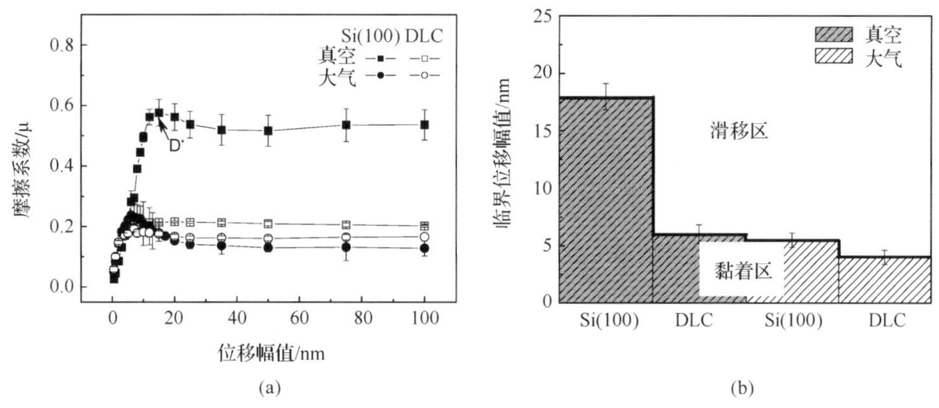

图 8.45　超薄 DLC 薄膜对单晶硅纳动分区的影响[53]

(a) 真空和大气环境下单晶硅和 DLC 薄膜表面摩擦力随位移幅值变化曲线；

(b) 纳动从黏着区向滑移区转变的临界位移幅值

D=100 nm，F_n=5 μN，循环次数为 200 次

经过 200 次循环后，超薄 DLC 薄膜表面在真空和大气环境下均只表现为低于 0.5 nm 的沟槽，如图 8.46 所示。当对磨副为二氧化硅针尖时，真空环境中机械作用主导下隆起的形成以及大气环境中摩擦化学作用主导下大量材料的去除已经被

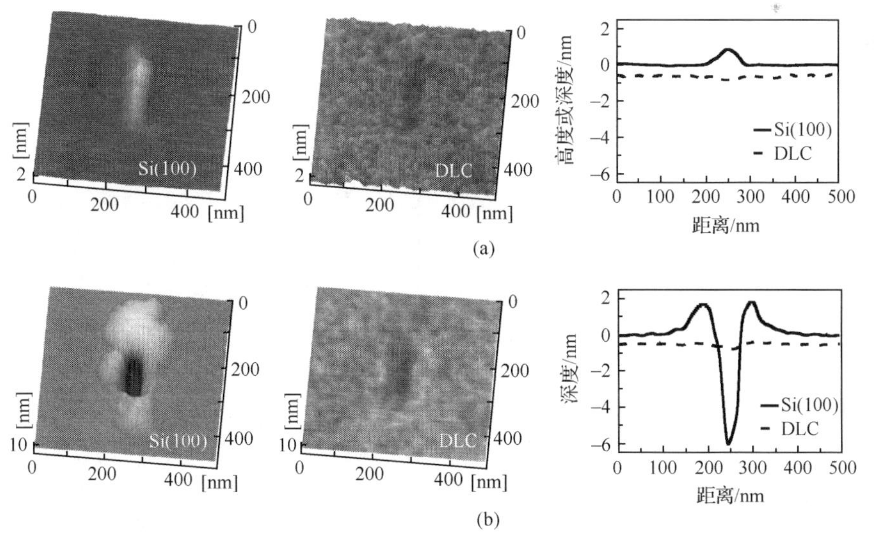

图 8.46　真空和大气环境下单晶硅和 DLC 薄膜表面的纳动磨损[55]

(a) 真空；(b) 大气

证明是单晶硅最主要的微观磨损方式。当单晶硅表面覆盖一层 2 nm 的 DLC 薄膜时，DLC 薄膜能够有效地阻隔二氧化硅针尖与单晶硅样品表面的直接接触。因此，DLC 薄膜不只防止真空环境下单晶硅表面隆起的产生，也阻止了单晶硅表面摩擦化学反应的发生，进而对单晶硅表面的纳动损伤起到防护作用。由于在纳动条件下的载荷和速度都较低，DLC 薄膜与二氧化硅针尖接触区域很难形成类石墨结构，而 DLC 薄膜表面的摩擦系数随循环次数的增加表现极其平稳也证明了这一观点。因此，DLC 薄膜高的硬度及良好的化学稳定性是其防止单晶硅表面纳动磨损最主要的原因。Marino 等研究发现，在环境空气中通入乙醇蒸气能够阻止磨损区域的再次氧化，从而起到进一步降低 DLC 薄膜表面微观磨损的作用[56]。

8.5 径向纳动

单晶硅材料因良好的机械和光刻加工性能，是微机电系统中最常用的结构材料；而多晶铜具有优秀的导电性，NiTi 合金具有超弹性和形状记忆性，也常被应用于微机电系统中零部件的结构材料。由于径向纳动广泛存在于微机电系统的结构梁、薄膜、铰链、微型轴承及微型弹簧等主要构件中，所以，钱林茂等[57]采用纳米压痕仪，分别研究了多晶铜、单晶硅、超弹 NiTi 合金和形状记忆 NiTi 合金的径向纳动运行行为及其损伤过程。

8.5.1 典型微机电系统材料的径向纳动

图 8.47 分别示出了多晶铜、单晶硅、超弹和形状记忆 NiTi 合金在不同压痕循环次数下的径向纳动载荷-位移(F-h)曲线。为了反映不同循环次数下的 F-h 曲线的变化过程，图中将各压痕曲线的起点等间距地向后移动了一段距离。从图中可以看出，四种材料的残余压痕深度均随循环次数的增加而急剧减小；且在曲线闭合前都出现迟滞环。另外，通过计算发现随循环次数的增加，材料在纳动循环中耗散的能量先急剧降低而后趋于平稳，而接触刚度和弹性模量则先快速增长而后趋于稳定。

纳动 F-h 曲线随循环次数的变化关系与实验材料的性质密切相关。如图 8.47(a)所示，多晶铜在第一次的压痕中就已经完成了全部的塑性变形，因此纳动 F-h 曲线除去最初始两次压痕循环外都基本保持闭合。单晶硅由于应力诱发相变的产生，其纳动运行过程对载荷有极强的依赖性，在最大压入载荷为 1 mN 时，单晶硅的纳动 F-h 曲线除第一次循环外均基本保持闭合；当压入载荷增加至 5～10 mN 时，应力诱发的相变使得其纳动 F-h 曲线在最初的 2～20 次纳动循环中呈上窄下宽的环状；当压入载荷继续增大到 100 mN 时，其未闭合的 F-h 曲线转变为上宽下窄的环状[57]。

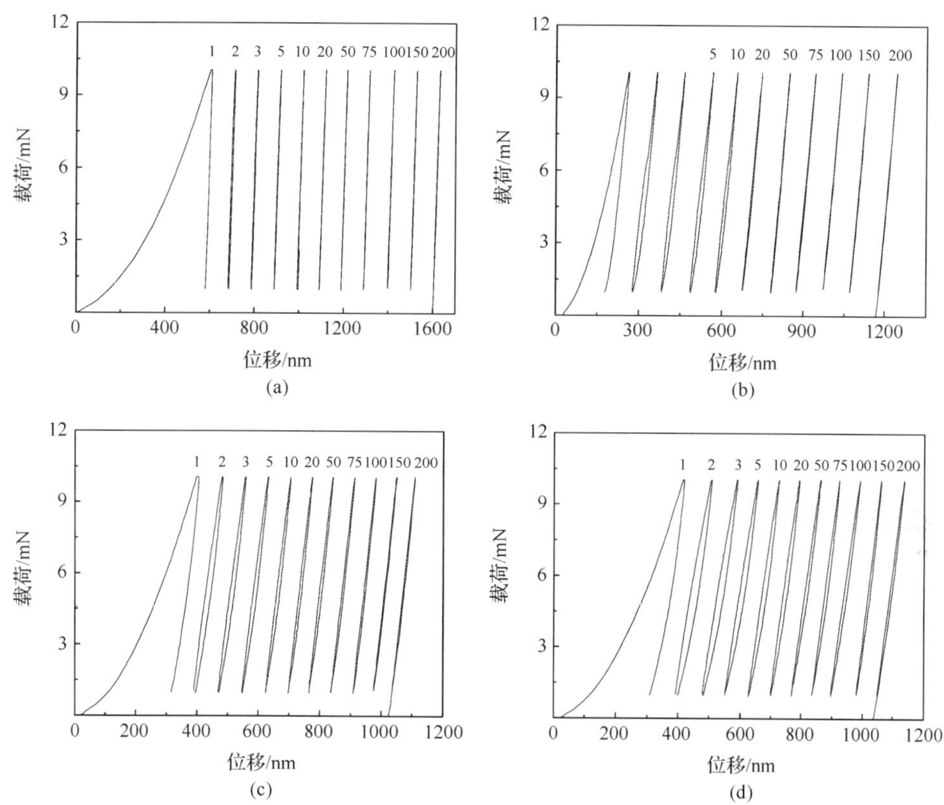

图 8.47 四种材料在不同循环次数下的径向纳动载荷-位移曲线[57]

(a)多晶铜；(b)单晶硅；(c)形状记忆镍钛合金；(d)超弹镍钛合金

四种材料对应于不同纳动循环次数下的压痕形貌以及压痕残余投影面积如图 8.48所示。结果表明高载下四种材料的纳动损伤主要表现为材料的塑性变形，但具有各自独特的损伤形式。由于屈服极限较低，多晶铜在压头附近产生大量的位错，使得压痕周围出现褶皱堆积。单晶硅由于应力诱发相变以及弹性恢复，在压头接触区切应力的作用下会导致塑性区出现裂纹的萌生和扩展。而 NiTi 合金表现出良好的抵抗压痕损伤性能，200 次压痕后未出现材料的褶皱或裂纹的产生。通过统计发现，残余压痕投影面积在最初几个循环次数内增加较快，这与图 8.47 中 F-h 曲线有很好的吻合关系。

8.5.2 薄膜表面的径向纳动

使用金刚石球形压头，钱林茂的课题组[58,59]对单晶硅基体表面 a-CN_x 薄膜材料的径向纳动损伤进行了详细研究。薄膜厚度为 120 nm，硬度为 2.7 GPa，弹性模量为 108 GPa。由于 a-CN_x 薄膜的硬度远小于单晶硅基体的硬度，在单晶硅表

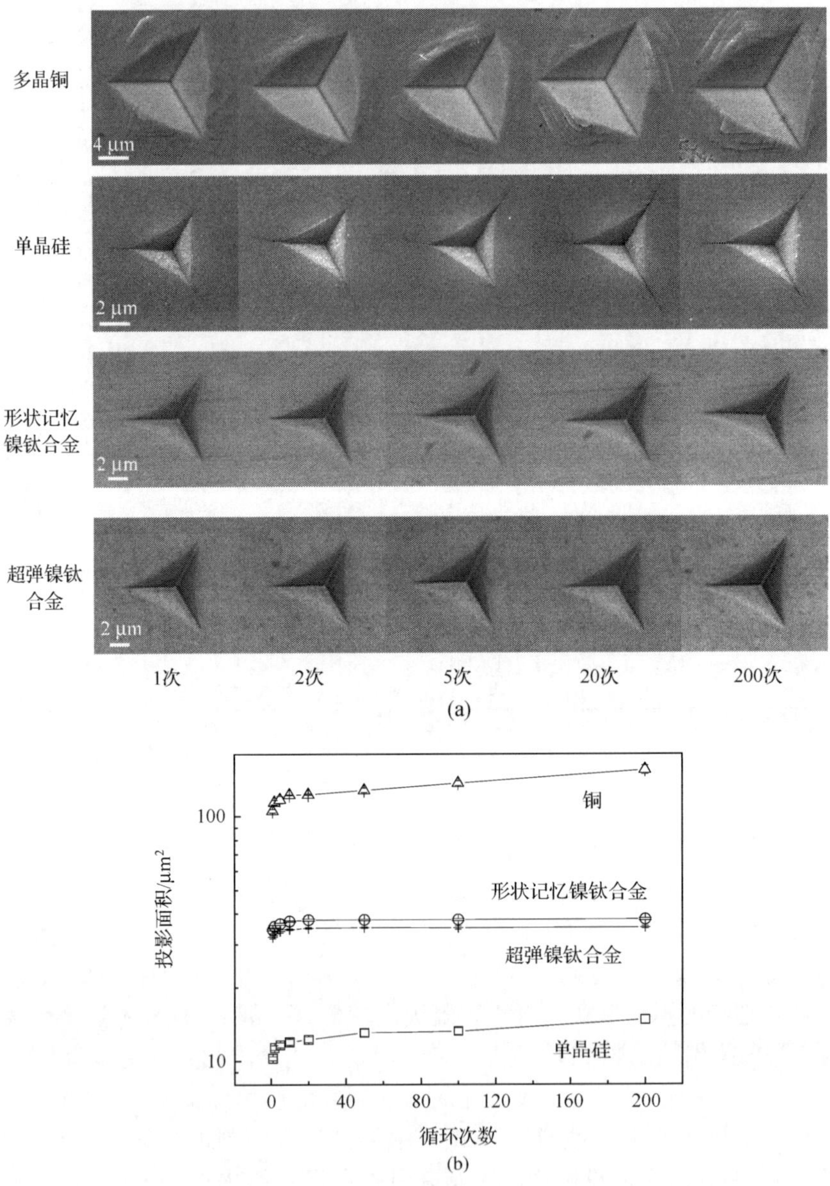

图 8.48　四种材料在不同纳动循环次数下的压痕形貌 SEM 照片(a)和压痕投影面积统计对比结果 (b)[57]

面仍表现为弹性变形时 a-CN_x 薄膜已经出现非弹性形变，如图 8.49 所示。在单晶硅表面，材料在纳动循环过程中处于弹性变形范围内，载荷与最大压入深度曲线的形状基本保持不变，不同循环次数的曲线也基本重合；而 a-CN_x 薄膜表面的最大压入深度则随循环次数的增加变化较大。

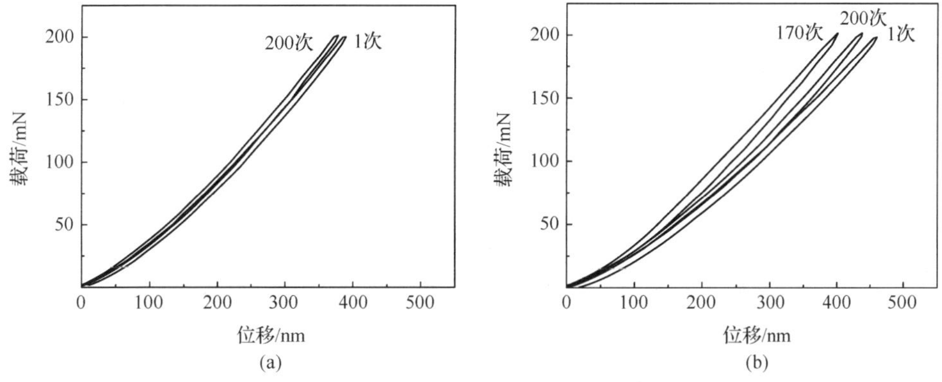

图 8.49　Si(100)和 a-CN$_x$ 在不同载荷和循环次数下的载荷-位移曲线[58]
(a) Si(100)；(b) CN$_x$/Si

进一步统计两种材料表面的最大压入深度，如图 8.50(a)所示，单晶硅表面的最大压入深度随循环次数的增加基本没有变化；而 a-CN$_x$ 薄膜表面的最大压入深度随循环次数增加表现为先降低后又增加到一个平稳状态。径向纳动载荷与最大压入深度曲线的初始斜率反映了压头和样品之间的接触刚度，其值的变化被证明与材料的损伤密切相关。图 8.50(b)给出的不同载荷下 Si(100)和 a-CN$_x$ 薄膜接触刚度随循环次数变化的曲线图。可见，由于弹性模量较小，a-CN$_x$ 薄膜在开始循环中的接触刚度值小于基体。此外，与基体不变的接触刚度相比，a-CN$_x$ 薄膜的接触刚度随循环次数的增加变化较大。

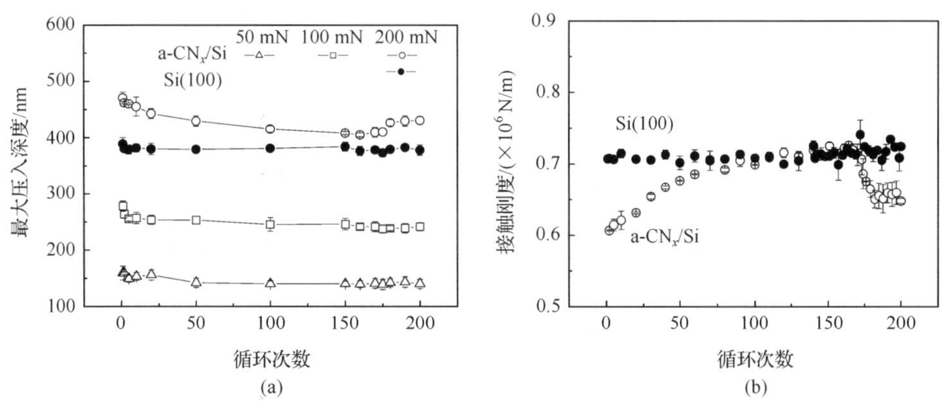

图 8.50　Si(100)和 a-CN$_x$ 不同载荷下的压入深度(a)和接触刚度(b)随循环次数的变化曲线[58]

纳动磨损如图 8.51 所示，与单晶硅表面基本没有磨损不同，随循环次数的增加，a-CN$_x$ 薄膜表面主要表现为压头周围薄膜材料发生弯曲、环形裂纹形成和薄膜从基体上脱离。对比最大压入深度、接触刚度和纳动磨损结果，发现 a-CN$_x$ 薄膜的最大压入深度和接触刚度变化与基体无关，而只与薄膜本身的性质有关。

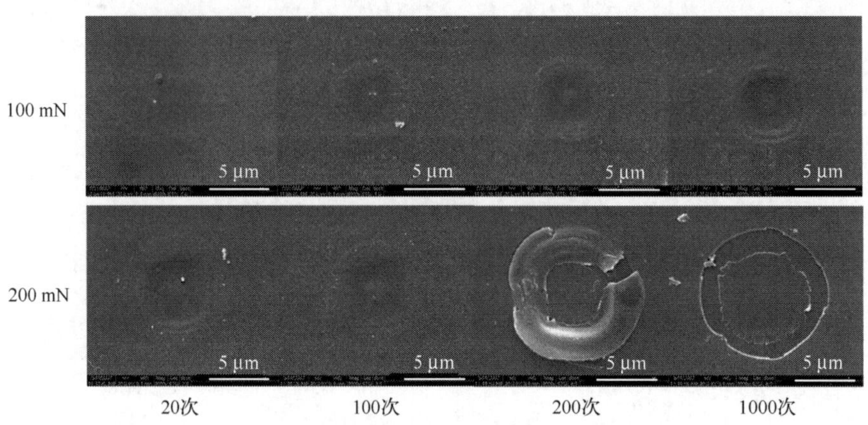

图 8.51　a-CN_x 在不同载荷和循环次数下的 SEM 图[58]

结合接触刚度随循环次数变化曲线图，图 8.52 给出了 a-CN_x 薄膜的径向纳动损伤过程的示意图。首先，在纳动过程中，随着压头的压入，a-CN_x 薄膜和基体开始发生变形，并在压头周围的薄膜内部形成向外的压力 σ_i（如图 8.52 内部嵌入

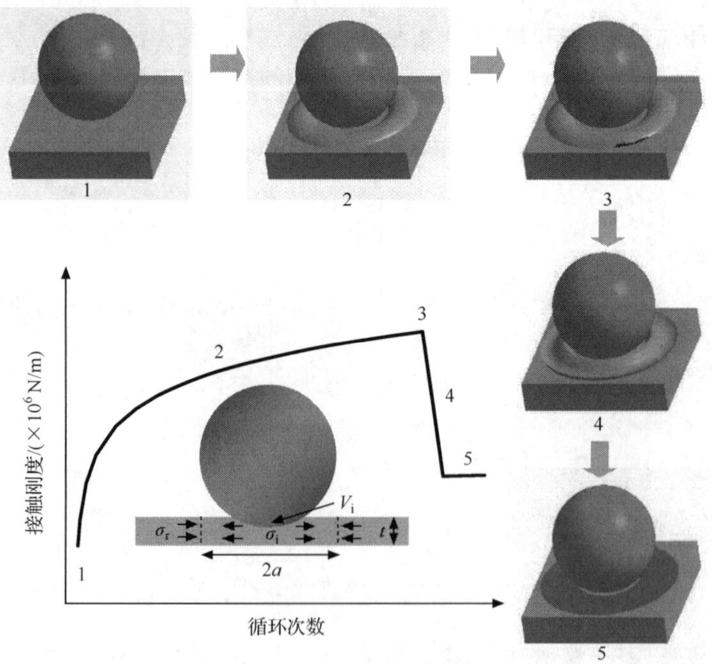

图 8.52　a-CN_x 纳动损伤模型图[58]

的受力分布图)；而弹性模量的不同使得压头压入过程中二者弹性变形不协调，进而使薄膜和基体界面处开始产生裂纹，促使压头周围薄膜材料发生弯曲(过程 1～3)。随着纳动载荷和循环次数的增加，薄膜的弯曲应力不断增大。当薄膜的弯曲应力达到薄膜损伤的临界值时，薄膜就开始产生裂纹并不断扩展(过程 3～4)。随着纳动循环次数的继续增加，压头的往复作用促使薄膜进一步与基体及周围薄膜分离，并最终从基体上剥落(过程 5)。

8.6　镍钛形状记忆合金的微观磨损研究

可逆的马氏体-奥氏体相变使得近等原子比的镍钛合金表现出独特的形状记忆和超弹效应。其中，形状记忆效应(shape memory effect，SME)指应力诱发的马氏体相变变形在加热到一定温度后能够通过逆相变而完全回复。超弹效应(superelasticity effect，SE)指应力诱发的马氏体相变变形在应力去掉后经逆相变而完全回复。镍钛合金的这种独特性能使得它被广泛地应用于医疗外科领域。此外，基于其功密度高、输出力和位移大等特点，镍钛合金被广泛用于微机电系统中传感器和高应变执行机构的功能材料，如微泵、微阀、微马达等的驱动器和传感器。另外，镍钛合金优异的阻尼特性还可以降低纳米器件的振动和噪声。然而，在应用过程中镍钛合金微器件可能会由于微观磨损而失效，也可能因为工作于振动或周期性载荷环境因纳动磨损而损伤。由于应力诱发的马氏体相变或重取向在镍钛合金的变形和磨损中扮演着重要角色，对镍钛合金微观磨损和纳动磨损的理解和控制不仅具有显著的应用价值，而且具有重要的学术意义。尽管如此，以前有关镍钛合金摩擦学性能的研究主要集中在其宏观磨粒磨损和腐蚀磨损，其微观磨损和纳动磨损性能研究尚未得到足够的重视。

在本节中，Qian 等[60]通过压痕、划痕和面磨损实验研究了镍钛形状记忆合金相变相关的微观磨损问题，并在不同温度下考察了镍钛合金应力诱发相变对其变形和磨损的影响，最后找出了不同工况下的零磨损条件。在此基础上，他们使用曲率半径为 50 μm 的金刚石压头在纳米划痕仪上考察了镍钛形状记忆合金材料的切向纳动运行与损伤行为，并与 NiTi 合金在微动工况下的实验结果进行了系统的对比研究[61]。

8.6.1　镍钛合金的压痕硬度与微观磨损

由于磨损源于材料塑性变形的积累，而硬度表征了材料抵抗变形的能力，因此关于材料的硬度及其耐磨性之间的关系迄今已得到充分的研究。对传统材料而言，理论和实验结果均表明硬度越高，材料的磨损性能越好。然而，因其独特的形状记忆和超弹特性，镍钛合金的硬度和微观磨损性能均可能显示出其独有的特性。

图 8.53(a)为三种温度环境不同载荷下镍钛合金表面的微观磨损形貌图，其磨损深度统计如图 8.53(b)所示。实验结果表明镍钛合金材料在给定的温度下存在着一个临界磨损载荷。当载荷低于此临界值时，基本没有磨损发生；当高于此值时，磨损深度随载荷的增加持续增大。另外，临界磨损载荷随温度的增加而降低，而 NiTi 合金在低温环境中表现出更好的耐磨性能。

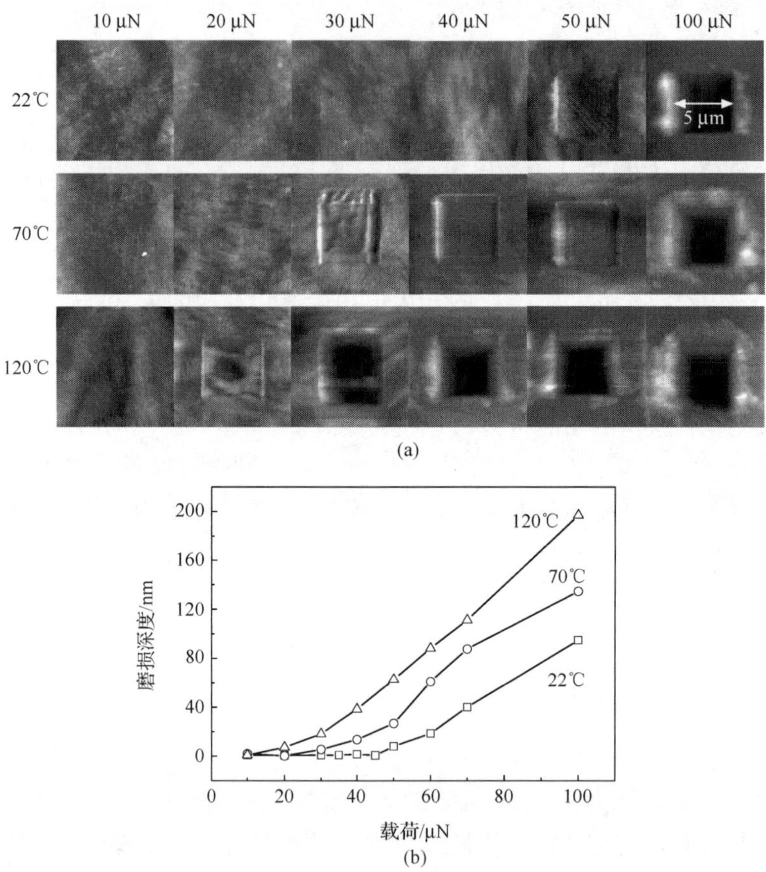

图 8.53　NiTi 合金在不同载荷和不同温度下经过 200 次微观磨损循环后的磨损情况[60]
(a)原位磨斑形貌；(b)磨损深度

为理解镍钛合金的磨损性能，分别在不同载荷(100～8000 μN)和不同温度(22～120℃)下研究了镍钛合金的纳米硬度，实验结果如图 8.54 所示。纳米硬度在压痕深度低于 75 nm 的低载范围内表现出明显的压痕尺寸效应，其值随压痕深度的增加而逐渐减小。当压痕深度增加到一定值后，对应不同温度下的压痕硬度都趋于一个常数。而且，这种稳态压痕硬度基本上随温度的增加而呈线形增加。结合图 8.53 所示的微观磨损实验结果，发现镍钛合金的高硬度实际上对应着大的磨损深度。因此，现有的磨损理论无法解释镍钛合金的这种耐磨性与硬度的反常关系，其可能与 NiTi 合金独特的相变特性相关。

图 8.55 为 NiTi 合金在拉伸实验中典型的应力-应变曲线。镍钛合金在加载过程会先后经历以下四个变形过程：奥氏体的弹性变形、奥氏体-马氏体相变、马氏体的重取向和弹性变形，以及马氏体的塑性变形。由于镍钛合金的超弹特性，其相变变形和弹性变形在卸载过程中将会得到完全恢复，而残余变形则主要源于马氏体的塑性变形。镍钛合金的压缩实验与拉伸的应力-应变曲线类似，但表现出更高的相变应力及马氏体屈服应力。为此，Qian 等[60]通过建立一个简单的接触模型来分析相变在 NiTi 合金压痕变形中的作用。

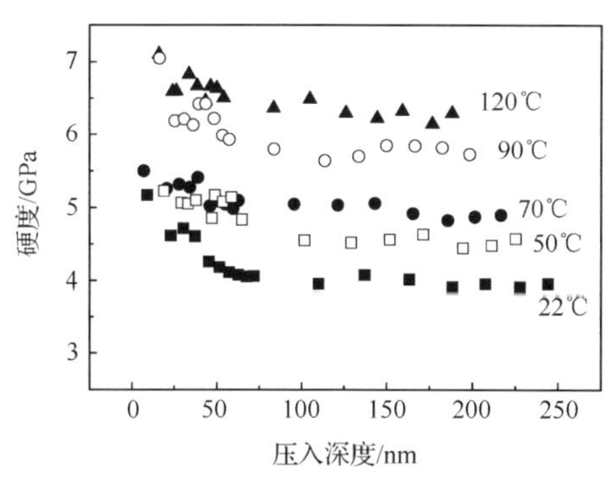

图 8.54　NiTi 合金不同温度下的纳米压痕硬度图[60]

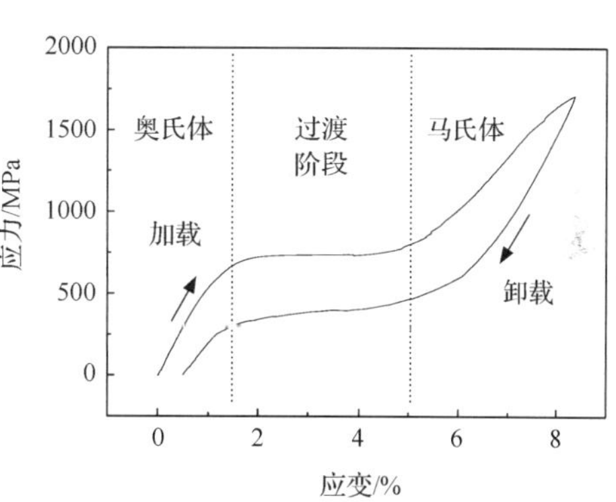

图 8.55　NiTi 合金在拉伸实验中典型的应力-应变曲线[60]

图 8.56 所示为加卸载过程中典型的压入曲线，其内部图片为 NiTi 合金的变形模型。排除弹性形变的影响，与接触深度 h_c 相关的投影面积 A_c 主要被分为相变区 A_t 和马氏体屈服区 A_m 两个区域。其中，奥氏体的塑性变形面积 A_p 在计算中可以被忽略。原因在于低温时，由于马氏体相变应力低于奥氏体屈服应力，A_p 为零；高温时，由于奥氏体屈服的应变强化，A_p 远低于 A_t 和 A_m。如果定义恢复比 $\eta = A_t/A_c$，那么

$$A_t = \eta A_c, \quad A_m = (1-\eta)A_c \tag{8.6}$$

在压痕实验中，相变区和马氏体屈服区的正压力分别约为其压缩变形下的相变应力和马氏体屈服应力的 3 倍。另外，由于马氏体在拉伸和压缩变形过程中的各向异性，其拉伸变形下的相变应力 σ_t 和马氏体屈服应力 σ_m 分别为其压缩条件下的 2/3 倍。根据压痕硬度的定义，得

$$H = P_{max}/A_c \tag{8.7}$$

这里，P_{max} 为压入过程的峰值载荷。利用混合律，可得

$$P_{max} = 4.5\sigma_t A_t + 4.5\sigma_m A_m \tag{8.8}$$

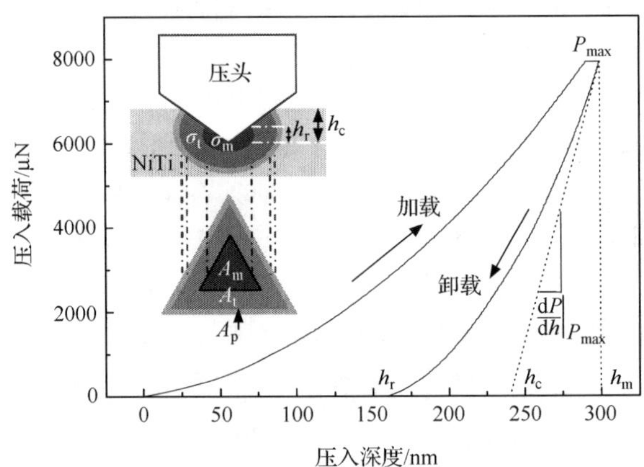

图 8.56 NiTi 合金表面典型压入曲线与变形模型[60]

结合式(8.6)～式(8.8)，可得

$$H = 4.5\eta\sigma_t + 4.5(1-\eta)\sigma_m \tag{8.9}$$

其中，恢复比 η 的大小可由维数分析和尖压头几何相似性的概念来分析。由于实验中采用 Berkovich 压头并且具有较大的压入深度，镍钛合金在压入后的应变分布主要取决于压头的面角，而与压入载荷和深度无关。因此，在不同压入载荷(深度)下，镍钛合金具有相同的恢复比 η。另外，分析表明不同温度下镍钛合金无量纲的力-位移曲线基本重合，意味着恢复比 η 在实验的温度范围内为一常数。采用室温下的一组硬度 H、相变应力 σ_t 和马氏体屈服应力 σ_m，由式(8.9)可计算出 $\eta=0.59$。这表明在不同载荷和温度条件下，相变区面积约为整个接触区投影面积的60%。可见，实验测量的超弹镍钛合金压痕硬度不再是单一材料性能(塑性屈服应力)的反映，而是材料马氏体塑性屈服应力和相变应力的综合反映。利用拉伸实验测得的相变应力 σ_t 和马氏体屈服应力 σ_m，由式(8.9)可计算出对应不同温度下镍钛合金的硬度，发现超弹镍钛合金硬度的计算值与压痕仪的直接测量值之间吻合得很好(表 8.2)。由于马氏体屈服应力随温度的增加基本保持不变，镍钛合金硬度随温度的增加主要源于其相变应力的增加。

表 8.2 测量的压痕硬度与式(8.4)计算出的压痕硬度[60]

项目	温度/℃				
	22	50	70	100	120
相变应力 σ_t/GPa	0.55	0.89	1.13	1.46	1.66
马氏体屈服应力 σ_m/GPa	2.40	2.40	2.43	2.49	2.45
测量的压痕硬度 H/GPa	3.93	4.52	5.03	5.71	6.22
计算的压痕硬度 H/GPa	4.04	4.58	5.01	5.65	6.10

NiTi合金与温度相关的微观磨损性能也可以用其独特的相变特性来解释。当载荷在10 μN至100 μN范围内，其压痕深度小于15 nm，金刚石压头近似假定为半径为5.2 μm的刚性圆球。由于在温度0℃至120℃之间，NiTi合金的奥氏体屈服应力小于材料的相变应力，奥氏体会在NiTi合金相变前达到奥氏体塑性屈服极限，其结果导致在低载下奥氏体相会转变为材料的塑性变形和破坏。因此，赫兹接触理论可以用来估计材料塑性变形前的临界接触压力。塑性变形前的最大剪切应力可以根据以下公式计算获得：

$$\sigma_{\max} = 0.609P^{1/3}R^2\left(\frac{E}{R}\right)^{2/3} \tag{8.10}$$

基于最大剪应力屈服准则，临界磨损载荷可由下式计算：

$$P_c = 17.96R^2\frac{\sigma_a^3}{E^2} \tag{8.11}$$

式中，奥氏体屈服应力 σ_t 和NiTi合金弹性模量通过拉伸实验获得。

如上所述，奥氏体屈服应力在70℃到120℃之间不随温度变化，因此NiTi合金的临界磨损载荷的降低主要是奥氏体弹性模量的增加所导致，如表8.3所示。然而，在22℃时，由于奥氏体屈服应力高于奥氏体与马氏体相变转变应力，奥氏体将发生先相变后再屈服，因此磨损将出现在屈服的马氏体相。尽管由于此时相变变形的存在，无法用赫兹接触理论直接估算出磨损临界载荷值，但仍可对出现磨损的临界载荷做一个保守的估计。假设NiTi合金不发生相变，由此温度下奥氏体的弹性模量及屈服应力值可以计算出其磨损临界载荷。结果表明，磨损临界载荷会随温度的增加而逐渐减小，与实验测得的临界磨损载荷有相同的变化趋势。因此，与NiTi合金温度相关的微观磨损特性可以归结为随温度变化而改变的奥氏体弹性模量以及NiTi合金温度相关的相变与塑性变形的交互作用共同结果所导致。

表8.3　测量的微观磨损临界载荷与式(8.11)计算出的临界载荷比较[60]

项目	温度/℃		
	22	70	120
奥氏体弹性模量 E/GPa	45	56	64
奥氏体屈服应力 σ_a/GPa	0.9	0.9	0.9
计算的临界载荷 P_c/P_c(120℃)	2.0	1.3	1
测量的临界载荷 P_c/P_c(120℃)	2.5	1.5	1

Feng等[62]采用纳米压痕的方式研究发现NiTi合金相变应力会随着环境温度升高而增大，如图8.57(a)所示。在环境温度为22℃时，NiTi合金表现为典型的形状记忆性，且压痕残余损伤表现为材料转移。温度升高到60℃时，压痕加载与卸载曲线出现闭合滞后[图8.57(b)]，压痕卸载后表面损伤完成恢复，NiTi合

金材料表现出超强的超弹性。当温度达到 120℃时，压痕实验加载和卸载曲线处于完全重合状态，NiTi 合金表现为纯弹性变形。

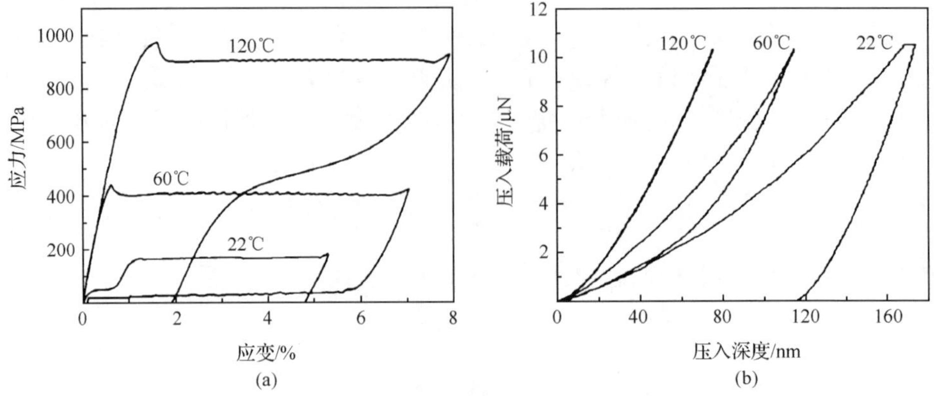

图 8.57　压痕应力-应变曲线(a)和压入载荷-深度曲线(b)[62]

另外，他们也通过线磨损的方式研究了形状记忆 NiTi 合金表面在温度分别为 22℃、60℃和 120℃时的磨损情况。图 8.58 所示为三种温度下磨损形貌以及损伤加热恢复形貌。图 8.59 则是室温下 NiTi 合金损伤在高温加热前后的恢复对比。在室温环境，磨损深度随循环次数的增加而逐渐增大，并在 20 次后趋于稳定。当加热到 120℃后，所有循环次数下划痕损伤均基本恢复，NiTi 合金表现为良好的形

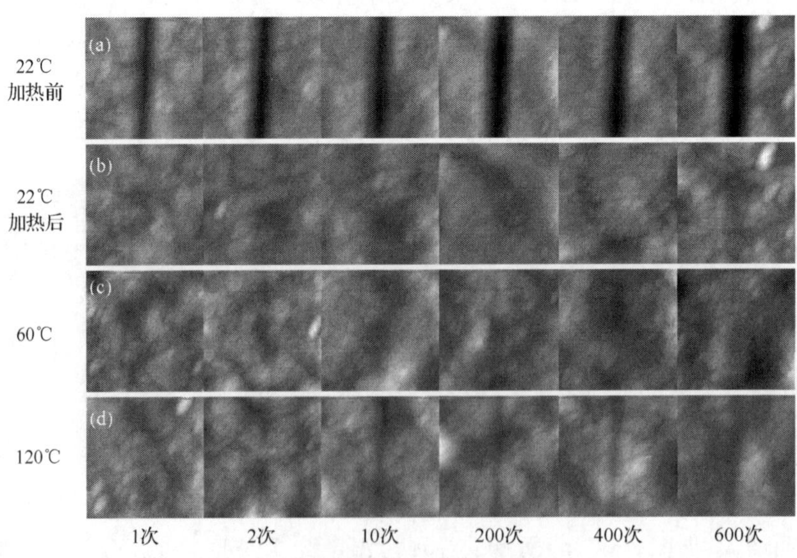

图 8.58　NiTi 合金表面的划痕及恢复[62]

图像尺寸：20×20 μm

状记忆特性。当温度升高到 60℃和 120℃时，NiTi 合金材料均处于超弹状态，在不同的循环次数下基本都没有划痕损伤出现。Feng 等利用“相变安定”的概念来解释这种现象[62]。在最初几次划痕中，会在样品的弹性应力场中出现很强的应力集中现象，并在划痕区域产生很大的相变应变以及在划痕周围形成极高的残余应力场。伴随划痕次数的增加，残余应力场也会持续升高，因此而带来的几何效应变得更加显著。最终，随着划痕次数的继续增加，NiTi 合金表面的划痕形貌、划痕区域的相变应变场以及残余应力场会达到一个稳定的状态，即相变安定态。NiTi 合金是在划痕次数大约为 20 次时达到其相变安定状态。

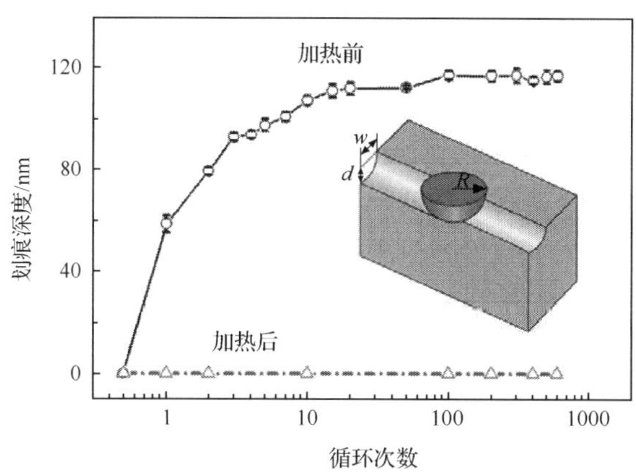

图 8.59 形状记忆 NiTi 合金室温下的划痕深度及其恢复[62]

8.6.2 镍钛合金的切向纳动

镍钛合金的切向纳动研究在一台纳米划痕仪上进行。Qian 等使用曲率半径为 50 μm 的金刚石压头在 1～100 nm 的位移幅值范围内考察了其纳动运行与损伤行为，并与 NiTi 合金在微动工况下的实验结果进行了系统的对比研究，如图 8.60所示。微动实验选择的对磨副是半径为 20 mm 的 GCr15 钢球，位移幅值为 1～100 μm。与微动下多点接触不同，由于纳动条件下接触半径小，针尖与样品基本为单点接触。接触模式的不同导致了二者在摩擦力随循环次数的变化、摩擦系数的大小及损伤模式等方面表现出很大的不同[61]。

NiTi 合金表面的纳动和微动损伤形貌如图 8.60 所示，在相同的赫兹接触压力下，纳动条件下基本未产生损伤，而微动下在循环次数只有 10 次时就已经出现了明显的磨损。微动下，NiTi 合金与 GCr15 球不同位移幅值下的摩擦力随循环次数的增加均表现出典型的先增加然后再保持平稳。然而，由于纳动损伤与微动下相比极度轻微，NiTi 合金材料在纳动下的摩擦力随循环次数的增加而基本保持不变(图 8.61)。另外，接触模式和位移幅值范围的不同也使 NiTi 合金材料在纳动

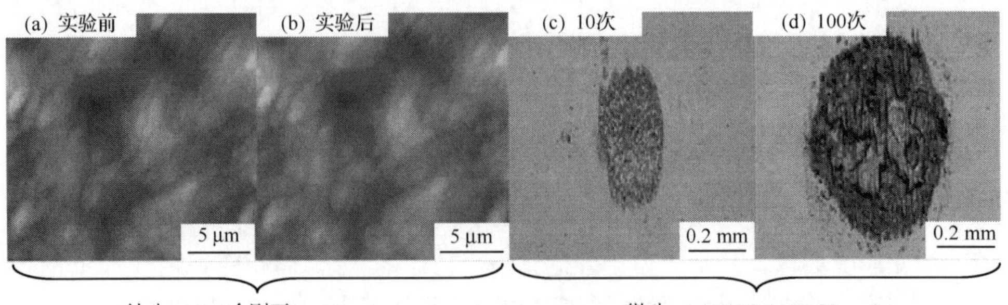

图 8.60 纳动与微动的损伤比较[61]

和微动下从黏着到滑移的分区也有明显的差异。如图 8.62 所示,纳动下黏着到滑移的分区要比微动条件下低两个数量级。另外,由于单点接触模式下由低磨损导致较弱的犁沟效应,纳动的摩擦系数表现为远低于微动时的摩擦系数,如图 8.63 所示。

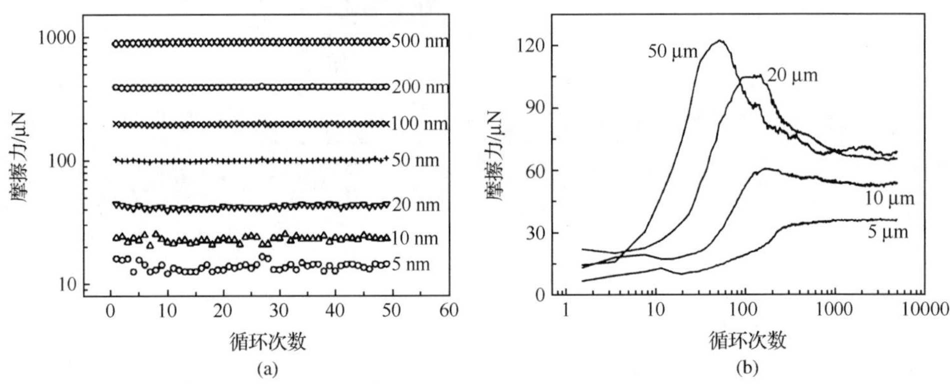

图 8.61 纳动(a)和微动(b)下摩擦力随循环次数变化情况[61]

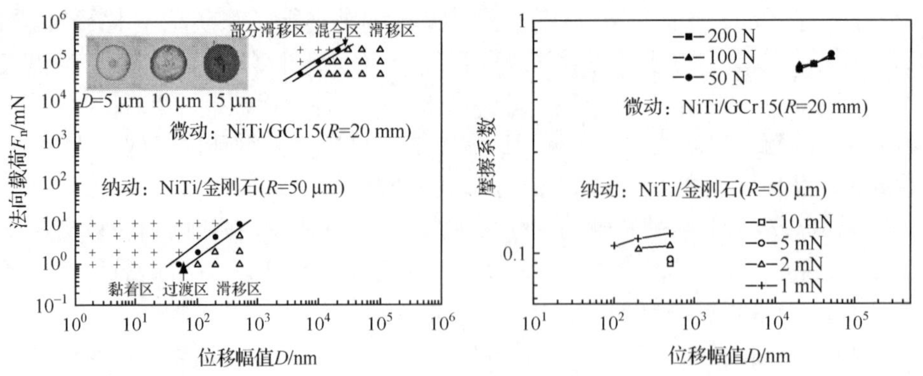

图 8.62 纳动与微动的分区[61]

图 8.63 纳动与微动的摩擦系数[61]

参考文献

[1] Bhushan B. Nanotribology and nanomechanics of MEMS/NEMS and BioMEMS/BioNEMS materials and devices. Microelectronic Engineering，2007，84：387.

[2] Hsu W C. Dressing apparatus for chemical mechanical polishing pad：United States Patent，Patent No：US 6200207，2001.

[3] Tanaka H，Shimada S. Requirements for ductile-mode machining based on deformation analysis of monocrystalline silicon by molecular dynamics simulation. Annals of the CIRP，2007，56：53-56.

[4] Taylor A D，Lucas B D，Guo L J，et al. Nanoimprinted electrodes for micro-fuel cell applications. Journal of Power Sources，2007，171：218-223.

[5] 雒建斌，何雨，温诗铸，等. 微纳米制造技术的摩擦学挑战. 摩擦学学报，2005，25：283.

[6] Bhaskaran H，Gotsmann B,Sebastian A，et al. Ultralow nanoscale wear through atom-by-atom attrition in silicon-containing diamond-like carbon. Nature Nanotechnology，5：181-185.

[7] Gotsmannand B，Lantz M A. Atomistic wear in a single asperity sliding contact. Physical Review Letters，2008，101：125501.

[8] Alder B J，Wainwright T E. Phase transition for a hard sphere system. Journal of Chemical Physics，1957，27：1208-1209.

[9] Bhushan B，Ruan J. Atomic-scale friction measurements using friction force microscopy：Part Ⅱ-Application to magnetic media. Journal of Tribology-Transactions of the ASME，1994，116：389-396.

[10] Bhushan B，Sundararajan S. Micro/nanoscale friction and wear mechanisms of thin films using atomic force and friction force microscopy. Acta Materialia，1998，46(11)：3793-3804.

[11] Sundararajan S，Bhushan B. Micror/nanotribology of ultra-thin hard amorphous carbon coatings using atomic forcer friction force microscopy. Wear，1999，225-229：678-689.

[12] Jacoby B，Wienss A，Ohr R，et al. Nanotribological properties of ultra-thin carbon coatings for magnetic storage devices. Surface and Coatings Technology，2003，174-175：1126-1130

[13] Gnecco E，Bennewitz R，Meyer E. Abrasive wear on the atomic scale. Physical Review Letters，2002，88(21)：215501.

[14] Khurshudov A，Kato K. Wear of the AFM diamond tip sliding against silicon. Wear，1997，205：1-10.

[15] Qian L M，Sun Q P，Xiao X D. Role of phase transition in the unusual microwear behavior of superelastic NiTi shape memory alloy. Wear，2006，260：509-522.

[16] Kaneko R，Miyamoto T，Andoh Y，et al. Microwear. Thin Solid Films，1996，273：105-111.

[17] Ribeiro R，Shan Z，Minor A M，et al. In situ observation of nano-abrasive wear. Wear，2007，263：1556-1559.

[18] Zhang L C，Tanaka H. Atomic scale deformation in silicon monocrystals induced by two-body and three-body contact sliding. Tribology International，1998，31(8)：425-433.

[19] Zarudi I，Zou J，McBride W，et al. Amorphous structures induced in monocrystalline silicon by mechanical loading. Physical Review Letters，2004，85(6)：932-934.

[20] Yan Y D，Hu Z J，Zhao X S，et al. Top-down nanomechanical machining of three-dimensional nanostructures by atomic force microscopy. Small，2010，6：724-728.

[21] Alsem D H，Stach E A，Dugger M T，et al. An electron microscopy study of wear in polysilicon microelectromechanical systems in ambient air. Thin Solid Films，2007，515：3259-3266.

[22] Mizuhara K, Hsu S M. Tribochemical reaction of oxygen and water on silicon surfaces. Tribology Series, 1992, 21: 323-328.

[23] Barnette A L, Asay D B, Kim D, et al. Experimental and density functional theory study of the tribochemical wear behavior of SiO_2 in humid and alcohol vapor environments. Langmuir, 2009, 25(22): 13052-13061.

[24] Wang Y, Wang L P, Xue Q J, et al. A facile method to improve tribological properties of silicon surface by combining nanogrooves patterning and thin film lubrication. Colloids and Surfaces A, 2010, 372: 139-145.

[25] Lei H, Luo J B. CMP of hard disk substrate using a colloidal SiO_2 slurry: preliminary experimental investigation. Wear, 2004, 257: 461-470.

[26] Xu J, Luo J B, Lu X C, et al. Atomic scale deformation in the solid surface induced by nanoparticle impacts. Nanotechnology, 2005, 16: 859-864.

[27] Gane N, Bowdon F P. Microdeformation of solids. Journal of Applied Physics, 1968, 39: 1432.

[28] Tabor D. The Hardness of Metals. Oxford: Oxford University Press, 1951.

[29] Oliver W C, Pharr G M. An improved technique for determining the hardness and elastic modulus using load and displacement sensing indentation experiment. Journal of Materials Research, 1992, 7: 6.

[30] Sneddon I N. The relation between load and penetration in the axisymmetric boussinesq problem for a punch of arbitrary profile. International Journal of Engineering Science, 1965, 3: 47.

[31] Yang H, Qian L M, Li M, et al. Comparison of nano-indentation hardness to microhardness. Surface and Coatings Technology, 2005, 195: 264-271.

[32] Bhushan B, Koinkar V N. Nanoindentation hardness measurements using atomic force microscopy. Applied Physics Letters, 1994, 64: 1653-1655.

[33] Jang Jae-il, Lance M J, Wen S Q, et al. Indentation-induced phase transformations in silicon: influences of load, rate and indenter angle on the transformation behavior. Acta Materialia, 2005, 53: 1759-1770.

[34] Hu J, Merkle L D, Menoni C S, et al. Crystal data for high-pressure phases of silicon. Physical Review B, 1986, 34(7): 4679-4684.

[35] Pharr G M, Oliver W C. Nanoindentation of silver-relations between hardness and dislocation structure. Journal of Materials Research, 1989, 4: 94.

[36] Landman U, Luedtke W D, Burnham N A, et al. Atomistic mechanisms and dynamics of adhesion, nanoindentation, and fracture. Science, 1990, 248: 454.

[37] Belak J, Boercker D B, Stowers I F. Simulations of nanometer scale deformation of metallic and ceramic surfaces. MRS Bulletin, 1993, 18(5): 55-60.

[38] Burnham N A, Colton R J, Pollock H M. Interpretation issues in force microscopy. Journal of Vacuum Science & Technology A, 1991, 9: 2548.

[39] Hull D, Balon D J. Introduction to Dislocation. Oxford: Pergamon Press, 1984.

[40] Ruan J, Bhushan B. Nanotribology: friction, wear and lubrication at the atomic scale. Journal of Materials Research, 1993, 8: 3019-3022.

[41] Lian C X, Lin Z M, Wang T, et al. Correction for self-reinforcement of PNIPAm-Laponite nanocomposite gels investigated by atom force microscopy nanoindentation. Macromolecules, 2012, 45 (19): 8117-8117.

[42] 余家欣. 单晶硅的切向纳动研究. 成都:西南交通大学博士学位论文,2011

[43] Yu J X, Qian L M, Yu B J, et al. Nanofretting behaviors of monocrystalline silicon (100) against diamond tips in atmosphere and vacuum. Wear, 2009, 267: 322-329.

[44] Yu B J, Qian L M, Dong H S, et al. Friction-induced hillocks on monocrystalline silicon in atmosphere and in vacuum. Wear, 2010, 268: 1095-1102.

[45] Yu J X, Kim S H, Yu B J, et al. Role of tribochemistry in nanowear of single-crystalline silicon. ACS Applied Materials & Interfaces, 2012, 4: 1585-1593.

[46] Yu J X, Yu B J, Qian L M, et al. Effect of surface hydrophilicity on the nanofretting behavior of Si (100) in atmosphere and vacuum. Journal of Applied Physics, 2010, 108: 034314.

[47] Xiao X D, Qian L M. Investigation of humidity-dependent capillary force. Langmuir, 2000, 16: 8153-8158.

[48] Asay D B, Kim S H. Effects of adsorbed water layer structure on adhesion force of silicon oxide nanoasperity contact in humid ambient. Journal of Chemical Physics, 2006, 124: 174712.

[49] Sinha V, Williams J, Crowley J N, et al. The comparative reactivity method - a new tool to measure total OH reactivity in ambient air. Atmospheric Chemistry and Physics, 2008, 8: 2213-2227.

[50] Yu B J, Dong H S, Qian L M, et al. Friction-induced nanofabrication on monocrystalline silicon. Nanotechnology, 2009, 20: 465303.

[51]周仲荣, 钱林茂. 摩擦学尺寸效应及相关问题的思考. 机械工程学报, 2003, 39(8): 22-26.

[52] Varenberg M, Etsion I. Nanoscale fretting wear study by scanning probe microscopy. Tribology Letters, 2005, 18(4): 493-497.

[53] Yu J X, Yu B J, Qian L M, et al. Nanofretting behavior of monocrystalline silicon (100) against SiO_2 microsphere in vacuum. Tribology Letters, 2009, 34: 31-40.

[54] Yu J X, Chen L, Qian L M, et al. Investigation of humidity-dependent nanotribology behaviors of Si (100)/SiO_2 pair moving from stick to slip. Applied Surface Science, 2012, 265:192-200

[55] Chen L, Yang M C, Yu J X, et al. Nanofretting behaviours of ultrathin DLC coating on Si(100) substrate. Wear, 2011, 271: 1980-1986.

[56] Marino M J, Hsiao E, Chen Y S, et al. Understanding run-in behavior of diamond-like carbon friction and preventing diamond-like carbon wear in humid air. Langmuir, 2011, 27: 12702-12708.

[57] 张静宜,钱林茂,周仲荣. 高载下单晶铜和单晶硅的径向纳动与损伤行为研究. 摩擦学学报, 2006, 26 (1): 1-6.

[58] Yu J X, Zhang S, Qian L M, et al. Radial nanofretting behaviors of ultrathin carbon nitride film on silicon substrate. Tribology International, 2011, 44: 1400-1406.

[59] 张爽. 氮化铬和氮化碳薄膜的径向纳动运行与损伤研究. 成都:西南交通大学硕士论文,2008.

[60] Qian L M, Xiao X D, Sun Q P, et al. Anomalous relationship between hardness and wear properties of a superelastic nickel-titanium alloy. Applied Physics Letters, 2003, 84(7): 1076-1078.

[61] Qian L M, Zhou Z R, Sun Q P, et al. Nanofretting behaviors of NiTi shape memory alloy. Wear, 2007, 263: 501-507.

[62] Feng X Q, Qian L M, Yan W Y, et al. Wearless scratch on NiTi shape memory alloy due to phase transformational shakedown. Applied Physics Letters, 2008, 92: 121909-1-121909-3.

第 9 章　分子膜与边界润滑

9.1　边 界 润 滑

当两个摩擦表面被流体膜完全隔开时，摩擦表面间不会互相接触，也就不会产生磨粒和黏着磨损。但实际工况下并不能总保持这种流体润滑状态，启动、停机和超负载运行都会造成流体润滑膜的破坏。当流体润滑失效时，摩擦表面形成的边界润滑膜的物理化学性质在表面保护中起主导作用。由于缺乏流体动压效应，边界膜厚与摩擦表面相对速度无关。不同研究背景的学者对边界润滑的理解不尽相同，流变学家通常会考察受限润滑膜的流变转变和剪切响应，而化学家则对摩擦化学过程和反应膜感兴趣。实际上，人们已对边界润滑进行了近一个世纪的研究，Hardy 在 1919 年就提出了如图 9.1(a)所示的边界润滑模型[1]，认为润滑剂分子在两个固体表面通过吸附形成有序的单分子层进行润滑。对于边界润滑条件下测得的低摩擦系数，Hardy 认为这是由于吸附膜使表面间的分子间引力被减弱，使得摩擦力减小。但是该模型没有考虑摩擦副的真实接触状态，不能解释在正常的边界润滑条件下仍存在的固-固直接接触。

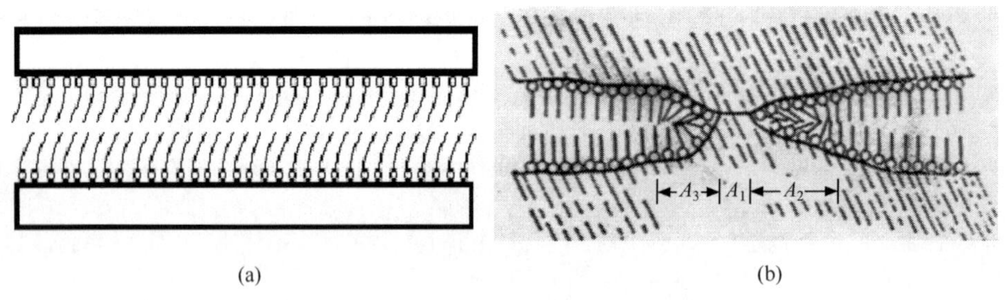

图 9.1　边界润滑模型

(a)Hardy 模型；(b)Bowden 模型

后来，Bowden 和 Tabor 将 Hardy 的思想与真实接触概念相结合，提出了 Bowden 模型[2]，如图 9.1(b)所示。该模型描述了当两固体摩擦表面承受载荷后，部分粗糙峰由于接触压力较大导致边界润滑膜破裂，产生了固体直接接触。Bowden 认为润滑膜是不连续的，受剪切作用时既有边界润滑膜存在也有固体直接接触，摩擦力可表示为

$$F = A[\alpha\tau_{\mathrm{m}} + (1-\alpha)\tau_{\mathrm{f}}] \tag{9.1}$$

式中，τ_m为固体黏结点的剪切强度；τ_f为润滑膜的剪切强度。真实接触面积 A 中包括两部分：$A\alpha$ 为固体直接接触部分的黏结点面积；$A(1-\alpha)$为有边界膜存在的面积。Bowden 的模型强调真实接触存在着固体接触和润滑膜两部分。

后来，人们又提出了其他模型，但是目前尚无统一的边界润滑理论。被广泛认可的是，润滑分子与固体表面相互作用，形成一层具有润滑作用的界面膜，在摩擦过程中起润滑作用，靠边界膜进行润滑的状态称为边界润滑。边界润滑状态下的摩擦系数，只取决于摩擦表面的性质和边界膜的结构形式，而与润滑剂的黏度无关。

9.2　分子膜的形成

由于固体表面通常具有较高表面能，加工成形过程中表面通常会形成许多晶格缺陷，使表面原子处于不饱和或不稳定状态。此外，润滑油中常含有少量极性物质。润滑油的极性基团会与固体表面发生吸附，形成单分子或多分子吸附膜。根据吸附膜的结构性质不同可分为物理吸附膜和化学吸附膜[3,4]。

液体或气体分子与固体表面依靠分子或原子间的范德华(van der Waals)力产生的吸附膜称为物理吸附膜。这种吸附并不改变吸附层的分子或电子分布，吸附力比较弱。并且物理吸附的形成是可逆的。

液体或气体分子与基体表面发生电子交换而生成化学键，进而在固体表面形成的吸附膜称为化学吸附膜[5,6]。例如，极性分子脂肪酸 $C_nH_{2n+1}COOH$，在表面温度较高时能与固体表面的金属原子形成金属皂。金属离子并不离开原金属晶格，润滑剂分子也保留原有的物理性质。金属皂膜的熔点比纯脂肪酸高，热稳定性好，并且具有较低的摩擦系数。相比物理吸附膜，化学吸附膜更稳定，并且吸附过程不可逆。化学吸附膜可以在较高的载荷、速度和温度条件下工作。

化学反应膜通常指外部物质与接触表面发生化学反应而形成不同于基体表面成分的化学物质的界面[4]。在重载高速条件下摩擦副会产生较高的接触温度，润滑油中的硫、磷、氯等元素可与金属表面进行化学反应，形成新的化合物膜层，叫做化学反应膜。化学反应膜的熔点高、剪切强度低、与金属表面结合牢靠并且性质比化学吸附膜和物理吸附膜更稳定。化学反应膜的主要作用是防止金属在高负荷下发生烧结、卡咬，提高金属的抗磨性。常用的极压抗磨添加剂的润滑机理就是在高温高压下与金属形成化学反应膜。

9.3　边界分子膜的流变性能

自从 Hardy 提出边界润滑以后，学者们开始从物理化学的角度对边界膜的形成和失效机理，以及边界润滑的摩擦化学进行了大量研究，而对边界膜的物理形态和力学行为研究较少[3]。近年来,随着原子力显微镜(AFM)、摩擦力显微镜(FFM)和表面力仪(SFA)等高精度表面测量技术以及分子动力学模拟技术的出现和发展,人们在边界润滑的润滑特性、流变性能和物理形态方面的研究取得一些重要的进展。

在表面微小间隙中的液体称为受限液体。处于分子级厚度受限的液体会表现出独特的物理性质,与体相状态很不相同。1991 年 Granick 等[7]利用表面力仪研究了受限的十二烷的等效黏度,如图 9.2 所示。实验结果表明随着膜厚减小,等效黏度增加。当膜厚小到约 3 nm 时,等效黏度急剧增加,几乎无法流动,发生液体向固态的转化。体相状态下的十二烷是牛顿流体,但是在受限到微小间隙约束时,等效黏度会随着剪切速率的升高而降低,出现剪切稀化现象。图 9.3 为间隙为 27 nm时十二烷的等效黏度。在低剪切速率下十二烷分子膜的等效黏度保持不变。随剪切应变率的增加,十二烷分子膜的等效黏度依幂律减小,在双对数坐标中的斜率为−2/3。

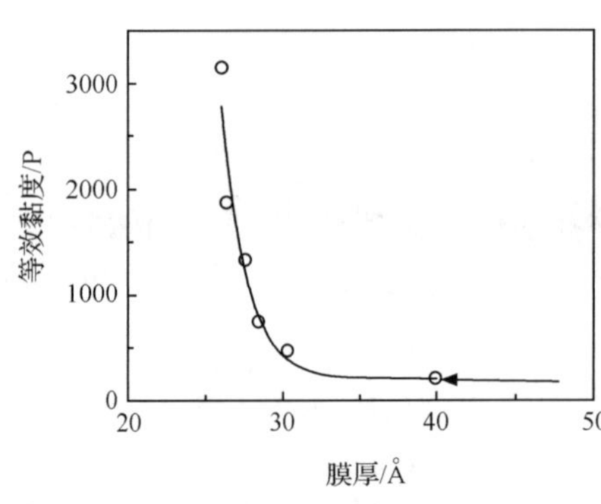

图 9.2 十二烷的等效黏度随膜厚的变化[7]

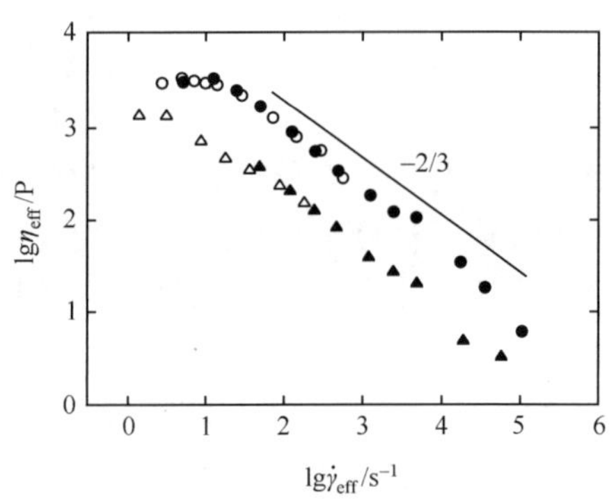

图 9.3 十二烷的等效黏度随剪切速率的变化[7]

胡元中等[8]利用表面力仪测量得到不同膜厚下(3.6～122 nm)十六烷的等效黏度随剪切速率的变化规律,如图 9.4 所示,可以看到明显的剪切稀化现象。随着膜厚的增加,剪切变稀现象变弱和消失,等效黏度最后达到体相黏度,最终恢复牛顿流体性质。受限液体的动态剪切响应表明,在薄膜状态下,液体的松弛过程变得很慢并且松弛时间会增大几个数量级。

另一个显著流体受限性质变化是在薄膜状态下,液体的结构和密度会随着膜厚出现周期性变化。1989 年,Homola 等发现两云母间受限液体表现出随间隙周期变化的法向力[9],力的震荡幅值随间隙减小指数增加,周期近似等于受限液体分子的尺度。这一周期性力被称为结构化力,它是由两个贴近表面迫使液体分子规则排列而产生的力。

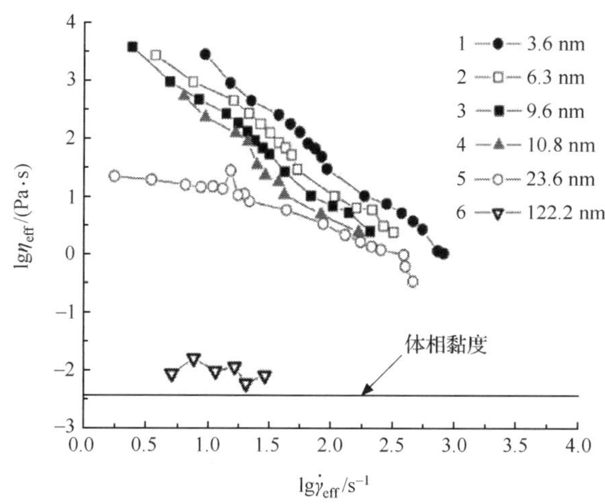

图 9.4　不同膜厚下十六烷的等效黏度随剪切速率的变化[8]

9.4　物理形态与相变

在摩擦过程中分子膜所处的工况非常特殊。微小间隙下的液体薄膜不仅存在着法向载荷和结构化力，还要受到切向剪切作用。Israelachvili 等[10]在研究界面分子膜的动态剪切性能时，发现界面分子膜在滑动过程中会表现出不同类型的有序结构，如图 9.5 所示。具有边界分子膜的两个表面相对滑动时，界面分子膜会表现出三种不同的物理形态：类固态、非晶态和类液态。不同的有序结构对应着不同的摩擦特性。一般来说，类固态分子膜会表现出黏滑现象；非晶态分子膜由于两固体表面间分子的交错和纠缠会表现出高摩擦力；而类液态分子膜则表现出较低摩擦力和平滑的滑动过程。不同类型状态的出现取决于温度、负载和滑移速度。在滑动过程中各种形态之间的动态转变可以引起不同的黏滑模式。

各种动态状态及其相互转化并非液体的固有特性，即体相状态下并不会表现出这种性质。它只是液体处于边界润滑状态构成界面分子膜时，在滑动过程中出现的动态性质。分子膜的状态不仅依赖于温度和负载，而且与两个表面的相对滑动速度密切相关。通常在较高的滑动速度和较低的温度下，分子膜表现得更像固体，而较低滑动速度和较高温度下则更像液体，这种现象也被称为时间-温度效应。

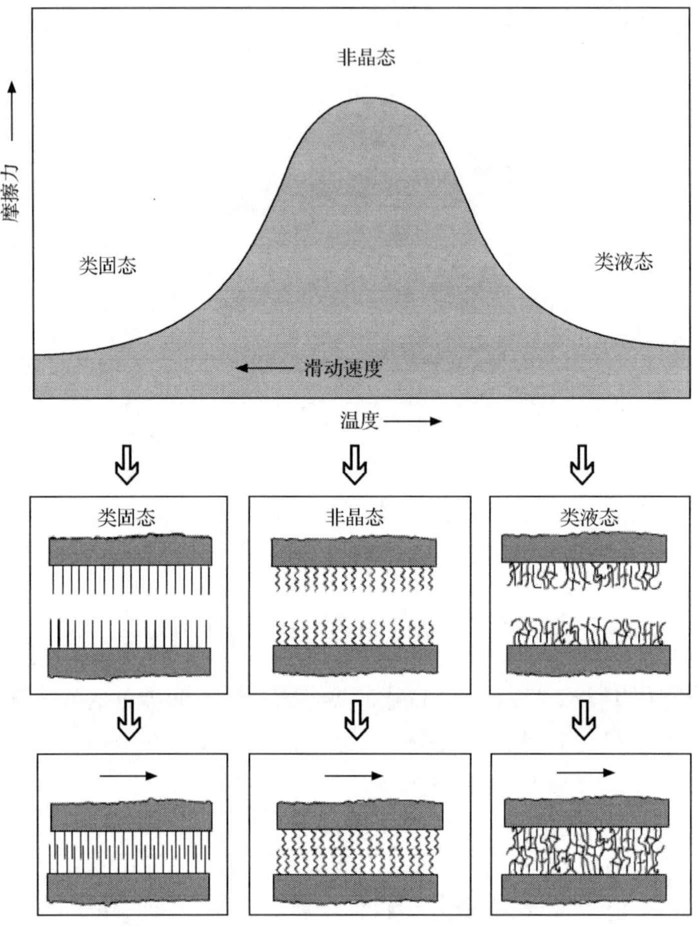

图 9.5 摩擦过程中分子膜的物理形态与转化

9.5 有序分子膜

由于边界润滑是依靠表面的分子吸附膜起作用，所以人们尝试通过在固体表面制备特殊分子膜来改变其摩擦特性，如减小摩擦和磨损。有序分子膜技术是利用多种化合物分子在固体表面生成单层或多层有序分子膜，采用不同制备方法可以得到具有不同组成、结构和功能基团的有序分子膜。这种技术提供了一种通过改变固体表面分子实现控制摩擦特性的手段。分子膜的组成和结构与其摩擦学特性的对应关系对理解摩擦机理和通过设计分子膜制备功能摩擦表面非常重要。在摩擦学领域，应用较多的有序分子膜主要是 LB(Langmuir-Blodgett)膜和自组装膜(self-assembled monolayer，SAM)。本节主要介绍这两种有序分子膜。

9.5.1　LB膜

LB膜是利用 Langmuir-Blodgett 技术在固体表面沉积的有序单分子膜。该技术是20世纪30年代由美国科学家 Langmuir 及其学生 Blodgett 建立的一种单分子膜制备技术。它是将有机两亲分子分散在空气与水的界面上,压缩界面单分子层的面积使其排列成紧密而有序的单分子层,再将这种单分子层按照原有排列转移到固体基底上[5-7]。

LB膜的成膜分子应具有两亲性,即分子一端亲水,另一端疏水,这样才具有飘浮在空气与水的界面上形成单分子厚度薄膜的能力。典型的两亲分子如脂肪酸,其亲水基团为羧基,疏水基团为烷基链。水是最常用的液体相材料,它的作用是形成水与空气界面。水的洁净程度对LB膜的制备极其重要,必须经过多次蒸馏或超纯去离子处理以及控制pH和表面张力,形成的有序分子膜可以转移到玻璃、硅片、云母、各种金属及其氧化物等固体表面。根据具体情况,用于沉积LB膜的基片还必须进行亲水或疏水处理。

LB膜的制备方法如图9.6所示,主要可以分为

(1) 单分子膜在液面的铺展。将成膜材料溶于易挥发且不溶于水的有机溶剂中,滴加微量到水面上。待溶剂挥发后便得到铺展在水和空气界面的单分子层,如图9.6(a)所示。

(2) 单分子膜的压缩。移动障板,控制单分子层在界面上的铺展面积,直到固定的表面压。这样就使单分子层逐渐形成紧密有序的排列,如图9.6(b)所示。

(3) 单分子膜的转移。最常见的是采用垂直提升法。以一定速度提升或下移固体基片,同时保持膜压不变,将单分子膜转移到基片上,如图9.6(c)所示。

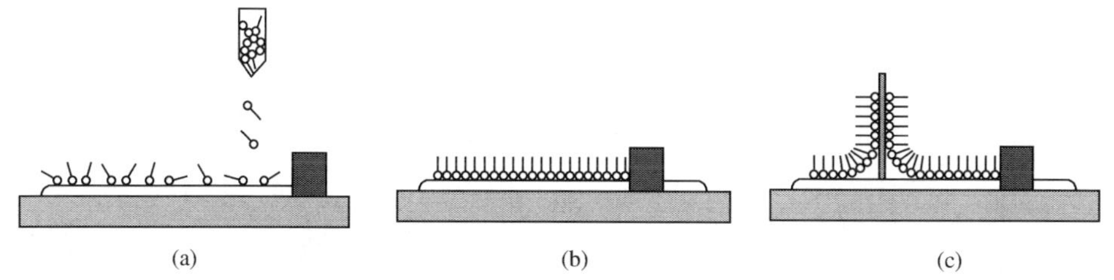

图9.6　LB膜的制备方法

(a) 单分子膜在液面的铺展;(b) 单分子膜的压缩;(c) 单分子膜的转移

LB膜技术在摩擦学中的应用实例是硬盘润滑薄膜的制备。目前磁盘上常用的润滑剂为全氟聚醚(PFPE),润滑薄膜的制备主要采用浸渍提拉法。磁盘垂直浸没于含有润滑剂的溶剂中,保留一段时间后,再以一定速度把磁盘垂直提拉出来。溶剂挥发后,润滑剂分子便沉积在磁盘表面形成润滑剂薄膜。这种方法可以在磁

盘表面制备出单分子薄膜。

9.5.2　自组装膜

自组装膜(self-assembled monolayer,SAM)是借助成膜分子与固体基底材料表面间的化学反应而自发形成的一种热力学稳定、分子排列有序的单层膜或多层膜。相比 LB 膜,自组装膜(SAM)具有更高的有序性、堆积密度和稳定性。

自组装膜的制备过程如图 9.7 所示。将经过活化处理的基底浸入含有成膜分子的溶液中,浸泡一段时间,成膜分子的反应基(或称头基)通过化学反应在基底表面形成紧密排列的分子膜。自组装膜的结构如图 9.8 所示。膜中的分子包括端基(尾基)、主链结构(一般为烷基链)和头基(反应基)。尾基具有功能性基团。成膜分子的头基与基底以化学键连接,同一层分子之间依靠范德华力的作用结合。

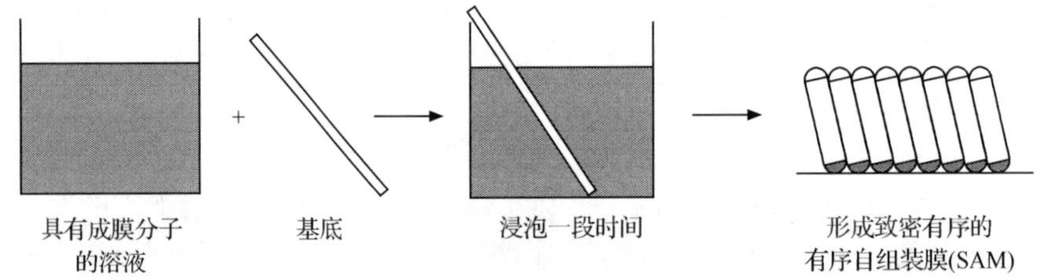

图 9.7　自组装膜的制备过程[6]

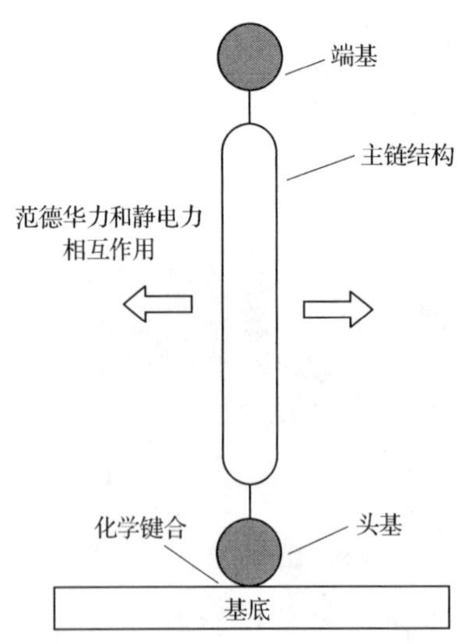

图 9.8　自组装膜的分子结构

成膜分子能否在基底表面形成自组装膜主要取决于头基是否能与基底材料或者经过活化处理的基底表面发生化学反应,形成化学键。因此在制备自组装膜时,成膜分子的反应基要与基底材料相互匹配。目前研究较多的自组装膜体系主要包括:有机硅烷与 SiO_2、Al_2O_3、玻璃、硅、云母等;烷基硫醇与金、银或铜;羧酸与 Al_2O_3、CuO 或 Ag_2O 等。

自组装膜的表面特性主要取决于其尾基官能团的结构。因此选择合理的端基基团对自组装膜的表面亲水/疏水性、摩擦性能等具有决定作用。如果端基具有某种反应活性,能够与别的物质反应,则可以在其表面构筑自组装膜,从而形成同质或异质的多层膜。成膜分子烷基主链间的范德华力、静电力等相互作用对自组装膜的质量也有着重要的作用。长烷基链间的相互作用越强,则成膜分子的排列越致密，分子膜的结构越稳定。此外，基底的表面粗糙度也会影响分子膜的质量。

9.6　分子膜的摩擦特性

有序分子膜可致密有序地覆盖固体表面，而厚度只有几个至几十个纳米，其性质又可根据需要进行设计。有序分子膜技术为边界润滑研究和应用提供了一种重要途径，对解决微机电系统和计算机磁盘存储系统中的润滑问题非常重要。近年来，人们借助原子力显微镜（AFM）、摩擦力显微镜（FFM）和表面力仪（SFA）以及分子动力学模拟技术对分子膜的摩擦学特性进行了深入的研究。由于自组装膜比 LB 膜的排列更致密有序、与基底的结合强度高、稳定性好，本节主要以自组装膜为主，介绍分子膜摩擦特性的研究进展，包括分子结构、环境等因素对自组装膜摩擦性能的影响以及磁头/磁盘系统中分子膜的铺展与转移等。

9.6.1　自组装膜的摩擦特性

1. 链长的影响

实验研究发现摩擦系数会随着自组装膜分子链长度的增加而减小，而当分子链长度增加到一定程度时，摩擦系数不再减小。Xiao 等[11]利用 AFM 氮化硅针尖研究云母表面硅烷自组装单层膜的摩擦学性能。发现短链硅烷分子（C_3 和 C_6）自组装膜的摩擦系数比长链硅烷分子（C_{18}）高很多，如图 9.9 所示。由于上述成膜分子的尾基相同，他们认为摩擦力显著差异的原因在于：短链自组装膜分子间的范德华作用较小，分子膜有序性及堆积密度较低，因而具有更多的能量耗散模式（链的弯曲、倾斜、扭转及扭曲等），摩擦力较大；而长链自组装膜分子之间的范德华作用较强，形成的分子膜排列更加致密，强度更高，润滑效果好。但是当载荷超过某个值后，由于分子膜开始发生磨损，分子膜的润滑效果降低，摩擦力增大。

Lio 等[12]考察了硫醇和硅烷自组装分子膜的摩擦学性能随链长的变化，所用的基底分别为 Au(111)和云母。实验同样发现分子膜摩擦系数会随着分子链长度的增加而减小，而当分子链长度增加到一定程度后，摩擦系数不再减小。对于长链分子（C_{18}），硅烷和硫醇分子膜表现出相似的摩擦力。对于链长较短（$n<11$）的情况，相同链长下硅烷分子膜表现出更高的摩擦力。而随着链长的进一步减小，两种自组装分子膜的摩擦力差异也越来越大。此外，对于长链的硅烷（C_{18}）自组装分子膜，只有微弱的短程结构；随着分子链缩短，硅烷分子膜的堆积密度和有序性明显降低。而对于 $n>8$ 的硫醇自组装分子膜，AFM 图像中可以看到明显的六边形结构。可见相同链长下硫醇自组装膜要比硅烷的更加有序。链长的减小或分子与基

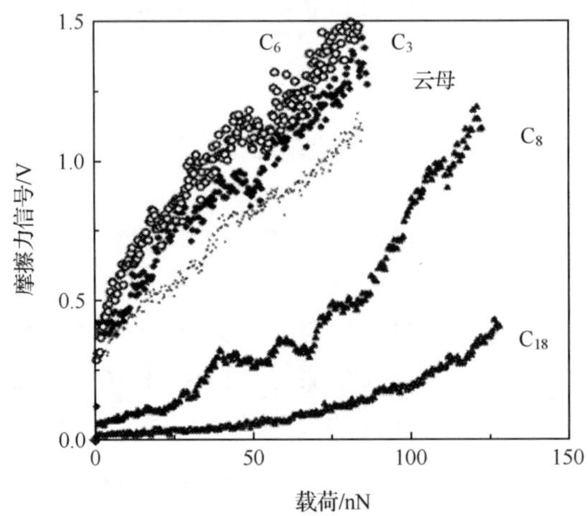

图 9.9 不同链长硅烷自组装膜的摩擦性能[11]

底的连接方式由硫醇改为硅烷都可以使摩擦系数增大。据此 Lio 提出摩擦系数的增大主要来自于分子膜有序度降低使耗散模式的数量和类型增加,从而增加能量耗散。

2. 端基的影响

自组装膜的黏着和摩擦性能与分子膜末端基团的化学特征有着密切的关系。Frisbie 等[13]研究发现,不同末端基团(—COOH 和—CH_3)的自组装膜修饰的探针和基底表面之间的黏着力及摩擦力有很大的差异。黏着力大小顺序为 COOH/COOH > CH_3/CH_3 > COOH/CH_3,如图 2.16 所示。摩擦力与黏着力有着相同的顺序。这是由于 COOH/COOH 之间的氢键作用比较强,阻碍滑动。一般认为自组装膜端基的自由能(或膜的表面能)越低,黏度和摩擦效应都会比较低,但实际并不完全一致。Kim 等[14]发现以 CH_3 为端基的自组装膜比 CF_3 为端基的自组装膜具有更低的摩擦力。虽然 CH_3 基团的体积较大,在摩擦中会产生较多的能耗,但是 CF_3 基团具有较大极性,导致以 CF_3 为端基的自组装膜的黏着力增大,从而引起更大的摩擦力。

3. 环境条件对自组装膜摩擦特性的影响

Tsukruk 等[15]用 SPM 技术研究了末端基团分别为 CH_3、NH_2 及 SO_3H 的有机硅烷类自组装膜在不同 pH(pH= 2～10)水溶液中的摩擦学性能。当 pH=4～8时,各表面之间的黏着力和摩擦力很大,而当 pH> 9 和 pH< 3 时,黏着力和摩擦力相对较小。这是表面双电层作用和范德华作用的共同结果。当溶液 pH 远离中性,表面会吸附离子形成双电层,产生静电排斥作用,从而使黏着力和摩擦力

降低。当溶液接近中性时,离子浓度大大降低,表面静电排斥作用减弱,范德华力起主要作用,因而具有较高的摩擦力。

Liu 等[16]在研究末端基团分别为 OH 和 CH_3 的二烃基铵盐自组装膜的摩擦学性能时发现,空气湿度对 OH 和 CH_3 端基分子膜的摩擦系数影响很大。不同湿度下两种表面的摩擦力差异很大,而且随湿度的变化规律相反。对于 OH 端基的自组装分子膜(接触角为 7°),湿度从 10%升高到 47%,摩擦系数从 0.96 降至 0.24。对于 CH_3 端基的自组装分子膜(接触角为 62°),湿度从 10%升高到 30%,摩擦系数从 0.038 升高到 0.046。随着湿度的增大,在润湿性非常好的表面(OH 端基的分子膜)上能够形成水膜,起到良好的润滑作用。而对于润湿性差的表面(CH_3 端基的分子膜)则不能形成较好的水膜,反而由于毛细作用增大了接触面积,导致黏着力和摩擦力增大。

Xiao 等[17,18]利用 AFM 研究了不同湿度下亲水二氧化硅表面和疏水的硅烷自组装膜表面的黏着力和摩擦力。由于疏水自组装膜表面基本无水膜形成,黏着力随湿度基本不变。对于亲水的二氧化硅表面,在低湿度条件下,黏着力随湿度增加而逐渐增大,当湿度为 70%时黏着力达到最大,湿度继续增加黏着力逐渐减小。在纳米摩擦学中,黏着力和载荷通常处于同一量级,因此黏着力对摩擦力的影响很大。实验结果表明,摩擦力随湿度的变化同黏着力有着相似的规律。对于亲水表面,随着湿度增加,AFM 针尖与样品间吸附的水膜面积不断增大,黏着力和摩擦力都不断地提升。当水膜厚度达到一定程度时,就能起到润滑作用。因此,即使黏着力继续增大,摩擦力也已经开始随湿度升高而降低。

9.6.2　磁头/磁盘系统中的分子膜润滑

随着计算机磁盘存储密度的增加,磁头与磁盘的间隙也在不断地减小。现在,磁头与磁盘的间隙已经下降到 10 nm 以下,利用热驱动飞高主动控制技术已经使头盘间的最小间隙减小到 4 nm。为了避免磁头与磁盘接触,在磁盘表面还有一层润滑剂分子膜。这层分子膜对磁记录系统的性能有着十分重要的影响。磁盘表面常用的润滑剂是全氟聚醚(PFPE),一般由主链结构和端基组成。实验研究表明,这层分子膜可以分为两部分:一部分润滑剂分子与磁盘表面形成化学吸附;另一部分通过范德华作用在磁盘表面形成物理吸附,可发生流动,被称为自由分子。磁头在磁盘表面高速飞行时,润滑剂表现出两种转移方式:一种是润滑剂分子被磁头推挤到接触区外,在磁盘表面发生流动;另一种是向磁头表面转移。如果润滑剂在磁盘表面的铺展迅速,两次接触时间间隔内,被挤出润滑剂分子的局部区域就能得到补充,保证磁头和磁盘处于良好的润滑状态。而润滑剂向磁头表面转移会造成磁头表面污染,对磁头的稳定飞行造成很大影响。

清华大学李欣[19,20]利用分子动力学模拟，采用粗粒珠簧模型对全氟聚醚(PFPE)润滑膜在磁盘上的铺展和聚集现象进行了研究。如图 9.10 所示，PFPE 分子被视为一串通过有限扩展非线性弹性势连接的单体。非成键单体通过 Lennard-Jones 势相互作用。端基(PFPE 分子链中两端的单体)与壁面和端基间通过短程指数势作用。

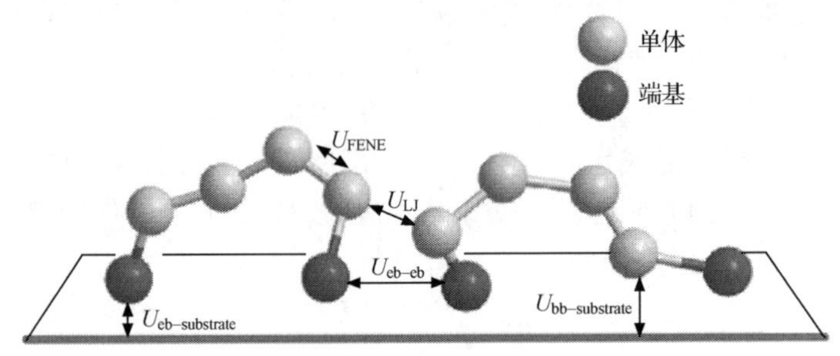

图 9.10 全氟聚醚(PFPE)分子的粗粒珠簧模型[19]

极性 PFPE 液体在无定形碳表面的铺展过程如图 9.11 所示，图中 x 为液滴铺展方向，z 为液滴下落方向即固体表面法向方向，δ 为单体直径。极性 PFPE 液滴最初呈椭圆形，在范德华力的作用下缓慢下落接触到无定形碳表面，由于氢键作用总体呈现垂直台阶状铺展形貌。首先，部分 PFPE 分子从较强的氢键结合中脱离出来，沿液滴的边缘滑落到靠近壁面处的液滴前缘。液滴前缘的 PFPE 分子沿无定形碳表面扩散形成厚度为一个单体直径的先驱膜。随着铺展过程的进行，越来越多的 PFPE 分子沿无定形碳表面自由扩散，扩散产生的空穴则通过位于扩散层上部的 PFPE 分子填充。可以看到，极性 PFPE 分子的铺展是通过滑落、扩散和填充的微观分子运动实现的，呈现具有先驱膜、肩状结构和陡峭台阶的复杂层状轮廓。此外，不同极性端基对 PFPE 的铺展过程也有影响。端基与壁面的作用会引起先驱膜扩散速度加快；而端基间的作用会引起总体铺展速度的减慢、先驱膜的消失和更加陡峭的台阶。李欣[19]还对非极性 PFPE 在光滑表面的铺展进行了仿真。铺展过程同极性 PFPE 液体相似，但轮廓更为光滑，铺展速度更快。

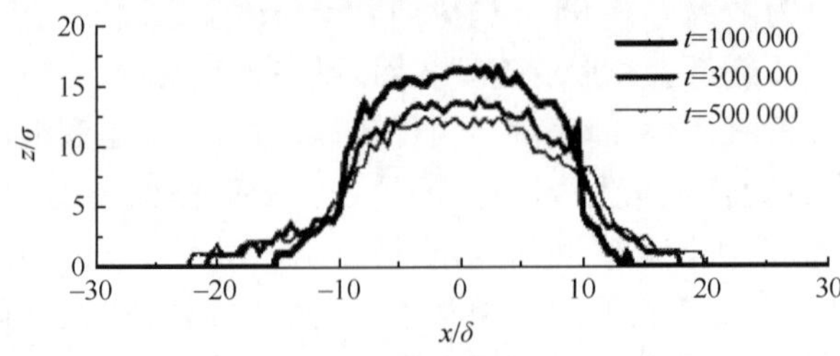

图 9.11 极性 PFPE 液体在无定形碳表面的铺展过程[22]

清华大学李宁[21]对 PFPE 从磁盘向磁头的转移机理进行了系统研究，发现润滑剂从磁盘向磁头的转移存在一个临界间隙。当磁头与磁盘间的间隙大于这个临界间隙时，润滑剂的转移非常小，而且随时间的增长非常缓慢。而当磁头与磁盘间的间隙小于这个临界间隙时，润滑剂向磁头转移的速率会突然大幅增加，随时间快速增加。这种转移速率的突然增大说明润滑剂的转移机理发生了改变。实验发现，减小磁盘润滑膜厚度、提高键合比(磁盘化学吸附的分子膜厚度与润滑薄膜总厚度的比值)、增加润滑剂分子中极性官能团的数量和主链刚度都可以减小临界间隙和临界间隙下的润滑剂转移速率。

李宁根据实验结果提出了在超小间隙下润滑剂转移的“蒸发-毛细凝结”模型，如图 9.12 所示。模型认为，当磁头-磁盘间隙较大时，磁盘上的润滑剂主要通过蒸发和在磁头表面的凝结而转移到磁头上。随着间隙的减小，磁头的表面力对磁头-磁盘界面中的润滑剂和间隙中的润滑剂蒸气分子的影响变得越来越显著。一方面由于等效分离压的减小，加速了磁盘润滑膜的蒸发；另一方面磁头的表面力也加速了润滑剂蒸气分子在磁头表面的吸附和积累。根据毛细凝结理论，当间隙的尺寸小于一定值时，蒸气分子就会在狭小的空间凝结，即发生毛细凝结现象，所以当磁头-磁盘间隙小于某一临界值时，润滑剂分子在间隙中凝结而形成液桥。而磁头磁盘处于高速相对运动中，液滴会在中间某个位置发生断裂，这样液桥中的一部分润滑剂便留在磁头表面，完成转移过程。因此能够使毛细凝结现象发生(即形成液桥)的最大间隙就是润滑剂转移的临界间隙。利用该模型对临界间隙(不同键合比、润滑膜厚度)和小于临界间隙时润滑剂转移速率随间隙的变化进行了计算。计算结果与实验结果一致。

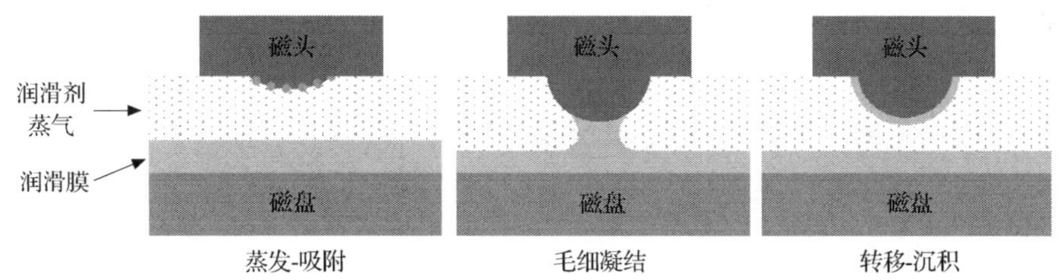

图 9.12　“蒸发-毛细凝结”模型示意图[21]

参 考 文 献

[1] Dowson D. History of Tribology. London: Longmans, 1979.

[2] Bowden F P, Tabor D. Friction and Lubrication of Solids. Oxford: Oxford University Press, 1964.

[3] 温诗铸，黄平. 摩擦学原理. 第 3 版. 北京：清华大学出版社，2008.

[4] 温诗铸，黄平，等. 界面科学与技术. 北京：清华大学出版社，2011.

[5] 冯绪胜. 有序分子膜技术. 北京：化学工业出版社，2009.

[6] 曾鹏举，刘云圻，胡文平，等. 分子自组装成膜技术. 物理，1999，28(12)：713-719.

[7] Granick S. Motions and relaxations of confined liquids. Science，1991，253：1374-1379.

[8] Luo J B，Hu Y Z，Wen S Z. Physics and Chemistry of Micro-Nanotribology. West Conshohocken，PA，ASTM International，2008

[9] Homola A M，Israekachivili J N，Gee M L，et al. Measurements of and relation between the adhesion and friction of two surfaces separated by molecularly thin liquid films . Trans ASME，J Tribol，1989，111：675-682.

[10] Bhushan B，Israelachvili J N. Nanotribology：friction，wear and lubrication at the atomic scale，Nature，1998，374：607-616.

[11] Xiao X D，Hu J，Chayuch D H，et al. Chain length dependence of the frictional properties of alkylsilane molecules self-assembled on mica studied by atomic force microscopy. Langmuir，1996，12：235-240.

[12] Lio A，Charych D H，Salmeron M. Comparative atomic force microscopy study of the chain length dependence of frictional properties of alkanethiols on gold and alkylsilanes on mica. J Phys Chem B，1997，101：3800-3805.

[13] Frisbie C D，Rozsnyai L F，Noy A，et al. Functional group imaging by chemical force microscopy. Science，1994，265：2071-2074.

[14] Kim H I，Graupe M，Oloba O，et al. Molecularly specific studies of the frictional properties of monolayer films：a systematic comparison of CF_3—，$(CH_3)_2CH$—，and CH_3—terminated films. Langmuir，1999，15 (9)：3179-3185.

[15] Tsukruk V V，Blivnyuk V N. Adhesive and friction forces between chemically modified silicon and silicon nitride surfaces. Langmuir，1998，14：446-455.

[16] Liu Y H，Evans D F，Song Q，et al. Structure and frictional properties of self-assembled surfactant monolayers. Langmuir，1996，12：1235-1244.

[17] Xiao X D，Qian L M. Investigation of humidity dependent capillary force. Langmuir，2000，16：8153-8158.

[18] Qian L M，Tian F，Xiao X D. Tribological properties of self-assembled monolayers and their substrates under various humid environments. Tribology Letters，2003，15：169-176.

[19] 李欣. 纳米润滑膜铺展和聚集的分子动力学模拟研究. 北京：清华大学博士学位论文，2007.

[20] 李欣，胡元中，王慧. 磁盘润滑膜的结构和铺展特性研究. 润滑与密封，2006，179：42-44.

[21] 李宁. 超小间隙下磁头-磁盘界面稳定性的实验与理论研究. 北京：清华大学博士学位论文，2011.

第10章 薄膜润滑

10.1 薄膜润滑的提出

1886年雷诺(O. Reynolds)提出了Reynolds方程,解释了流体动压的形成机理,奠定了流体润滑研究的理论基础。流体动压润滑形成机理在于摩擦表面的相对运动将黏性流体带入楔形间隙,从而使得润滑膜产生压力以承受载荷,即所谓的动压效应。流体动压润滑的润滑膜厚度处于1～100 μm量级,属于厚膜润滑。流体动压润滑被广泛应用于滑动轴承等面接触摩擦副的设计中。20世纪60年代后,人们将Reynolds流体润滑理论和Hertz弹性接触理论相耦合,用于点、线接触的润滑设计,形成了弹性流体动压润滑理论(简称弹流润滑理论)。弹流润滑理论的核心是在Reynolds方程中考虑润滑油的黏压效应和表面弹性变形。弹流润滑膜存在于集中载荷作用下的微小接触区,其厚度小(约0.1 μm),压力高(约1 GPa),剪切率高,润滑剂通过接触区时间短和压力变化急剧。处于这种状态的润滑与理想模型的条件相差很大:黏压效应导致润滑剂黏度剧增呈现黏弹性甚至固化;高剪切速率下润滑剂还会发生剪切屈服,即存在极限剪切应力;弹流润滑膜厚与载荷之间表现为弱相关;油膜压力对粗糙峰具有压平作用等。1919年,Hardy提出了边界润滑的概念,即润滑剂中的极性分子与摩擦表面吸附,形成分子有序排列的吸附膜,吸附膜由单层或2～3层分子组成,膜厚介于0.005～0.010 μm[1-4]。

在整个润滑体系中,从边界润滑膜的亚纳米到数纳米厚到弹流润滑膜的亚微米厚度,其间存在膜厚变化不连续。另外,弹流润滑的理论基础为连续介质力学,边界润滑的理论基础是物理化学,也存在理论上不连续。因此,无论从润滑膜厚度还是摩擦理论来看,在弹流润滑和边界润滑之间存在一个过渡区。1991年,Johnston等[5]采用垫层法和反射光光谱分析相结合的办法测量了纳米级润滑油膜厚随工况参数的变化情况。实验表明,当膜厚小于15 nm时,膜厚随速度的变化规律偏离弹流润滑理论。清华大学的研究人员利用自行研制的纳米级弹流润滑膜厚测量仪对薄膜润滑进行了系统的实验研究[6]。结果表明,当膜厚小于50 nm时,膜厚变化规律偏离弹流润滑理论[7]。Granick[8]对受限于极薄固体表面间的液体特性进行了系统研究,指出由于壁面作用,等效黏度较体相黏度有几个数量级的增加,而且存在黏滑现象。对于非常光滑的表面,小于综合粗糙度的油膜厚度也能维持良好的润滑。1992年9月,在利兹-里昂(Leeds-Lyon)国际摩擦学会议上重点就纳米薄膜润滑问题展开了讨论，有人称其为超薄膜润滑，有人称其为部分薄膜润滑，但更多的人称之为薄膜润滑。国际上关于薄膜润滑的概念有不同观点，以英国帝国理工学院 Spikes 小组为代表，认为薄膜润滑是边界润滑的延伸，有人则认为其是弹流润滑的发展[9,10]。然而就机理而言，薄膜润滑是介于弹流润滑与边界润滑之间的一种独立的润滑形态，它具有特殊的润滑规律和润滑本质[11]。

10.2 润滑状态的转化

10.2.1 润滑状态的划分

在工程实际中，人们总是需要了解摩擦副所处的润滑状态。通常有两种方法可以用来判断润滑状态：一种方法是用以实验为基础得出的 Streibeck 曲线来区分不同的润滑状态，不易使用；另一种方法是用油膜厚度 h 与综合表面粗糙度 R_a 的比值来判断润滑状态[12]。通常认为，如果 h/R_a 大于 3，系统处于弹流润滑状态；如果比值在 1～3 的范围内，则处于混合润滑状态；当比值趋于 1，则为边界润滑状态。后一种方法对工程师非常有用，但是它对于超光滑平面不适用。例如，当表面粗糙度 R_a 很小时，如单晶硅片的 R_a 通常为亚纳米，而润滑剂的分子较大，如 $C_{15}H_{31}COOH$ 的两层分子厚度大约为 5 nm；这样润滑膜的 h/R_a 值就远大于 3。但它的润滑状态实为典型的边界润滑而不是弹流润滑。因此润滑状态的判断准则不仅应包括 h/R_a，还应包括分子层数或者油膜厚度 h 和润滑剂分子的大小 R_g 的比值。雒建斌等[13]提出了同时采用 h/R_a 和 h/R_{ef} 的润滑状态的判断准则，（R_{ef} 是润滑剂分子的有效半径）如图 10.1 所示。当 h/R_a 大于 3 时，可以依据 h/R_{ef} 划分出 3 个润滑区域。当 h/R_{ef} 低于 2～3 时，处于边界润滑；当 h/R_{ef} 高于 2～3 但小于 10～15（具体值与固

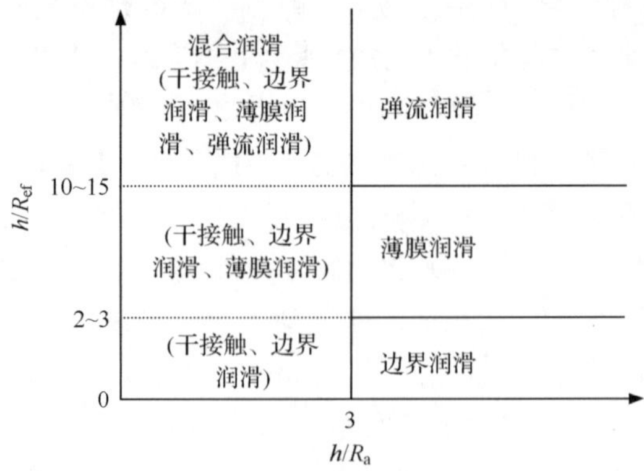

图 10.1 润滑状态划分图[14]

体表面能和分子极性相关)时,处于薄膜润滑状态;当 h/R_{ef} 大于 15 时,处于弹流润滑状态。而当 h/R_a 小于 3 时,则为混合润滑状态。

雒建斌等[13]还给出了当油膜厚度大于 3 倍的综合表面粗糙度时,不同润滑状态下油膜厚度与影响因子的关系(图 10.2)。在弹流润滑区,油膜按弹流规律变化,压力对这一区域的油膜厚度有轻微的影响。当速度减小或压力增大,依润滑油黏度和分子长度的不同,油膜会在不同的厚度达到临界油膜厚度并进入薄膜润滑区。该临界油膜厚度与润滑剂的黏度、固体表面能及润滑油分子特征等因素有关。当速度进一步减小,或者压强进一步增加,油膜会达到失效点发生破裂。如果速度小于失效点的速度,油膜将突然下降到几个分子层。

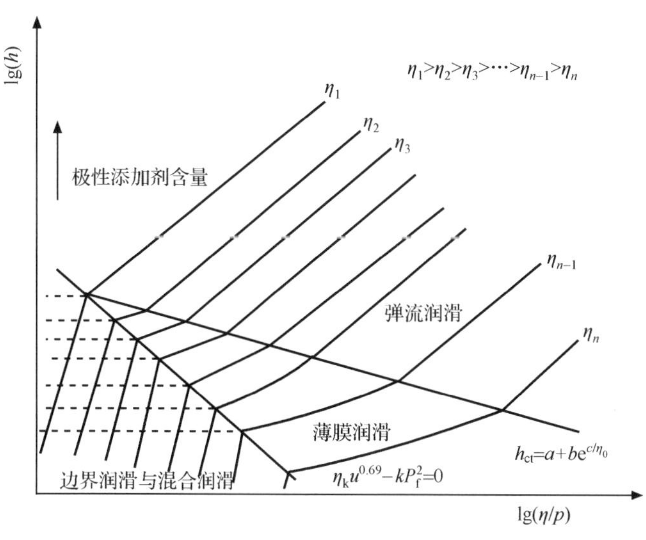

图 10.2 不同润滑状态的油膜特性

10.2.2 弹流润滑向薄膜润滑的转化

随着润滑理论及实验的发展,薄膜润滑状态被用来描述边界润滑与弹流润滑之间的过渡状态,弹流润滑向薄膜润滑转化的划分依据主要是润滑膜厚度。人们从理论和实验两方面都论证了这种亚微米和纳米量级膜厚的润滑状态的存在。在弹流润滑区,当速度减小,油膜厚度减小;当弹流膜厚减薄到一定数值时,膜厚变化规律偏离弹流理论,该油膜厚度就是临界油膜厚度或者转化厚度。该临界油膜厚度与润滑剂的黏度、固体表面张力等因素有关。雒建斌等[4,11]用纳米及油膜厚度测量仪进行了基础油的薄膜润滑规律研究,发现当滚动速度减小到一定程度,在双对数坐标中油膜厚度与滚动速度线性变化的斜率会出现减小的现象。薄膜润滑的膜厚与润滑剂表观黏度、分子结构、相对分子质量的大小、载荷和滚动速度都有关。

对于摩擦副表面为 GCr15 和 Cr,润滑剂为矿物油的工况,雒建斌[11]总结出用于无极性添加剂的常见的矿物油的临界膜厚关系式为

$$h_{ct} = 9 + 17.5e^{8.3/\eta_0} \tag{10.1}$$

式中,η_0 为润滑剂运动黏度;h_{ct}为临界膜厚,单位 nm。式(10.1)表明当临界膜厚接近 26 nm 时,其随润滑剂初始黏度的变化很缓慢。图 10.3 为弹流润滑向薄膜润滑转化时的膜厚值与润滑剂黏度关系的典型实验结果,从中可以看到类似规律。

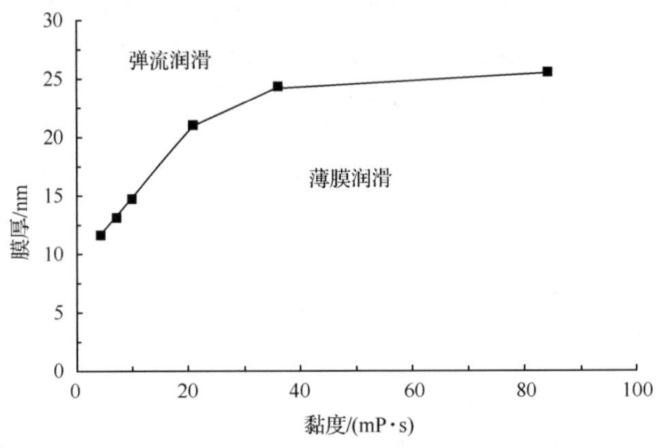

图 10.3 临界转变膜厚与润滑剂黏度的关系[11]

更一般的临界膜厚可以写为

$$h_{ct} = a + be^{c/\eta_0} \tag{10.2}$$

式中,h_{ct}为临界膜厚; η_0 为润滑剂运动黏度;a、b、c 分别为与润滑剂分子结构、极性和固体表面能相关的系数。这些系数可由实验数据确定。从式(10.2)可以看出弹流润滑与薄膜润滑之间膜厚边界没有确切的值,而是随分子结构、润滑剂极性和固体表面能变化。

10.2.3 薄膜润滑向边界润滑的转化

纳米薄膜介于弹性流体膜和边界膜之间,薄膜润滑向边界润滑转化的问题就是流体膜失效的问题。雒建斌等[15]对纳米尺度流体膜失效和失效点与压强、速度、黏度的关系进行了研究。实验用到的润滑剂见表 10.1。

表 10.1 实验中用到的润滑油

润滑油	黏度(20℃)/(mm²/s)	折射率
聚乙二醇(0 号)	100	1.444
聚乙二醇(1 号)	47	1.443
聚乙二醇(2 号)	145	1.454

续表

润滑油	黏度(20℃)/(mm^2/s)	折射率
聚乙二醇(3号)	329	1.456
聚乙二醇(4号)	674	1.456
聚乙二醇(5号)	1530	1.457

在不同载荷下,聚乙二醇(1号)的膜厚随速度的变化不同。如图10.4所示,在相对较低载荷(P=0.125~0.250 GPa)和高速下(v>20mm/s)可以观察到弹流润滑现象,即油膜厚度在对数坐标中随速度增加按斜率0.67线性增加。但是当油膜减小到临界油膜厚度(h≈30 nm),速度的进一步减小只会引起油膜轻微地变薄。这时弹流理论不再适用,这一点可视为弹流润滑向薄膜润滑的转变点。当速度足够低时(v=2.5 mm/s),油膜厚度将到达另一临界点。速度的进一步减小将导致油膜厚度从25 nm迅速下降到12 nm。接触区表面粗糙度是2 nm,膜厚是粗糙度的3倍,接触区仍处于全膜润滑。而膜厚的突然下降意味着动压效应变得很弱,不足以将液体分子带进接触区,此时液体膜不能承受外载荷,则会发生流体膜的失效。而接触区仍存在吸附膜,该点可认为是薄膜润滑向边界润滑的转变点。不同的载荷下,发生失效的临界速度不同。如图10.4所示,在较高的载荷下,失效发生在更高的速度下,即需要更大的流体动压效应抵抗载荷的增加来保证接触区的流体膜润滑。

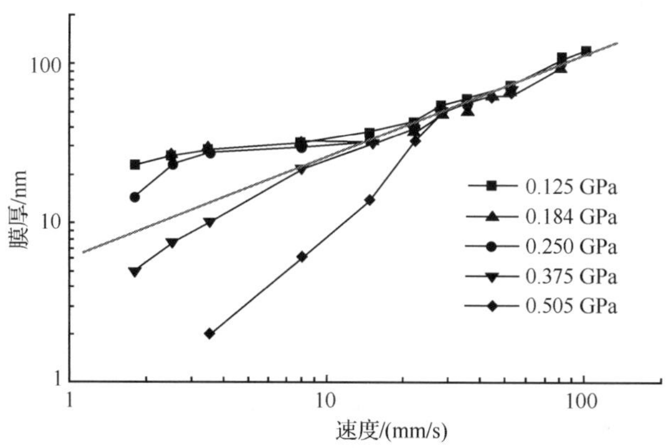

图10.4 不同载荷下的油膜厚度与滚动速度的关系

润滑油:聚乙二醇;温度:28℃

润滑膜失效还和润滑剂的黏度有关。如图10.5所示,在压强为0.505 GPa的情况下,黏度大于674 mm^2/s的聚乙二醇(4号和5号)没有发生油膜失效。然而对于黏度为329 mm^2/s的聚乙二醇(3号),当速度减小到2 mm/s,流体膜发生破裂。对于黏度更低的聚乙二醇(0号、1号、2号),油膜失效发生在更高的速度。

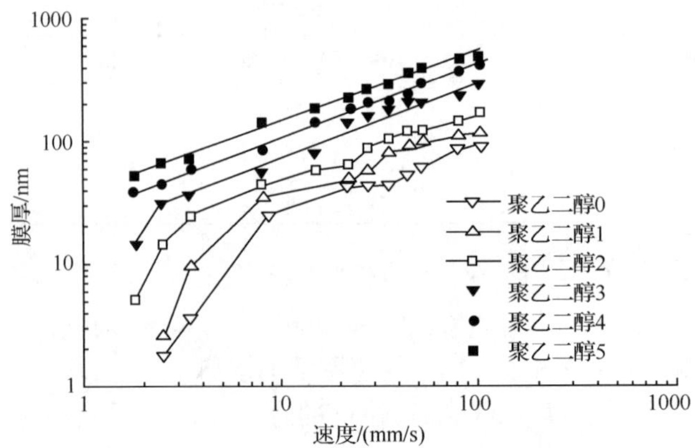

图 10.5　不同润滑油黏度的油膜厚度与滚动速度的关系[15]

压强:0.505 GPa;温度:28℃

在图 10.6 中也可看到类似的现象。在 10～500 mm/s 的速度范围里,十六烷油膜在压强为 0.185 GPa 时没有失效。然而对于碳链较短的润滑剂如十二烷、癸烷和辛烷,可以清楚地看到它们的失效点。碳链越短,失效发生的速度越高。因此润滑剂黏度越低,在接触区保持有效的流体膜润滑所需的速度越高。

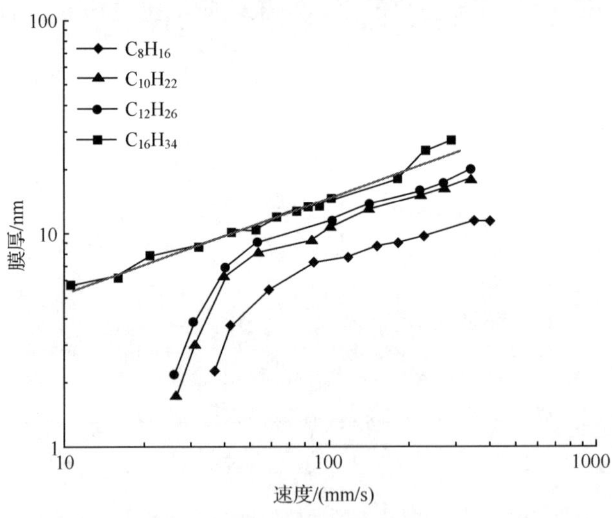

图 10.6　不同链长润滑油的油膜厚度与滚动速度的关系[15]

压强:0.185 GPa;温度:25℃

润滑剂膜的失效也和润滑剂特性有关。如图 10.7 所示,在重载压强 0.407 GPa 下,十六硫醇的油膜从弹流润滑到薄膜润滑的转变速度为 120 mm/s,在 7～533 mm/s 的速度范围区间没有发生失效。然而在压强为 0.294 GPa 时,十六烷的油膜在速度为 21 mm/s 时发生失效。这表明极性分子如十六硫醇形成的薄膜润滑膜更难破裂。

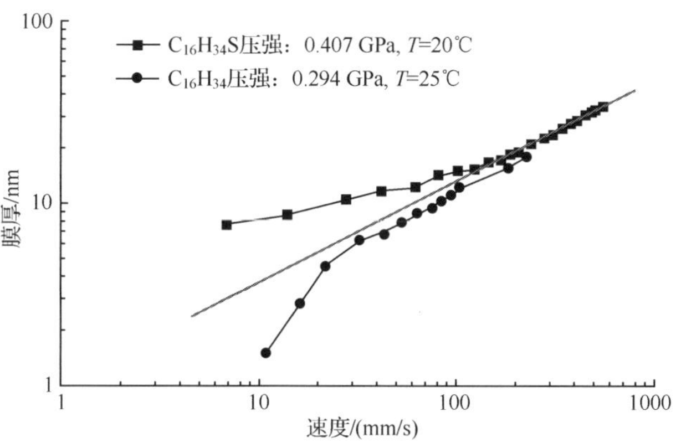

图 10.7 分子极性对油膜厚度的影响

从上述几组实验结果可以看到，纳米润滑薄膜的厚度随滚动速度的降低而减小，当油膜厚度减小到某一临界值时，油膜厚度急剧下降，流体油膜失效，这就是有序流体膜的失效点。它与载荷、润滑剂表观黏度、滚动速度及润滑剂特性有关。

为了建立压强、速度及无极性添加剂的润滑剂黏度之间的关系，雒建斌等[15]定义流体因子

$$L = \eta_k u^{0.69} \tag{10.3}$$

式中，η_k 为润滑剂动力黏度，单位为 mm^2/s；u 为速度，单位为 mm/s；速度指数 0.69 来自实验数据。相同的失效压力下，不同失效速度和失效黏度对应相同的失效流体因子。图 10.8 是根据实验得出的不含添加剂的烷烃润滑剂的失效曲线。如果纯滚动系统中点接触区的流体因子 L 在曲线以上区域时，系统将处于薄膜润滑或弹流润滑状态。如果在曲线以下区域时，液体膜将破裂，润滑状态转变到边界润滑状态或混合润滑。因此当油膜厚度大于表面粗糙度 R_a 的 3 倍时，失效流体因子 L_f 与发生液体膜失效的失效载荷 P_f 的关系可表示为

$$\eta_k u^{0.69} - kP_f^2 = 0 \tag{10.4}$$

式中，P_f 的单位为 MPa；η_k 为润滑剂动力黏度，单位为 mm^2/s；u 为速度，单位为 mm/s；对于无极性添加剂的润滑油，k 为 23.5×10^4 。如果摩擦副必须保持薄膜润滑和弹流润滑，可将外加载荷代入式(10.4)来确定润滑剂运动黏度和滚动速度，以保证流体因子 L 大于失效流体因子 L_f。否则在该载荷下，将不能维持液体膜润滑。

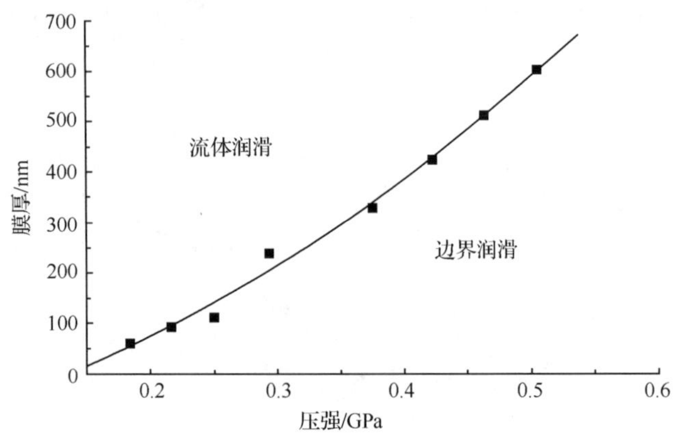

图 10.8 油膜失效与压强的关系

10.3 薄膜润滑的机理

温诗铸、雒建斌的研究小组对薄膜润滑机理进行了深入的探索，详细考察了薄膜润滑膜厚与速度、润滑剂黏度、压力、滚滑比等工况因子的关系，考察了不同的表面能对成膜能力的影响。结果清楚地表明薄膜润滑与弹流润滑和边界润滑有不同的作用机理，它区别于弹流润滑之处在于其润滑分子在剪切诱导和固体表面吸附势等作用下处于取向有序状态，因而表现出不同的润滑特性如尺寸效应等；它区别于边界润滑之处，在于具有相当的膜厚值，润滑剂具有流动性，因而黏度等对润滑性能具有重要影响。在实验基础上，1994 年雒建斌[11]提出如图 10.9(b)所示的薄膜润滑物理模型，即有序液体模型。

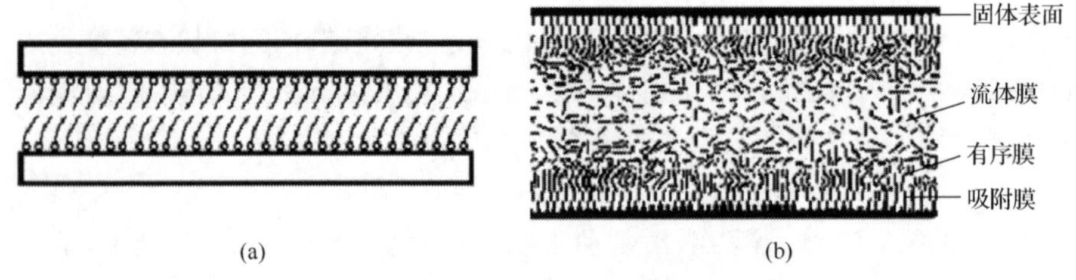

图 10.9 边界润滑和薄膜润滑的对比
(a) Hardy 模型；(b) 薄膜的有序模型

对于边界润滑状态，润滑剂分子吸附在摩擦表面并形成如 Hardy 等[16]所描述的单分子吸附层[图 10.9(a)]。而对于薄膜润滑状态，雒建斌提出如图 10.9(b)所示的模型，接触区中纳米厚度的润滑油膜会有不同的层次结构。靠近固体表面的是单分子吸附层，间隙中部远离固体表面的是由流体动压效应产生的流体膜，其厚度主要依赖流体因子，如速度、润滑剂黏度和压强等。单分子吸附层与流体层之间是有序的液体层。由于固体表面力、剪切力及棒状分子间的相互作用，在摩擦剪切过程中吸附层与流体层之间的润滑膜分子结构将发生有序排列形成有序层。由于润滑剂分子与固体表面间的吸附力比润滑剂分子间的吸附力要大得多，吸附层内的分子比流体状态的分子更有序而呈类固态。因此，这层有序层与吸附层和流体层不同，因为它比流体层更接近于固体表面，但是又不像吸附层那样和固体表面直接接触。该层分子的有序度将沿着单分子层向流体层的方向逐渐减小，其摩擦学性能也不同于边界层的性能，而与润滑剂黏度和速度相关。另外，有序膜的性能也与流体层的性能不同，因为这层的特征和表面力、分子极性、分子大小及两固体间的距离等密切相关。因此称这一有序层中的润滑为薄膜润滑。这种有序排列的分子膜是有序液体膜，它比体相液体分子的有序度高，故不易流动。但它又兼有液体的性质，在流体动力效应作用下，既能够支承载荷，又能够减少端泄。在接触区，润滑状态可以划分为四种类型，流体动压、弹性流体动压、薄膜润滑和边界润滑。对于表面非常光滑的摩擦副，其粗糙度相比油膜厚度非常小。润滑状态会依据膜厚的不同而转化。当油膜非常厚时，流体层起主导作用，润滑特性遵循流体动压润滑或弹性流体动压润滑规律。随着膜厚变薄，有序层的厚度在总膜厚中所占比例增大，当有序膜的比例变得足够大，有序层在润滑中起主要作用，润滑状态过渡到薄膜润滑。当有序层油膜破裂后，单分子吸附层将起主导作用，此时的润滑状态将变成边界润滑状态。

10.4 薄膜润滑的特性

10.4.1 接触区膜厚曲线的形状

温诗铸等采用干涉相对光强法对点接触纳米级薄膜的特性进行了系统的研究[17]。实验采用光干涉测量球盘接触的油膜厚度。静止时球盘接触区油膜的干涉条纹为完整的同心圆[图 10.10(a)]，而运动时的干涉条纹如图 10.10(b)所示。当小球开始滚动时，在接触区的出口端呈现颈缩现象。图 10.10(b)中沿 A-A 界面的油膜形状如图 10.11 所示。静态接触时，膜厚小且稳定，膜厚分布平坦，因此不存在流体动压效应和端泄现象。而在高速下，油膜曲线呈拱形。随着速度的减小，接触区油膜厚度变薄，油膜形状变得更平坦。

10.4.2 润滑剂黏度对薄膜润滑的影响

如图 10.5 所示，当润滑剂黏度较高(运动黏度从 320 mm^2/s 到 1530 mm^2/s)

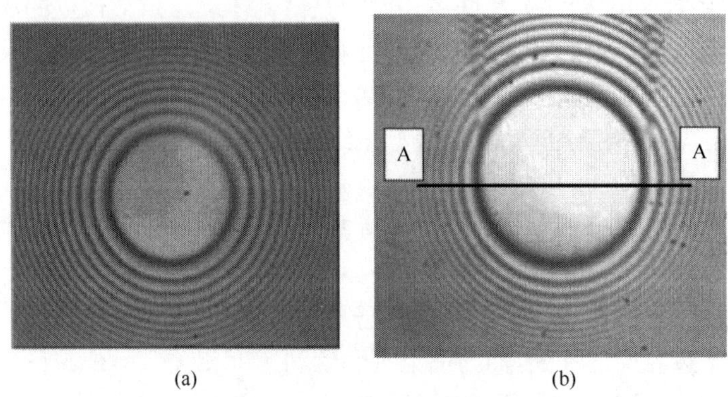

图 10.10　接触区油膜的干涉条纹

(a) 静止时球盘接触区油膜的干涉条纹；(b) 运动时球盘接触区油膜的干涉条纹

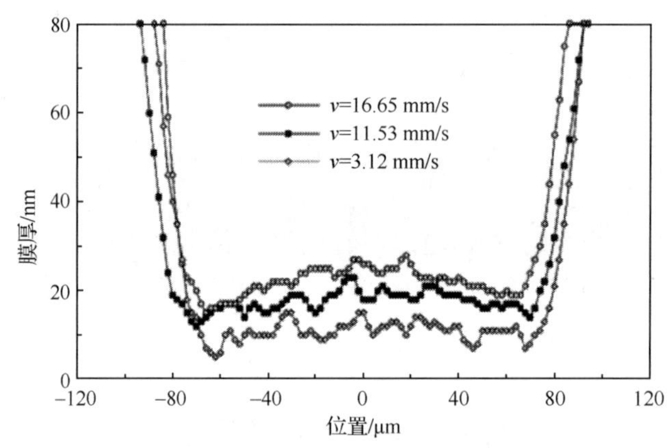

图 10.11　中心区油膜厚度的截面

润滑油：黏度为 17.4 mPa · s 的矿物油；温度：25℃；钢球直径：20 mm；载荷：4 N

时，油膜较厚，膜厚随速度在对数坐标下的变化符合弹流润滑理论描述的线性规律。然而对低黏度的润滑剂，在速度较小时显示出从弹流润滑向薄膜润滑的转变。该转变可解释为当油膜减小到十几个分子厚时，固体表面能对润滑膜分子起作用而形成有序排列的结构，因此呈现出不同于弹流润滑的现象。有序膜的厚度不仅与表面能有关，还与润滑剂分子的大小有关。

10.4.3　滑滚比对薄膜润滑的影响

滑滚比对油膜厚度的影响如图 10.12 所示。滑滚比定义为 $s=2(u_1-u_2)/(u_1+u_2)$。可以看出膜厚几乎不随滑滚比变化却与两固体表面的平均速度密切相关。当滑滚比在 −0.9 到 1.9 之间较大范围内变化时，油膜厚度几乎不变化。在其他工况参数不变时，油膜厚度随两摩擦表面速度和的增加而增加。该现象与传统的弹流润滑理论相同。但是在高速纯滑动条件下，油膜可能破裂而出现磨损，这与接触区温度升高有关。

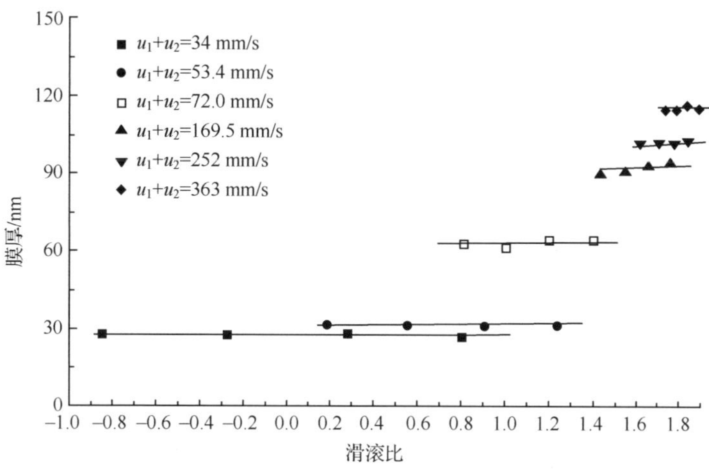

图 10.12 不同滑滚比的油膜厚度[18]

润滑剂：白油+5%非离子表面活性剂；温度：20℃；相对湿度：76%；球径：25.4mm；载荷：4N

10.4.4 固体表面能对薄膜润滑的影响

图 10.13 为固体表面张力或固体表面能对薄膜润滑状态的影响[19]。实验用粒子束辅助沉积法对钢球表面进行镀膜，所用小球接触区表面粗糙度约为 5 nm。一种镀铬，一种镀铝。铬的表面能与钢相似，而铝的表面能远小于钢。如图 10.13 所示，膜厚随滚动速度减小而减小。在高速区域，膜厚随滚动速度显著变化，但膜

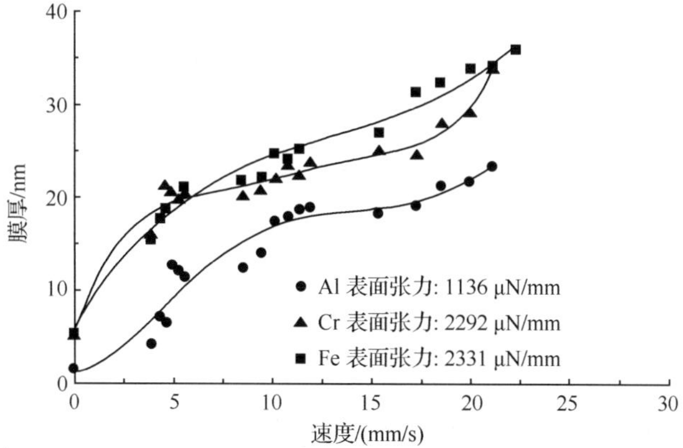

图 10.13 不同基底的油膜厚度

润滑剂：矿物油；温度：18.5℃；球径：25.4 mm；载荷：4 N

厚小于临界厚度，膜厚随速度的减小变得缓慢。对比三条油膜厚度曲线可以发现，钢和铬基底的油膜厚度非常接近，但是比铝基底的厚很多。因此固体表面能越大，总膜厚和临界膜厚都会更大。

10.4.5 薄膜润滑的摩擦特性

为了研究薄膜润滑区润滑膜的摩擦特性，沈明武等[4]改造了纳米级油膜厚度测量仪。实验时钢球固定，不发生滚动，保持纯滑动状态。微摩擦力测量系统包括一个应变力传感器(分辨率为 5 μN)、动态电阻计应变计、AD 采集卡和微机 PC。

玻璃盘下表面分别在 160℃下真空蒸镀上铝、铬、钛和氧化钛膜。使用合适的镀膜厚度以得到清楚的干涉条纹。钢球直径为 25.4 mm，玻璃盘和钢球自由表面粗糙度约为 7 nm，杨氏模量分别为 54.8 GPa 和 205.8 GPa，当润滑膜为纳米尺度，由于弹性变形，接触区要比自由表面粗糙度小很多[16]。25℃时几种镀层金属的表面能分别为：铝，1136 mN · m^{-1}；铬，2292 mN · m^{-1}；钛，2082 mN · m^{-1}。

图 10.14 为不同的基底对应的摩擦系数，其中润滑剂为液体石蜡，负载为 2 N。可以看出摩擦系数随着滑动速度的减小而增大。氧化钛基底的摩擦系数最高，铬和钛的接近，铝的最低。当滑动速度减小到某个值时，摩擦系数会突然增大。这表明在薄膜润滑区黏度随着滑动速度的减小而增大。在非常低的速度，润滑区变为边界润滑或是混合润滑，摩擦系数从 0.15 变为 0.3，几乎等于干摩擦状态。由于摩擦力是滑动时打断两固体表面间的界面键所需的力，低表面能的表面表现出低的黏附力，所以具有低的摩擦系数。因此在薄膜润滑、边界润滑和干摩擦状态，摩擦系数和基底的特性紧密相关。摩擦中高的固体表面能对应高的摩擦系数。

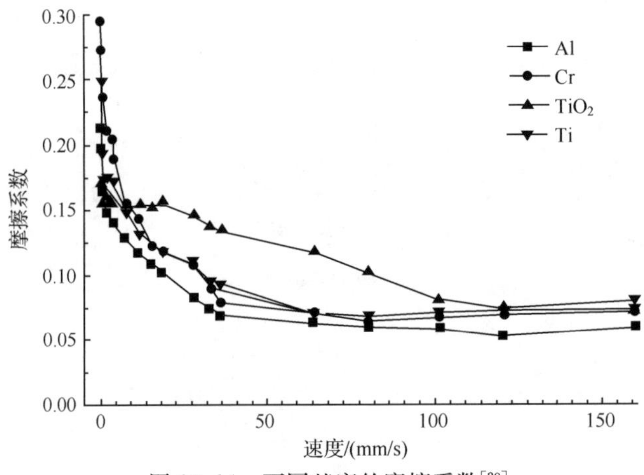

图 10.14　不同基底的摩擦系数[20]

10.5 薄膜润滑的时间效应

在薄膜润滑条件下,雒建斌等[11,21]发现膜厚随着运行时间增加会发生变化。负载、滚动速度和润滑剂黏度等因素都会影响膜厚和时间的关系。如图 10.15 所示,中心接触区域的液体石蜡膜厚随着运行时间增加,这种运行过程中产生的膜厚随运行时间的增强被定义为膜厚的时间依赖性。运行前,图中曲线 A 和 C 对应负载是4 N,静态膜厚度是 5 nm;曲线 B 对应的负载是 7 N,静态膜厚度是 4.2 nm。

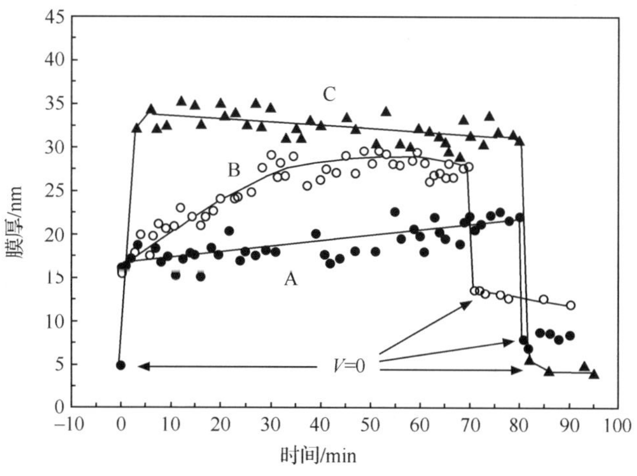

图 10.15 膜厚随时间的变化[21]

当球以 4.49 mm/s 的速度开始滚动时(曲线 A),油膜厚度立即增加到 16 nm 并随运行时间变厚。在运行的 80 min 时间里,油膜厚度从 16 nm 增加到 22 nm。然而,只要小球停止转动,油膜厚度就会突然瓦解。厚度会突然减小到大约 8 nm,但比转动前的静态膜厚增加了 3 nm。当载荷从 4 N 升到 7 N(曲线 B),油膜厚度随着时间迅速增加,这种增加趋势保持了 40 min,然后几乎保持不变。在运行的 70 min 中,总的油膜厚度增加了 13 nm,当系统停止转动,油膜厚度下降到 10 nm。然而,当速度增加到 17.28 mm/s,负载为 6 N(曲线 C),油膜厚度达到 33 nm,这通常是在弹流润滑区,油膜厚度几乎不随时间变化。

从图 10.16 中也可看到这种时间依赖性,添加有 3%棕榈酸的十二烷的在载荷为 4 N 时的静态油膜厚度为 5 nm,并几乎不随时间变化,如曲线 A 所示。但是当以 3.12 mm/s 的滚动速度开始运转,在 110 min 内,油膜厚度由 10 nm 逐渐增加到 45 nm 并达到稳定,如曲线 B 所示。然而当使用黏度较高的白油作为润滑剂并在高速下运转时,如曲线 C 所示,油膜厚度开始为 45 nm 然后随时间轻微减小。

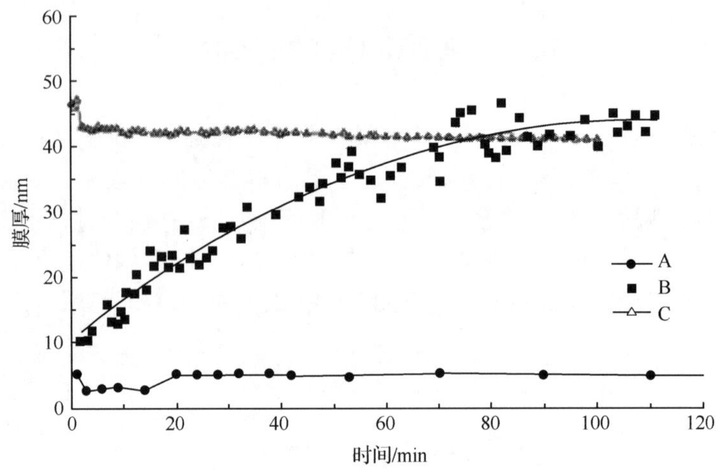

图 10.16　膜厚随时间的变化[21]

膜厚的时间依赖性也和运行历史有关，如图 10.17 所示。在系统开始运行前，静态膜厚是 5 nm，以 3.12 mm/s 的滚动速度运行 60 min 后停止运转 10 min，膜厚降为 9 nm。当系统重新运行，膜厚快速恢复。这个现象表明基底表面的油膜会黏附在表面一段时间，再次滚动时膜厚可以快速达到这个值。

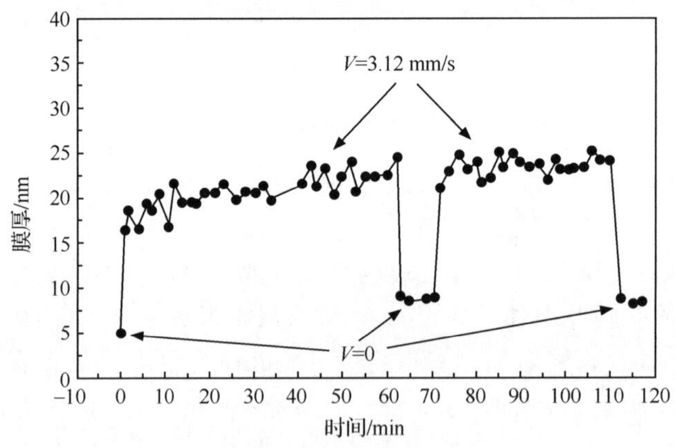

图 10.17　膜厚随时间和运行历史的变化[21]

图 10.18 为中心区域横截面的油膜曲线形状。虽然曲线 a 的中心接触区的平均油膜厚度和曲线 b 基本相同(30 nm)，但这两种油膜厚度形状却有明显不同。曲线 b 是开始在高速下运转，在－60 μm 到 60 μm 之间为弯曲状，接触区边缘膜厚薄于中心区膜厚。这个现象是由于流体动压效应和侧面泄压而造成的。然而在低速运行 40 min 后的曲线 a 的形状在－60 μm 到 60 μm 之间是十分平坦的。这种

现象可以解释如下:固体表面的取向力、吸附势及剪切应力可使在固液界面附近的润滑剂分子转化为有序状态或者类固态,运转时这种膜会随着球一起运动。因此,小球表面的膜会随着运行时间而变厚,这就像滚雪球一样,在雪面滚动的雪球会层层变大。相似地,固体表面附近液体的等效黏度也应该会增加,因此总的膜厚随着时间增加。当有序膜或者类固体膜变得足够厚,转化为有序状态的分子会与流动冲刷走的分子达到一个平衡,因此膜厚不再随着时间增加。胡元中[22]利用分子动力学仿真也证明了有序膜厚度随着压力增加而增加,有序取向从固液界面向油膜中部发展。

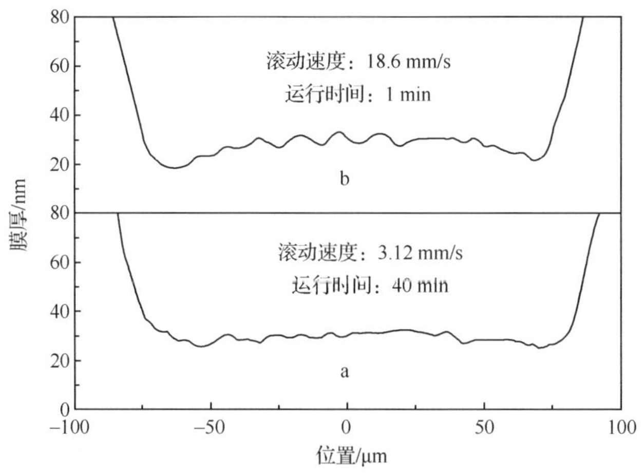

图 10.18 Hertz 接触区截面的油膜分布[21]

10.6 水基乳化液润滑下的薄膜润滑

水基乳化液由于润滑性能好、冷却性优异和不易燃等特点已被广泛应用于金属加工领域,但对其成膜机理的研究至今尚无定论,因此对水基润滑液成膜特性及机理的研究对工业生产具有重要意义。清华大学摩擦学国家重点实验室的研究人员对水包油型水基乳化液的成膜行为进行了深入研究,发现乳化液的成膜特性与供液方式、运动速度、乳化剂浓度密切相关。马丽然[23]在纳米级超薄膜干涉仪的基础上结合水基润滑的特点,研制了纳米级水基润滑膜厚摩擦综合测试仪,并利用该设备对不同卷吸速度下的接触区膜厚进行了实时测量。实验发现去离子水也能在接触区中心形成上百纳米的膜厚,而进一步研究表明该现象来自于极其微量的油污。图 10.19 为在微量污染的纯水中钢球($R_a \approx 3.71$ nm)对镀铬圆盘($R_a =$ 0.56 nm)滚动时的典型速度-膜厚曲线。实验载荷为 30 N,接触区压力约为 0.53 GPa,半浸泡时,在 1 m/s 的滚动速度下可获得 174 nm 的膜厚,远大于 Hamrock-Dowson 公式预测的膜厚。半浸泡模式下水的成膜能力要高于全浸泡模式。进一步研究发现通过对油杯长时间清洗可使去离子水的成膜能力降低。如图 10.20 所示，长达 60 h 的清洗可使最大膜厚降至十几纳米。

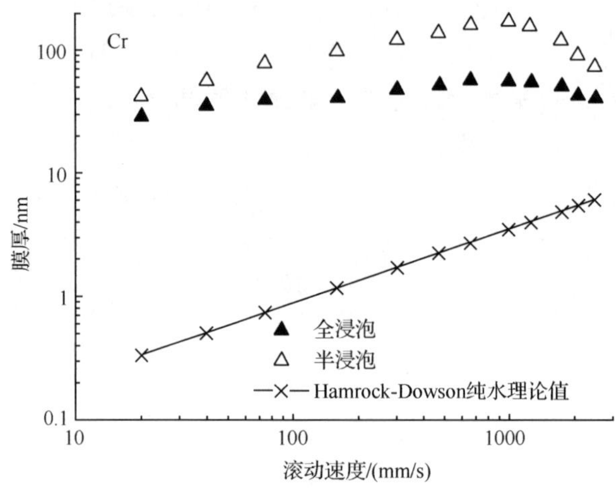

图 10.19　接触区中心的速度-膜厚曲线[23]

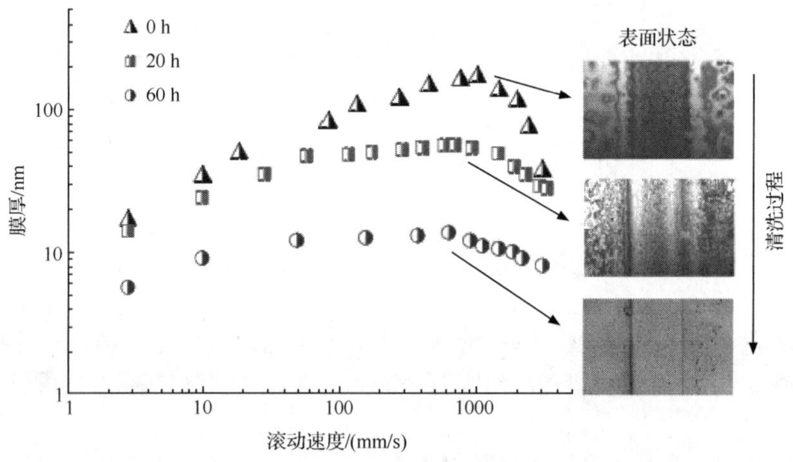

图 10.20　清洗过程对成膜能力的影响[23]

之后在清洗过后的实验基础上，加入微量液体石蜡重新引入油污。研究发现体积分数仅为 0.0005％的油污污染就能使水获得接近纯油的成膜能力。如图 10.21所示，体积分数为 0.0005％的液体石蜡水基乳化液在 1 m/s 的速度下能成 100 nm 左右的有效膜厚[24]。

基于对超低浓度乳化液成膜现象的发现，马丽然[23]采用相同实验方法对冷轧钢用乳化液成膜特性进行了研究。考察了不同乳化液浓度对其成膜能力的影响。

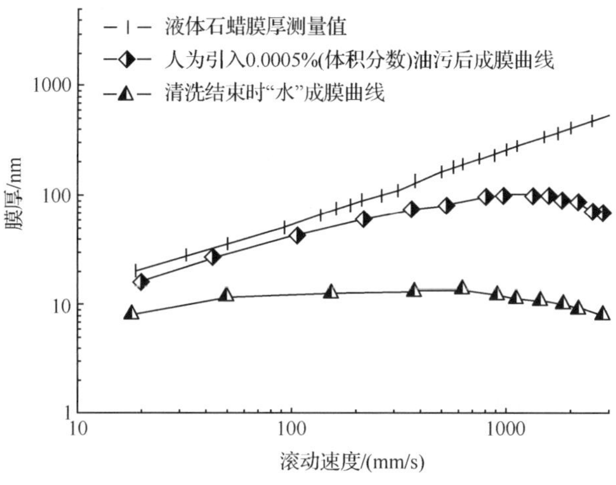

图 10.21　微量油污对水成膜的影响[23]

以实验中用到的一种冷轧钢用合成基础油 C79-5(Quaker 公司)为例,实验结果如图 10.22 所示。在低速范围内乳化液的成膜能力随浓度的升高而增强;在高速范围内极低浓度乳化液在接触区中心形成的膜厚高于较高浓度乳化液所形成的膜厚。实验还表明即使是 0.0005%(体积分数)的超低浓度乳化液仍能够形成有效润滑膜厚。轧制现场验证表明,浓度为 0.005%的 C79-5 的乳化液已可应用于钢材的冷轧。上述结果突破了传统工业应用中对乳化液浓度的经验限定,将乳化液浓度从工业领域常用的 3%～10%降低了 4 个数量级,这对乳化液在工业领域的应用意义重大。

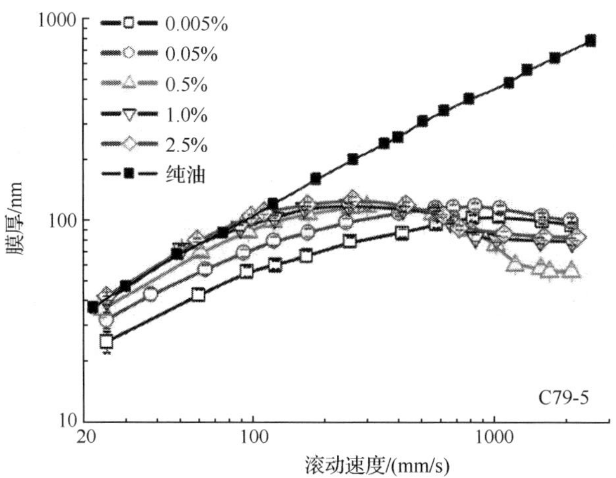

图 10.22　不同浓度乳化液的膜厚曲线[23]

为了深入研究乳化液成膜机理，马丽然[23,25]考察了供液方式、运动速度、乳化剂浓度及油浓度对水包油型乳化液成膜特性的影响，发现乳化液的膜厚随速度的变化存在临界速度：在临界速度之前，膜厚随着滚动速度的增加而上升，达到临界速度后，膜厚开始下降；充分连续并具有一定流体速度的供液方式并不利于乳化液的成膜；充分连续的供液方式下乳化液浓度的升高并不能给乳化液的成膜带来良好的效果。进而又通过对点接触下乳化液液滴在接触区附近的行为进行系统直接观察，考察了连续相液池的形成以及液滴的运动规律，指出在两固体界面间担任润滑角色的为乳化液中的油，而水则为运送有效润滑剂油的载体，水的流动本身对黏附油层还具有破坏作用，不利于乳化液的成膜。针对超过临界速度后乳化液膜厚随滚动速度下降的现象，马丽然[25]提出二次乳化作用，连续相(水)通过流体剪切破坏作用、乳化剂等使固体表面黏附连续相油层再乳化。该理论很好地解释了临界速度随乳化液浓度和乳化效力的提高而降低的现象。

10.7 薄膜润滑的理论计算

尽管在实验技术和实验手段上的突破使得薄膜润滑研究取得了上述丰硕成果，但在理论方面尚缺乏完整的研究。与流体动压润滑相比，纳米薄膜润滑的理论计算需要考虑更多的因素，如连续理论的不适用、润滑剂的固化与相变、极限剪切应力与屈服失效以及固液之间的表面力等。

当润滑薄膜到分子尺度时，液体分子结构发生有序化，连续介质的假设将不再适用。人们普遍认为，基于连续介质力学理论的分析方法对于处在纳米量级的薄膜润滑不再适用。润滑膜厚至少应大于液体分子尺寸一个量级才可有效地应用连续介质力学分析其润滑行为。不过大量实验表明，薄膜润滑中润滑特性对弹流润滑的偏离随着膜厚的减小而逐步明显，速度、黏度、载荷等工况参数仍然起作用。因此从工程应用的角度讲，在连续理论基础上进行修正也是一种非常有效的方法。对此，Tichy[26]提出了基于系综平均(ensemble averaging)的概念，在此基础上修正并应用。Tichy从液晶理论出发，提出了考虑方向黏度和剪切黏度的方向因子模型[26]、考虑表面层的黏度和体相流体黏度显著不同的表面层状模型[27]、考虑固体表面附近的流体性能与通过孔状介质的流体性能相似的孔状介质模型[28]。

薄膜润滑工况下润滑剂处于高压受限，体相非受限液体状态下为牛顿流体的润滑剂表现出非牛顿特性，具有独特的流变特性。在高压下，流体将发生固化。当膜厚减小到一定程度时，黏度会急剧增加出现固液相变。此外，润滑薄膜存在着极限剪应力，它与压强、温度有关。剪切运动超过极限剪切应力时会在固液界面发生速度滑移现象。极限剪应力的存在也会诱发润滑薄膜的失效。在薄膜润滑中，固液界面的表面力起着重要的作用。Matsuoka 等[29]提出了一种结构力模型，考虑

了当两固体表面靠得非常近时存在的结构力和范德华力以及润滑油的黏性力，认为压力 P 可表示为

$$P = P_{黏性力} + P_{结构力} + P_{范德华力} \tag{10.5}$$

此外，张朝辉等[30]根据纳米级润滑膜的实验测试结果，提出薄膜润滑状态的黏度修正公式，计算结果与实验数据有较好的一致性。

参考文献

[1] 温诗铸，黄平. 摩擦学原理. 第3版. 北京：清华大学出版社，2008.

[2] 雒建斌，张朝辉，温诗铸. 薄膜润滑研究的回顾与展望. 中国工程科学，2003，5(7)：84-89.

[3] 温诗铸. 润滑理论研究的进展与思考. 摩擦学学报，2007，27(6)：497-503.

[4] 沈明武. 纳米级油膜成膜机理及特性研究. 北京：清华大学博士学位论文，2001.

[5] Johnston G J, Wayte R, Spikes H A. The measurement and study of very thin lubricant films in concentrate contact, STLE Tribol Trans, 1991, 34:187-194.

[6] 黄平，雒建斌，邹茜，等. NGY22 型纳米级润滑膜厚度测量仪. 摩擦学学报，1994，14(2)：1752179.

[7] 温诗铸，雒建斌. 纳米薄膜润滑研究. 清华大学学报，2001，41(4/5)：63268.

[8] Granick S. Motions and relaxations of confined liquids. Science, 1991, 253:1374-1379.

[9] Guangteng G, Spikes H A. Boundary film formation by lubricant base fluids. Tribol Trans , 1996, 39 (2): 448-454.

[10] Smeeth M, Spikes H A, Gunsel S. Boundary film formation by viscosity index improvers. Tribol Trans, 1996, 39 (3): 726-734.

[11] 雒建斌. 薄膜润滑实验技术和特性研究. 北京：清华大学博士学位论文，1994.

[12] Bhushan B. Introduction to Tribology. New York: John Wiley & Sons, Inc. , 2005.

[13] Luo J B, Shen M W, Shi B, et al. Thin film lubrication and lubrication map. 26th Leeds-Lyon symposium on Tribology, Sept 1999, Leeds.

[14] 雒建斌，沈明武，史兵，等. 薄膜润滑与润滑状态图. 机械工程学报，2000，36 (7)：15-21.

[15] Luo J B, Qian L M, Lui S, et al. The failure of liquid film at nano-scale. STLE tribol Trans, 1999,42: 912-916.

[16] Hardy W B, Doubleday I. Boundary lubrication—The paraffin series. Proc R Soc London, Ser A, 1922,100: 550-574.

[17] Wen S Z. On Thin Film Lubrication. Proceedings of 1st International Symposium on Tribology. Beijing: Tsinghua University Press, 1993.

[18] 温诗铸，雒建斌. 纳米薄膜润滑研究. 清华大学学报(自然科学版)，2001，41(4/5)：63-76.

[19] Luo J B, Wen S Z, Li K Y. The effect of substrate energy on the film thickness at nanometer scale. Lubr Sci,1998,10: 23-29.

[20] Shen M W, Luo J B, Wen S Z. Effects of surface physicochemical properties on the tribological properties of liquid paraffin film in the nanoscale. Surf Interface Anal, 2001, 32: 286-288.

[21] Luo J B, Huang P, Wen S Z. Characteristics of liquid lubricant films at the nano-Scale. Trans ASME, J Tribol, 1999, 121: 872-878.

[22] Hu Y Z, Wang H, Guo Y, et al. Simulation of lubricant rheology in thin film lubrication, Part I: Simulation of poiseuille flow. Wear, 1996, 196: 243-248.

[23] 马丽然. 高水基乳化液成膜特性及机理研究. 北京：清华大学博士学位论文，2010.

[24] Ma L R, Luo J B, Zhang C H, et al. Effect of microcontent of oil in water under confined condition. Applied Physics Letters, 2009, 95(9): 091908-091908.

[25] Ma L R, Zhang C H, Luo J B. Investigation of the film formation mechanism of oil-in-water (O/W) emulsions. Soft Matter, 2011, 7(9): 4207-4213.

[26] Tichy J A. Modeling of thin film lubrication. STLE Tribol Trans, 1995, 38: 108-118.

[27] Tichy J A. A surface layer model for thin film lubrication. STLE Tribol Trans, 1995, 38: 577-582.

[28] Tichy J A. A porous media model of thin film lubrication. Trans ASME, J Tribol, 1995, 117: 16-21.

[29] Matsuoka H, Kato T. An ultra-thin liquid film lubrication theory—calculation method of solvation pressure and its application to the EHL problem. Trans ASME, J Tribol, 1997, 119: 217-226.

[30] 张朝辉，雒建斌，温诗铸. 纳米级润滑膜的黏度修正与薄膜润滑计算. 机械工程学报，2001，37(1): 43-44.

第 11 章　纳米表面工程和纳米粒子添加剂

11.1　引　　言

纳米技术通常涉及的材料、器件、结构至少在一个尺度上隶属于 1～100 nm 之内。在此尺度下量子效应不可忽视。截至 2012 年 4 月，欧美国家政府在纳米技术上投资超过 56 亿美元。纳米技术研究领域涉及表面科学、有机化学、分子生物学、半导体工艺及微加工技术等[1]。

11.2　纳米表面工程

纳米表面工程是以纳米材料和其他低维非平衡材料为基础，通过特定的加工技术或手段，对固体表面进行强化、改性、超精细加工或赋予表面新功能的系统工程。通过表面涂覆、沉积方法，或者自身纳米化、混合纳米化的方法可以实现表面纳米化。在实用纳米表面工程技术中包含如下技术：纳米薄膜制备技术、纳米热喷涂技术、纳米颗粒复合电刷镀技术、纳米减摩自修复添加剂技术、纳米固体润滑干膜技术、纳米黏结剂技术、纳米涂装技术、表面纳米化技术。通过这些技术，可以赋予表面新的服役性能、改变零件设计的选材以及为表面技术的复合提供新的途径。

纳米表面工程主要涉及三个问题：纳米材料的表面效应、界面效应对纳米材料本身和纳米复合材料结构、物理性能、化学性能、力学性能影响的机理；宏观材料的表面纳米化及其对材料表面改性的作用机理；宏观环境中介观材料的行为和作用机理。

11.2.1　纳米硬膜技术

利用硬膜作为保护层源于工业中提高刀具切削寿命的要求。在切削过程中，刀具局部温度可以达到 1000℃以上，此时刀具表面的膜层应该保持稳定，人们在刀具上制备的涂层在硬度上较为理想，具体材料的硬度对比如图 11.1 所示[2]。但是硬膜与刀具基底材料的结合能力很差，容易导致保护失效。应用纳米技术，实现纳米多层膜的制备，不但可以达到天然金刚石的硬度，还可以有效地增强膜与基底的结合力。

纳米多层膜一般指至少由两种纳米尺度厚度的不同材料层交替覆盖的体系。

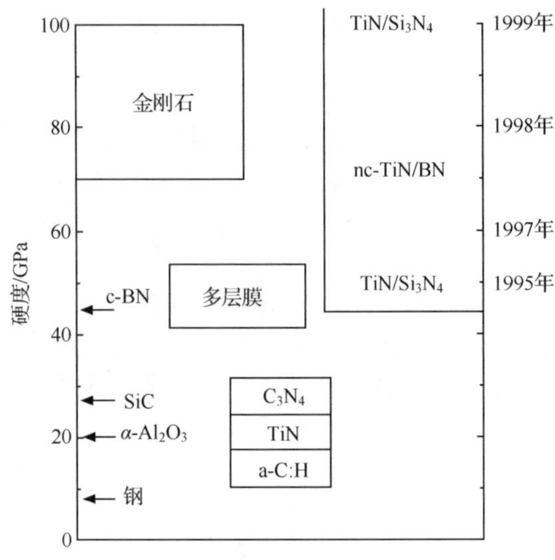

图 11.1　材料硬度对比[2]

物理气相沉积是最为常见的多层纳米膜制备方法。化学气相沉积一般不单独使用,多与物理气相沉积相结合。在沉积的膜层中,单质膜以类金刚石薄膜为代表[3,4],化合物多以金属的氮化物[5-7]、氧化物[8,9]、碳化物[10,11]薄膜为主。图 11.2 展示了由各种不同化合物复合而成的纳米多层膜透射电镜观察结果,调制层的周期大约为 12 nm。

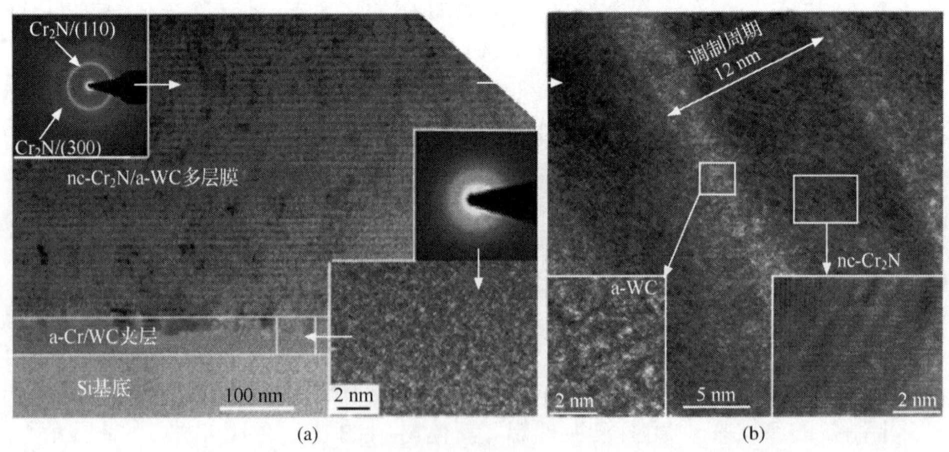

图 11.2　纳米多层膜结构(a)与氮化铬和碳化钨的超点阵结构(b)[12]

纳米硬膜涂层的性能受到选用材料的配比与各层膜之间厚度的影响。层的厚度决定了纳米材料晶型的形成以及与相邻层形成超点阵结构的样式,制备工艺过程中温度的变化也对纳米硬膜本身结构产生影响。根据 Veprek 等[11]关于氮化钛/碳化硅界面的第一性原理分析，在温度超过 600 K 之后，不同共价键的键长会有不同程度的变化。如图 11.3 所示，硅-碳键和硅-氮键键长略有减小，而钛-碳键键长会增长。温度变化带来的键长变化同样会带来纳米薄膜界面处的变化。

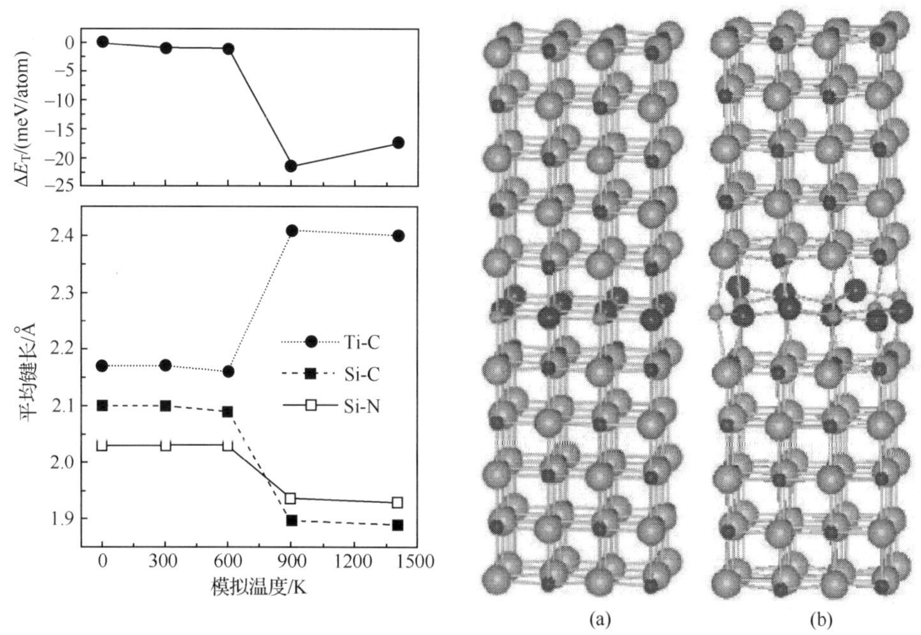

图 11.3　键长与温度的关系(左)以及对晶体界面的影响(右)[11]

其中(a)为 300K，(b)为 1400K

多层复合膜中的这种超点阵结构对膜的性能起着决定性的作用[2, 12, 13]，超点阵涂层的最大硬度对超点阵周期有着强烈的依赖性，如何处理硬度与周期的关系，直接影响涂层性能。但也有研究表明，超点阵周期在一定范围之内对硬度的影响不是很明显[14]，如对于氮化铬/氮化铌涂层，当周期小于 1 nm 时，纳米压痕硬度与超点阵周期无关，而与离子掺杂有关。

11.2.2　纳米薄膜润滑技术

纳米固体润滑技术基于纳米薄膜、涂层技术，可以减少摩擦对偶面的能量耗散与材料磨损。在微机械中，纳米固体润滑技术显得尤为重要，在微纳尺度上实现机械润滑是当今润滑发展的一个重要方向。实现纳米尺度的固体润滑主用通过纳米膜、纳米粉体等纳米自润滑材料。

利用特定分子形成有序膜是实现纳米固体润滑的一种重要方法。形成的有序膜可分为 LB 膜、自组装分子膜(分子刷)及 MD 膜。LB 膜是气液界面上的分子通过物理迁移转移到固体基底上得到的有序单层、多层膜[15, 16]。形成 LB 膜必须具有机械引导的过程。Miyashita 等[17]研究了分子层数对润滑性能的影响，层数增多会带来较低和较稳定的摩擦系数，如图 11.4 所示。但由于 LB 膜本身会随着环境变化，如 pH、时间等演化，无法实现长期稳定润滑[18]。

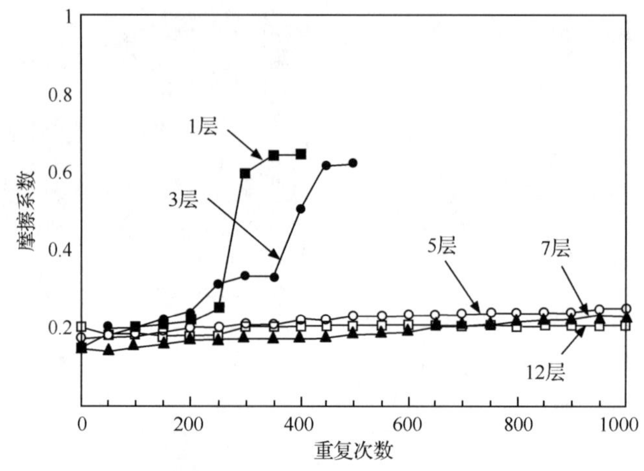

图 11.4　聚氟代烷基丙烯酰胺的 LB 膜摩擦特性[17]

相对 LB 膜，自组装分子膜利用分子自组装技术，特别用长链高分子，在摩擦表面形成致密的薄膜，实现润滑[19, 20]。分子刷技术基于长链分子不同端头的分子活性，实现表面的有序排列，具体形式如图 11.5 所示。

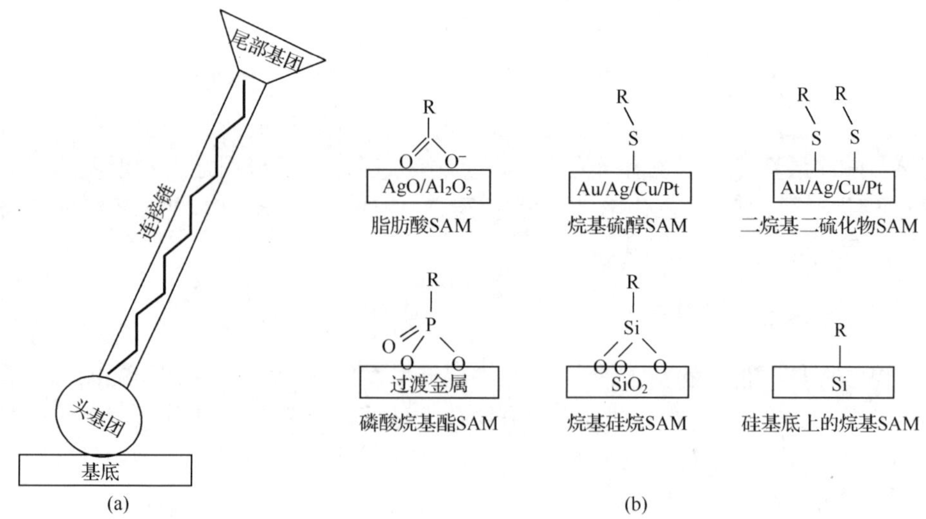

图 11.5　自组装分子膜中分子与基底结合的不同形式[21]

20 世纪末 Henck[22] 等就实现了在数字微镜阵列中的自组装膜润滑。从图 11.6可以看出，具有自组装效应的大分子润滑剂 Z25、Y18/8[23] 实现了绝大多数微镜在不施加电压即可完成回位的动作。对于自组装膜，界面处分子结构、聚合度和有序度决定了纳米尺度下的润滑性能[21, 24]，均一结构往往获得较低摩擦系数，但是与对偶面的公度会削弱这一效应。

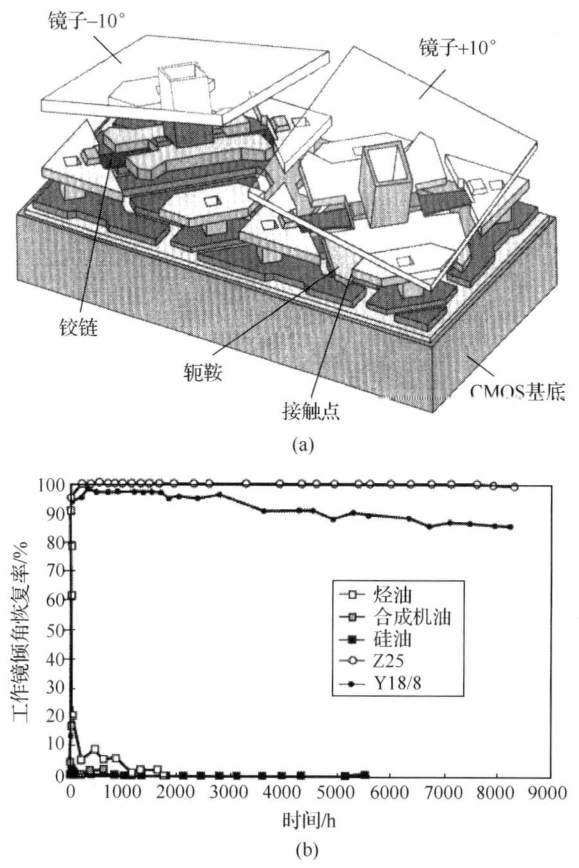

图 11.6　DMD 阵列(a)与润滑性能测试(b)[22]

MD 膜是利用静电相互作用驱动，得到不同极性分子交替沉积的有序薄膜。根据 Yamamoto 等[25] 的工作，以聚苯撑硫(PPS)及聚醚醚酮(PEEK)为例，在添加碳纤维(CF)与玻璃纤维(GF)之后，摩擦磨损性能都有所提升，如图 11.7所示。

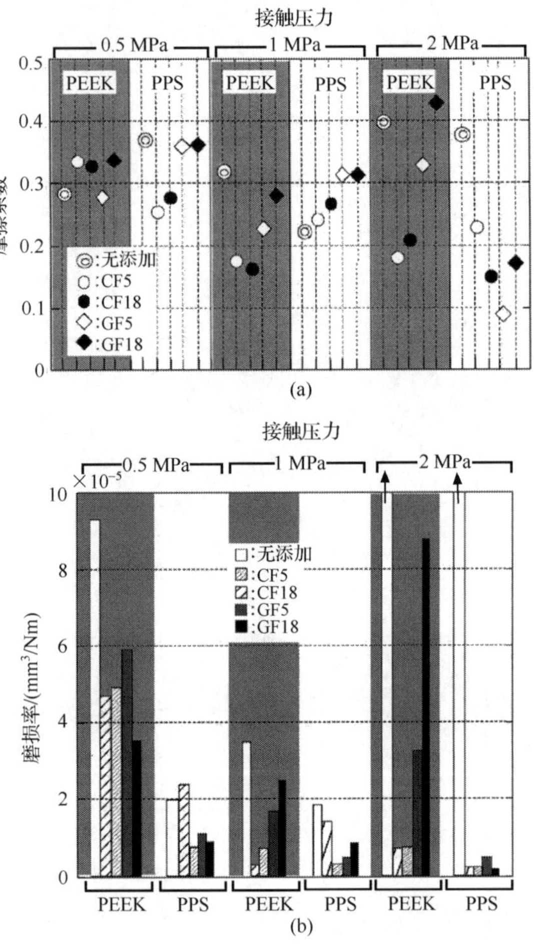

图 11.7 PPS 与 PEEK 的摩擦(a)和磨损(b)[25]

11.3 纳米粒子添加剂

润滑油添加剂是高级润滑油性能的精髓,为达到不同的工况要求和性能,常采用的添加剂有:极压添加剂、抗氧化剂、乳化剂、防锈剂等。近年来,纳米技术的发展与纳米颗粒的制备使得人们在小尺度下对界面处相互作用的控制有了飞速进步。应用纳米粒子改善润滑油性能成为一种重要的技术手段,拥有良好的应用前景。

11.3.1　单质纳米颗粒

1993 年 Bhushan 等[26]提出富勒烯可以实现固体润滑，随后，人们考虑将富勒烯添加到润滑油当中，实现润滑性能的提升。例如，Ginzburg 等[27]在矿物油中添加不超过 1%（质量分数）的富勒烯，获得了较低的摩擦系数。根据小角散射和 X 射线衍射的观察结果，富勒烯在接触副相对运动过程中出现了较为明显的聚集，而这种接触区的聚集为较低摩擦系数的实现提供了可能。金属纳米颗粒同样可以实现低摩擦[28]。Tarasov 等[29]实验发现，在机油中添加纳米铜颗粒会降低摩擦系数，并将减摩的机理归结为软金属铜的填充效应。Liu 等[30]实验发现在基础油中添加纳米铜颗粒可以获得添加 ZDDP 的润滑效果，如表 11.1 所示。根据 Zhang 等[31]的工作，可对纳米铜颗粒进行修饰，如实现表面十四烷基异羟肟酸附着[32]，如图 11.8 所示。在一定的添加比例之内，可以获得一定程度的摩擦系数降低，如图 11.9 所示。

表 11.1　不同添加剂下磨痕与摩擦系数的对比

项目		p/N							
		300	400	500	600	700	1000	1200	1500
磨痕/mm	Cu-DDP[a]	0.40	0.45	—	—	—	0.95	1.025	0.94
	ZDDP	0.48	0.51	0.66	0.72	1.02	—	—	—
摩擦分数	Cu-DDP[a]	0.093	0.080	—	—	—	0.080	0.065	0.048
	ZDDP	0.100	0.101	0.110	0.112	0.120	—	—	—

a 添加有纳米铜颗粒。

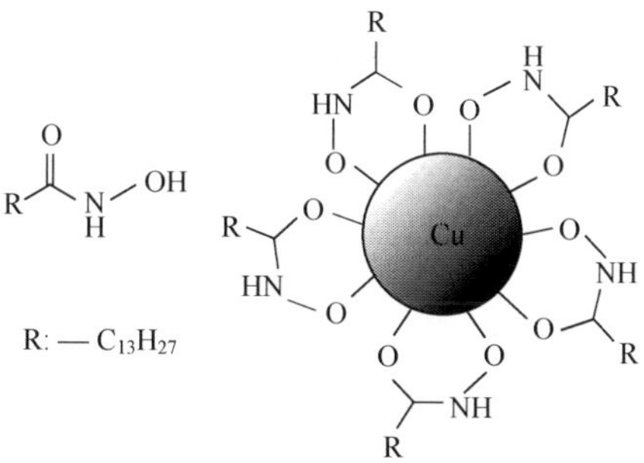

图 11.8　纳米铜颗粒表面修饰[32]

与普通的润滑油相比，添加纳米铜颗粒的润滑油在高负载的情况下具有优异的摩擦学性能，这种性能提升可以归结为在摩擦表面沉积的铜层以及在接触区高温高压下形成的低剪切强度的表面膜，根据摩擦后 XPS 图谱分析[30]，经过摩擦后，保留在摩擦表面的 Cu 以单质形式呈现，如图 11.10 所示。表明即便在高温高压下，Cu 未氧化，而单质 Cu 膜的低剪切性能是抗磨性能的保证。

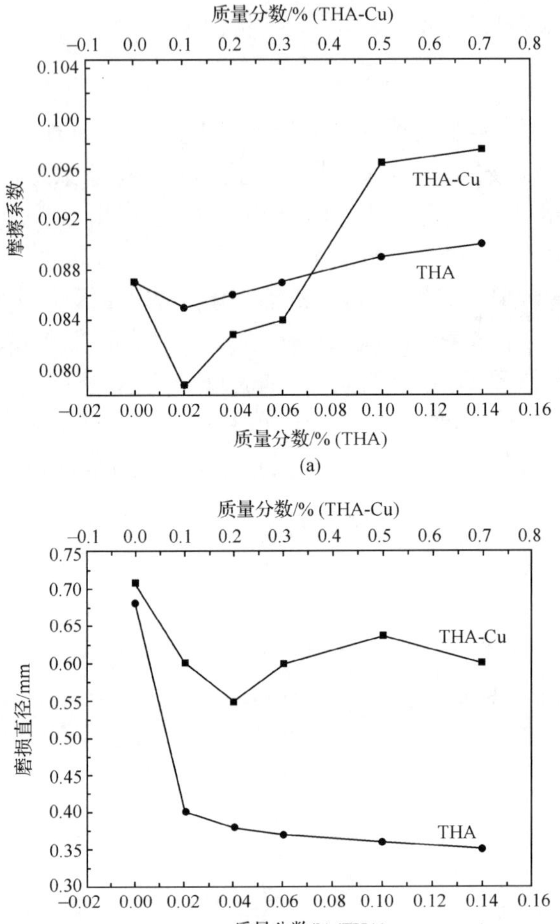

图 11.9 修饰后的纳米铜颗粒在液体石蜡中的摩擦系数(a)与磨痕大小(b)对比[32]

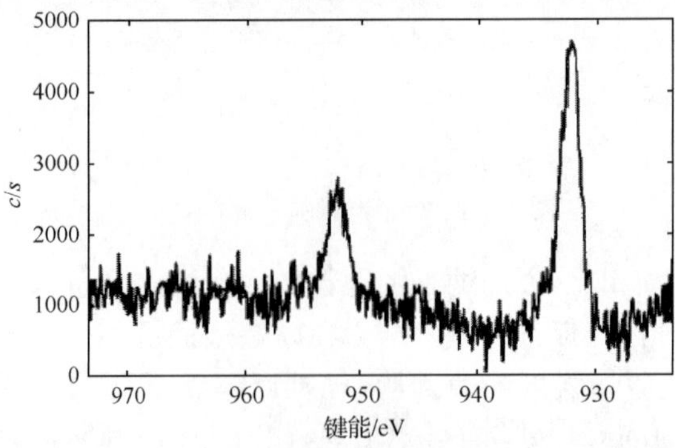

图 11.10 摩擦后对偶面残留铜的 XPS 图谱[30]

11.3.2　纳米硫化物与纳米氧化物

早在 20 世纪 60 年代,二硫化钼就被当作潜在的润滑剂进行不同条件下的实验研究[33-36]。在 20 世纪末,科学家发现了纳米硫化物可实现超低摩擦,如二硫化钼、二硫化钨[37-39]、硫化铜[40]等。此外,人们发现类石墨烯结构的硫化物同样可以降低摩擦,如无机类石墨烯的二硫化钼颗粒[41]、硫化钨颗粒[42]。根据 Jelenc 等[43]的研究,利用新近发展的纳米管合成技术[44],二硫化钼纳米管在一定工况下也会出现较低的摩擦系数。Kalin 等[45]将二硫化钼多壁纳米管添加在相同的基础油中,如图 11.11 所示,在最大赫兹接触压力为 1 GPa 的情况下得到了 50%的摩擦力衰减与 50%～90%的磨损衰减。Israelachvili 等[46]实验发现纳米棒状的硫化锌在 5 mN 载荷下可以实现 0.05 的摩擦系数。

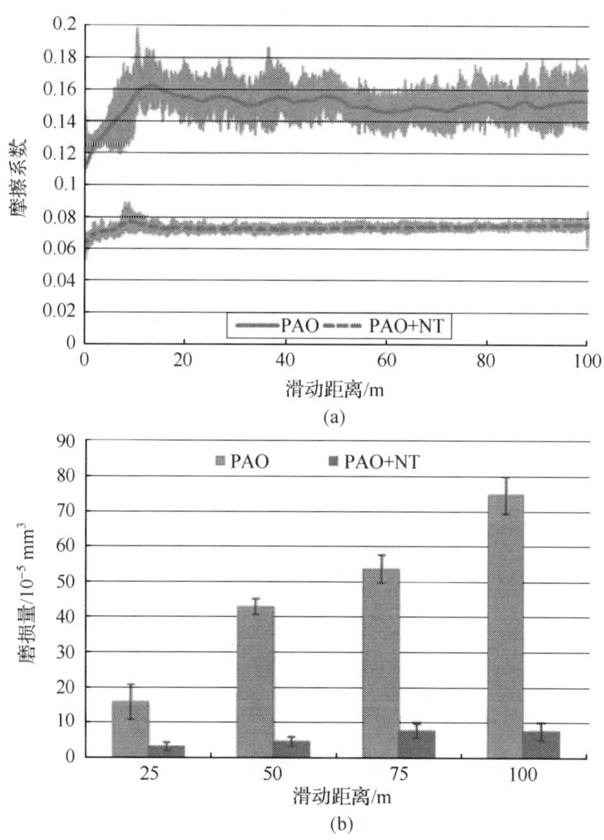

图 11.11　添加二硫化钼纳米管后的摩擦系数(a)与磨损量(b)的变化情况[45]

根据 Kalin 等的研究,这种多壁纳米管在润滑油中的减摩机理可以归结如下:接触区的纳米管会在相对运动时发生堆积,沉积后较薄的纳米二硫化钼层将会黏着在摩擦接触面，而层和层之间的摩擦力将会主导整个剪切区域的摩擦力。

在单纯的二硫化钼颗粒表面上做适当的修饰可以获得减摩效应。薛群基等[47]在20世纪90年代就提出在二硫化钼表面用有机磷酸酯进行修饰，得到的摩擦系数低于0.1。此外，研究人员在纳米金属氧化物、氟化物表面修饰上也进行了不同的尝试。其中，采用二氧化钛[48-50]、氧化锌[51, 52]、稀土化合物等纳米颗粒进行有机物修饰的技术都相继取得成功。

进行表面修饰的纳米硫化物与氧化物可以作为润滑油添加剂的机理目前还在进一步研究中，普遍认为，纳米硫化物与氧化物在摩擦过程中避免了磨屑的局部堆积，并且改善了界面黏着的发生，如图11.12所示，进行表面修饰过后的纳米二氧化钛颗粒在局部的磨痕明显变弱[51]。

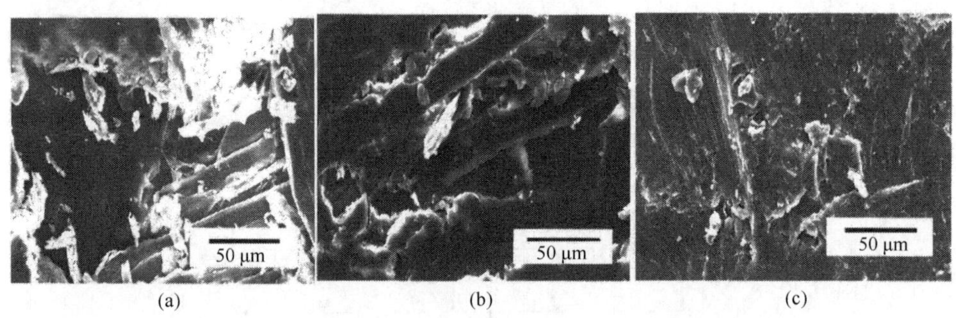

图11.12　不同修饰方法下纳米颗粒作为添加剂的摩擦表面SEM照片

(a) 未添加；(b) 5%(质量分数)添加纯 TiO_2 颗粒；

(c) 5%(质量分数)添加表面带有聚甲醛修饰的 TiO_2 颗粒[51]

根据Liu等[53]的研究工作，二烷基二硫代磷酸修饰的硫化锌和纳米硫化铅可在摩擦表面形成化学反应膜，如图11.13所示。

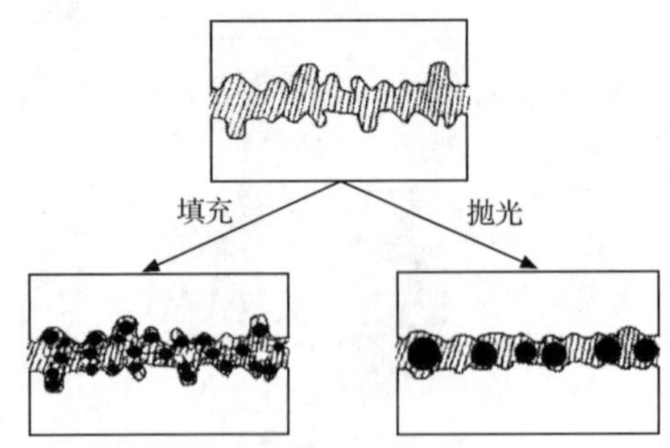

图11.13　具有纳米硫化物添加剂的润滑油形成表面膜的过程[53]

11.3.3　纳米无机盐

纳米无机盐润滑添加剂的研制主要是针对早期润滑油、润滑脂添加剂可溶性较差而设计的。研究人员在 20 世纪 90 年代将纳米硼酸锌、硼酸钠[54, 55]等作为纳米颗粒添加剂放入润滑油中，颗粒尺寸多集中在 20～50nm。实验发现，加入硼酸锌之后，摩擦系数由未加入前的 0.042 降低为 0.03，如图 11.14 所示。根据 Heinroth 的工作，硼酸铈[56]同样可以作为添加剂加入润滑油，实现磨损的降低。研究人员认为无机盐的加入使得界面处形成了新的金属化合物，如 FeB 等，这些化合物在摩擦过程中在对偶表面形成反应膜，起到了抗磨减摩的作用，降低了摩擦能量耗散[57]，具体形成耐磨层过程示意图如图 11.15 所示。

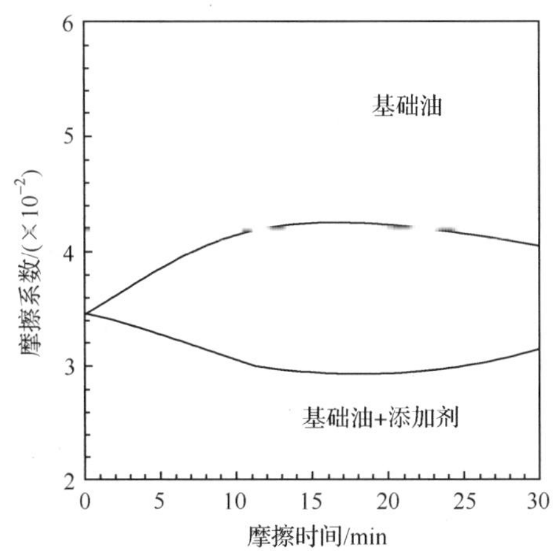

图 11.14　加入硼酸锌前后摩擦系数的对比[54]

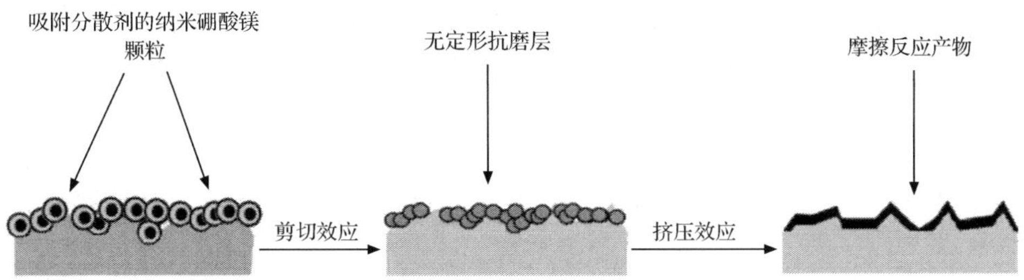

图 11.15　摩擦过程中表面膜形成过程[57]

11.3.4　纳米微球

传统认为滚动摩擦的阻力要小于滑动摩擦阻力，根据这一思路，可以利用纳米微球作为添加剂实现低摩擦系数。St Dennis 等[58]利用直径为 400 nm 的均一小球（如图 11.16）的十二烷基硫酸钠（SDS）溶液进行润滑实验，溶液中小球的质量比为 0.1%。可实现 0.03 的摩擦系数，并且在摩擦接触区观测不到磨痕，如图 11.17 所示。

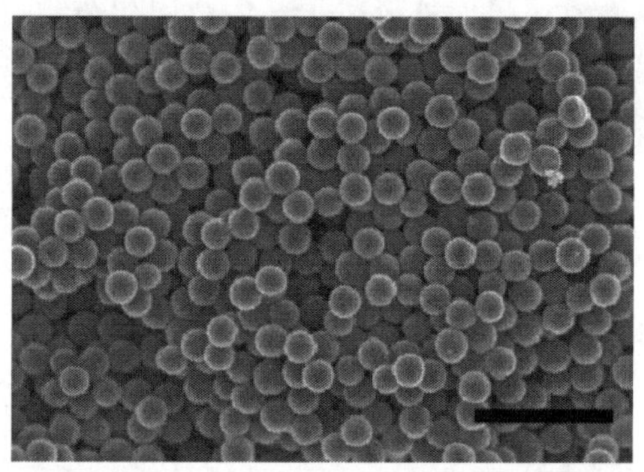

图 11.16　碳亚微米球，标尺为 2 μm[58]

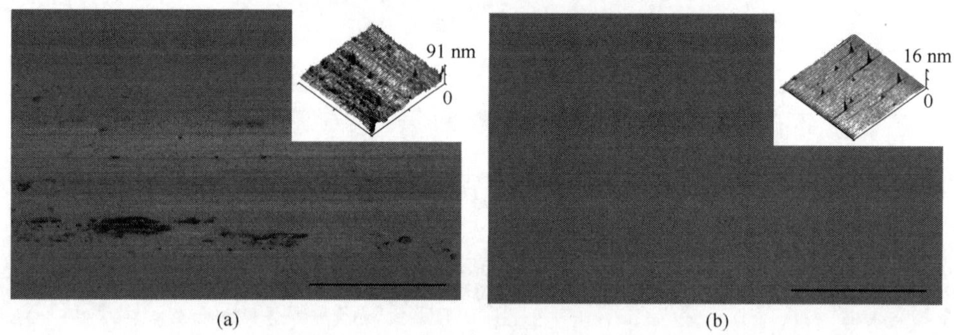

图 11.17　接触区磨痕对比，标尺为 50 μm

(a)纯 SDS 溶液润滑；(b)添加碳微球的润滑结果[58]

Vilt 等[59]利用亚微米（0.5～4 μm）的二氧化硅小球在硅基底上摩擦，根据实验结果，这一滚动体系的摩擦性能对小球的直径敏感，如图 11.18 所示。当载荷增加后，小球的半径就决定了接触区的最大接触压力，而这一压力与对偶面材料强度比较（或考虑疲劳强度）会发现，半径大的小球会得到较低的摩擦系数与较长的寿命，但在载荷达到一定值之后，接触压力超出对偶面强度，此时会带来润滑失效。

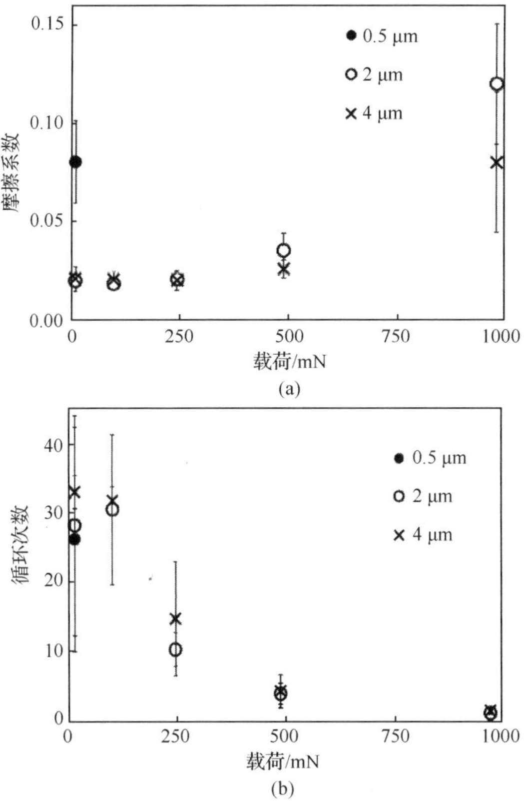

图 11.18　微球直径与载荷对摩擦系数(a)和循环寿命(b)的影响[59]

参考文献

[1] Allhoff F, Lin P, Moore D. What Is Nanotechnology and Why Does It Matter?: From Science to Ethics. Oxford: John wiley and Sons. 2010: 3-5.

[2] Veprek S. The search for novel, superhard materials. Journal of Vacuum Science & Technology A, 1999, 17: 2401-2420.

[3] Zhang Z X, Dong H, Bell T, et al. The effect of deep-case oxygen hardening on the tribological behaviour of a-C:H DLC coatings on Ti6Al4V alloy. Journal of Alloys and Compounds, 2008, 464: 519-525.

[4] Bjorling M, Isaksson P, Marklund P, et al. The influence of DLC coating on EHL friction coefficient. Tribology Letters, 2012, 47: 285-294.

[5] Shen W J, Tsai M H, Chang Y S, et al. Effects of substrate bias on the structure and mechanical properties of $(Al_{1.5}CrNb_{0.5}Si_{0.5}Ti)N_x$ coatings. Thin Solid Films, 2012, 520: 6183-6188.

[6] Stampfl C, Freeman A J. Structure and stability of transition metal nitride interfaces from first-principles: AlN/VN, AlN/TiN, and VN/TiN. Applied Surface Science, 2012, 258: 5638-5645.

[7] Zhang G P, Gao G J, Wang X Q, et al. Influence of pulsed substrate bias on the structure and properties of Ti-Al-N films deposited by cathodic vacuum arc. Applied Surface Science, 2012, 258: 7274-7279.

[8] Andersson M, Urbonaite S, Lewin E, et al. Magnetron sputtering of Zr-Si-C thin films. Thin Solid Films, 2012, 520: 6375-6381.

[9] Spurgeon S R, Sloppy J D, Tao R Z, et al. A study of the effect of iron island morphology and interface oxidation on the magnetic hysteresis of Fe-MgO (001) thin film composites. Journal of Applied Physics, 2012, 112: 013905.

[10] Wu G Z, Ma S L, Xu K W, et al. Oxidation resistance of quintuple Ti-Al-Si-C-N coatings and associated mechanism. Journal of Vacuum Science & Technology A, 2012, 30: 041508.

[11] Ivashchenko V I, Veprek S, Turchi P E A, et al. First-principles study of TiN/SiC/TiN interfaces in superhard nanocomposites. Physical Review B, 2012, 86: 014110.

[12] Zhang S H, Li J L, Chen Z, et al. Realization of superhard chromium nitride-based films: A superlattice nanocrystalline-Cr_2N/amorphous-WC film. Thin Solid Films, 2012, 520: 4984-4989.

[13] Schmitt J, Decher G, Dressick W J, et al. Metal nanoparticle/polymer superlattice films: Fabrication and control of layer structure. Advanced Materials, 1997, 9: 61-65.

[14] Cameron D C, Aimo R, Wang Z H, et al. Structural variations in CrN/NbN superlattices. Surface & Coatings Technology, 2001, 142: 567-572.

[15] Blodgett K B, Langmuir I. Built-up films of barium stearate and their optical properties. Physical Review, 1937, 51, (11): 0964-0982.

[16] Blodgett K B. Films built by depositing successive monomolecular layers on a solid surface. Journal of the American Chemical Society, 1935, 57: 1007-1022.

[17] Fan F Q, Li X D, Miyashita T. Frictional properties of poly(*N*-polyfluoroalkylacrylamides) Langmuir-Blodgett films. Thin Solid Films, 1999, 348: 238-241.

[18] Wang J, Somasundaran P. Reversible conformational behavior of poly(acrylic acid) LB film with changes in pH, ionic strength and time. Colloids and Surfaces A-Physicochemical and Engineering Aspects, 2006, 273: 63-69.

[19] Shon Y S, Lee S, Colorado R, et al. Spiroalkanedithiol-based SAMs reveal unique insight into the wettabilities and frictional properties of organic thin films. Journal of the American Chemical Society, 2000, 122: 7556-7563.

[20] Bhushan B, Liu H W. Nanotribological properties and mechanisms of alkylthiol and biphenyl thiol self-assembled monolayers studied by AFM. Physical Review B, 2001, 63: 245412.

[21] Cheng H F, Hu Y A. Influence of chain ordering on frictional properties of self-assembled monolayers (SAMs) in nano-lubrication. Advances in Colloid and Interface Science, 2012, 171: 53-65.

[22] Henck S A. Lubrication of digital micromirror devices. Tribology Letters, 1997, 3: 239-247.

[23] Kasai P H. Perfluoropolyethers-intramolecular disproportionation. Macromolecules, 1992, 25: 6791-6799.

[24] Mikulski P T, Van Workum K, Chateaueuf G M, et al. The effects of interface structure and polymerization on the friction of model self-assembled monolayers. Tribology Letters, 2011, 42: 37-49.

[25] Yamamoto Y, Takashima T. Friction and wear of water lubricated PEEK and PPS sliding contacts. Wear, 2002, 253: 820-826.

[26] Bhushan B, Gupta B K, Vancleef G W, et al. Fullerene(C-60) films for solid lubrication. Tribology Transactions, 1993, 36: 573-580.

[27] Ginzburg B M, Shibaev L A, Kireenko O F, et al. Antiwear effect of fullerene C_{60} additives to lubrica-

ting oils. Russian Journal of Applied Chemistry, 2002, 75: 1330-1335.

[28] Yu H L, Xu Y, Shi P J, et al. Characterization and nano-mechanical properties of tribofilms using Cu nanoparticles as additives. Surface & Coatings Technology, 2008, 203: 28-34.

[29] Tarasov S, Kolubaev A, Belyaev S, et al. Study of friction reduction by nanocopper additives to motor oil. Wear, 2002, 252, 63-69.

[30] Zhou J F, Wu Z S, Zhang Z J, et al. Tribological behavior and lubricating mechanism of Cu nanoparticles in oil. Tribology Letters, 2000, 8: 213-218.

[31] Yang G B, Geng Z G, Ma H X, et al. Preparation and tribological behavior of Cu-nanoparticle polyelectrolyte multilayers obtained by spin-assisted layer-by-layer assembly. Thin Solid Films, 2009, 517: 1778-1783.

[32] Xiong X, Kang Y, Yang G, et al. Preparation and evaluation of tribological properties of Cu nanoparticles surface modified by tetradecyl hydroxamic acid. Tribology Letters, 2012, 46: 211-220.

[33] Craig W D. Friction variation of PTFE + MoS_2 during thermal vacuum exposure. Lubrication Engineering, 1964, 20: 273-277.

[34] Degee A W J, Salomon G, Zaat J H. On mechanism of MoS_2-film failure in sliding friction. ASLE Transactions, 1965, 8: 156-160.

[35] Manz E. Energy and mass exchange in adhesive layer friction (molybdenum sulfide graphite and selenium). Erdol Und Kohle Erdgas Petrochemie, 1969, 22: 228-230.

[36] Whitehouse, G D, Nandan D. Effect of film thickness on friction coefficients for solid lubrication. ASLE Transactions, 1970, 13: 159-167.

[37] Martin J M, Donnet C, Lemogne T, et al. Superlubricity of molybdenum disulfide. Physical Review B, 1993, 48: 10583-10586.

[38] Rapoport L, Bilik Y, Feldman Y, et al. Hollow nanoparticles of WS_2 as potential solid-state lubricants. Nature, 1997, 387: 791-793.

[39] Chhowalla M, Amaratunga G A J. Thin films of fullerene-like MoS_2 nanoparticles with ultra-low friction and wear. Nature, 2000, 407: 164-167.

[40] Guo Y B, Wang D G, Zhang S W. Adhesion and friction of nanoparticles/polyelectrolyte multilayer films by AFM and micro-tribometer. Tribology International, 2011, 44: 906-915.

[41] Cizaire L, Vacher B, Le Mogne T, et al. Mechanisms of ultra-low friction by hollow inorganic fullerene-like MoS_2 nanoparticles. Surface & Coatings Technology, 2002, 160: 282-287.

[42] Golan Y, Drummond C, Homyonfer M, et al. Microtribology and direct force measurement of WS_2 nested fullerene-like nanostructures. Advanced Materials, 1999, 11: 934-937.

[43] Jelenc J, Remskar M. Friction on a single MoS_2 nanotube. Nanoscale Research Letters, 2012, 7: 208

[44] Remskar M, Virsek M, Mrzel A. The MoS_2 nanotube hybrids. Applied Physics Letters, 2009, 95: 133122

[45] Kalin M, Kogovsek J, Remskar M. Mechanisms and improvements in the friction and wear behavior using MoS_2 nanotubes as potential oil additives. Wear, 2012, 280: 36-45.

[46] Akbulut M, Belman N, Golan Y, et al. Frictional properties of confined nanorods. Advanced Materials, 2006, 18(19): 2589-2592.

[47] Zhang Z J, Zhang J, Xue Q J. Synthesis and characterization of a molybdenum disulfide nanocluster. Journal of Physical Chemistry, 1994, 98: 12973-12977.

[48] Xue Q J, Liu W M, Zhang Z J. Friction and wear properties of a surface-modified TiO_2 nanoparticle as an additive in liquid paraffin. Wear, 1997, 213: 29-32.

[49] Huang Y P, Chen T K, Tang J W, et al. Effect of PET melt spinning on TiO_2 nanoparticle aggregation and friction behavior of fiber surface. Industrial & Engineering Chemistry Research, 2007, 46: 5548-5554.

[50] Zhang H J, Zhang Z Z, Guo F, et al. Friction and wear behavior of the hybrid PTFE/cotton fabric composites filled with TiO_2 nanoparticles and modified TiO_2 nanoparticles. Polymer Engineering and Science, 2009, 49: 115-122.

[51] Su F H, Zhang Z Z, Liu W M. Friction and wear behavior of hybrid glass/PTFE fabric composite reinforced with surface modified nanometer ZnO. Wear, 2008, 265: 311-318.

[52] Gara L, Zou Q. Friction and wear characteristics of water-based ZnO and Al_2O_3 nanofluids. Tribology Transactions, 2012, 55(3): 345-350.

[53] Chen S A, Liu W M, Yu L G. Preparation of DDP-coated PbS nanoparticles and investigation of the anti-wear ability of the prepared nanoparticles as additive in liquid paraffin. Wear, 1998, 218(2): 153-158.

[54] Dong J X, Hu Z S. A study of the anti-wear and friction-reducing properties of the lubricant additive, nanometer zinc borate. Tribology International, 1998, 31(5): 219-223.

[55] Liu W, Xue Q, Zhang X, et al. The performance and antiwear mechanism of tridodecyl borate as an oil additive. Lubrication Engineering, 1992, 48: 475-479.

[56] Heinroth F, Gruss D, Mueller S, et al. Synthesis, characterization, and evaluation of lubrication properties of composites of ordered mesoporous carbons and luminescent $CePO_4$: Tb nanocrystals. Journal of Materials Science, 2010, 45: 1595-1603

[57] Hu Z S, Lai R, Lou F, et al. Preparation and tribological properties of nanometer magnesium borate as lubricating oil additive. Wear, 2002, 252: 370-374

[58] St Dennis J E, Jin K, John V T, et al. Carbon microspheres as ball bearings in aqueous-based lubrication. ACS Applied Materials & Interfaces, 2011, 3: 2215-2218.

[59] Vilt S G, Martin N, McCabe C, et al. Frictional performance of silica microspheres. Tribology International, 2011, 44: 180-186.

第 12 章　纳米生物摩擦学

12.1　引　　言

生物摩擦学(bio-tribology)是在 1973 年由 Dowson 等提出,其研究内容主要包括所有有关生物系统的摩擦学问题[1]。其实,自从人类起源以来,人们都在有意或无意地接触一些生物摩擦学问题,如利用坚硬的木材或竹材制作耐磨的生活工具、将动植物油用于增润减摩等。不过,直接结合生物体进行科学研究则在 20 世纪 60 年代,其后相关摩擦学问题开始逐渐引起学术界的重视。1967 年,英国机械工程师协会和假体协会联合召开了国际上首次天然和人工关节的润滑磨损专题会议,吸引了不少矫正外科医生、工程师和物理学科技工作者与会,标志着生物摩擦学研究由此拉开帷幕。

随着纳米技术的发展,生物摩擦学的研究也逐渐由宏观拓展到微观,在纳米尺度揭示自然界中生物体特殊的构性关系,帮助我们更进一步地理解生物摩擦学的本质规律。纳米生物摩擦学是摩擦学领域内一个正在迅速发展的重要分支,其研究内容十分丰富,充满着许多未知规律和源头创新的机遇。

12.2　生物材料微观结构与性能的构性关系

12.2.1　人体天然组织的构性关系

纵观国际上生物摩擦学将近 50 年的发展历程可以发现,涉及的研究对象还是以人体为主,主要包括关节、牙齿和皮肤等。

1. 人体关节

人体全身共有 206 块骨骼,分成颅骨、躯干骨和四肢骨三大部分。骨与骨之间由结缔组织纤维、软骨或骨组织相连,形成连接,称为关节或骨连结。能伸屈旋转活动的为活动关节,不能伸屈旋转活动的为不动关节。图 12.1 是人体髋关节结构示意图,髋关节由股骨头和髋臼相对构成,属于杵臼关节。髋臼内仅月状面被关节软骨覆盖,髋臼窝内充满脂肪,又称为哈弗斯(Haversian)腺,可随关节内压的增减而被挤出或吸入,以维持关节内压的平衡。

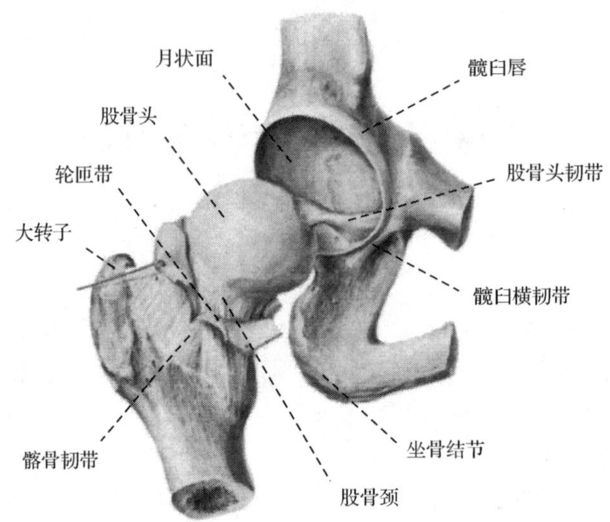

图 12.1　髋关节结构示意图

图 12.2 是人体髋关节股骨软骨的 AFM 形貌图[2]。其中图 12.2(a)、(c)和(b)、(d)分别是股骨软骨的 AFM 形貌图和摩擦力图。在使用盐酸盐缓冲溶液(phosphate buffered saline, PBS)洗涤之前，软骨表面与 AFM 探针间有较强的黏着力，形貌表现为凝胶状[图 12.2(a)、(b)]。将样品使用 PBS 冲洗之后，AFM 形貌显示出颗粒状的表面[图 12.2(c)、(d)]。

2. 牙齿

从外观上看，人的牙齿由牙冠、牙根及牙颈三部分组成。图 12.3 示出了人体天然牙的组织结构。牙体组织由牙釉质、牙本质、牙骨质三种硬组织和一种软组织——牙髓构成[3]。牙冠是牙齿显露在口腔的部分。口腔内覆盖在牙颈部的粉红色黏膜组织为牙龈。牙冠与牙根交界处呈一弧形曲线，称牙颈。牙根在口腔内是不可见的，其数量随牙的种类不同而异，如切牙和尖牙有一个牙根，双尖牙和磨牙则有多个牙根。牙釉质为覆盖在牙冠部表面的一层硬组织，其深部为牙本质。牙本质构成牙的主体，贯穿于整个牙冠与牙根部。牙的中央有一个空腔，即牙髓腔，位于牙髓腔内疏松的结缔组织为牙髓。覆盖于牙根表面的结缔组织称为牙骨质。

人牙釉质的基本结构是釉柱(enamel rod)。在激光共聚焦显微镜下观察健康恒牙牙冠(图 12.4)，可以看到在釉柱牙骀面上紧密有序地排列着大量的釉柱，相邻釉柱被釉间质隔开[4]。釉柱是细长的柱状结构，起自釉质牙本质界，贯穿釉质全层而达牙冠表面，主要由拉长的扁六棱柱形磷灰石晶体择优排列、紧密堆积而成，对咀嚼磨耗有较大的抵抗力。釉柱自釉质牙本质界至牙冠表面的行程并不完全呈

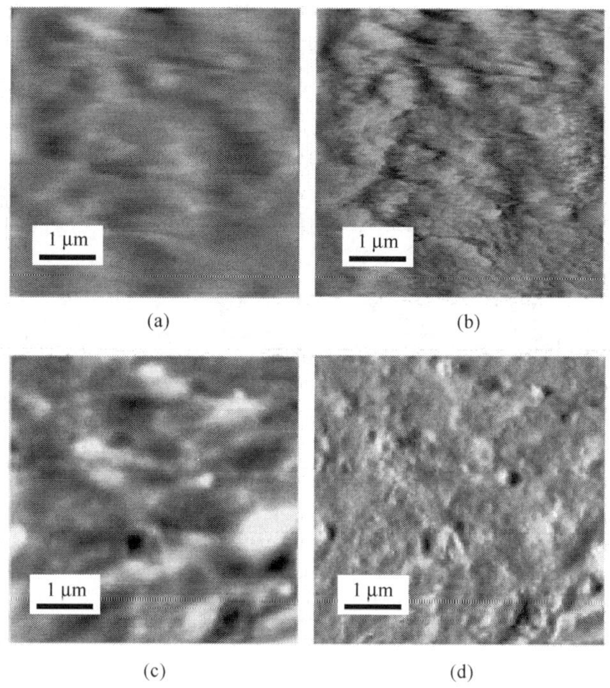

(a) (b) (c) (d)

图 12.2 人体股骨软骨 AFM 形貌图和摩擦力图[2]

(a) 未使用 PBS 洗涤的软骨表面形貌图；(b) 未使用 PBS 洗涤的软骨表面摩擦力图；(c) 使用 PBS 洗涤后的软骨表面形貌图；(d) 使用 PBS 洗涤后的软骨表面摩擦力图

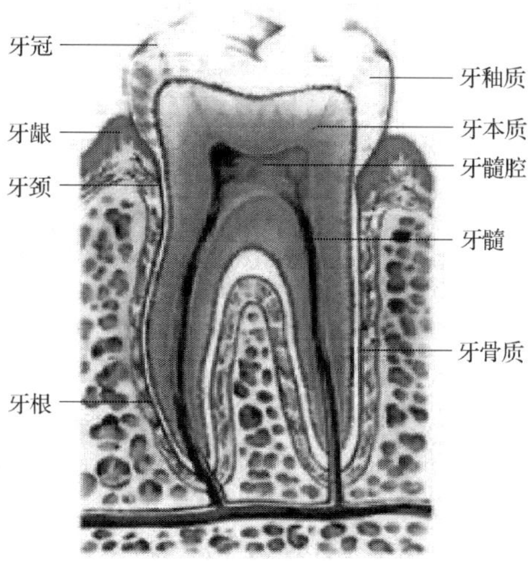

图 12.3 天然牙的结构示意图[3]

直线,近表面 1/3 较直,而内 2/3 弯曲。釉柱间隙为釉间质(inter-rod enamel),釉间质的钙化度较釉质低,晶体排列松散,有机物和水的含量比较大,弹性模量和硬度较低。

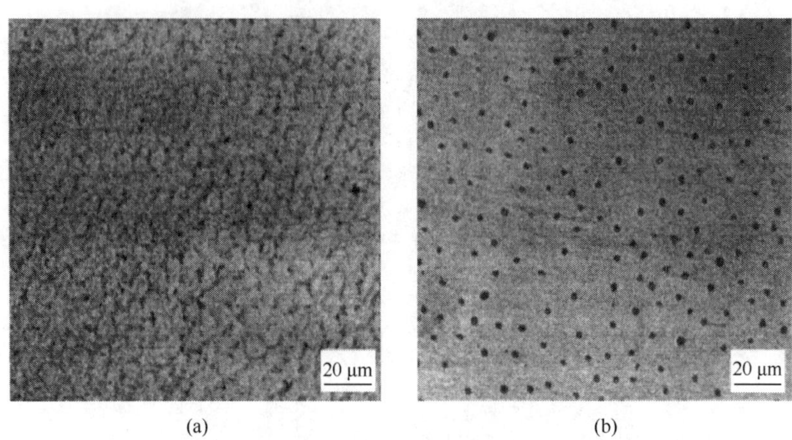

图 12.4 牙釉质和牙本质横断面形貌激光共聚焦扫描显微镜照片[4]
(a) 牙釉质;(b) 牙本质

牙本质位于牙冠内层,无机物、有机物和水的体积百分比分别为 45%、33%和 22%,有机物含量显著高于釉质,无机相主要是磷灰石晶体,但其尺寸小于釉质中的晶体。牙本质硬度远低于釉质,有一定弹性,当釉质受力时可适当缓冲咀嚼压力而不致碎裂。牙本质是多孔结构,内部分布着大量的牙本质小管,具有良好的渗透能力,组织液和牙局部环境中的许多液体介质和离子可以透过牙本质。

图 12.5 中示出了不同年龄段天然牙殆面的典型微观形貌激光共聚焦扫描显微镜照片[4]。和恒牙相比,乳牙殆面釉质的釉柱晶体尺寸小,排列较为松散,有机物的体积比较大。恒牙釉质内无机物的体积显著大于有机物,釉柱和釉间质相间排列,紧密有序。随着年龄增大,老年恒牙釉柱横截面面积略大于年轻恒牙和中年恒牙,而且相邻釉柱间的边界较为模糊。

由于咬合功能的需求和口颌系统的生理病理因素,牙齿磨损是持续进行的、不可逆的过程。牙齿在口腔内的磨损原因主要可分为以下两类:首先在咀嚼的过程中,牙齿咬合面与食物或牙齿咬合面与牙齿咬合面之间在咬合力的作用下不可避免地产生接触和相对滑动,从而造成牙殆面和切嵴的渐进性磨耗[1]。其次,咀嚼时各牙自身也会产生轻微生理动度。

3. *皮肤*

皮肤是人体最大的组织和第一道防线,参与全身的机能活动。皮肤能接受外

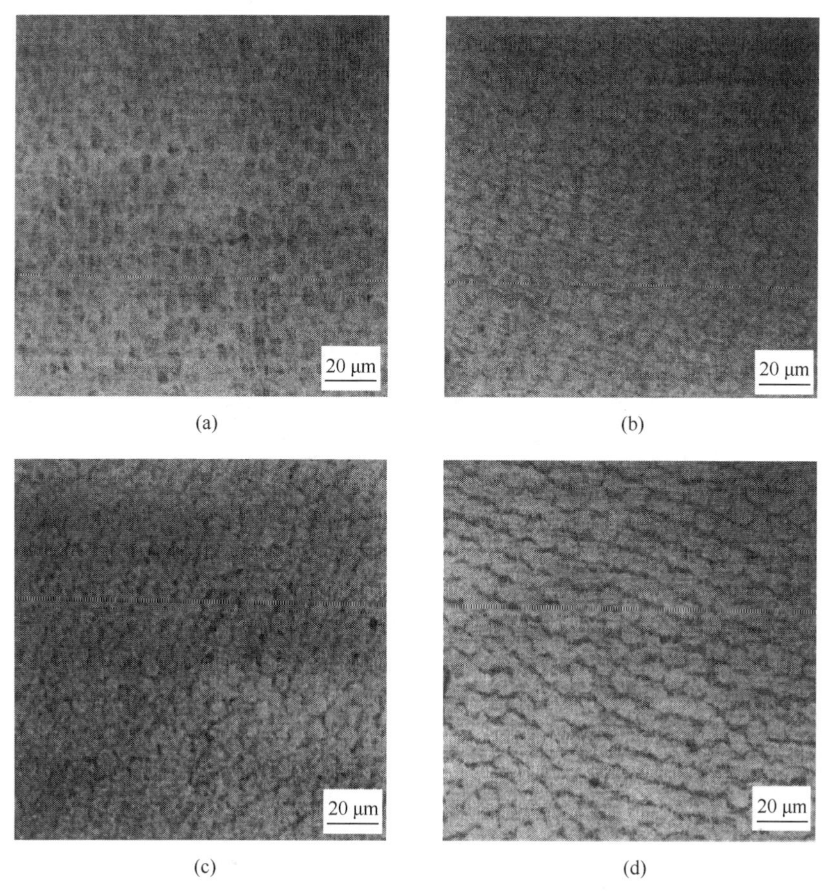

(a)　(b)　(c)　(d)

图 12.5　不同年龄段天然牙殆面的典型微观形貌激光共聚焦扫描显微镜照片[4]
(a) 乳牙;(b) 年轻恒牙;(c) 中年恒牙;(d) 老年恒牙

界的刺激并且通过反射调节使机体更好地适应环境的变化,其健康与否关系着人体的健康和生命的保护,因此皮肤具有十分重要的生理功能。皮肤由表皮、真皮、皮下组织三层组成,如图 12.6 所示。表皮是皮肤最外面的一层,平均厚度为 0.2 mm,主要由上皮细胞组成。根据细胞的不同发展阶段和形态特点,由外向内可分为 5 层:角质层、透明层、颗粒层、棘细胞层、基底层。真皮主要由结缔组织(网织层)组成,包括胶原纤维、弹力纤维和基质。神经、血管、淋巴管、立毛肌、毛囊、皮脂腺及大小汗腺等均位于真皮结缔组织内。皮下组织位于真皮下部,由疏松结缔组织和脂肪小叶组成,其下紧邻肌膜。皮下组织的厚薄依年龄、性别、部位及营养状态而异,有防止散热、储备能量和抵御外来机械性冲击的功能。

图 12.7 为激光共聚焦扫描显微镜测量的人体皮肤表面二维和三维结构[5]。皮肤表面有许多纤细的皮沟(skin groove),它们是由真皮中纤维束的牵拉所致。

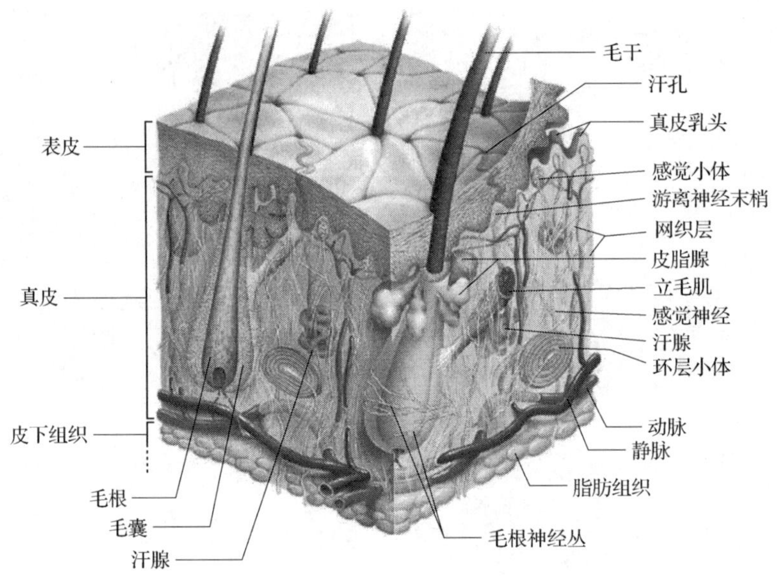

图 12.6　皮肤组织结构示意图

皮沟使皮肤表面呈现出细长而平行、略隆起的皮嵴(skin ridge)。较深的皮沟将皮肤表面划分为三角形、菱形或多边形小区,称为皮野(skin field)。指(趾)末端屈面的皮沟、皮嵴呈涡纹状,特称指(趾)纹,其形态受遗传因素决定,终生不变。除同卵孪生者外,指(趾)纹在个体之间均有差异,故常用以鉴别个体。

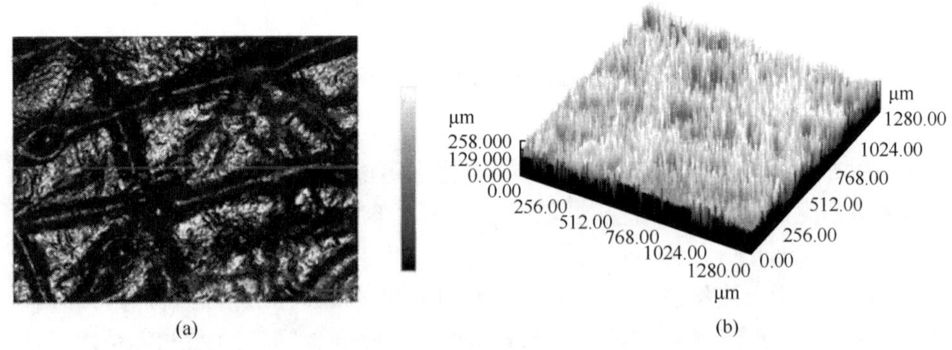

图 12.7　激光共聚焦扫描显微镜测试人体手掌表面形貌[5]

(a) 二维形貌;(b) 三维形貌

皮肤是生物摩擦学的一个重要研究对象[6]。在日常生活中,由于劳动、保暖、锻炼、保健、美容等需要,人体皮肤往往会与其他多种材料接触、摩擦,从而产生许多皮肤摩擦问题,如皮肤与劳动生产工具、体育用品等的擦伤起泡现象,皮肤与纺织纤维材料接触摩擦的舒适性等。因此,研究皮肤的摩擦特性,对于更好地保持皮肤健康，提高人们的生活质量具有重要的意义。皮肤摩擦学行为的研究是一个极其复杂的过程，与皮肤微观组织结构、自然生理状况（年龄、性别、部位等）、皮肤表面的物理-化学特性及皮肤的力学特性等密切相关[7]。另外，人体皮肤具有正常的生命活动，皮肤表面在摩擦过程中会产生变形、红斑、发热及损伤等生理、病理反应，而且人体会对皮肤的摩擦部位有各种感觉。因此，与无生命的常规摩擦学材料相比，皮肤摩擦学研究显得更为复杂。李炜通过不同位移和法向载荷下的皮肤往复摩擦实验来研究皮肤的摩擦行为机制[8]，指出皮肤在往复摩擦过程中，改变载荷或往复位移幅值，可得到三种典型的摩擦力-位移（F_t-D）曲线：平行四边形、椭圆形和半闭合形。不同的 F_t-D 曲线代表着不同的皮肤摩擦运行模式，因此，根据 F_t-D 曲线可以分析皮肤的摩擦运行特性及由此造成的皮肤损伤。

4. DNA

脱氧核糖核酸（DNA）是由四种脱氧核糖核苷酸（即 A-腺嘌呤，G-鸟嘌呤，C-胞嘧啶，T-胸腺嘧啶）经磷酸二酯键连接而成的长链聚合物。DNA 是生命科学中的关键分子，它不仅作为遗传信息的载体有着重要的研究价值，并且因可能用做纳米器件的基本构成单元而引起人们广泛的研究兴趣。1953 年 Watson 和 Crick 首次提出了 DNA 的双螺旋结构模型[9]（图 12.8）。DNA 分子中的碱基沿着 DNA 长链所排列而成的序列，可组成遗传密码，是蛋白质氨基酸序列合成的依据。

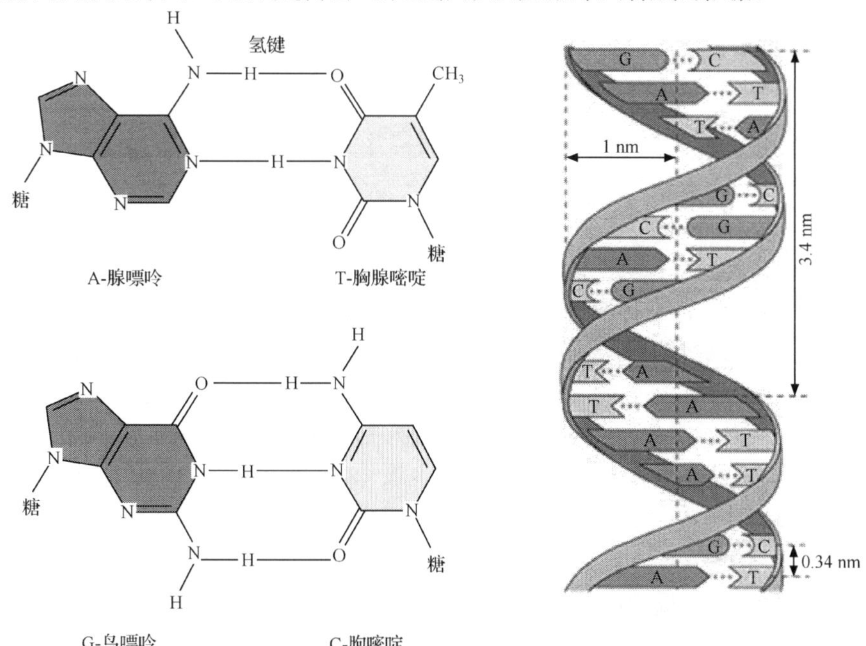

图 12.8　DNA 的双螺旋结构模型

研究 DNA 微观结构的方法很多，包括 X 射线衍射、红外、核磁共振（NMR）等，但苛刻的样品处理方法如染色、包埋等容易改变 DNA 的天然结构，不能观察到其原始形貌。原子力显微镜（AFM）不仅能够对单个分子进行形貌的观测，而且还能对单分子进行自由操纵[10]。图 12.9 为 DNA 吸附于硅烷化云母（APS-Mica）表面的 AFM 形貌图[11]。

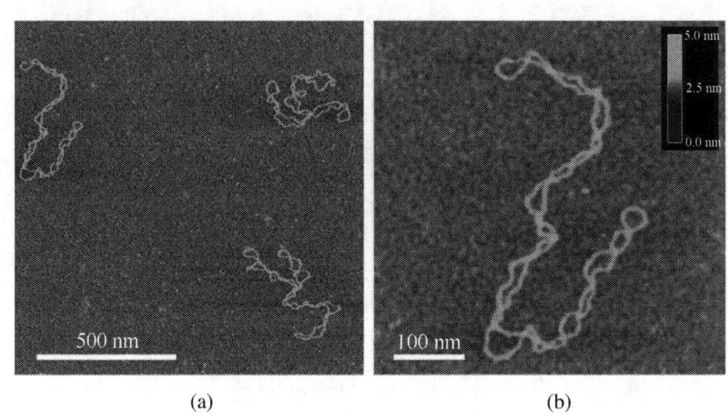

(a) (b)

图 12.9 DNA 吸附于 APS-Mica 表面的 AFM 形貌图[11]

(a)为较大范围形貌图；(b)为(a)图中左侧 DNA 分子的高分辨形貌图

近年来 Severin 等[12]利用石墨烯固定 DNA 分子，得到了可原位重复扫描的 DNA 高分辨形貌图。如图 12.10(f)所示，将 DNA 分子自组装吸附于云母表面，之后使用从高定向热解石墨（HOPG）表面剥离下的石墨烯轻轻覆盖于吸附有 DNA 的云母表面。由于石墨烯的厚度只有 0.34 nm，对 DNA 的形貌扫描影响不大，但其可以在 SPM 的接触模式扫描下固定并保护 DNA 分子不被针尖的剪切力破坏，从而得到可重复的高分辨形貌图[图 12.10(a)]。另外，由于石墨烯可以阻隔气体，它同样可以作为 DNA 抵抗周围环境（如氧化）的保护层。

利用 AFM，Hansma 等[10]成功地对 DNA 分子进行了切割；Rief 等使用碱基来修饰 AFM 探针，然后采用修饰后的探针将固定在金表面的单个双螺旋 DNA 分子拉直，并且记录了整个过程中的力曲线[13]。图 12.11 是 Cui 等使用 AFM 针尖拉伸一段双链 DNA 得到的力曲线，实验在含有 150 mmol/L NaCl 的缓冲溶液中进行[14]。从图中可以看到，AFM 针尖在拉伸双链 DNA 分子时，力曲线出现一个特征性的双平台。在大约 65 pN 的拉伸力作用下，会发生一个协同展开的过程，称为 B-S 转变，即 DNA 从 B 形态（B-DNA）转变为 S 形态（S-DNA）；之后进一步拉伸会导致另一个转变 ——“熔融”（melting），一个“肩式”平台出现。

DNA 是遗传信息的载体，是生物遗传的主要物质基础。DNA 序列的测定对遗传疾病的预防和治疗、揭示生命的本质有着重要的意义。目前主流的 DNA 测序技术是聚合酶链反应（polymerase chain reaction, PCR），其代表了目前检测灵

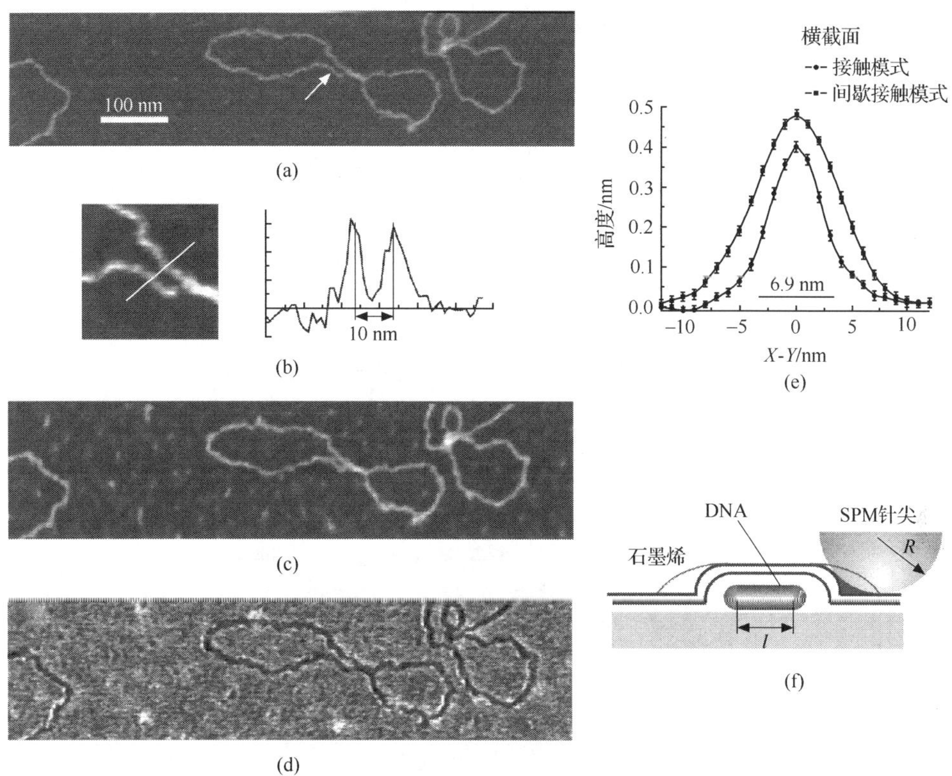

图 12.10　覆盖单层石墨烯的 DNA 样品保存 6 天后的形貌图[12]

(a) 接触模式下使用固定载荷 25nN 得到的 DNA 形貌图；(b) a 图中箭头所指区域的放大图，右侧为划线处轮廓图；(c) 同一区域几分钟后使用间歇接触模式得到的形貌图；(d) 同一区域间歇接触模式下得到的相位对比图像；(e) 接触模式和间歇接触模式下 DNA 分子的平均横截面示意图；(f) 实验模型草图

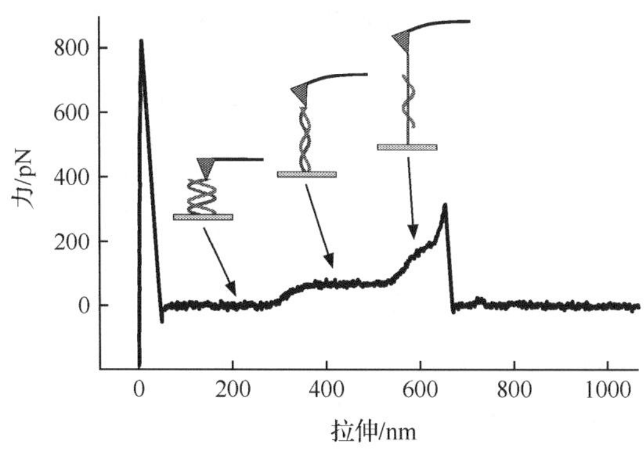

图 12.11　拉伸 dsDNA 单分子力谱[14]

敏度的极限,但 PCR 技术有着成本高、速度慢的缺陷。DNA 穿越纳米孔技术是实现低成本测序的一种重要方法。20 世纪 90 年代中期,Branton 等[15]发表了单链 DNA 在电场作用下通过纳米孔通道的研究,提出了纳米通道 DNA 测序的设想。

图 12.12 是单链 DNA 在缓冲溶液中穿越纳米孔测序的过程示意图[15]。当 DNA 分子在外加电场驱动下穿过纳米孔道时,其对缓冲液离子电流将产生阻塞效应,通过探测纳米孔道调制电流振幅变化和迟滞时间等信号,揭示出分子的特征信息和其他参数(大小、长度和构型等),具有实现低成本、实时、超快速 DNA 测序的潜在功能。

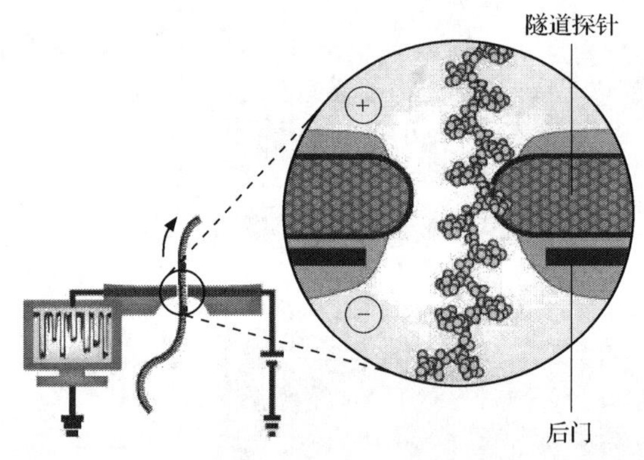

图 12.12　纳米通道 DNA 测序过程示意图[15]

基于纳米孔的第三代 DNA 测序技术具有速度快、成本低、精度高等优势。但是,目前这一技术仍然存在着很多挑战性的难题,特别是到目前为止,还没有一种生物或人工纳米孔能有一个非常合适的几何学结构。太长的纳米孔会造成一次就有多个碱基穿过,从而导致无法对单个碱基分子进行检测。近年来有人使用石墨烯作为制作纳米孔的材料,由于石墨烯的厚度只有 0.34 nm,其有望成为制作纳米孔的绝佳材料[16]。

12.2.2　动植物材料微观构性关系

1. 壁虎

壁虎能够自由地在光滑的墙壁上行走,具有很强的沿垂直表面爬行的能力,这一能力与其脚趾上独特的微观结构有着密切关系。图 12.13 是壁虎脚的扫描电镜图,其中图 12.13(c)是壁虎脚趾的微观结构,其表面每平方毫米上有大约 14 400 根刚毛[17]。图 12.13(d)和(e)显示壁虎脚趾上每根刚毛顶端还有数以千计的纳米尺度单元,称为“spatular tip(铲状匙突)”。单根壁虎刚毛的黏合力是用普通摩擦方法测试出的黏结力的 600 倍。高取向性的刚毛通过增大与基底之间的临界角以减小分离力从而实现简单分离[18]。

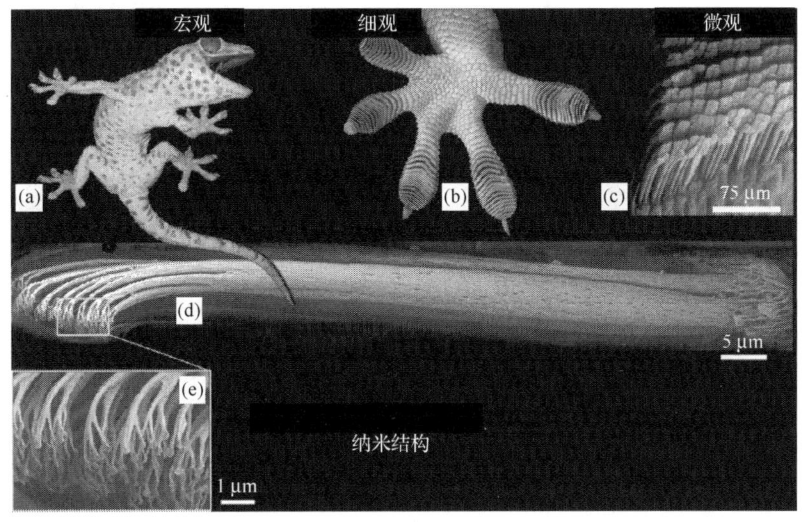

图 12.13　壁虎脚的扫描电镜图[17]

2000 年 Autumn 等[18]在 *Nature* 上报道了精确测定的单根壁虎脚趾刚毛的黏合力。根据 Autumn 等的实验结果，一根刚毛的最大黏合力可达(194±25)μN。假如所有刚毛都同时紧贴物体表面，壁虎一只脚就可以产生高达 100 N 的黏合力。壁虎依靠脚足刚毛与物体表面间的范德华力而黏附在物体表面。其研究揭示了壁虎能沿光滑垂直墙面行走的秘诀：依靠范德华力的迅速形成和消失。Geim 等[19]在 2003 年 6 月正式宣布模拟壁虎脚足上刚毛的干型高分子黏合剂——壁虎胶带(gecko tape)已研制成功。如图 12.14(a)所示，他们制作了一个高 15 cm、重 40 g 的人形玩具，其手掌上一块 0.5 cm^2 的壁虎胶带就可以轻而易举地让它单手粘在水平玻璃天花板上，并且高分子黏合剂可以在不同的物体表面实现多次黏结和剥离，实现反复使用。受到壁虎生物黏附系统的启发，人们制造了各种表面织构来应用于机器人的研发。Yu 等[20]使用聚二甲力硅氧烷制造了 x-y-z 方向不对称的微小矩形结构[图 12.14(b)]，利用表面力仪对其进行摩擦力和黏着力的测试，发现这种各向异性表面在沿不同方向时测得的摩擦力和黏着力有很大的区别。当顺着 y^+ 方向测试时，摩擦力和黏着力较大；当沿着 y^- 方向时，摩擦力和黏着力较小。这种模仿壁虎脚的结构在将来有望应用于攀爬机器人的研发与制造中。

2. 蛇

蛇身体细长，四肢退化，身体表面覆盖鳞片，蛇在陆地上运动依靠其皮肤表面的鳞片与地面的摩擦来实现。如图 12.15 所示，使用扫描探针显微镜研究了一种

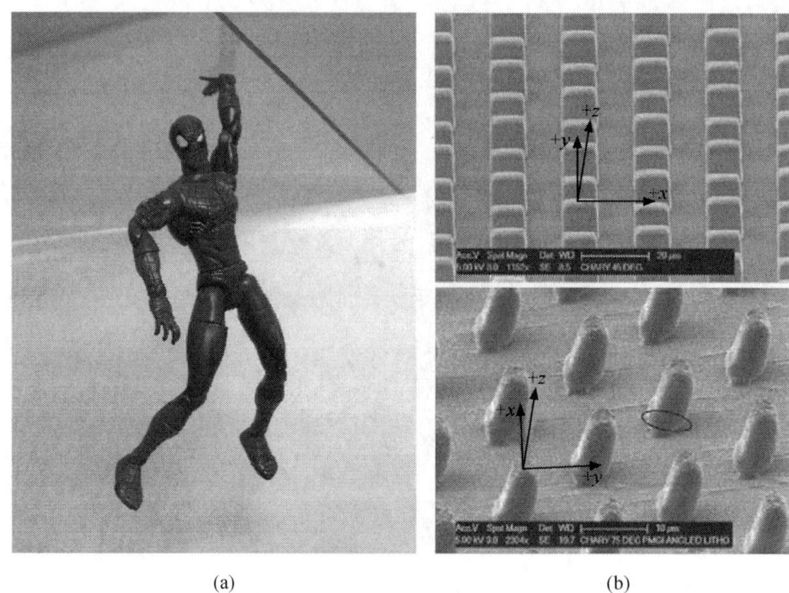

(a)　　(b)

图 12.14　使用壁虎胶带粘于天花板上的人形玩具(a)[19]和 x-y-z 方向不对称的仿壁虎脚三维结构 SEM 图(b)[20]

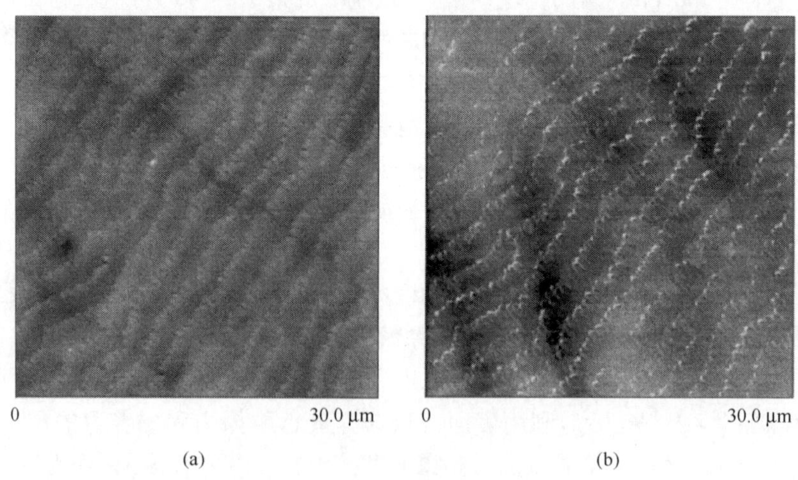

(a)　　(b)

图 12.15　蛇皮微观形貌及摩擦力图[21]

(a) 巨蟒表皮形貌;(b) 摩擦图

形貌和摩擦力图边长为 30 μm,z 方向尺度为 400 nm;图(b)较亮部位表示较高的摩擦信号

巨蟒表皮微观结构及其摩擦特性[21]。图 12.15(a)是蛇皮表面形貌图,可以看出这种蛇皮表面呈现有序的微毛排列形态;图 12.15(b)的摩擦图则显示了这种排列导致了特定的摩擦特性,界面接触集中发生在某些特定的点上。蛇皮表面的有序微

毛结构(图 12.16)能使摩擦呈现各向异性,从而使蛇爬行时在前进方向具有较小的黏着力和较低的摩擦系数,为前进运动提供有利条件。沿微毛侧边和端部的低黏着力可能减小局部磨损并保护蛇皮在地面上运动时不受污染,这点具有重要的仿生学应用价值。

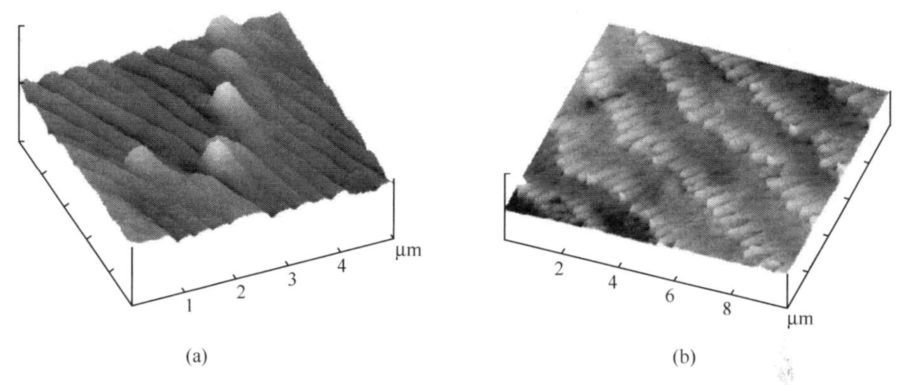

图 12.16　蟒蛇皮表面微观形貌的三维图[21]
(a) 巨蟒(*Boa constrictor*)表皮;(b) 地毯蟒(*Carpet python*)表皮
z 方向尺度均为 1 μm

3. *硅藻*

硅藻是一种单细胞藻类,它们能够生存在淡水、海洋环境甚至潮湿的土壤表面,也能够通过生物黏着剂吸附在某些基体上栖息,某些硅藻还可以形成不同长度的细胞链。硅藻的种类繁多,目前报道的有 12 000 到 60 000 种之多,其尺寸从 2 μm到几个毫米不等。图 12.17 是硅藻的扫描电镜图片,其中 12.17(a)是整个硅藻细胞,其余为局部放大后的图片。从图中可以看出硅藻的细胞壁形成互相嵌套、如同碉堡状的壳层。硅藻的微观组织形状变化不一,从盒状到柱状,可以是对称的也可以是不对称的,具有纳米框架结构多样性[22]。

硅藻中的铰链和互锁结构非常稳定。2006 年,I. C. Gebeshuber 和 R. M. Crawford 观察到了硅藻中具有连接结构的 SEM 图(图 12.18),从图中可以清楚地观察到虽然历经 4500 万年,硅藻仍然保持着良好状态的互锁结构[23]。

4. *竹子*

竹材是一种天然生物复合材料,近 20 年来竹材的工程研究备受重视,主要涉及竹的结构特征、机械性能、磨损特性、竹材结构的仿生应用及竹纤维增强材料等。竹纤维的结构表现为厚薄相间的多层组态,每一层由微纤维螺旋缠绕而成。竹材具有可与工程合金相比拟的性能。竹材特定的结构和优良性能为先进复合材料的

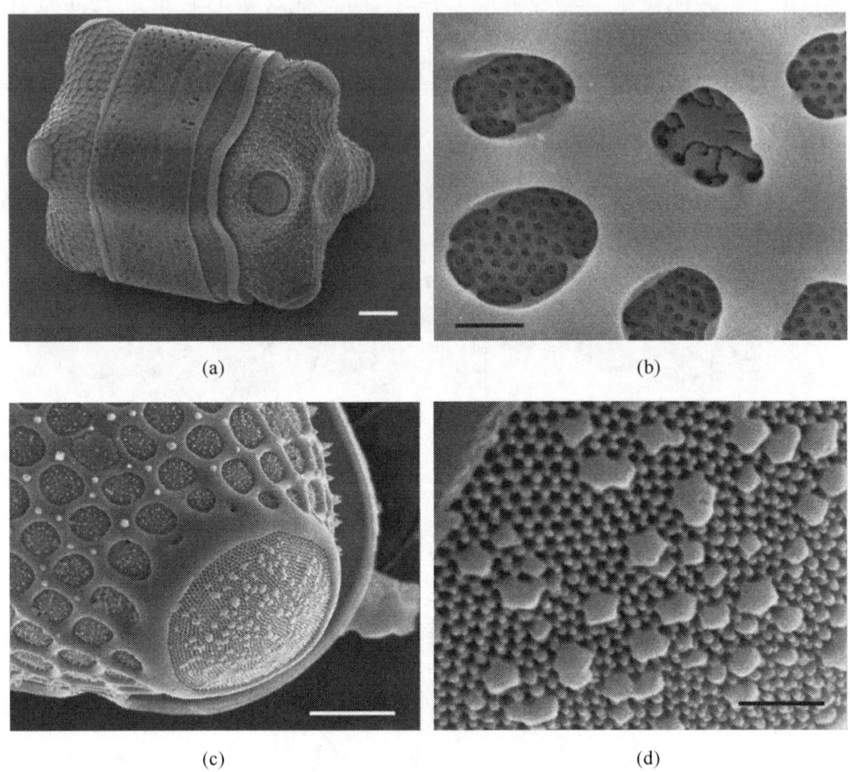

图 12.17　硅藻的扫描电镜图片[22]

(a)为整个细胞，其他为局部放大后的形貌；标尺分别为

(a)：20 μm；(b)：1 μm；(c)：5 μm；(d)：1 μm

仿生设计提供了重要信息，相关研究已取得了重要进展。

Yakou 等[24]以砂纸作为对磨材料对竹材进行磨料磨损试验。他们在试验中发现，竹材最大磨损速率的出现方位位于竹杆中间并靠近内表层附近，与其硬度分布保持一致。在以石英砂作为磨料的自由式磨料磨损的试验中发现，竹材的磨损速率取决于竹纤维与滑动表面的方向和磨料粒子的尺寸，竹纤维垂直方向的磨损速率比平行方向低，磨料粒子尺寸减小则使竹材的磨损速率降低；当竹纤维与滑动界面方向垂直时，表面层一定深度的基体组织首先被磨去，纤维端头突出于基体之上，形成一种具有非光滑特征的磨损表面几何形态(图 12.19)，这是一种由磨损过程而形成的耐磨形态，自由式磨料粒子在这种形态的表面上易于产生滚动，使其表现出很高的耐磨性，并且其耐磨性随着竹纤维密度增大而提高。

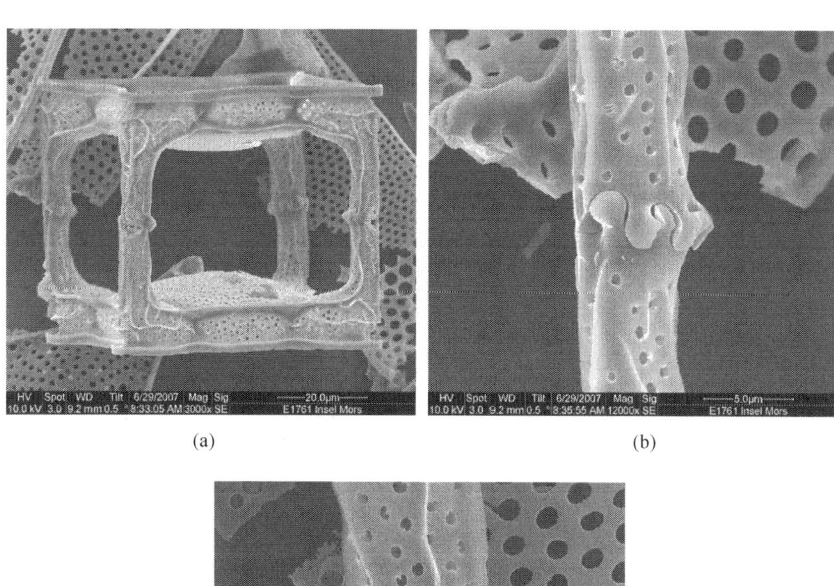

(a)　　　　(b)

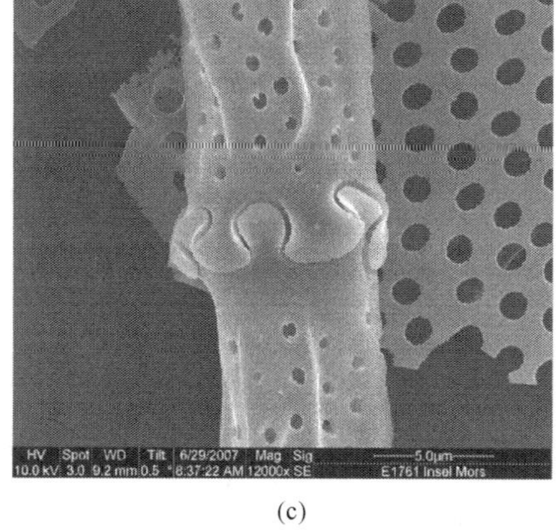

(c)

图 12.18　丹麦始新世(约距今 5300 万年～距今 3650 万年)化石的扫描电镜图[23]

标尺分别为:(a) 20 μm;(b) 5 μm;(c) 5 μm

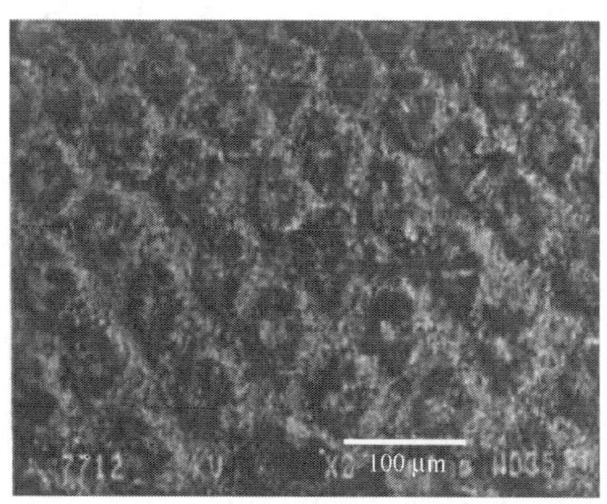

图 12.19　竹材横断面被泥沙磨损后的 SEM 图[24]

12.3 牙齿在磨损过程中的晶粒细化及其损伤自修复

牙齿是人体内的一个重要组织，其主要功能是咀嚼食物，此外，牙齿还与口腔发音以及保持面部美观协调有关。随着人们生活水平的逐步提高，牙齿健康的保护也显得越来越重要。牙齿是人体内最坚硬的组织，其成分中96%是羟基磷灰石(HA)晶体，但是牙齿的耐磨性和牙釉质表面抵抗裂纹扩展的能力却远超人造HA晶体。这一特点与牙釉质的结构密切相关：釉柱与釉间质相互缠绕，釉柱内长条形HA晶体平行于釉柱中心轴。基于牙釉质的特殊结构，已有研究表明牙釉质表面具有各向异性的力学性能[25]，但是有关其摩擦磨损各向异性的研究还鲜见报道。研究牙釉质表面的微观摩擦磨损行为将有利于人们更清楚地认识牙釉质特殊结构对其优良性能所起的作用，同时也为仿生材料的研发和临床医学应用提供一定的理论借鉴意义[26,27]。

牙釉质可以通过再矿化从唾液中吸收矿物质，从而使牙釉质表面发生变化。以往的相关研究大多针对再矿化过程对酸蚀后牙釉质的影响，但是作为咀嚼工具，牙釉质除了易受化学腐蚀破坏之外，更多的是受机械磨损的破坏，研究再矿化对机械损伤后的牙釉质的影响将拓宽人们对再矿化的认识。同时，牙釉质从机械磨损再到人工唾液再矿化作用的过程也让我们更加清楚地了解牙齿在日常生活中的服役过程。

12.3.1 人牙牙釉质微观摩擦磨损行为研究

为研究针尖滑动方向对牙釉质表面摩擦磨损的影响，沿垂直及平行于釉柱中心轴的两个方向上各作了两条变载范围为0.1～120 mN的纳米划痕，划痕间距为50 μm，同步记录针尖滑动过程中所受摩擦力随法向载荷变化的关系曲线，结果如图12.20所示。从图中可以看出，两个方向的摩擦力都随着载荷的增加而增大。当载荷低于40 mN时，摩擦力曲线随载荷的增加而平滑上升，当载荷高于40 mN时，摩擦力曲线变化较剧烈，这表明牙釉质表面在针尖滑行过程中的摩擦机制发生了改变。Guidoni等[28]用曲率半径为20～50 nm的针尖研究了牙釉质在低载荷(50 μN)与高载荷(100 μN)下的表面磨损情况。结果表明，牙釉质表面的磨损机制与法向载荷有关，低载荷下牙釉质的磨损表现为脆性破坏，而高载荷下磨损表现为韧性损伤。另外，从变载磨损形貌看，在载荷高于40 mN以后，牙釉质的划痕周围开始出现磨屑[29]，且垂直于釉柱中心轴方向划痕产生的磨屑比平行方向多。

图12.21为平行及垂直于釉柱中心轴方向划痕的AFM形貌及其对应的轮廓图。从图中可以看出，在5 mN条件下，两个方向的划痕轮廓基本一致，磨损相当，牙釉质表面只出现轻微的沟槽。当载荷增大到20 mN时，两个方向的划痕也都没

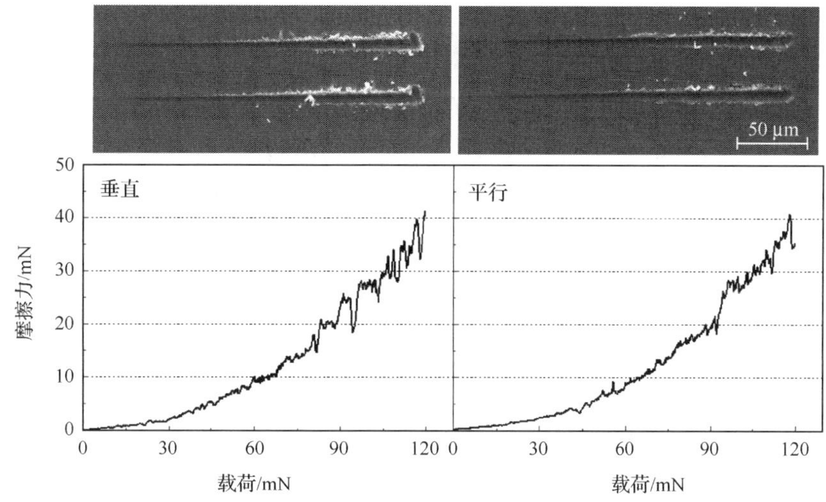

图 12.20　沿垂直及平行于釉柱中心轴方向的变载划痕 SEM 图像及对应的摩擦力-载荷曲线[26,27]

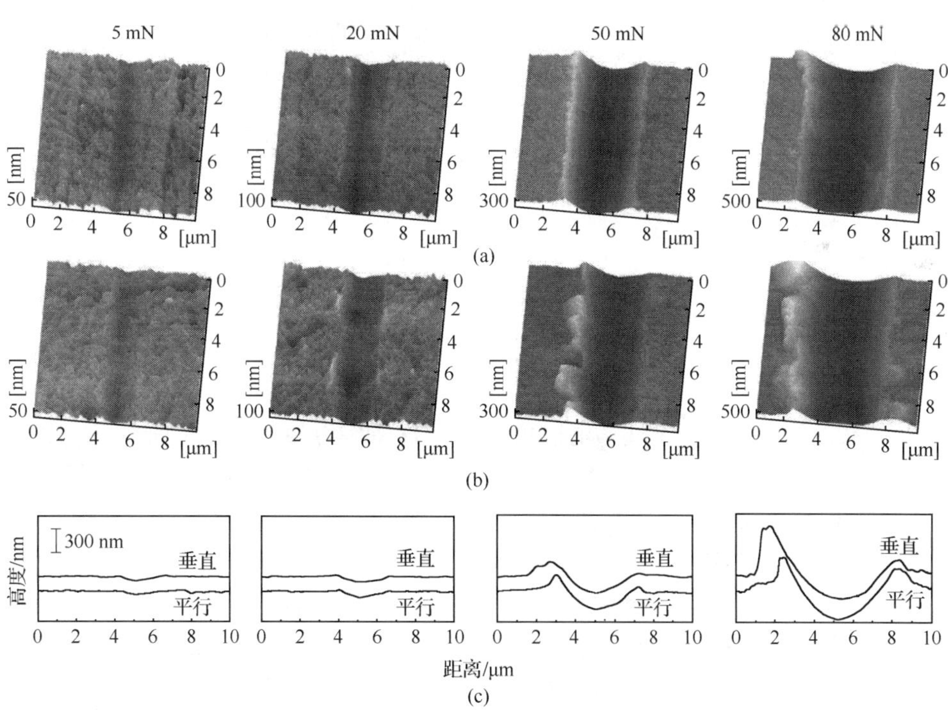

图 12.21　恒定载荷划痕 AFM 图像及其轮廓图[26,27]

(a) 沿平行于釉柱中心轴方向划痕的 AFM 图像；(b) 沿垂直于釉柱中心轴方向划痕的 AFM 图像；(c) 轮廓图对比

划痕的法向载荷从小到大依次为 5 mN、20 mN、50 mN 和 80 mN

有出现明显的磨屑。当载荷达到 50 mN 和 80 mN 时，两个方向的划痕两边均出现较为明显的磨屑堆积，且垂直方向产生的磨屑更多，说明在较大载荷作用下，牙釉质表面的划痕磨损表现出各向异性的特点。

图 12.22 为釉间质缓冲作用示意图[26,27]。如图所示，划痕仪针尖的曲率半径为5 μm，当针尖沿着平行于釉柱中心轴方向运动时，因为釉间质的硬度和弹性模量比釉柱低，在划痕仪针尖附近的釉间质将受到挤压而产生较大程度的变形，从而起到缓冲作用，釉间质的缓冲变形将在一定程度上降低接触区的接触压力，从而使得针尖两边的磨屑不至于堆积过多。而当针尖垂直于釉柱中心轴方向运动时，因为釉间质的宽度在釉柱宽度的 1/8 到 1/4 之间，故能起缓冲作用的釉间质数量有限，针尖划过釉柱区时，针尖两旁无釉间质缓冲作用的存在，故在较大的法向载荷作用下，针尖两旁的磨屑堆积较多。而当法向载荷都较小时(5 mN)，由于破坏载荷较小，划痕两旁均无磨屑。

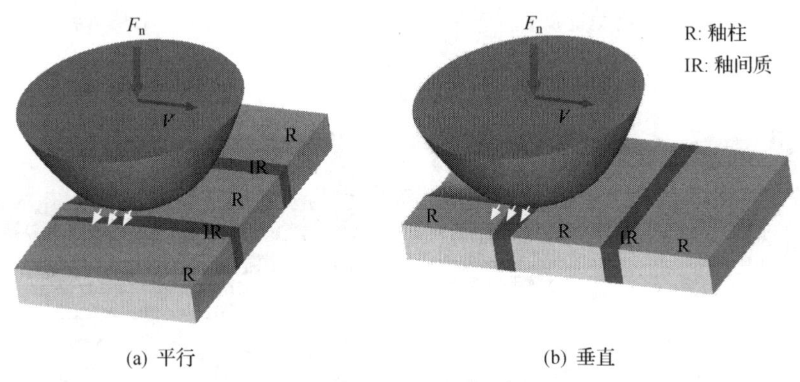

(a) 平行　　(b) 垂直

图 12.22　釉间质针尖划行过程中起缓冲作用的三维模型图[26,27]

(a) 划痕平行于釉柱中心轴；(b) 划痕垂直于釉柱中心轴

图 12.23 为垂直于釉柱中心轴方向上划痕摩擦力随载荷变化曲线，图 12.24 为釉柱与釉间质磨损形貌 AFM 图像。从图 12.23 中可以看出，当划痕载荷为 5 mN时，釉间质与釉柱区的摩擦系数基本一致，摩擦力-载荷曲线较为平滑，对应的磨损形貌图中二者没有明显区别，划痕两旁无磨屑出现[图 12.24(a)]。当载荷达到 20 mN 时，摩擦力-载荷曲线出现一定周期性的波动，且波动周期大约为 5 μm，与一个釉柱的直径相当。表明当载荷在某一范围时，釉间质和釉柱区的摩擦系数不同，至于两者中哪一个摩擦系数更高，则有待于进一步准确定位。从图 12.24 (d)及(e)可以看出，针尖划过釉间质时，在釉间质的位置形成了一个 1.7 μm 宽和 30 nm 深的凹坑，这说明釉间质的耐磨性比釉柱差。凹坑的宽度可以称为“作用宽度”，作用宽度比釉间质的观测宽度要大一些，文献报道与试验得到的釉间质的观测宽度约为1 μm[30]。当载荷增大到 50 mN 时，摩擦系数出现较为剧烈的变化，且

划痕两边已经开始出现明显的磨屑堆积。不过从磨损形貌图已观察不出釉间质与釉柱区在磨损形貌上的区别，这主要是因为划痕载荷太大，材料已经出现剥离，釉柱与釉间质的磨损都很严重，它们之间在力学性能上的细微差别已经不能单纯地从磨损形貌上比较得到。

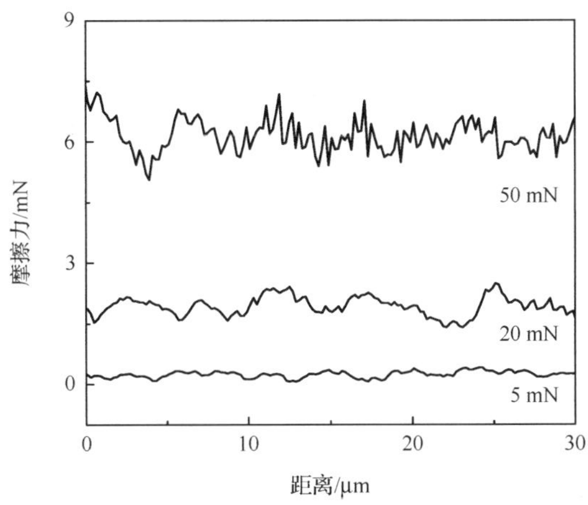

图 12.23　垂直于釉柱中心轴方向上定载划痕摩擦力随载荷变化曲线

定载划痕法向载荷从小到大依次为 5 mN、20 mN 和 50 mN[26,27]

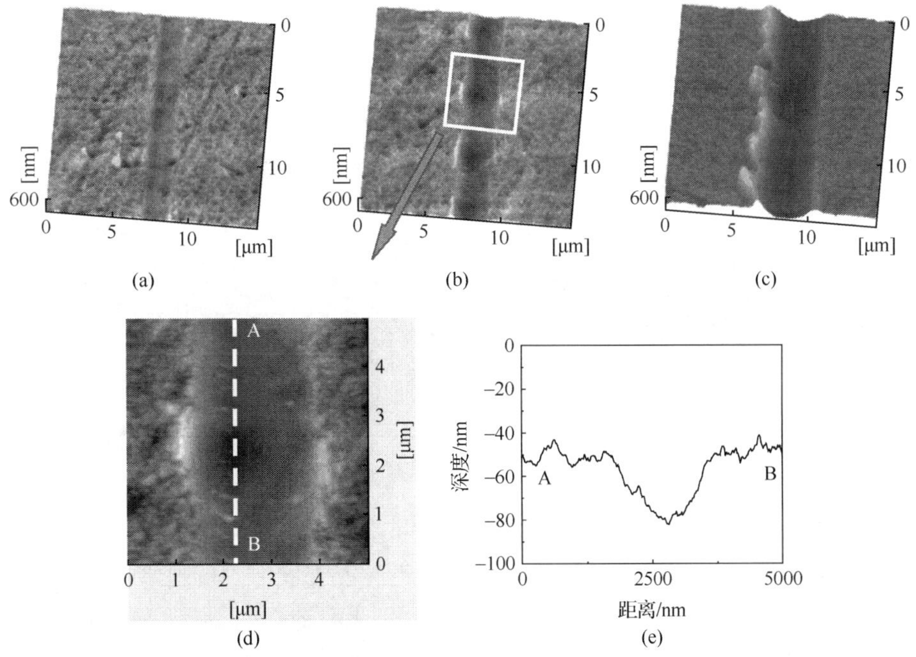

图 12.24　(a)～(c) 垂直于釉柱中心轴方向上与恒定法向载荷 5 mN、20 mN 和 50 mN 所对应划痕的 AFM 图像；(d) 图像(b)的局部放大图；(e) 图像(d)的剖面轮廓图[26,27]

从以上实验结果可以看出，釉间质与釉柱区的摩擦磨损存在着一定的差异，造成这种差异的原因主要是它们之间化学成分与物理结构上的不同。

12.3.2 纳米划痕前后羟基磷灰石颗粒的尺寸变化情况

观察纳米划痕前后羟基磷灰石(HA)颗粒的尺寸变化情况能帮助理解人牙的磨损机理。如图 12.25 所示，原始牙釉质表面的 HA 颗粒平均直径约为 70 nm，这与文献报道相符[25]。当划痕载荷为 0.1 mN 时，HA 颗粒直径减小至约 40 nm；而当载荷增加至 0.5 mN，对应的 HA 颗粒直径约为 20 nm；之后随着载荷的增加，HA 颗粒直径变化不大。可以认为当纳米划痕的法向载荷大于 0.1 mN 后，牙釉质表面 HA 颗粒便已经被压碎。

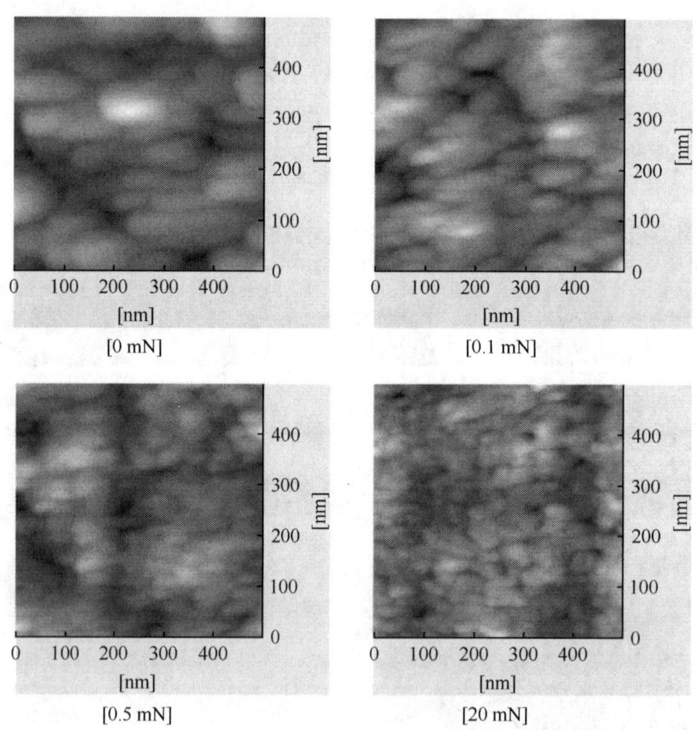

图 12.25 不同载荷划痕作用下 HA 颗粒的 AFM 形貌图[26,27]

文献指出，人牙在正常咀嚼情况下所受的最大接触应力可达到 2.5 GPa[31]，为了验证在正常咀嚼情况下牙釉质表面 HA 颗粒能否发生碎裂现象，有必要计算纳米划痕仪针尖与牙釉质表面的接触压力。利用赫兹接触理论近似计算载荷为 0.1 mN 时牙釉质表面所受的接触压力。赫兹接触压力计算公式如下[32]：

$$P_0 = \left(\frac{6E^{*2}F_n}{\pi^3 R^2}\right)^{\frac{1}{3}} \tag{12.1}$$

$$\frac{1}{E^*} = \frac{1-\nu_1^2}{E_1} + \frac{1-\nu_2^2}{E_2} \tag{12.2}$$

式中，P_0为最大接触压力；E_1 和 E_2 分别为牙釉质与金刚石针尖的弹性模量；F_n为法向载荷；R 为针尖曲率半径；ν_1 和 ν_2 分别为牙釉质和金刚石的泊松比。查阅相关文献[21]可知：E_2 = 1141 GPa，ν_1 = 0.28，ν_2 = 0.07。已知 F_n = 0.1 mN，R = 5 μm，牙釉质的弹性模量 E_1 为 90 GPa，可得最大 Hertz 接触压力 P_0为 1.84 GPa。此接触压力小于人牙在正常咀嚼情况下所受的最大接触压力(2.5 GPa)，这也意味着当咀嚼力足够大时，牙齿表面的 HA 晶体颗粒将会发生碎裂现象。

12.3.3 人工唾液再矿化对受损牙釉质表面 HA 颗粒的修复研究

再矿化是牙釉质从外界环境中吸收矿物质的一个过程。Gao 等[29]研究了再矿化处理对早龋釉质磨损的影响，结果表明再矿化后釉质的硬度和密度明显增加，

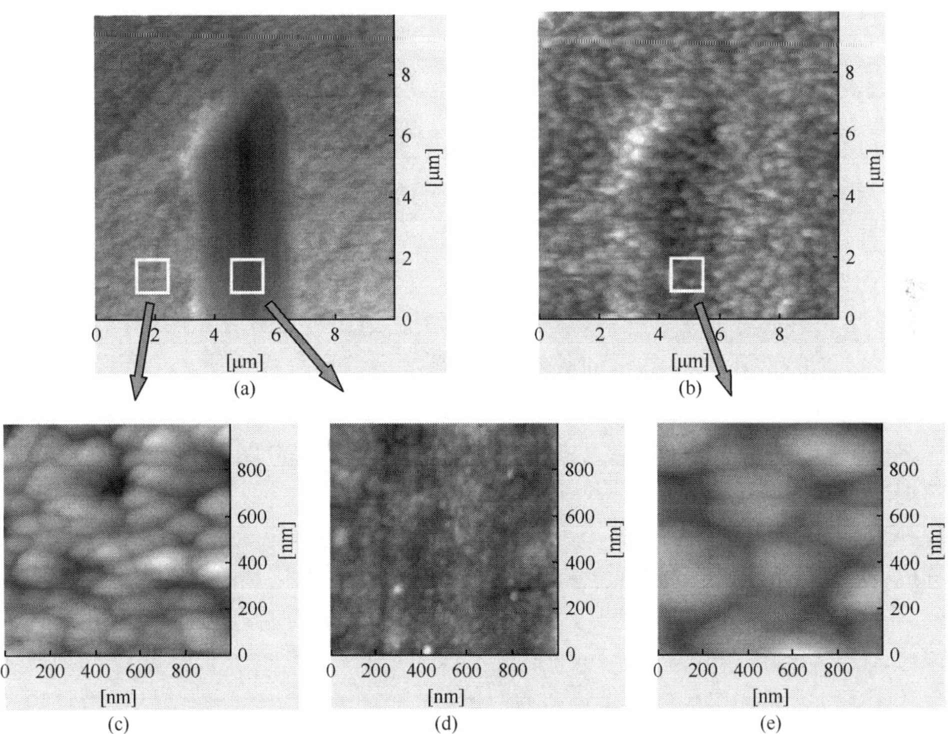

图 12.26(另见彩插) 人牙釉质表面的 AFM 图像[26,27]

(a) 再矿化前的划痕；(b) 再矿化后的划痕；(c) 再矿化前的划痕外的 HA 颗粒；(d) 再矿化前的划痕内的 HA 颗粒；(e) 再矿化后的划痕内的 HA 颗粒

划痕法向载荷为 20 mN，再矿化时间为 12 h

进而在一定程度上改善了牙釉质表面的力学性能。

图 12.26 为人工唾液再矿化前后人牙釉质的 AFM 图像，划痕的法向载荷为 20 mN，再矿化时间为 12 h，矿化时的外部环境温度保持在 37℃。从图 12.26 中可以看出，再矿化后划痕内外牙釉质颗粒均变大，而且划痕也有一定程度的修复。矿化前，纳米划痕外的牙釉质表面的 HA 颗粒的直径大小约为 70 nm。纳米划痕区的 HA 颗粒因为受到较大压应力的作用而发生碎裂，碎裂后的 HA 颗粒直径大小约为 20 nm。经过 12 h 的再矿化处理后，牙釉质表面发生了变化，再矿化后的 HA 颗粒的直径大小约为 200 nm，且纳米划痕内与纳米划痕外的 HA 颗粒大小基本相当，纳米划痕损伤经再矿化处理也变得轻微许多。这说明牙釉质 HA 颗粒在受到外界异物摩擦时，不仅能通过颗粒细化来降低接触压力，防止裂纹的萌生与扩展，而且碎裂后的颗粒还能通过再矿化的方式得到一定程度的修复，这一过程无疑可以大大提高牙釉质的使用寿命，是生物材料一种独特的自适应的降磨方式。

12.4　指甲摩擦学性能的各向异性及其损伤自修复

12.4.1　指甲微观结构的机械性能

指甲是灵长类动物特有的结构，是由位于指骨或趾骨之上的角质板组成，用来保护手指和脚趾的末端。指甲板厚度为 0.5 mm，由于生长过程中形成新的细胞形态，所以指甲生长比较缓慢，每周生长约 1 mm。指甲覆盖在一层充满血管的组织上，因此看上去是粉红色的。

作为一种典型的复合材料，指甲板的角蛋白组织可以分为三层：背层、中间层和腹层。背层较窄，位于指甲的最外层，大概占指甲厚度的四分之一，由扁平的相互重叠的石板状的片层细胞构成，细胞的平面与指甲面平行；较厚的中间层约占指甲厚度的三分之二，其中含有更多的纤维，角蛋白细胞也相对较硬，纤维的取向与指甲的生长方向垂直，且平行于指甲表面，这可以使指甲上产生的裂纹沿横向发展，防止裂纹向指甲内部发展，从而保护甲床、甲基；腹层位于最内层，由软角蛋白构成，厚度最小。Garson 等使用 X 射线微区衍射发现背层和腹层上的纤维取向分别为平行与垂直于生长方向[33]。背层和腹层在中间层的侧边交汇，将中间层包裹起来，防止裂纹从中间层的侧边产生。

图 12.27 是指甲的宏观结构及与周边组织间的关系[34]，背层从贴近指甲的褶皱中起源，而中间层和腹层分别起源于甲基和甲床。指甲中含两种角蛋白：一种是晶体的，另一种是非晶体的。指甲细胞内部的角蛋白纤维是晶态的，由很多独立的蛋白质链构成，这些蛋白质链是卷曲的并且呈螺旋形。它们平行排列并被紧紧地包裹起来形成角蛋白纤维，每个指甲细胞里包含几百个角蛋白纤维。这些纤维被

镶嵌在非晶态的角蛋白内，这种非晶态的角蛋白也称为无定形角蛋白。这类蛋白质中的氨基酸链是随机定位的，它占指甲细胞内角蛋白的一小半。非晶态的角蛋白包裹并保护着纤维，它能帮助调节水分在细胞中的运行。指甲中还含有一定量的油脂，这些油脂只在背层和腹层中存在。这些油脂双层体平行于指甲表面，填充了背层和腹层的细胞间隙。

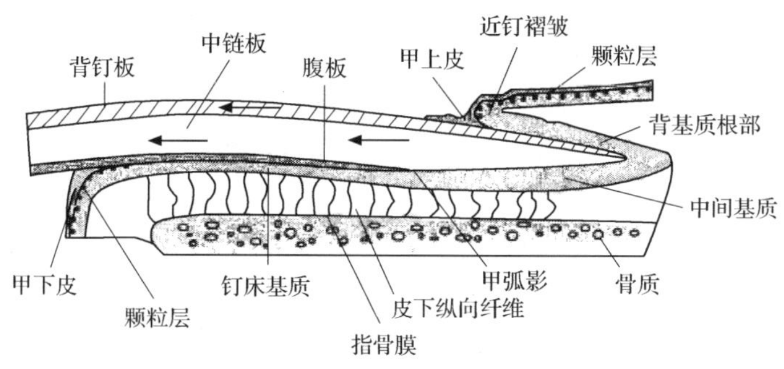

图 12.27　人指甲的纵向剖视图[34]

图 12.28 为指甲横截面自然断面的扫描电镜照片[35,36]，从图中可以看出，指甲由外至内呈现出三层结构：最外层为背层，厚度较小，由扁平的相互重叠的石板状的片层结构构成；较厚的中间层约占指甲厚度的三分之二，其中含有较多的纤维，纤维的取向是横向的，与指甲的生长方向垂直；最内层的腹层最窄。文献使用同步 X 射线微区衍射研究表明背层和腹层的纤维取向为平行和垂直于生长轴的两个方向[34]。

对指甲横截面上进行 EDX 检测，得到中间层和背层的 C、O、N、S 含量如图 12.29所示。通过计算 S 含量百分比，中间层和背层的 S 含量均为 29%～30%，这表明指甲中间层和背层中的二硫键数量大致相同，其稳定性应该比较接近。

在日常生活中，指甲总是在与外界的环境发生接触，因此也容易遭受到大量不同程度的变形和损伤。指甲角蛋白的结构决定了它的力学行为。指甲的撕裂试验表明，沿纵向撕裂指甲所需的力要比横向大些，裂纹的走向曲折并倾斜，不沿纵向扩展。指甲的剪切实验证实指甲的断裂特性是各向异性的[图 12.30(a)]，中间层纵向的断裂韧性(6 kJ/m^2)是横向断裂韧性(3 kJ/m^2)的两倍。由于指甲各层的纤维排布方向不同，它们的力学特性也不同[图 12.30(b)]，中间层表现出明显的各向异性特征，纵向的断裂韧性是横向的四倍，而背层和腹层是各向同性的，断裂韧性比中间层低[37]。Baden 通过弯曲实验发现指甲的弯曲模量为 3～5 GPa，横向和纵向的弯曲模量差异不大，这是因为指甲的背层和腹层是各向同性的，以甲根作为支点，它们能够抵抗大部分的弯曲力[38]。超声速度测量指甲的刚度表明，横向的杨氏模量(4.3 GPa)约为纵向杨氏模量(2.1 GPa)的两倍，这可能是因为指甲的拉

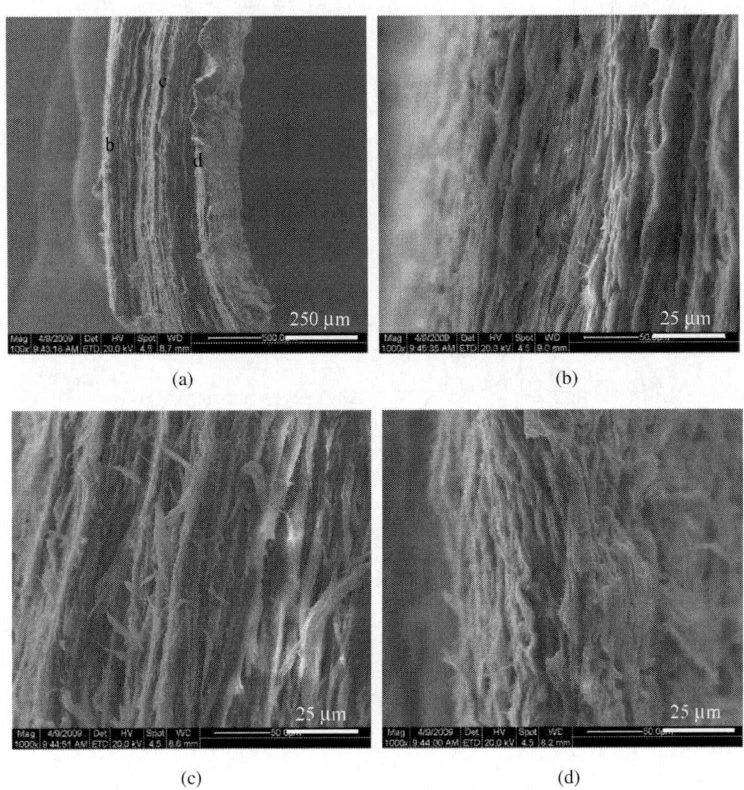

(a)　(b)　(c)　(d)

图 12.28　指甲断面的扫描电镜照片[35,36]

(a) 横截面全貌;(b) 背层;(c) 中间层;(d) 腹层

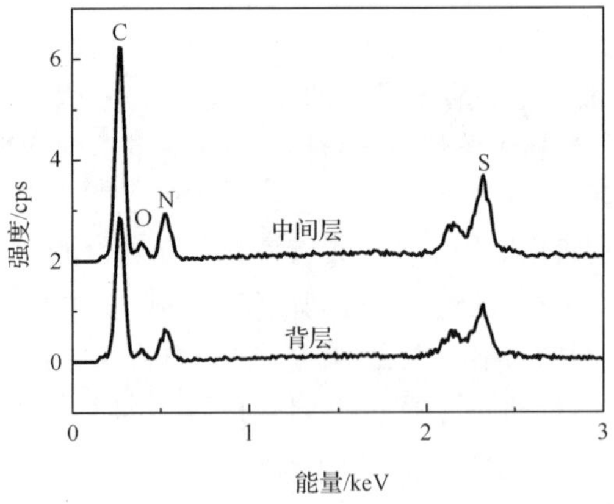

图 12.29　指甲横截面上 EDX 检测结果[36]

伸和压缩特性是由各向异性的中间层控制所致。

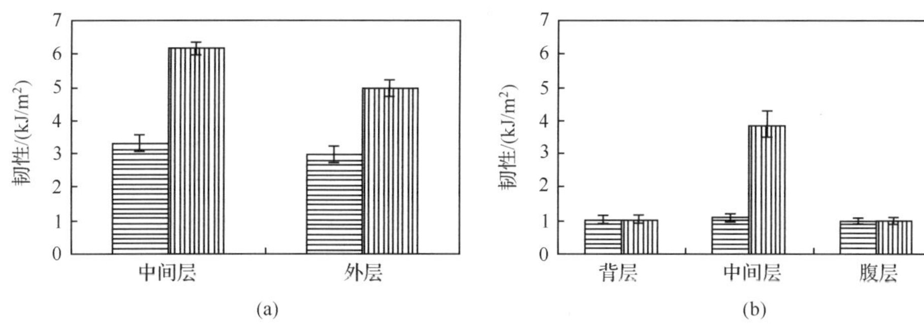

图 12.30　指甲剪切实验结果[37]

(a) 指甲中心和边缘部分沿横向和纵向剪开的平均韧性；(b) 指甲背层、中间层和腹层沿横向和纵向剪开的平均韧性横栅格为横向，竖栅格为纵向

指甲中除了 α-角蛋白、油脂，还含有 7%～25%的水，其含量随空气湿度而变化，指甲板中的平均水含量在冬天明显比夏天低。指甲的水分含量从腹层到背层逐渐减小，而随空气湿度的增大，这个差距也会随之减小。指甲中的水分一般都处于结合状态，与指甲角蛋白的基质以氢键的形式交联。健康指甲的水合程度是影响指甲物理性能最重要的因素，很多研究人员已经对水的影响进行了广泛的研究。将指甲浸泡在水中后，指甲的柔韧性会迅速增大，这可能是水分子破坏了氢键联接使纤维能够自由移动[39]。在不同湿度条件下进行指甲剪切实验，结果表明沿横向和纵向破裂所需功的各向异性在相对湿度 55%时达到最大(如图 12.31)，指甲上的裂纹最容易沿着横向发展，此时指甲中的水分含量与活体指甲的相当，这体现了自然选择的优越性[40]。同时，在不同湿度条件下进行拉伸和扭转实验来测试指甲的杨氏模量和剪切模量，结果表明，随相对湿度的增大，杨氏模量和剪切模量都逐渐减小。湿度的增大对扭转刚度的影响较拉伸刚度大，表明水分更容易影响指甲角蛋白的基质，扭转弯曲比在相对湿度为 55%时最小，此时指甲受到扭转破坏的可能性最小。指甲的维氏硬度对湿度的变化非常敏感，随湿度增大，硬度减小，而当空气湿度大于 55%时，维氏硬度仪产生的压痕更容易发生恢复。

指甲的磨损和划伤并不会威胁到我们的生命，但是会影响到美观，也有可能影响指甲的保护作用。由于指甲的体积很小，不适合在常规的摩擦学设备上进行摩擦学研究，正是由于这种局限性，指甲的摩擦学问题在国内外还没有相关的研究。纳米划痕仪为进行指甲摩擦学性能的研究提供了很好的平台，研究指甲的摩擦学性能，也能够更清楚地认识指甲的性能，指甲某些部分的优异摩擦性能也会为仿生研究提供指导意见。身体的疾病可能导致指甲的形状、结构和外观发生变化，指甲的力学和摩擦性能测试还可能会给疾病的检测带来新的契机。

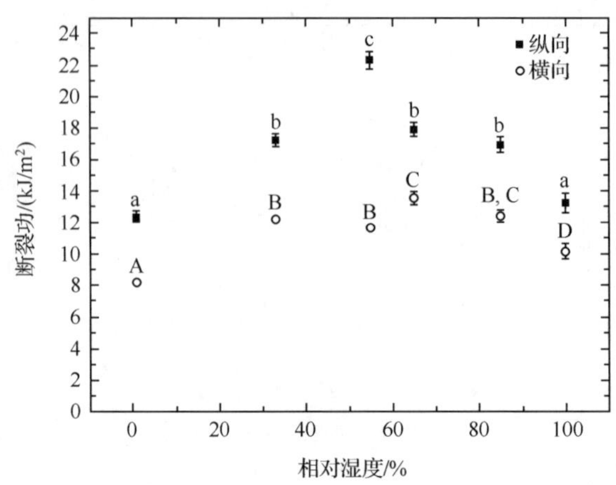

图 12.31 在一系列湿度条件下指甲样品沿纵向和横向破裂所需的功[40]

一般来说，人类组织的机械性能与年龄和性别有关系，为了避免年龄和性别对实验结果的影响，指甲样品是使用指甲剪从 20～25 岁健康男志愿者取得，如图 12.32所示[35,36]。在制样之前将这些材料放在－20℃下冰冻保存，在实验之前将其制成平面试样。指甲平面试样的制备方法分两种：①表面试样，将指甲切成 3 mm×3 mm 的方块，然后使用强力胶粘在塑料块上。先使用 1500＃砂纸在水冷却条件下轻微打磨，然后使用 1 μm 的金刚石抛光膏在水冷却条件下抛光得到平整光滑的表面；②横截面和纵截面试样，使用自凝塑料将样品包埋于钢制模具中，先依次采用 240＃、400＃、600＃、800＃、1200＃砂纸在水冷却条件下间歇打磨至暴露出样品，然后再依次用 2 μm、1.5 μm 和 1 μm 金刚石抛光膏在水冷却条件下抛光得到要求的表面。

为了研究水对指甲力学和摩擦学性能的影响，指甲试样的前处理方法分为三种：①原始试样——不经过任何处理；②水合试样——实验前在蒸馏水中浸泡 10 min；③干燥试样——实验前在真空干燥箱中干燥 12 h。除干燥试样外其余试样在实验前使用蒸馏水冲洗，去除表面污物。

指甲样品在水中浸泡 10 min 后，三种样品的初始硬度[图 12.33(a)]几乎相同。随着放置时间的增加，指甲样品的硬度在最初的 100 min 内迅速增加，200 min后达到稳定值，而这个稳定值也只是相对于当前实验环境而言。相对于初始的硬度值(大约 75 MPa)，指甲表面、横截面和纵截面的维氏硬度稳定值分别增加了 49％、61％和 72％。由于活体指甲会从甲床得到水分补充，其硬度的变化范围会比实验结果小一些。

在真空干燥柜中干燥 12 h 后，这些指甲样品的硬度能够进一步增加到 156 MPa、205 MPa 和 212 MPa[图 12.33(b)]。由于不同的最大压入载荷和测量

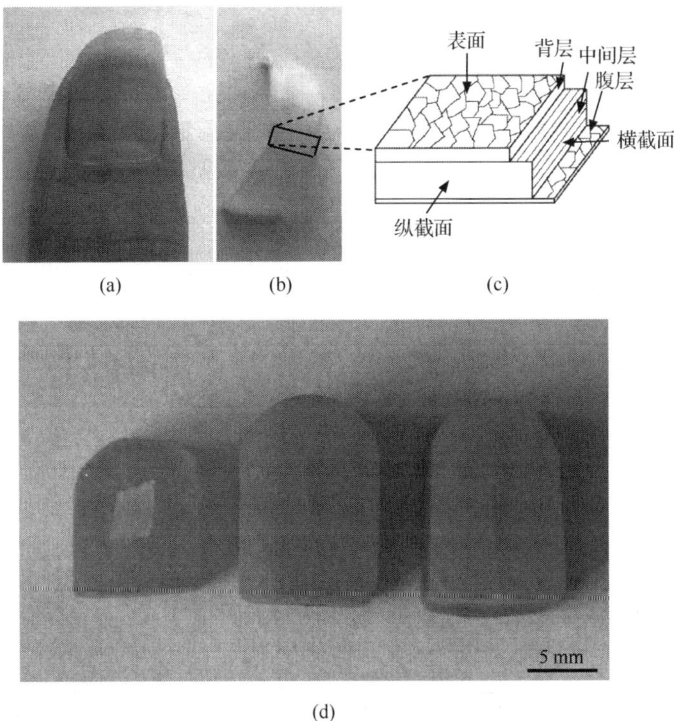

图 12.32　人指甲样品的制备[35,36]

(a) 志愿者的右手大拇指；(b) 剪下的指甲；(c) 指甲分层结构的示意图；

(d) 从左到右依次为指甲表面、横截面和纵截面样品

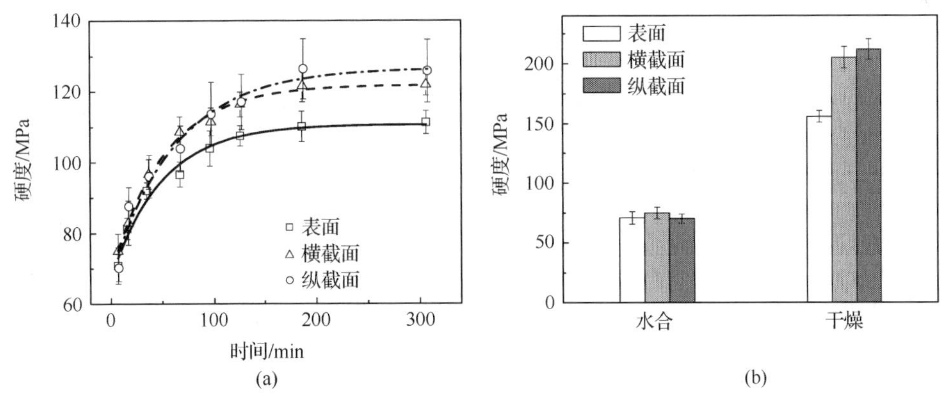

图 12.33　指甲表面、横截面和纵截面上的硬度随水分的变化[35,36]

(a) 指甲的硬度随放置时间的变化；(b) 水合和干燥指甲样品的硬度比较

方式，指甲横截面的维氏硬度要比图 12.33(b)中所示的纳米压痕硬度稍微低

些[41]。因此,水对指甲的机械性能起着很重要的作用,干燥指甲的维氏硬度能够达到水合指甲的 2～3 倍。

12.4.2　指甲的变形恢复特性

指甲在水浸泡后会产生一个什么样的变化呢？从图 12.34 中可以发现,尽管浸泡 300 s 后,所有的压痕都全部恢复,但是压痕的恢复显示出了指甲不同截面的各向异性。指甲表面和横截面的压痕分别能够在 60 s 和 120 s 内完全恢复,这要比指甲纵截面上的压痕恢复快得多。

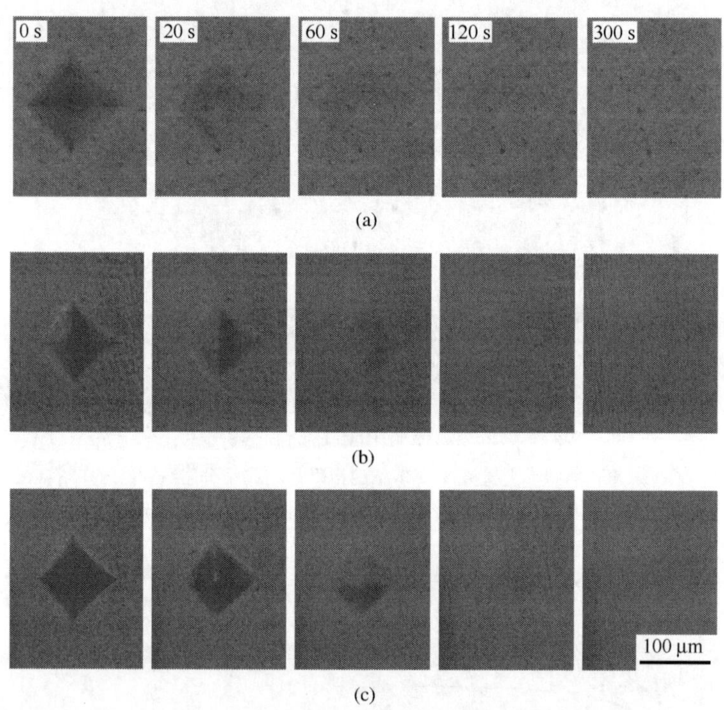

图 12.34　指甲不同截面上的压痕在水中浸泡一定时间后的光镜照片[35,36]

(a) 表面;(b) 横截面;(c) 纵截面

压痕载荷为 1 N

指甲表面样品上载荷为 20 N 的压痕的恢复过程如图 12.35 所示。压痕对角线和压痕深度之比为 7∶1,通过测量计算,估算出最大压痕深度约为 82 μm,尽管压痕深度达到指甲厚度的 15%左右,在水中浸泡 10 min 后压痕几乎完全恢复,只是在压痕中心残留少量的破裂。这个结果表明指甲具有极好的自恢复能力,尤其是在表面。

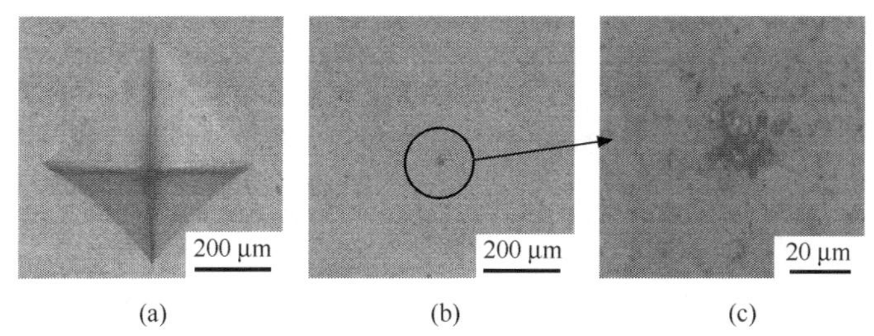

(a)　(b)　(c)

图 12.35　指甲表面上大载荷压痕恢复的光镜照片[35,36]

(a) 20 N 压痕全貌；(b) 浸泡 10 min 后；(c) 压痕中心的剥落

干燥和水合指甲表面及横截面上的压痕暴露在大气中 24 h 后，压痕形貌如图 12.36所示。干燥样品上水分含量明显比大气中低，水分子能够从大气中进入指甲，因此压痕都发生了部分恢复；水合表面样品由于指甲中的水分影响，在压痕产生的同时就发生恢复，放置 24 h 后，压痕轮廓几乎消失，而横截面样品上的压痕暴露在大气中 24 h 后，轮廓依然没有明显变化。对比不同状态的样品可以推断，大气中的水分进入指甲时，压痕会发生一定的恢复。

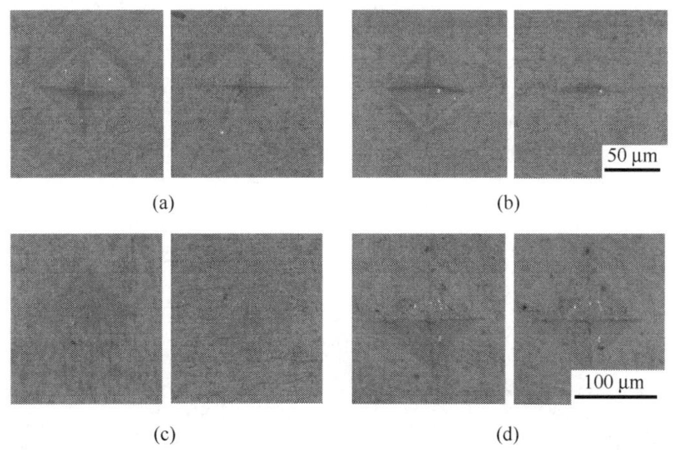

(a)　(b)

(c)　(d)

图 12.36　不同指甲样品上载荷为 1 N 的压痕形貌

(左为原始形貌，右为在大气中放置 24 h 后的形貌)[36]

(a) 干燥表面样品；(b) 干燥横截面样品；(c) 水合表面样品；(d) 水合横截面样品

图 12.37 中的光镜照片展示了指甲不同截面上的划痕在水中的恢复过程。使用表面轮廓仪测量划痕的深度，然后以时间为横坐标制图，如图 12.38 所示。很明显，指甲样品上所有 50 mN 的划痕在水中浸泡 10 min 后都能够完全恢复。此外，划痕恢复速度的不同同样也显示出指甲不同截面的各向异性。指甲表面的划痕最浅，能够在 2 min 内恢复。尽管指甲横截面和纵截面上的划痕深度相近，但是横截

面上的划痕要比纵截面上的划痕恢复得更快。

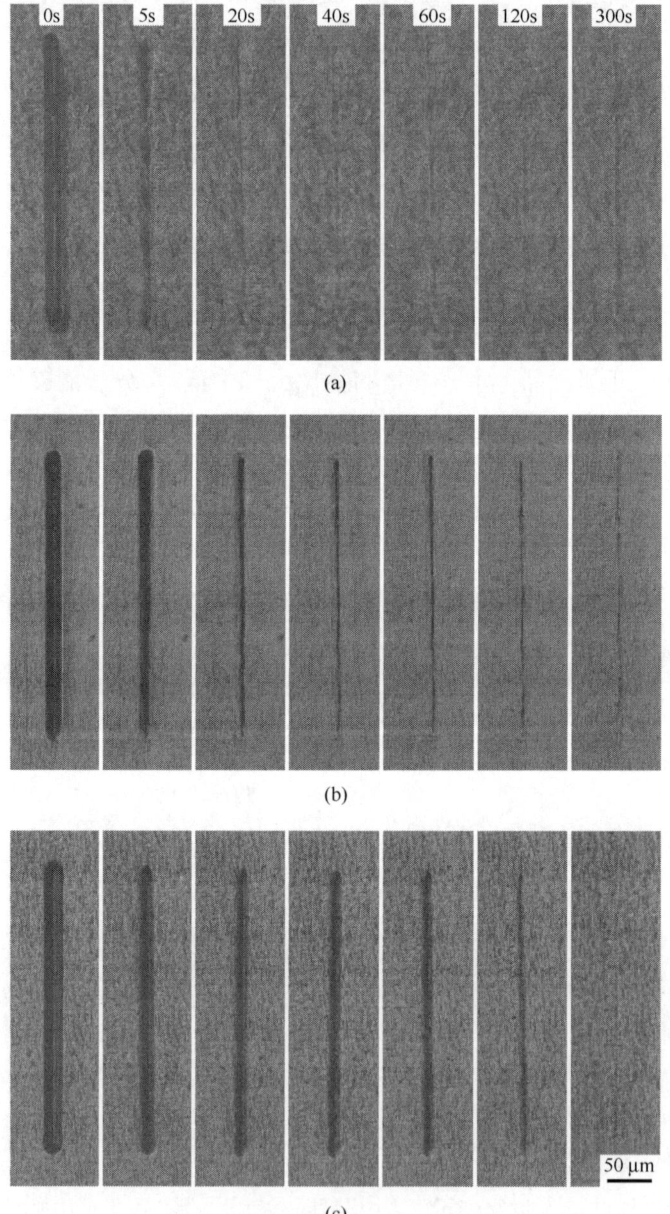

图 12.37　指甲不同截面上的划痕在水中浸泡一定时间后的光镜照片(划痕载荷为 50 mN)[35,36]

(a) 表面;(b) 横截面;(c) 纵截面

指甲的变形恢复特性与其主要成分角蛋白密切相关[35,36]。角蛋白是由高模量的纤维嵌入低模量的黏弹性的基质中形成的复合物。基质中含有两种蛋白质，一种富含半胱氨酸，另一种富含氨基乙酸和酪氨酸。在硬角蛋白中，二硫键能够稳定纤维和富含半胱氨酸的基质，而其他基质的稳定性则要靠氢键。角蛋白浸泡在水中后，水与基质中的交联氢键反应，交联氢键被打开，基质弱化，同时基质的空隙中会吸水发生溶胀。

二硫键是共价键，键能要比氢键强。当施加外力时，二硫键比氢键更难破坏。当施加一定的法向力或剪切力时，基质中的氢键受到拉伸，最后发生断裂，而嵌在基质中的纤维会随基质一起流动。如图12.38所示，尽管卸载后基质中的氢键能够重组，指甲上的压痕和划痕并没有恢复。浸泡在水中以后，水分子逐渐进入并充满基质的间隙。最后，变形回弹及基质溶胀使角蛋白恢复到初始的形状。然而，当剪切力太大，基质的变形和流动不足以抵消时，二硫键将会被破坏，则永久性损伤在指甲上产生。因此，大载荷下的划痕不能够被完全恢复。

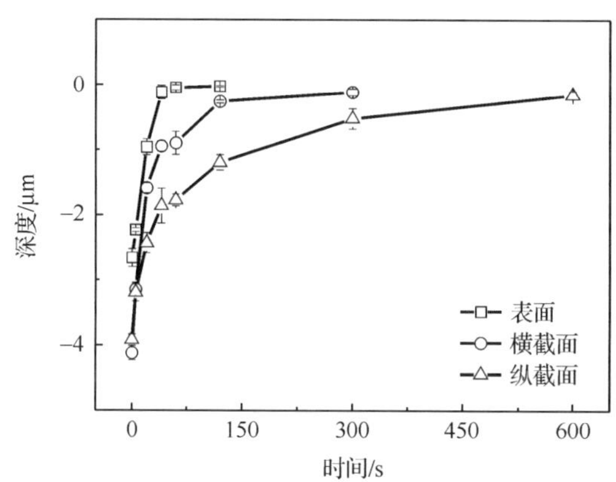

图12.38 指甲不同截面上的划痕的残余深度随浸泡时间的变化曲线[35,36]

浸泡在水中以后，指甲表面的变形恢复最快，而纵截面上恢复最慢。由于指甲表面、横截面和纵截面的微结构不同，划痕过程中材料发生的变形也是不同的。从图12.39(a)可以看出，表面和横截面上的划痕边缘有较多的材料堆积，而纵截面上却几乎没有。图12.39(b)和图12.39(c)分别是三种样品上的划痕在水中浸泡5 s和20 s后的轮廓图。浸泡在水中以后，表面上的划痕底部轮廓逐渐圆滑，而边缘隆起逐渐消失，由于指甲背层为片层状结构，则可推断，表面上的变形受到水的影响时，基质弱化以后底部发生回弹的同时，周围的片层结构也起到拉拽的作用，而且表面划痕最浅，约为其他两个截面上的65%，故恢复速度最快。对于横截面上的划痕，在水的作用下，基质溶胀和底部回弹导致划痕逐渐减小，而由于划痕平行于纤维排布的方向，在变形过程中发生错位的纤维在恢复的过程中也起到了一定的作用。纵截面上的纤维取向是垂直于试验表面的,因此在恢复的过程中,只有基质溶胀和底部回弹在起作用,恢复速度最慢。此外,文献报道水垂直于纤维排布方向进入羊毛和犀牛角的速度明显大于沿着纤维排布方向进入[42]。由于指甲中间层上纤维平行于指甲表面而垂直于生长方向排布,因此,水进入横截面的速度要远大于纵截面的速度。基于上面的结果和讨论,指甲上的变形恢复在不同截面上表现出各向异性归根结底是由于指甲特殊的微结构,从而造就了指甲表面和横截面快速的恢复能力。

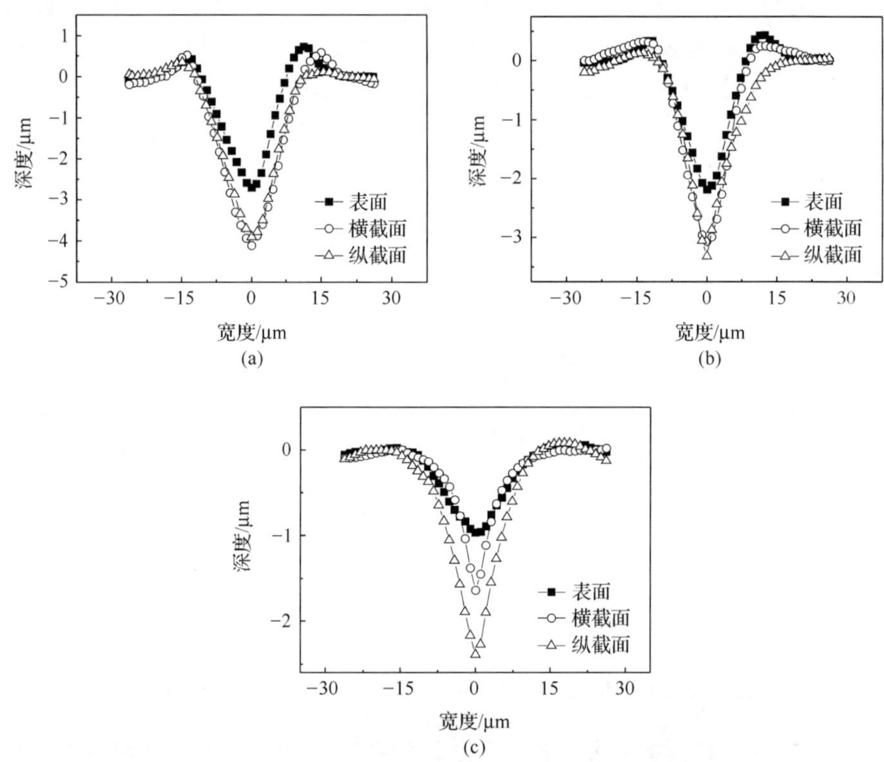

图 12.39　指甲不同截面上 50 mN 划痕轮廓在浸泡过程中的变化[36]

(a) 初始状态;(b) 浸泡 5 s 后;(c) 浸泡 20 s 后

如图 12.40,随着载荷从 50 mN 增加到 100 mN,原始指甲横截面样品上的划痕深度也从 3.6 μm 增加到 6.1 μm。在水中浸泡 10 min 后,50～70 mN 的划痕几乎完全恢复,而那些更高载荷下的划痕都残留一定的深度。图 12.40 中插入的光镜照片表明,尽管在水中浸泡 1 h,80 mN 的划痕也不能够完全恢复。结果表明,在当前实验条件下,80 mN 是在原始指甲样品上形成永久性损伤的临界划痕载荷。相对于压痕而言,指甲似乎更容易被划痕损伤。

对于不同截面上的划痕,恢复的临界载荷不同,如图 12.41 所示。将样品浸泡

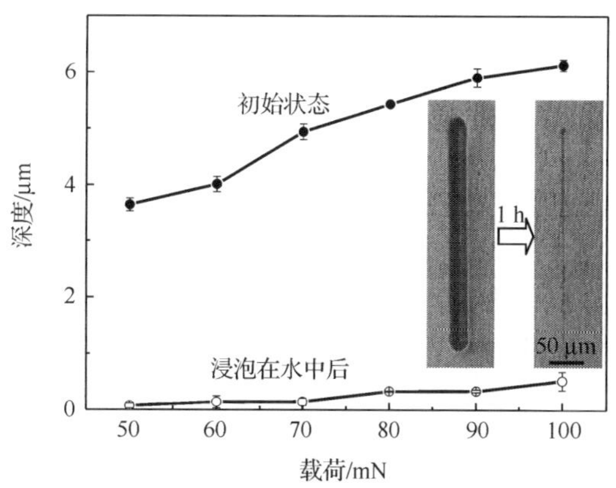

图 12.40　浸泡在水中 10 min 后，指甲横截面上划痕的残余深度随划痕载荷增大而增大[35,36]
插入的光镜照片显示，即使浸泡在水中 1 h，载荷为 80 mN 的划痕也不能完全恢复

在水中 10 min 后，表面的变载划痕约有 3/4 完全恢复，即临界载荷为 75 mN [图 12.41(a)]，而横截面上平行和垂直于纤维方向的划痕开始不能完全恢复的载荷分别为 65 mN 和 75 mN[图 12.41(b)、(c)]。图 12.42 中这些划痕的摩擦系数在加载后期会发生小幅跳跃，而发生跳跃处的载荷与每条划痕的临界载荷是一一对应的。在材料发生破坏时接触面由光滑变为粗糙，同时划痕深度的突然增大产生更大的滑动阻力，因此，在开始发生材料破坏的载荷处，摩擦系数会发生小幅跳跃。尽管对于不同的样品，临界载荷可能不同，但是从摩擦系数的波动可以轻易地判断出发生材料破坏的临界载荷。

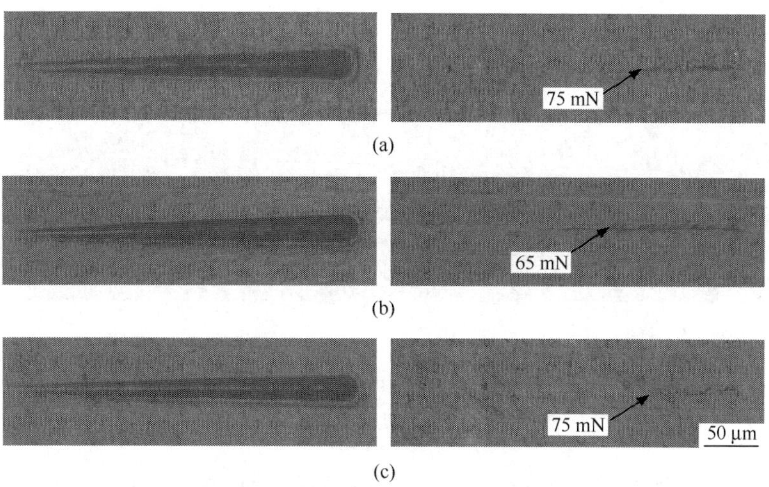

图 12.41　指甲不同截面上载荷为 0～100 mN 的变载划痕及浸泡 10 min 后的形貌[36]
(a) 表面；(b) 横截面上平行于纤维方向；(c) 横截面上垂直于纤维方向

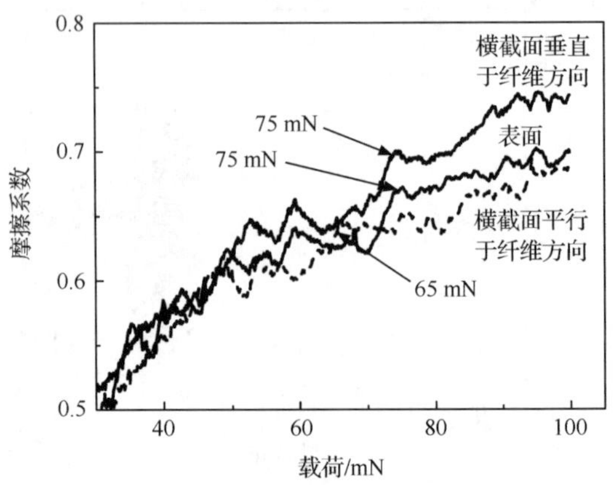

图 12.42　指甲表面和横截面上划痕的摩擦系数随载荷的变化曲线[36]

12.4.3　角蛋白材料损伤自修复

指甲和鸡爪分别是由 α-角蛋白和 β-角蛋白组成的，它们在功能上具有相似性，主要用于保护、搜索和抓紧，在执行这些工作时，都会受到不同程度的外力及损伤。

从图 12.28 和图 12.43 中可以明显看出它们具有不同的显微结构。指甲是由三层不同的结构组合而成，而由鸡爪断面的扫描电镜照片(图 12.43)可见，外层由片状结构搭接而成，这与 Bonser 的推论一致，逐渐往内层，片状结构减少，最终呈现无序结构[43]。指甲和鸡爪横截面上不同位置的 EDX 能谱结果如图 12.44 所示，指甲背层和中间层上 S 含量相近，而鸡爪从外至内的 S 含量逐渐减小。

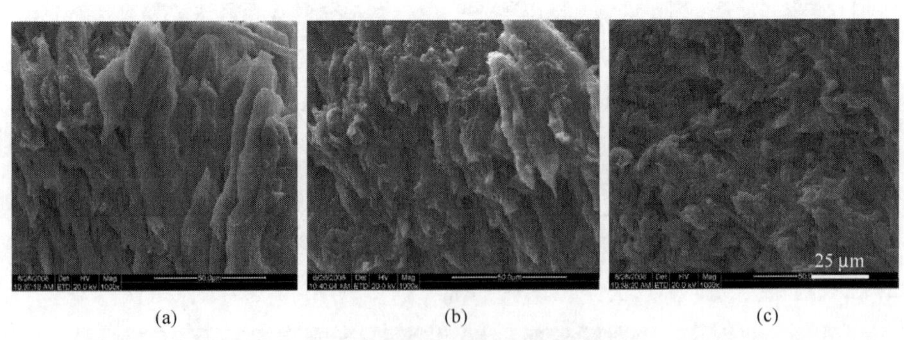

图 12.43　鸡爪断面的扫描电镜照片[36]

(a)～(c)为从外至内

图 12.45 为鸡爪从外至内硬度和弹性模量变化曲线，鸡爪从外至内，硬度从 185.95 MPa 减小到 98.91 MPa，减小接近一半，而弹性模量从 3.67 GPa 降低到 1.71 GPa，减小超过一半，这说明鸡爪角蛋白的力学性能变化与其结构相符。指

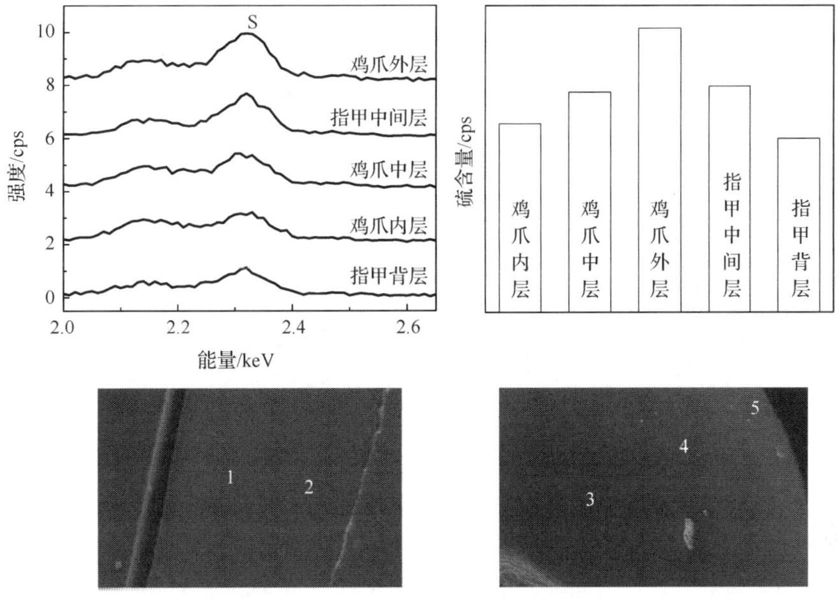

图 12.44　指甲和鸡爪上 S 元素的 EDX 能谱图[36]

1. 指甲背层；2. 指甲中间层；3～5. 鸡爪从内到外

甲背层上的 S 元素含量与中间层上相近，因此指甲背层和中间层硬度差异不大，而鸡爪从外至内的 S 含量逐渐减小，与硬度变化规律一致，该结果验证了 S 元素是影响角蛋白材料硬度和稳定性的重要因素。

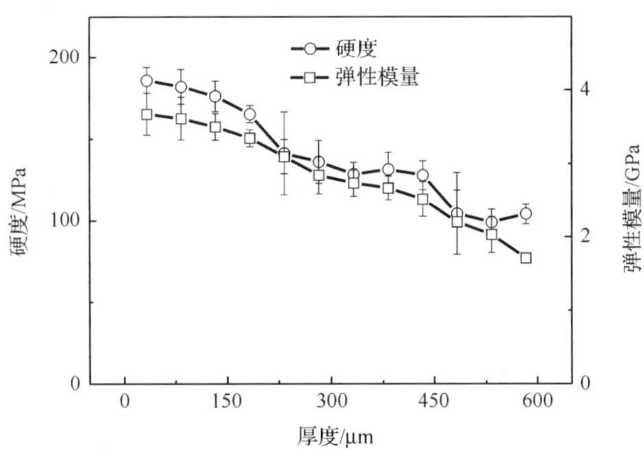

图 12.45　鸡爪横截面上从外至内的硬度和弹性模量逐渐减小[36]

考察鸡爪的整体结构，鸡爪外壳与中间的骨头仅通过一层很薄的膜连接，鸡爪横截面上硬度和弹性模量从外到内逐渐减小，外层用以抵抗变形和破坏，内层起到缓冲的作用，有效地承受并传递力。而指甲与指骨之间还有一层真皮，这层真皮可以起到缓冲作用，同时搜索和抓紧时指甲受力比鸡爪小，指甲只需要起到抵抗不大的外力作用，因此其力学性能并没有表现出明显的阶梯变化。

图 12.46(a)、(b)分别为指甲和鸡爪横截面上压痕恢复的光镜照片，浸泡在水中，指甲上的压痕能够在 5 min 内完全恢复，而鸡爪上的压痕则在 30 min 时才完全恢复，恢复时间达到指甲的 6 倍。

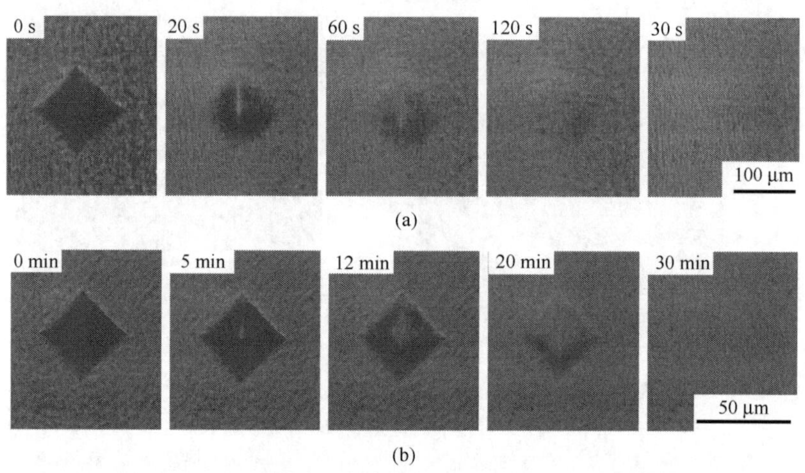

图 12.46　载荷为 1 N 的压痕浸泡在水中的恢复光镜照片[36]
(a) 指甲横截面；(b) 鸡爪横截面

两种角蛋白的恢复时间的差异可能由以下原因导致：第一，指甲具有很强的透水性，水能快速进入指甲中，而鸡爪结构致密，水分进入速度较慢，因而水进入指甲的速度大于进入鸡爪的速度，导致其变形恢复速度有一定的差异；第二，指甲中的纤维呈有序排列，基质吸水弱化后，纤维的回弹和拉拽会对变形恢复起到促进作用，而鸡爪外层的片层结构垂直于横截面，且内层表现为无序结构，不能明显促进变形恢复。

12.5　仿生摩擦学

仿生的基本理念是在自然界中寻找灵感，然后应用于技术中。仿生摩擦学(或摩擦学仿生)属于机械仿生范畴，是机械、材料、生命科学等多学科交叉渗透的产物。从科学内涵看，研究内容涉及认识理解生物表面润湿、黏附、摩擦、润滑、磨损的生物学机理和实现不同工况下的仿生设计等。从研究对象看，包括了固-固界面、固-液界面和固-气界面间的摩擦磨损作用。目前，仿生摩擦学研究发展很快，研究领域不断拓宽，正在面临技术的全面革新。

12.5.1　仿生摩擦学概述

仿生学作为一种方法学，很难追溯它的起源。现代仿生学以1960年在美国俄亥俄州代顿市召开的全美第一届仿生学研讨会为标志，美国空军的Jack Steele创造了仿生学(bionics)一词。仿生的核心是研究、理解和学习自然系统并进行技术创新；仿生的内涵包括研究自然系统的结构与功能、过程与控制等关系，建立技术系统与自然系统的相似性原则，基于自然系统的工作原理设计技术系统，以及技术系统的物理实现四个方面。到目前为止，仿生学已经获得了许多重大突破。例如，运动与控制仿生方面，鸟类翅膀剖面的飞机翼型和基于墨鱼运动原理的喷气推进已经成为现代飞行器设计的基础，而微型扑翼飞行器和仿生鱼正在得到大力发展；化学与材料仿生方面，基于昆虫感受器的传感技术、基于蜘蛛喷丝部位结构的挤出技术、基于沙漠甲虫鞘翅表面形态的集水技术和基于沙丘构形的燃烧稳定技术也为解决关键工程问题发挥着核心作用；在摩擦学仿生方面，基于鲨鱼皮表面形态的减阻结构已经用于游泳运动员的服装设计，基于猫爪结构及功能的仿生轮胎在德国已经开始应用，基于土壤洞穴动物表面特点及功能的防粘和减阻技术和基于壁虎形态的附着技术也为其广泛的工业应用展示了良好的前景。

12.5.2　人体仿生学

随着人体的老龄化，关节有可能会失去正常功能。例如，髋关节常会产生高龄股骨颈骨折、退行性骨关节炎，或者因为外力创伤、股骨头缺血性坏死、类风湿性关节炎使髓关节受损、产生股骨头肿瘤等。人工全髋关节置换术已经成为目前治疗由终末期髋关节疾病引起的髋关节畸形、疼痛、活动障碍等情况的最佳和最常用的手术方式。如图12.47所示，全人工髋关节组成可分成四大部分：髋臼外帽、髓臼内衬、股骨头及股骨柄[44]。人工关节主要还包括膝关节、踝关节、肘关节、腕关节和肩关节等。人工关节的摩擦、磨损失效主要发生在关节副的滑动连接界面和人工关节与人体骨的固定连接界面。

1938年，英国Philip Wiles采用不锈钢的臼杯与股骨假体，采用螺钉固定髋臼假体，螺栓将股骨头假体固定于股骨颈，实施全球第一例全髋关节置换。1958年，英国的Chamley发现聚四氟乙烯的优异性能，并成功应用于髋臼材料，和金属股骨头匹配制成低摩擦的人工关节。至1963年，超高分子量聚乙烯(UHMWPE)被引入，其具有低的摩擦系数和磨损率、良好的机械性能及生物相容性，磨损寿命可达15～20年，基本上解决了人工关节对运动副的摩擦学需求，成为30年来各类人工关节的基本材料配副。近几年来，随着生物医用材料的发展，髋关节材料的种类越来越多，功能也越来越完善，如今应用于人工关节的材料主要有金属材料、有机高分子材料、陶瓷材料和碳质材料等。目前投入应用的人工髋关节髋臼杯多采

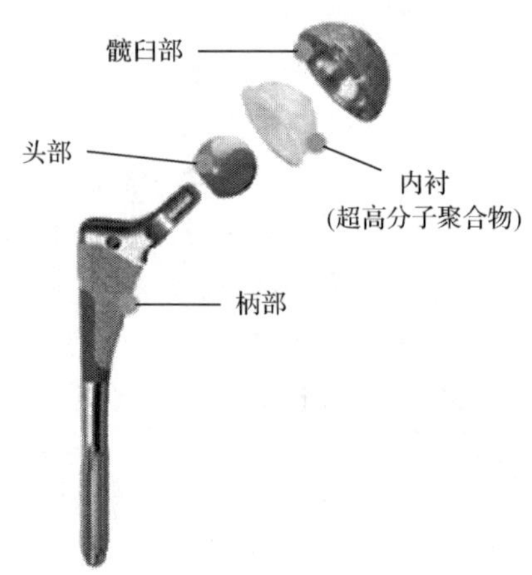

图 12.47　人工髋关节结构图[44]

用聚乙烯材料，关节头则基本使用各种合金，如钛合金、钴铬钼等[45]。但是聚乙烯材料的耐磨性较差，容易导致骨溶解吸收、假体松动。近年来又出现了金属-金属、金属-陶瓷、陶瓷-陶瓷等配副的假体，这几种配副具有较好的耐磨性。

心脏是人体最重要的器官，直接关系到生命安全。人工心脏瓣膜是指可植入心脏内代替心脏瓣膜，具有天然心脏瓣膜功能的人工器官。当心脏瓣膜病变严重而不能采用瓣膜分离手术或修补手术来恢复或改善瓣膜功能时，则需采用人工心脏瓣膜置换术。人造心脏瓣膜主要分为两大类：机械瓣膜和生物瓣膜。生物瓣膜是由经过化学处理的动物组织制成，它们不需要经常应用抗凝血治疗，但它们的耐久性通常限制在 10～15 年。钙化、瓣叶的疲劳及柔软的小叶在它们的人造支撑结构上的摩擦、磨损，使这些经过化学处理的瓣膜使用寿命较低。我国机械瓣膜使用量在 90%以上，生物瓣膜的使用量不到 10%。

人工心脏瓣膜的基本结构可以分为瓣架、瓣叶(阀体)和缝合环三个部分。机械瓣膜的瓣架构成人工心脏瓣膜的基本形态，由瓣环和支撑、控制瓣叶(阀体)运动的瓣柱或铰链组成，用不锈钢、钛及其合金、Co-Cr 合金或者热解碳制造[46]。机械瓣的瓣叶(阀体)起着阀门的作用，其开启、关闭控制血液单向流动，通常用热解碳制造，也有一些瓣膜用硅橡胶或聚乙缩醛制造。缝合环是一层编织物材料，用来把人工心脏瓣膜固定在心脏的瓣环上，心脏的瓣环是坚韧的纤维组织，通过手术缝合把缝合环和心脏的瓣环组织紧密缝合在一起，实现人工心脏瓣膜在人体内的植入。缝合环使用的材料一般为涤纶或聚四氟乙烯编织物。

良好的机械耐久性能、血流动力学性能及生物相容性是人工心脏瓣膜的基本要求。自 1960 年开始施行人工心脏瓣膜置换术以来，已经有上百万的患者进行了瓣膜置换术。50 多年来，世界上先后设计了许多人工心脏瓣膜，但是现在作为商品在临床上广泛使用的人工机械心脏瓣膜只有 10 多种。疲劳磨损是人工机械心脏瓣膜损坏的主要原因之一。人工心脏瓣膜要在人体内服役 25 年或者更长，由于正常人的瓣膜一般每分钟关闭 72～80 次，瓣膜叶片每天拍打瓣架超过 1.15×10^5 次，25 年拍打 10 亿次，这会使瓣膜材料承受极大的疲劳应变，因此人工心脏瓣膜材料应该具有优异的耐磨性和疲劳强度。

此外，人工机械心脏瓣膜生物学性能不足也会导致瓣膜功能衰坏。人体环境和人工心脏瓣膜材料之间的生物化学作用，可能使人体局部环境发生变化而导致瓣膜失效，如血栓的形成和栓塞、机械应力对血液成分的破坏——溶血、机械应力对内层的破坏、组织过度增生、感染等。

材料疲劳磨损和生物学反应共同作用也会导致瓣膜衰坏。由于瓣叶(阀体)和瓣架之间相互作用发生磨损，除了有可能使瓣膜结构损坏，磨损产生的磨屑也常常引发人体宿主组织的一些负面反应(如炎症反应和免疫反应)，这些反应能够引起红细胞的聚合，可以激活凝血过程，促进白细胞、巨噬细胞的活化，在严重情况下甚至使巨核吞噬细胞在磨损颗粒表面积聚，促使凝血反应的进行，导致瓣膜附近形成血栓、炎症等。

12.5.3 动植物仿生研究

鲨鱼是海洋中游泳速度最快的生物之一，拥有极佳的减阻能力。鲨鱼体表面覆盖着一层独特的盾鳞，具有肋条形状的表面结构，盾鳞的长度通常为 100～200 μm，肋条间的宽度为 50～100 μm，其形态因鲨鱼种类和身体部位而异[47]。盾鳞上的这种肋条结构能够优化鲨鱼体表流体边界层的流体结构，控制和延迟紊流的发生，从而有效地减少水体阻力，降低能量依赖和消耗，获得极高的游速。研究表明：在高速流体流动状况下，盾鳞肋条结构表面的减阻效果达 8%；同时，鲨鱼的盾鳞还具有良好的防污功能，紧密有序排列的盾鳞以及分泌的黏液使鲨鱼体表具有较低的表面能和亲水性，能够有效防止海洋污损生物的附着[48]。鲨鱼皮表面形态及其流体力学效应是非光滑表面减阻的一个良好例证。鲨鱼皮的减阻功能被人们用做流体减阻技术研究与开发的效仿对象。

在过去 20 年中，学者们主要研究如何实现减阻，在图 12.48 中用扫描电镜观察了鲨鱼皮的微观结构，通过对其微观结构的分析，在图 12.49 中制定出一个制作人工仿生鲨鱼皮的流程图[49]。先对鲨鱼皮进行预处理，保持鲨鱼皮结构及其强度，满足后续工艺要求，包括固定—清洗—化学固定—漂洗—脱水—干燥等步骤；然后制备弹性阴模板，利用软刻工艺中的软膜成型技术制备硅橡胶弹性阴模板，最后制成减阻复合鲨鱼皮模型，如图 12.50 所示。

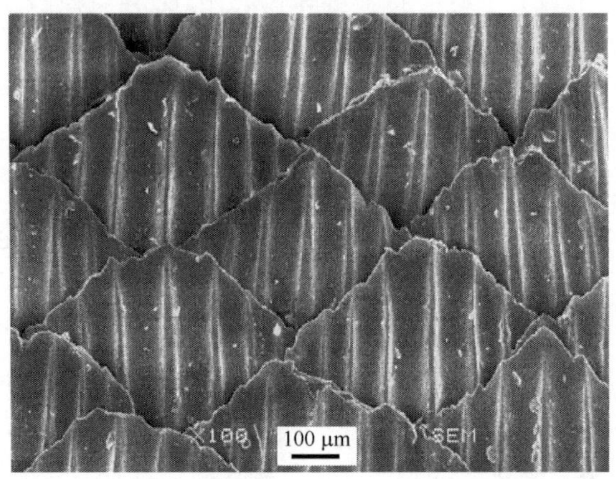

图 12.48　鲨鱼皮的扫描电镜图片[49]

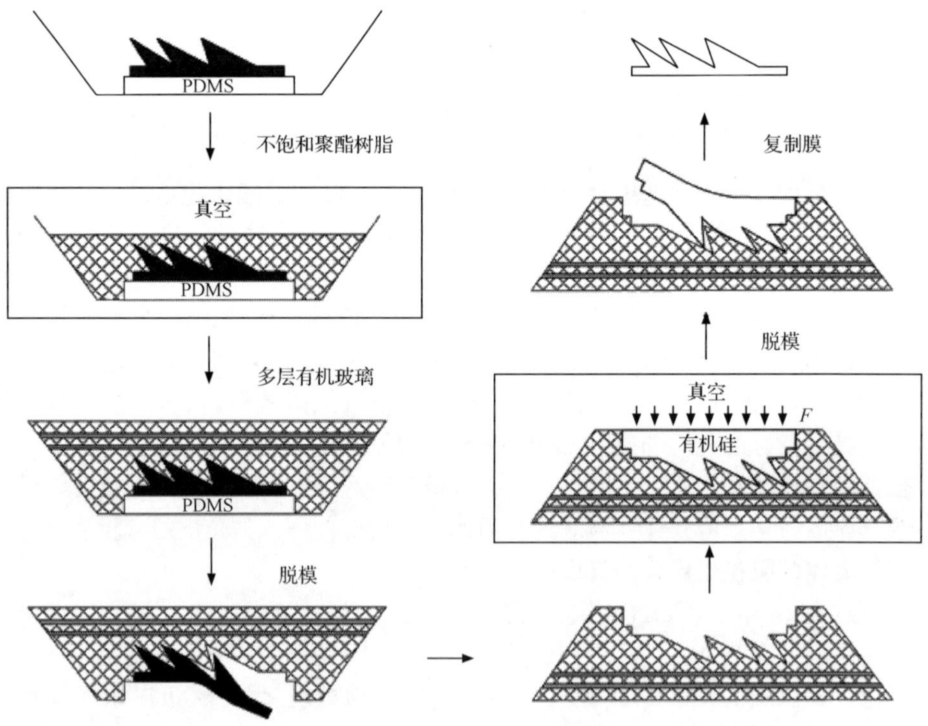

图 12.49　人工仿生鲨鱼皮的制作流程[49]

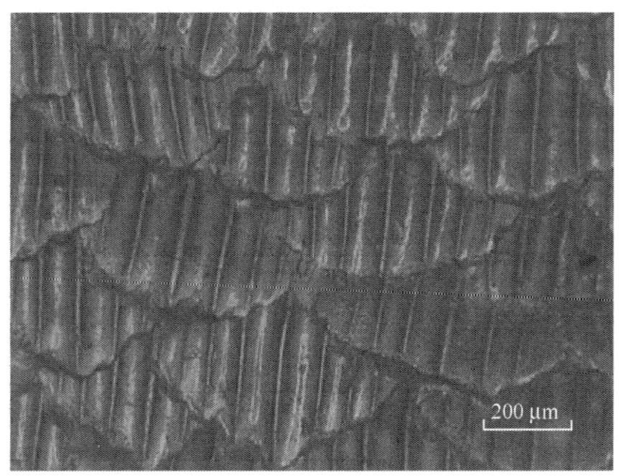

图 12.50　鲨鱼皮模型的扫描电镜图片[49]

参 考 文 献

[1] Dowson D. History of Tribology. UK: Professional Engineering Publishing Limited, 1998.

[2] Crocketta R, Roos S, Rossbach P, et al. Imaging of the surface of human and bovine articular cartilage with ESEM and AFM. Tribology Letters, 2005, 19(4): 311-317.

[3] 于世凤. 口腔组织病理学. 北京:人民卫生出版社,2000.

[4] 郑靖. 牙齿的摩擦学特性研究. 成都:西南交通大学博士学位论文,2004.

[5] Li W, Qu S X, Zhou Z R. Reciprocating sliding behaviour of human skin in vivo at lower number of cycles. Tribology Letters, 2006, 23(2): 165-170.

[6] 周仲荣. 关于我国生物摩擦学研究的思考. 机械工程学报,2004,40(5):7-10.

[7] 李炜, 郑靖, 屈树新,等. 关于皮肤摩擦学特性的研究. 润滑与密封,2004, (2):105-109.

[8] 李炜. 皮肤的往复滑动摩擦特性研究. 成都:西南交通大学博士学位论文,2007.

[9] Watson J D, Crick F H. Molecular structure of nucleic acids: Molecular structure of nucleic acids: a structure for deoxyribose nucleic acid. a structure for deoxyribose nucleic acid. Nature, 1953, 171: 737-738.

[10] Hansma H G, Vesenka J, Siegerist C, et al. Reproducible imaging and dissection of plasmid DNA under liquid with the atomic force microscope. Science, 1992, 256: 1180-1184 .

[11] Lyubchenko Y L. Preparation of DNA and nucleoprotein samples for AFM imaging. Micron, 2011, 42(2): 196-206.

[12] Severin N, Dorn M, Kalachev A, et al. Replication of single macromolecules with graphene. Nano Letters, 2011, 11(6) : 2436-2439.

[13] Rief M, Clausen-Schaumann H, Gaub H E. Sequence-dependent mechanics of single DNA molecules. Nature Structural & Molecular Biology, 1999, 6(4): 346-349.

[14] Cui S X, Yu J, Kühner F, et al. Double-stranded DNA dissociates into single strands when dragged into a poor solvent. Journal of the American Chemical Society, 2007, 129: 14710-14716.

[15] Kasianowicz J J, Brandin E, Branton D, et al. Characterization of individual polynucleotide molecules

using a membrane channel. Proceedings of the National Academy of Science of the United States of America, 1996, 93:13770-13773.

[16] Min S K, Kim W Y, Cho Y, et al. Fast DNA sequencing with a graphene-based nanochannel device. Nature Nanotechnology, 2011, 6:162-165.

[17] Gebeshuber I C. Biotribology inspires new technologies. Nanotoday, 2007, 2(5):30-37.

[18] Autumn K, Liang Y A, Hsieh T, et al. Adhesive force of a single gecko foot-hair. Nature, 2000, 405: 681-685.

[19] Geim A K, Dubonos S V, Grigorieva I V, et al. Microfabricated adhesive mimicking gecko foot-hair. Nature Materials, 2003, 6(18):1-3.

[20] Yu J, Chary S, Das S, et al. Gecko-inspired dry adhesive for robotic applications. Advanced Functional Materials, 2011, 21(16):3010-3018.

[21] Hazel J, Stone M, Grace M S, et al. Nanoscale design of snake skin for reptation locomotions via friction anisotropy. Journal of Biomechanics, 1999, 32:477-484.

[22] Round F E, Crawford R M, Mann D G. Diatoms: Biology and Morphology of the Genera. Cambridge: Cambridge University Press, 1990.

[23] Gebeshuber I C, Crawford R M. Micromechanics in biogenic hydrated silica: hinges and interlocking devices in diatoms. Proceedings of Institution of Mechanical. Engineers. Part J—Journal of Engineering Tribology, 2006, 220(8):787-796.

[24] Yakou T, Sakamoto S. Abrasive properties of bamboo. Japanese Journal of Tribology, 1993, 38: 49-497.

[25] Habelitz S, Marshall S J, Marshall G W, et al. Mechanical properties of human dental enamel on the nanometre scale. Archives of Oral Biology, 2001, 46:173-183.

[26] Zheng S Y, Zheng J, Gao S S, et al. Investigation on the microtribological behaviour of human tooth enamel by nanoscratch. Wear, 2011, 271:2290-2296.

[27] 郑上尧. 基于纳米划痕的人牙釉质微观摩擦学行为及其再矿化修复研究. 成都:西南交通大学硕士学位论文,2010.

[28] Guidoni G, Swain M, Jager I. Enamel: from brittle to ductile like tribological response. Journal of Dentistry, 2008, 36:786-794.

[29] Gao S S, Huang S B, Qian L M, et al. Wear behavior of early carious enamel before and after remineralization. Wear, 2009, 267:726-733.

[30] Ge J, Cui F Z, Wang X M, et al. Property variations in the prism and the organic sheath within enamel by nanoindentation. Biomaterials, 2005, 26:3333-3339.

[31] He L H, Swain M V. Understanding the mechanical behaviour of human enamel from its structural and compositional characteristics. Journal of the Mechanical Behavior of Biomedical Materials, 2008, 1: 18-29.

[32] Johnson K L. Contact Mechanics. Cambridge:Cambridge University Press,1985.

[33] Garson J C, Baltenneck F, Leroy F, et al. Histological structure of human nail as studied by synchrotron X-ray microdiffraction. Cellular Molecular Biology, 2000, 46(6):1025-1034.

[34] Spearman R I C. The physiology of the nail//Jawett A. The Physiology and Pathophysiology of the Skin. New York:Academic Press,1978.

[35] Wei P, Qian L M, Zheng J, et al. Effect of water on the mechanical and frictional behaviors of human

fingernails. Tribology Letters, 2010, 38: 367-375.

[36] 魏鹏. 指甲的微观力学和摩擦学性能研究. 成都:西南交通大学硕士学位论文,2010.

[37] Caputo R, Gasparini G, Contini D. A freeze-fracture study of the human nail plate. Archives of Dermatological Research, 1982, 272:117-125.

[38] Baden H P. The physical properties of nail. Journal of Investigative Dermatology, 1970, 55:115-122.

[39] Finlay A Y, Prost P, Keith A D, et al. An assessment of factors influencing flexibility of human fingernails. British Journal of Dermatology, 1980, 103:357-365.

[40] Farran L, Ennos A R, Eichhorn S J. The effect of humidity on the fracture properties of human fingernails. Journal of Experimental Biology, 2008, 211:3677-3681.

[41] Qian L M, Li M, Zhou Z R, et al. Comparison of nano-indentation hardness and micro hardness. Surface & Coatings Technology, 2005, 195:264-271.

[42] Feughelman M. A two-phase structure for keratin fiber. Textile Research Journal, 1959, 29:223-228.

[43] Bonser R H C. Hydration sensitivity of ostrich claw keratin. Journal of Materials Science Letters, 2002, 21:1563-1564.

[44] 邹渊渊. 人工髋关节假体系统的生物力学研究. 天津:天津大学硕士学位论文,2006.

[45] Park W W, Kim E K, Jeon J H, et al. Wear of UHMWPE against nitrogen-ion-implanted and NbN-coated Co-Cr-Mo alloy formed by plasma immersion ion implantation and deposition for artificial joints. Applied Surface Science, 2012, 258:8228-8233.

[46] Mohammadi H, Mequanint K. Prosthetic aortic heart valves: modeling and design. Medical Engineering & Physics, 2011, 33(2):131-147.

[47] 刘博. 快速鲨鱼盾鳞肋条结构的表征及其减阻仿生学初步研究. 青岛:青岛科技大学硕士学位论文,2008.

[48] 汪静冰,潘超,周笑辉,等. 仿鲨鱼皮表面微结构材料制备的研究. 大连海洋大学学报,2011,26(02):173-176.

[49] Zhao D Y, Huang Z P, Wang M J, et al. Vacuum casting replication of micro-riblets on shark skin for drag-reducing applications. Journal of Materials Processing Technology, 2012, 212:198-202.

第四部分　纳米摩擦学的工程应用

第 13 章　MEMS 中的纳米摩擦学

20 世纪 80 年代中期，随着大规模集成电路和微纳制造技术的发展，制造毫米以下尺寸的机电一体化系统成为可能，微机电系统（microelectromechanical system，MEMS）应运而生。MEMS 泛指从微/纳米到毫米量级大小的电子机械装置，它将微型机构、微驱动器、微电源、微传感器和控制电路等集于一体，具有体积小、能耗低、集成度和智能化高等一系列优点，在生物学、医学、环境控制、航空航天、数字通信、传感技术等现代高科技领域展现出巨大的应用前景[1-3]。据美国国家科学基金会预测，未来 15～20 年，全球纳米技术市场规模将达到每年万亿美元左右。而美国市场调查公司 Lux Research 的一份报告显示，全球在 2014 年一年将会有 2.6 万亿美元的产品和纳米技术有关[4]。

然而，由于表面和尺寸效应的影响，当器件尺度从毫米减小到微米量级时，以黏着力和摩擦力为代表的表面力相对体积力增大近千倍，导致微机电系统产生严重的黏着、摩擦与磨损问题，这已经成为导致 MEMS 零部件损坏以及限制其长期可靠服役的关键影响因素之一。因此，本章将主要讨论微机电系统的黏着、摩擦和磨损问题以及相关的减摩耐磨设计。

13.1　MEMS 中的纳米摩擦学问题

13.1.1　黏着问题

黏着已经成为 MEMS 运行过程中限制其长期可靠服役的关键因素之一。由于 MEMS 中零部件接触表面之间的表面积与体积之比相对较高，以黏着力为代表的表面力对其摩擦和磨损的影响比体积力（如重力、惯性力和电磁力等）更为显著。因此，随着 MEMS 尺寸的日趋减小，这种尺寸效应的影响也变得越来越明显，使得黏着问题成为 MEMS 设计、制造和运行中不可回避的重要科学问题。来自美国 Sandia 国家实验室的研究报告指出，在构件材料强度满足要求的条件下，微型机械的黏着和摩擦是造成其失效的主要原因[5]。因此，如何控制 MEMS 中的黏着力，已成为 MEMS 在实际应用中提高性能、批量生产和走向市场的关键因素之一。

导致微型机械产生黏着的因素有很多，现已知的包括表面张力、静电力、范德华力和氢键作用力等。表面张力是由于在表面上或表面附近的分子聚合力的不平衡而形成的一种液体特征，其结果是液体平面趋于收缩，并具有类似于展开的弹性膜特性的特征。静电引力是由于两个相对表面间带有静电荷而形成的引力。范德华力是一种分子间作用力,其实质是电性的吸引力。而氢键作用力是负电性原子或原子团共价结合的氢原子与邻近的负电性原子(往往为氧或氮原子)之间形成的一种非共价键进而存在的一种相互作用力[6]。当构件变形或移动的恢复力不能克服表面吸附力时,黏着现象就会发生在相邻或是接触的表面之间。微机电系统中的黏着问题通常可以分为能量释放引起的黏着效应和使用中接触或变形引起的黏着效应。在微机电系统制造过程中,当微构件表面用于制造的保护涂层去除以后,由于能量的释放,会造成表面力过大,进而引起界面间黏着的产生。而使用中的黏着现象通常发生在空气湿度较大的环境中,由于毛细力过大导致黏着的发生。Yu等[7]使用原子力显微镜和二氧化硅针尖分别在真空和大气环境下研究了单晶硅表面磨损前后的黏着力变化。他们选用了三种具有不同亲疏水性的单晶硅样品,在相对湿度为 40%时,三种样品表面的水膜厚度分别为 0.31 nm(疏水硅)、0.65 nm(原始硅)和 0.78 nm(亲水硅)。如图 13.1(a)所示,由于真空环境下没有水分子存在,三种硅表面的黏着力基本相同。在潮湿空气中,当硅表面水膜厚度从 0.31 nm 增加到 0.78 nm 时,黏着力增加了近 3 倍[图 13.1(b)]。可见,接触表面之间形成的毛细力对黏着力的大小有很大影响。同时,他们认为实验后黏着力的变小是由于摩擦化学反应过程中针尖表面疏水化造成的。

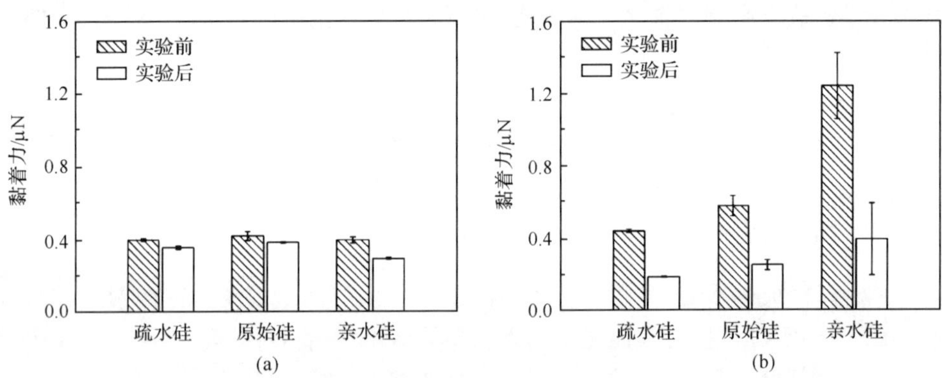

图 13.1 真空和大气环境中不同亲疏水性单晶硅表面磨损前后黏着力变化情况[7]
(a) 真空;(b) 大气

在微机电系统制造过程中,界面间的黏着问题会导致器件的直接破坏以及系统的整体失效[8]。如图 13.2 所示,由于基体较大的表面积引起非常强的表面力,微型悬臂变形或者断裂。另外,如图 13.3 所示的微型开关,由于界面间黏着力过大,其控制悬臂在未工作时就与触点已经处于接触状态,这使得微型开关彻底失去启停电流的作用。除此之外,微加速度计的工作原理是通过电极测量质量块在加速度下产生的偏移量来换算最终的加速度。然而,微加速度计中也不可避免地存在严重的黏着失效问题。如图 13.4(a)所示，两个梳状电路部件之间由于相邻界面间黏着而产生吸引力使得相互间出现粘连等黏着问题，导致微加速度计梳状部件的损伤或者直接导致整个系统失效。而加速度计在测试过程中，相邻界面间由于惯性力作用同样会使运动部件间出现相互黏合的现象。如图 13.4(b)所示，由于黏着力较大，零部件在变形恢复时会造成其接触表面的粘连或者损伤，进而影响其正常工作。

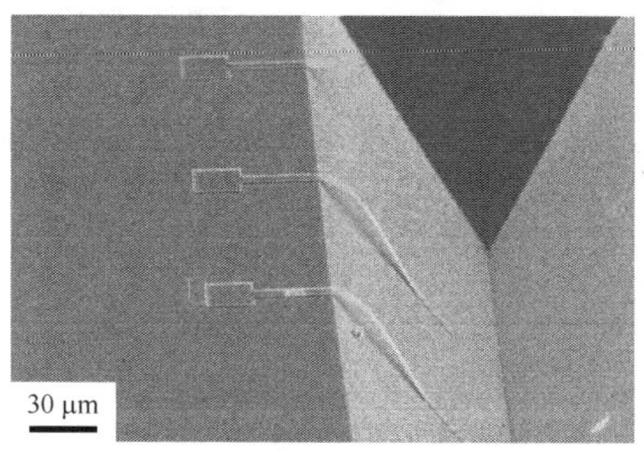

图 13.2　微悬臂的黏着问题[8]

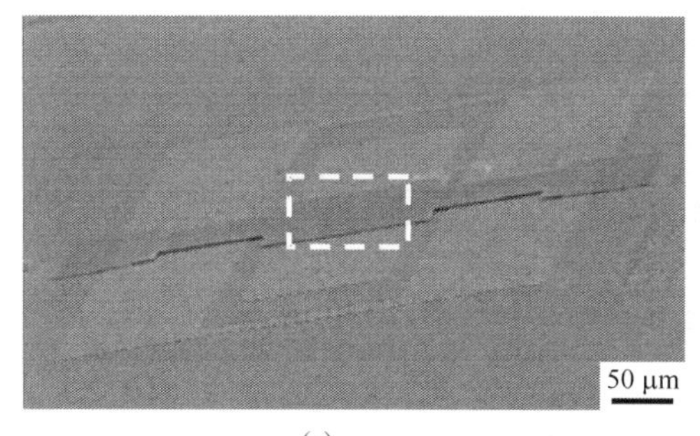

(a)

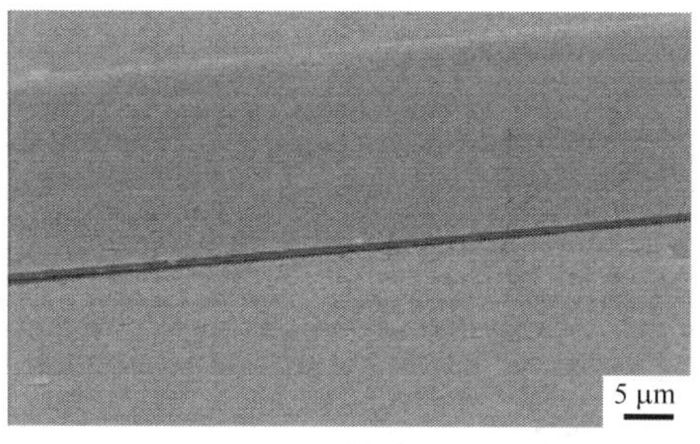

(b)

图 13.3　射频开关中的黏着问题[8]

(a) 射频开关整体 SEM 图；(b) 图(a)中虚线框内的局部放大图

不仅在以上设计和制造阶段的微机电系统存在黏着问题，在现阶段已经成功应用于商业领域或者国防科技领域的微机电系统在使用过程中仍然存在大量的黏着失效问题[1]。例如，现已广泛商用的双反光镜数字微镜作为数字投影机的必要零部件被广泛用于电脑放映机和高清电视。数字微镜的实质是光开关的一种，利用反射镜的旋转实现光开关的打开和闭合。数字微镜中每个反射镜都有一个三维的驱动系统控制，其尺寸通常在 12 μm^2 左右。在旋转控制过程中，其运动频率高达 5000～7000 Hz。因此，在铰链和控制触点位置极易产生严重的黏着问题，导致反光镜不能产生正常的偏转(图 8.1)。另外，射频开关通过弹性悬臂的向下弯曲

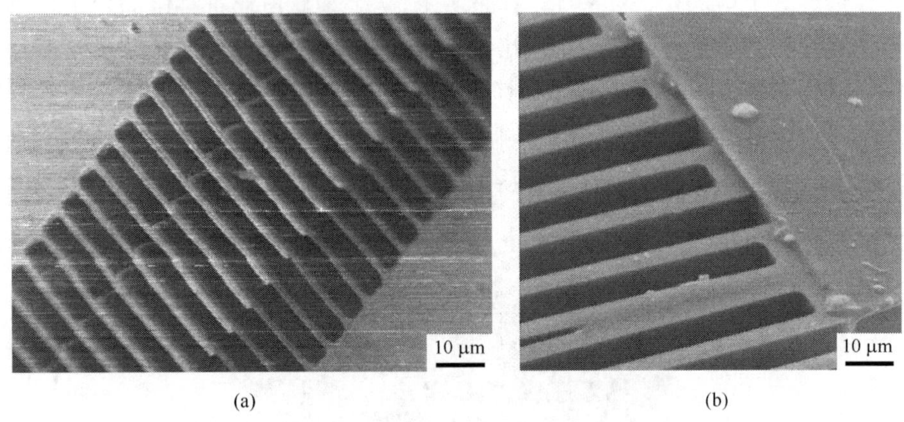

(a) (b)

图 13.4 微加速计中的黏着问题[8]

(a) 微加速度计中的梳状电路部件；(b) 梳状电路部件间的黏合现象

与触点接触或者弹性恢复脱离触点来达到开合。由于接触表面产生极大的毛细黏着力，弹性悬臂与基体连接处极易发生疲劳或者纳动磨损，如图 13.5(a)所示。当弹性悬臂弯曲产生的恢复力小于触点接触表面的黏着力时，开关将会彻底失效。而在已经成功批量化生产和应用的光学开关中也存在类似的问题。因此，通常在光学开关的接触表面覆盖润滑层来起到降低黏着的作用[1]。

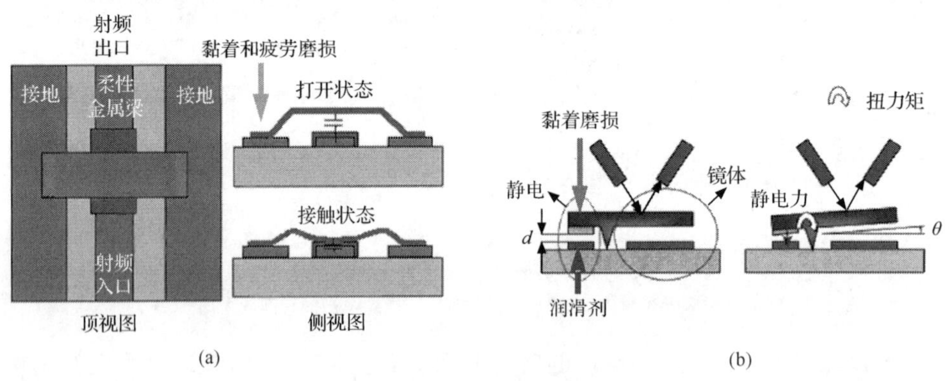

(a) (b)

图 13.5 射频开关中的黏着问题

(a) 射频开关；(b) 光学开关

13.1.2 摩擦问题

在宏观条件下摩擦行为可用 Amontons 法则来描述：摩擦力与载荷成正比，摩擦系数与载荷和接触面积的大小无关。近年来随着纳米摩擦学的迅速发展，包括 MEMS 中摩擦力测试实验在内的大量微观尺度的摩擦实验证明，Amontons 法则在微观尺度下已经不再适用。在微观条件下，黏着力的大小可能与外加载荷在一个量级，成为载荷中的重要组成部分。Yu 等[7]发现半径为 1 μm 的 SiO_2 微球在单晶硅表面的黏着力能达到微牛量级，占到外加载荷的 20%以上。Achanta 等[9]研究微观尺度下钢球与钢板的摩擦行为发现，当接触载荷不考虑黏着力时，摩擦系数随载荷的增加表现为先降低而后平稳；当接触载荷为外加载荷和黏着力之和时，摩擦系数随载荷增加保持不变。如图 13.6 所示，低载下黏着力引起的摩擦系数部分占到总摩擦系数的 80%以上。因此，微观条件下由表面力引起的黏着效应将对接触表面之间的摩擦行为产生很大影响。

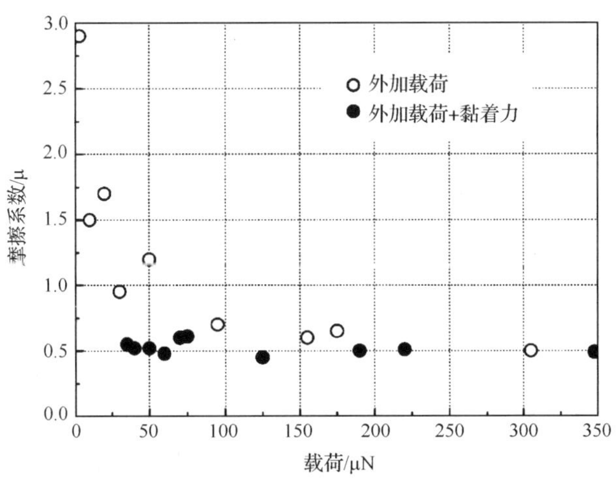

图 13.6　钢球与钢板的微观摩擦系数随载荷的变化情况[9]

由于尺寸小且结构复杂，微机电系统器件间的摩擦力很难检测，为此发展了两种 MEMS 原位摩擦测试方法，即板式摩擦力测试法(in-plane friction measurement)和侧壁摩擦力测试法(sidewall friction measurement)。

美国 Sandia 国家实验室制造了纳米牵引器用于测试 MEMS 器件间板式摩擦力的变化情况，结构如图 13.7(a)所示[10]。纳米牵引器通过锚点连接在基体上，并且与基体可以发生相对运动。为了实现移动，一个较大的电压将施加在图 13.7(a)左边的夹具头上，促使加载弹簧弯曲推动轨道夹具向右移动，进而造成驱动板向基体弯曲，同时也推动定位夹具向右滑动。当滑移停止后，取消施加在夹具头上的电压。此时存储的非线性弹性形变能将对纳米驱动器施加载荷，使其向回滑动。因此，通过施加和释放电压，纳米驱动器可以完成往复循环移动。同时，测量夹具与驱动板之间电压的变化就可以获得轨道夹具和定位夹具在滑动过程中与基体产生的摩擦系数。实验结果如图 13.7(b)所示。摩擦系数随循环次数的增加从 0.2 先增加到 3，随后降低至 0.45 左右并保持平衡。

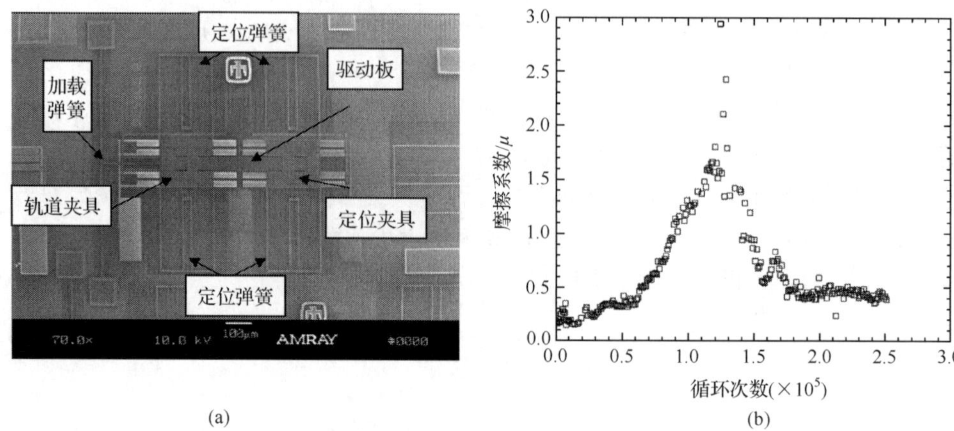

图 13.7　板式摩擦力测试系统[10]

(a) 纳米牵引器的扫描电镜图；(b) 摩擦力随循环次数变化曲线

另外，Sandia 实验室还测试了 MEMS 中的侧壁摩擦问题，如图 13.8 所示[11]。侧壁摩擦力测试系统由两个梳状执行元件组成，它们相互垂直并通过活动的横梁结构连接在一起。在图 13.8 中间图片中，在右边梳状执行元件上施加电压使连接的横梁移动且靠在基体表面的柱子上，同时在下方梳状执行元件上施加电压使其发生往复移动，导致横梁与基体表面上的小柱子发生侧壁摩擦。Yu 等[12]也在他们自制的 MEMS 中检测了润滑前后侧壁摩擦力的变化情况，侧壁摩擦力检测系统的原理图和实物图如图 13.9 所示。与 Sandia 制造的测试系统不同，此侧壁摩擦力测试系统是通过连接轴的转动使运动元件完成往复移动。研究结果表明，未使用润滑剂时微器件的侧壁静摩擦系数高达 1.85，使用后摩擦系数可降至 1.23。

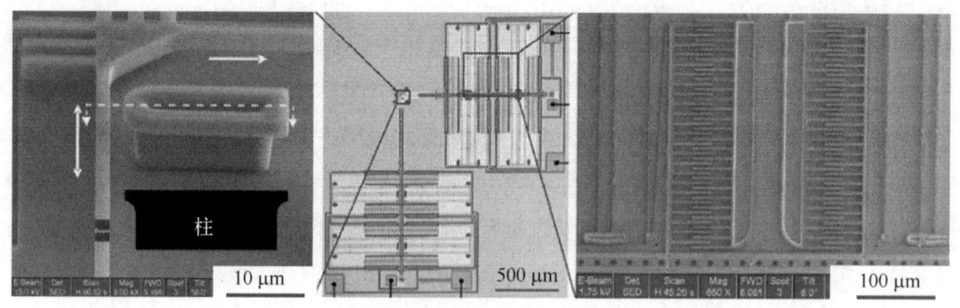

图 13.8　硅基侧壁摩擦力测试微器件(Sandia)[11]

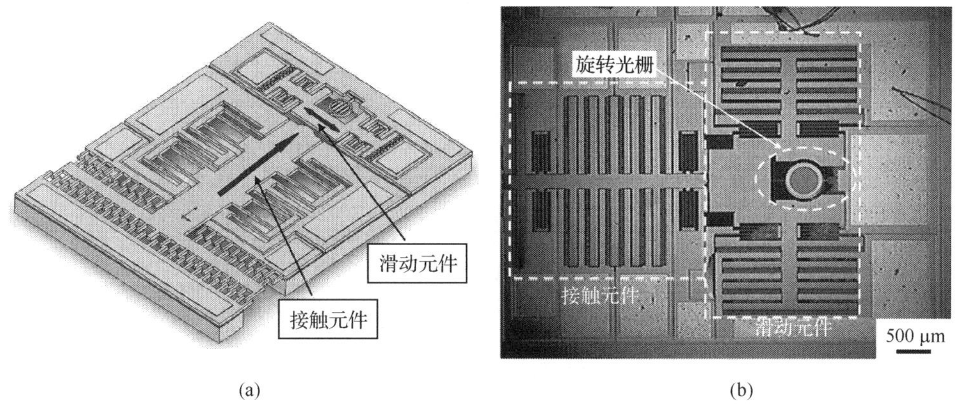

图 13.9　侧壁摩擦力测试系统[12]

(a) 三维示意图;(b) 二维实物图

13.1.3　磨损问题

微机电系统的材料是 MEMS 技术的重要组成部分。MEMS 的材料按照用途的不同可划分为功能材料和结构材料。功能材料主要是指在 MEMS 中具备一定功能性的材料,是一类有能量变换能力并可以实现敏感和驱动(actuation,也称为执行)功能的材料,如高分子材料、光敏材料、电敏材料及形状记忆合金等。结构材料是指具备一定机械强度,用于构建微机械器件结构基体的材料,其中包括一些半导体和绝缘体材料,如硅、石英、玻璃、陶瓷等。

在微机电系统运行过程中,由于机械振动和环境温度变化,零部件配合面会因为交变应力的存在而产生纳米磨损。例如,各种紧固结构、定位结构(如销链接)以及各种配合界面(如轮轴配合、光开关触点)极易在 MEMS 运行中出现因界面力而引起的纳米磨损,使 MEMS 零部件失效,进而缩短整个系统的使用寿命。如图 13.10所示,硅基微齿轮系统经过高速运转后,在齿轮与轴、轴与销以及齿轮与齿轮配合面都出现了严重的疲劳和纳米磨损问题[13]。

图 13.11 所示为微齿轮系统中销连接和轮毂固定配合连接结构的剖面图。从结构图可知,齿轮与销键之间以及轮毂之间都存在大量配合面(如图 13.11 的圆圈所示处),虽然它们在微齿轮系统运行时并不出现相对移动,但由于机械振动的存在也会导致纳米磨损的发生。微观磨损的出现会使这些配合面处发生材料的变形和去除,最终导致整个微齿轮系统出现松动。轻微的微观损伤会降低发动机的效率,而严重的微观磨损则会导致整个微齿轮系统失效[14]。

另外,微马达在运行过程中也存在大量的微观磨损问题[1]。图 13.12(a)所示为 1989 年研制出的世界上第一台静电微马达,其材料为多晶硅,由 12 个定子和 4

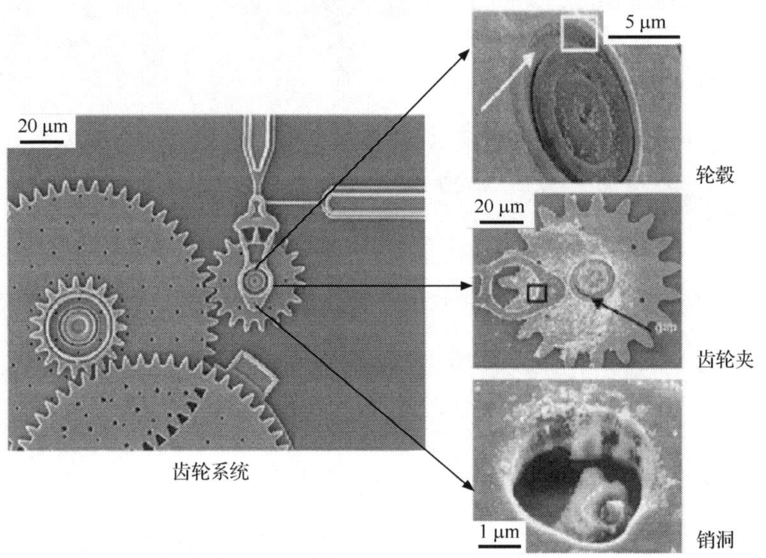

图 13.10　微电机齿轮组的纳米磨损[13]

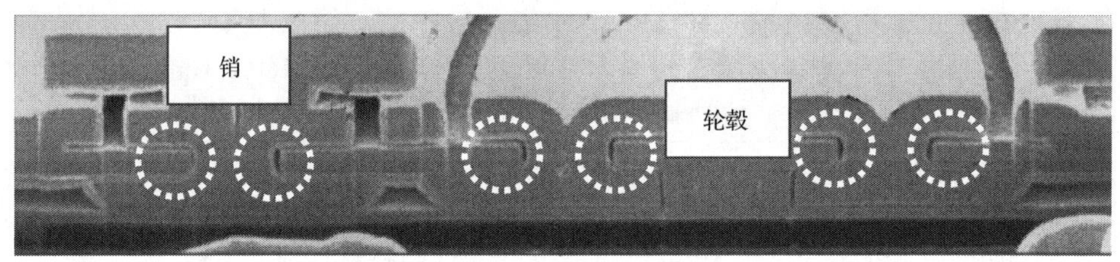

图 13.11　驱动齿轮的纵剖面形貌[14]

个磁性转子组成。转子的直径为 120 μm,转子和定子之间的空隙仅有 2 μm。微马达的设计时速能够达到每分钟 10 万次,因此在转子和轮毂以及转子和定子之间都出现了严重的黏着和微观磨损问题。图 13.12(b)为另一种涡轮微马达,其设计工作环境为高温环境,转子直径为 4～6 mm。由于转子的速度极高,每分钟达到数百万次,流体不可避免会对叶片造成冲蚀磨损。

通过透射电镜(TEM)和能量色散 X 射线光谱仪(EDX)分析,Alsem 等[11]进一步研究了硅基微机电系统运行中的磨损机制。在环境湿度为 40%～50%的潮湿空气中,由于在微米尺度下黏着和摩擦等表面效应的增强,微机电系统在运行数千次以后会在接触表面或是相邻表面之间形成大量磨屑。图 13.13 的透射电镜分析结果表明,硅基微机电系统运行中产生的磨屑主要由直径在 50 nm 至 500 nm 之间的颗粒构成,如图 13.13(a)、(c)所示。图 13.13(b)、(d)的衍射花样显示磨屑的主要成分已经从构件的多晶硅结构转化成为非晶硅结构。此外,其结果进一步

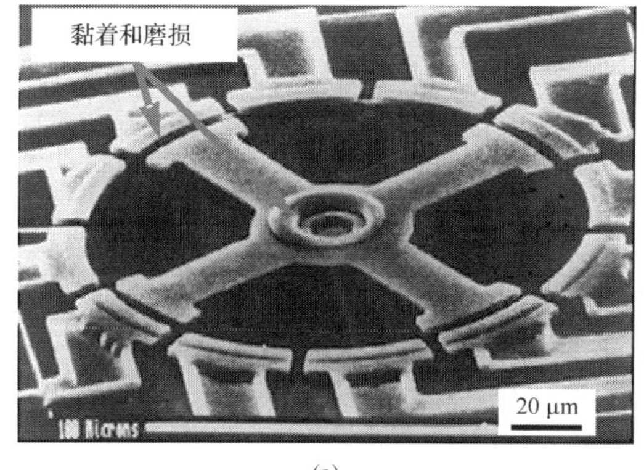

(a)

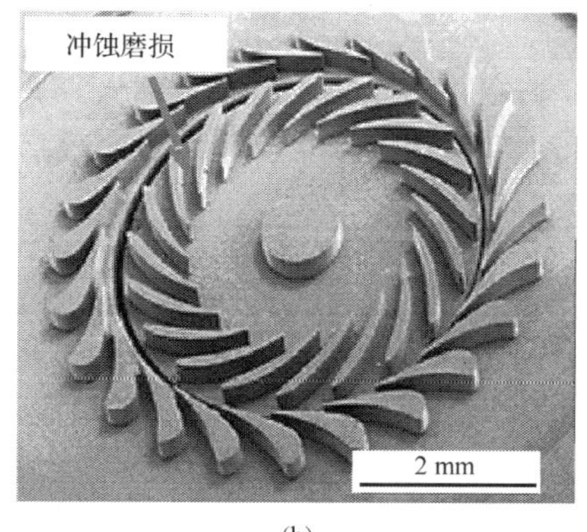

(b)

图 13.12 微马达中的微观磨损问题[1]

(a) 静电微马达(2 μm 间隙); (b) 涡轮微马达 (10^6 r/min)

表明磨屑的最小组成单元为直径为 50 nm 的颗粒,而这些颗粒不能够再分,表明微机电系统中多晶硅构件的磨损是以最小颗粒形式去除,而非原子尺度材料去除。分析认为是硅基构件表面间较高的黏着导致了硅颗粒的断裂,进而导致了多晶硅构件的持续磨损。

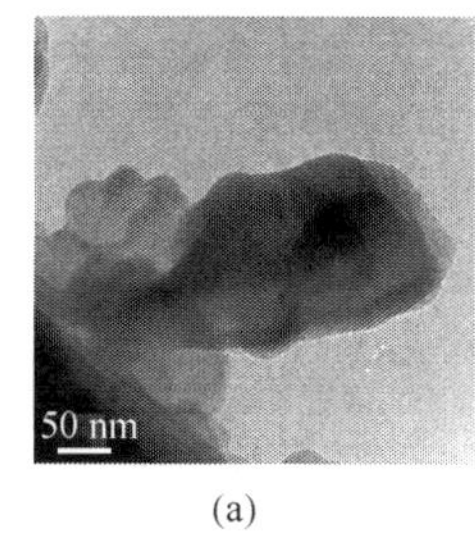

(a)

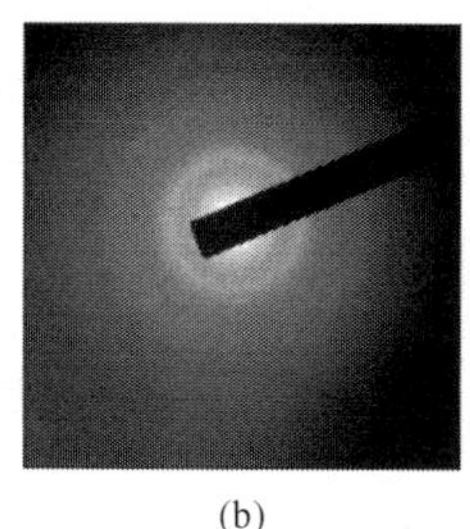

(b)

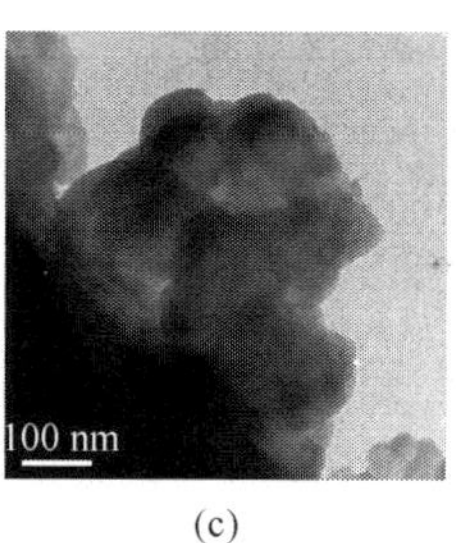

(c)

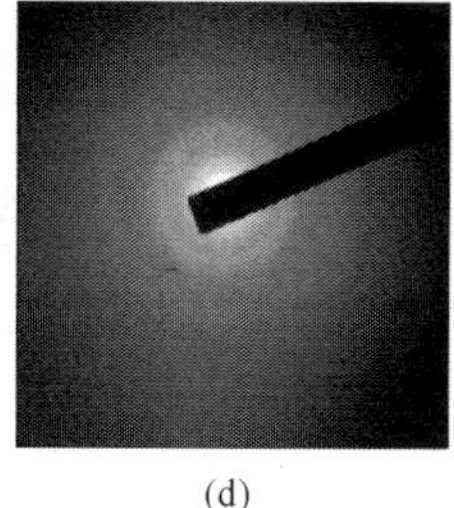

(d)

图 13.13 磨屑 TEM 分析[11]

(a)、(c) 磨屑透射电镜图片;(b)、(d) 电子衍射花样

同时,Alsem 等也利用 EDX 对磨屑和多晶硅基体进行了对比分析,结果如图 13.14所示。多晶硅基体内部基本未出现氧元素的特征峰,而磨屑中氧的含量则明显要远远高于基体内部。另外,他们对磨屑中心和边缘域进行比较发现,磨屑中心区域的氧硅原子含量比大约为 1∶2,而磨屑边缘的原子含量比大约为 1∶1。此结果进一步说明磨屑的主要成分为非晶硅材料,而氧化作用仅仅是发生在磨屑组成颗粒的外部。因此,他们指出黏着磨损和摩擦化学的共同作用导致了硅基微机电系统构件间严重的微观磨损。

除硅基微齿轮系统外,其他材料的微齿轮系统的配合面之间也存在大量的疲劳和微观磨损问题。图 13.15 为电镀的 Ni-Fe 金属材料制作的微齿轮系统,由于

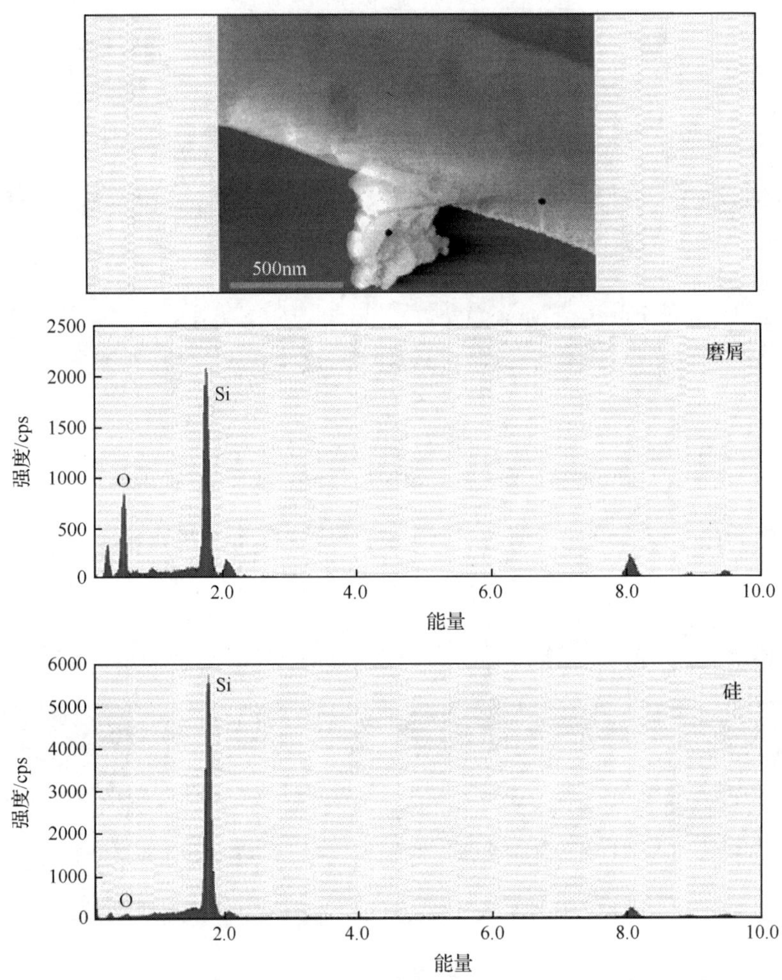

图 13.14 磨屑和基体 EDX 对比分析[11]

转速也高达每分钟 10 万转，在齿轮与轴、轴与销以及齿轮与齿轮配合面之间同样也会出现严重的疲劳和纳动磨损问题。

微观磨损问题不仅存在于以上处于研发阶段的微机电系统中，在已经成功商业化应用的微机电系统中也同样存在。图 13.16 为利用表面微机械加工技术制作的硅基集成静电容加速度计，目前已经广泛应用于汽车领域作为安全气囊的触发装置。微加速度计是通过振动时中心的悬臂梁发生偏移造成两个电极之间电容的变化，进而起到加速的功能。但是相邻的电极以及电极与基板之间会在微观条件发生相互黏着，不利于传感器的正常工作。另外，传感器上的单晶硅片也会受到微观磨损的影响而使传感器失效。为解决这些问题，一层联苯硅氧烷膜被制备到界

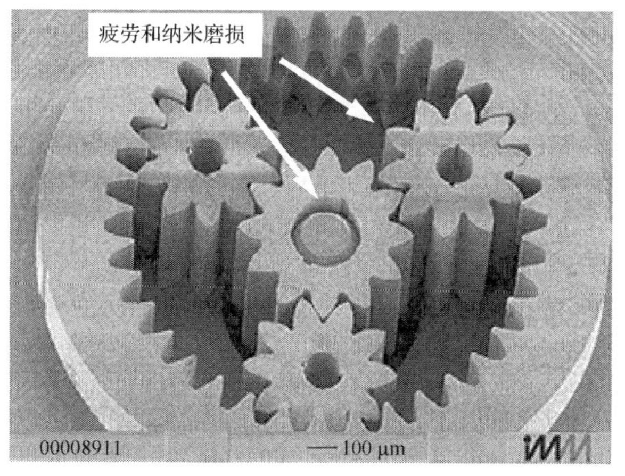

图 13.15　其他材料微齿轮系统中的微观磨损问题

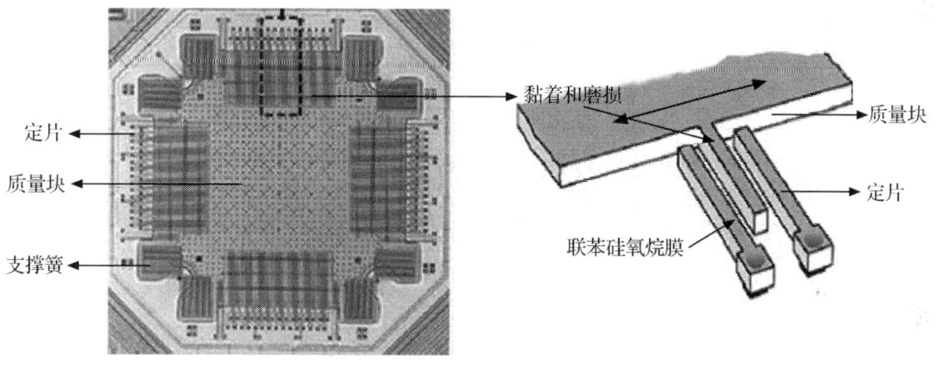

图 13.16　加速度传感器中的磨损问题

面上用于减少黏着以及降低微观磨损。图 13.17 所示为一种硅基微压力传感器的横剖面示意图。这种压力传感器应用广泛，如用于汽车胎压检测，歧管绝对压力以及一次性血液压力检测等。当压力传感器用于液体压力测试时，温度的变化、热量的传递及机械振动的存在都会造成对传感器的腐蚀磨损和侵蚀磨损。喷墨打印头的喷孔直径大约为 70 μm，也是一种典型的微机电系统(图 13.18)。其工作原理是通过热电偶加热使孔下方产生一个气泡，进而挤出墨滴来实现打印。气泡破裂时会不可避免地产生气蚀磨损，而加热与打印过程中交变热应力也会使打印头材料产生疲劳磨损。除此之外，打印时纸张的移动也会对表面造成滑动磨损。为降低这些磨损，目前最常用也是最成功的方法是在压力槽壁内制备一层厚度为 200 nm左右的碳硅薄膜[1]。

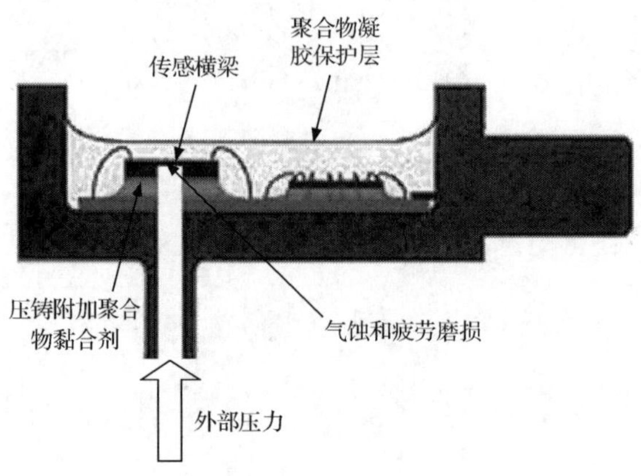

图 13.17 压力传感器

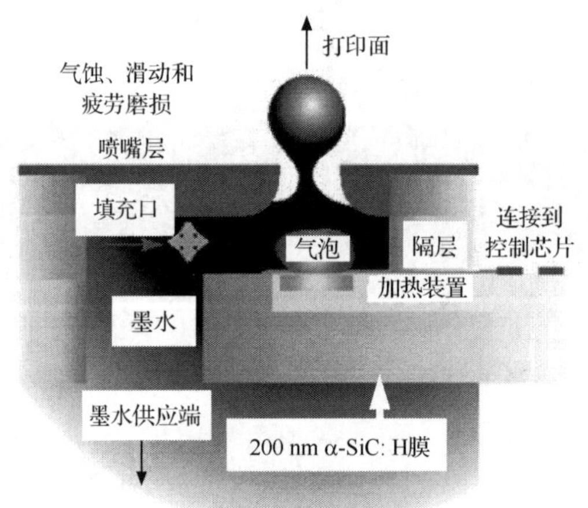

图 13.18 喷墨打印头

13.2 MEMS 中的抗磨减摩设计

13.2.1 MEMS 的抗黏设计

1. MEMS 中黏着失效形式及常见的抗黏设计方法

目前微纳制造技术中最常用的是硅基材料，在制造过程中，通过牺牲层蚀刻技术来得到所需的微结构，在微机构的制造和使用过程中很容易产生黏着[15]。黏着所造成的失效形式可分为两种：第一种是在制作过程中清洗后发生的黏着失效

(release adhesion);第二种是在使用中发生的黏着失效(in-use adhesion)[16]。前者发生在微结构释放后,此时清洗液的表面张力足够大,能使得悬浮的微结构被拖动而与基质接触,造成持久的黏着。后者则可能发生在下列这些情况下:①微机构暴露在湿润的环境中,由于水蒸气的压力,在狭缝中凝聚成水滴,从而使两表面接触;②微机构超速运动而造成其突然制动,使得两部分黏结在一起;③微机构运动过程中,磨损导致变形,使得其表面相互接触[13]。从上述的分析中可以知道,为了减小黏附及摩擦现象,微结构的硬度、表面形貌、表面化学特性都必须作相应改变。因此,可用下列两大类方法来防止或减轻黏着。其一是在制造过程中采用防止微结构和基质物理接触的方法,如通过冷冻干燥、临界点干燥、干蚀刻工艺等。其二则是建立在减小黏附力的基础上,可以减小表面能(如使用疏水表面材料或进行疏水表面处理)或减少实际接触面积(如使用凸起块、增加表面粗糙度)等,具体包括下列四种方法[17]。

(1) 微结构变形:在没有外界激励的情况下,通过增加表面分离距离以降低黏着。

(2) 表面形貌的改变:从各种黏附机理可以发现,在微结构的制造和应用过程中,表面粗糙是避免小间隙出现的有效方法;通过微观的表面改性,可使表面形貌发生改变,或者形成一些小凸块,从而减少表面接触面积,相应地可降低黏附力。

(3) 表面处理和表面涂层:通过表面处理,能得到一种疏水性的表面,通常它们的表面能较低,范德华力也略有减小,因此可避免由于弯月面形成所带来的表面张力的影响。另外,通过表面处理,也能减少静电力的影响。此外,通过表面涂层也可以实现上述目的。图 13.19 是微机电系统中悬臂渗钨前后与基体发生黏着和未发生黏着的 SEM 图[18]。

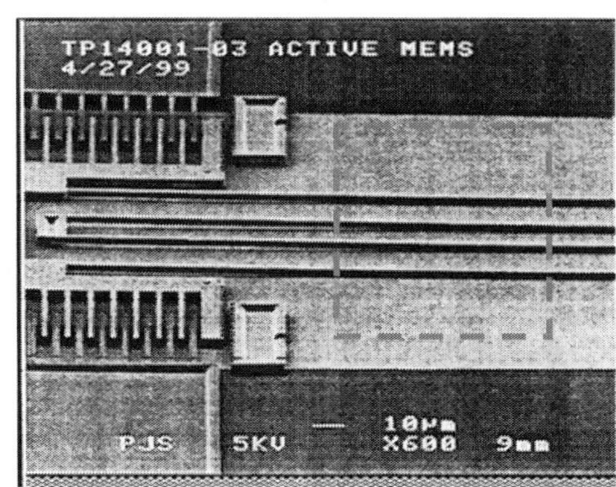

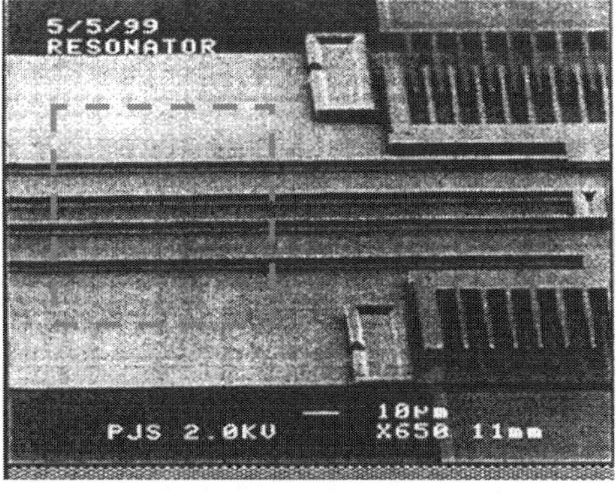

图 13.19　微谐振器中悬臂渗钨前后与基体发生黏着和未发生黏着的对比[18]

(4) 自组装分子膜润滑:近年来,各国学者利用自组装技术在制备单分子膜、多层膜、高分子聚合体、纳米颗粒及超晶格材料等方面开展了广泛的研究。其中，自组装单分子膜是近年来发展起来的一种新型有机超薄膜，它和用分子束外延(MBE)、化学气相沉积(CVD)等方法制备的超薄膜相比，具有更高的有序性和取向性，它灵活的分子设计可以获得不同结构、物理、化学特性的表面。

2. MEMS黏着及抗黏设计研究进展

Maboudian等[19]为了研究自组装膜(SAM)对MEMS表面抗黏性能的影响，采用了两种自组装分子十八烷基三氯硅烷(OTS)和1H,1H,2H,2H-全氟癸基三氯硅烷(FDTS)分别在二氧化硅基体上进行自组装，如图13.20所示。研究发现经上述两种自组装处理后的二氧化硅表面其接触角均在90°以上，并且OTS和FDTS自组装分子层的厚度分别为2.8 nm和1.4 nm。进一步的研究表明，自组装膜能对MEMS表面的抗黏性能等起到如下的促进作用：①有效降低MEMS在干燥时的黏着力(release adhesion)；②相比传统的氧化释放工艺(oxidized release process)，可以降低MEMS在使用中的黏着力(in-use stiction)3～4个量级；③可以降低微引擎在工作时的摩擦力，其稳定摩擦力可由传统氧化释放工艺的2.3降低到0.08；④可以使微型发动机在启动阶段时不需要很大的输入信号；⑤可以有效降低MEMS在工作时的磨损；⑥能在400℃的封装环境下保持稳定性能等。

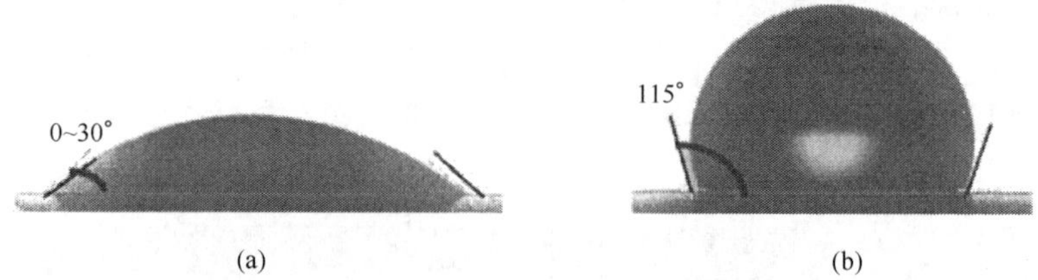

图13.20　水和硅基体的接触角[19]

(a) 氧化的硅表面；(b) 含FDTS自组装膜的硅表面

传统测试黏着能均在理想、光滑的界面间进行，而真实的MEMS表面有可能吸附环境中的污染物而变成非理想的表面。为了模拟MEMS中真实界面之间的黏着能，Buks等[20]在氮化硅-硅-氮化硅材料上通过体微加工技术(bulk micromachining techniques)自行研制了微型金悬臂梁系统，从而模拟MEMS中的面/面接触的黏着现象，如图13.21、图13.22所示。实验表明，金悬臂梁和相邻电极的黏着能$\gamma=0.066\ \mathrm{J/m^2}$，该值比理论计算值$\gamma=0.4\ \mathrm{J/m^2}$要小，分析其原因：第一，接触面之间存在着粗糙度的影响，从而使理论计算的黏着能偏大；第二，金悬臂梁表面存在着污染物，实验表明，即使表面存在着单分子层厚度的污染物，也会对金悬臂梁表面产生强烈的修饰，从而降低测试过程中的面/面黏着能。

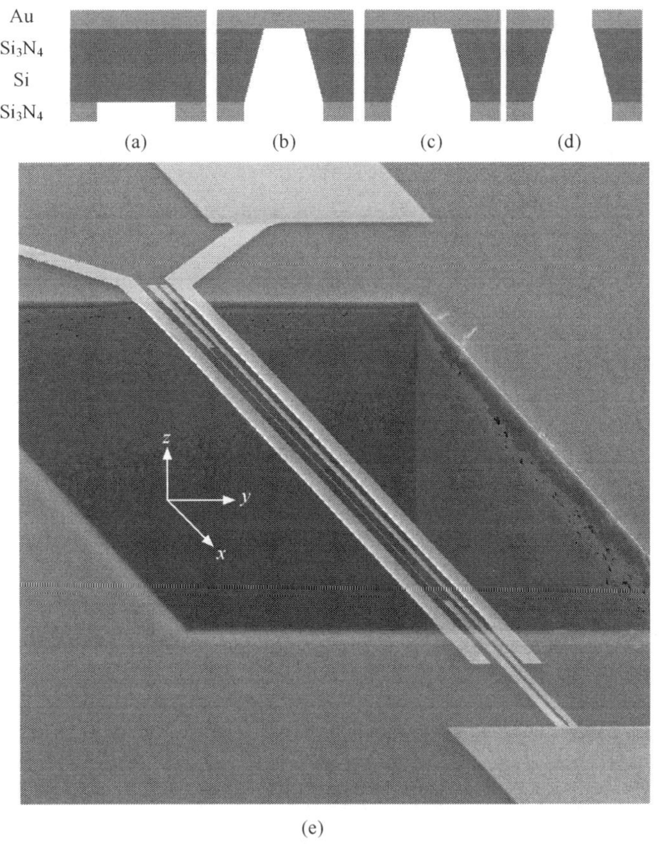

图 13.21　微型金悬臂梁系统[20]

(a)～(d) 悬臂梁制作过程；(e) 微型金悬臂梁系统 SEM 图，正方形坑边长为 300 μm

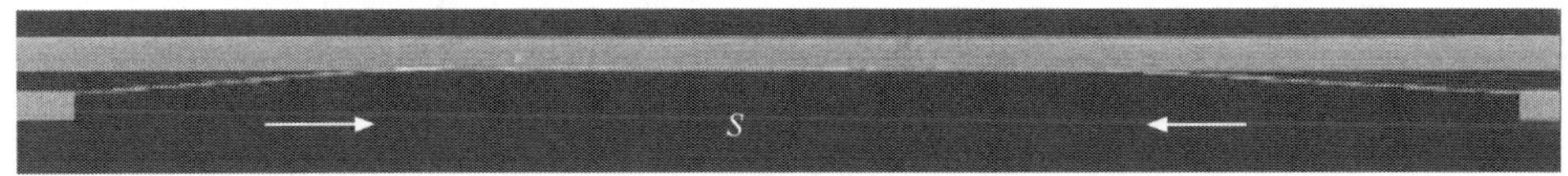

图 13.22　金悬臂梁与其邻近电极在干燥去离子水后的黏着现象[20]

图中 S=67.8 μm

Spengen 等[21]通过分析毛细作用力、分子间作用力、静电力和氢键等对界面作用能的影响，以及接触表面粗糙峰的分布、接触区域弹塑性变形对接触的影响而修正其粗糙峰的分布函数，进而综合提出了一个计算 MEMS 中黏着能的物理模型。该预测模型可由式(13.1)给出：

$$\Gamma = \int_{-\infty}^{\infty} \left[\sum_{N=1}^{n} e_N(z) \right] h_{d_0 T}(z) \mathrm{d}z \tag{13.1}$$

式中，$\sum_{N=1}^{n} e_N(z)$ 为表面作用能；$h_{d_0 T}(z)$ 为距离分布函数。考虑到环境因素如温度、相对湿度的变化，需要进一步对公式中的相关参数进行修正。利用修正后的物理模型就可以对工作在不同环境下 MEMS 中的黏着能进行预测，如图 13.23 所示。然而该模型与相关实验结果并未取得很好的一致，分析其原因可能是在实验过程中接触面的粗糙度要比模型的大或者是模型中相关假设条件的局限性所导致。该研究表明在 MEMS 中环境温度和相对湿度均对黏着有着重要的影响。

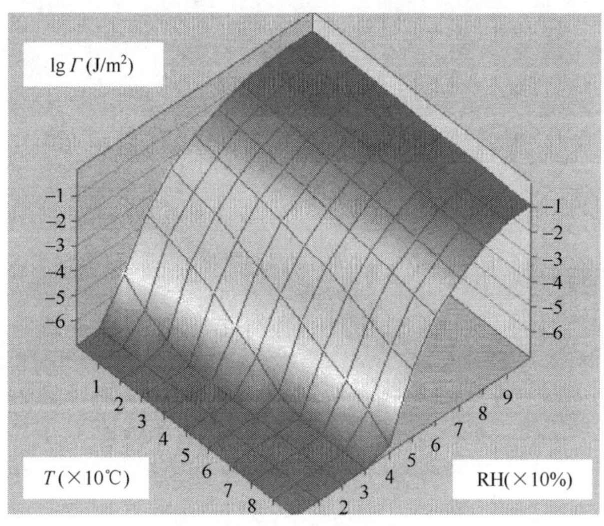

图 13.23　温度和相对湿度对黏着能的影响[21]

Yu 等[7,22]通过原子力显微镜模拟研究了 MEMS 在不同环境下的黏着力变化。实验过程采用了三种不同亲疏水性的单晶硅(图 13.24)，即疏水硅(H/Si)、原始硅(Si)和亲水硅(OH/Si)，分别在真空和大气环境下测试了与二氧化硅针尖的黏着力的变化。研究表明在大气环境下随着单晶硅表面亲水性的增加其黏着力也会不同程度地增加，而在真空环境下，这种表面亲疏水性对黏着力的影响却很微弱，如表 13.1 所示。分析其原因，在大气环境下，由于硅表面的不同亲疏水性会导致其表面吸附不同厚度的水膜。硅表面越亲水，水膜越厚，毛细力越强，黏着力越大。在真空环境下，由于单晶硅表面很难形成水膜，所以单晶硅表面的亲疏水性对其黏着力的影响很微弱。该研究表明硅基 MEMS 可通过疏水处理抑制其在大气环境下的黏着。

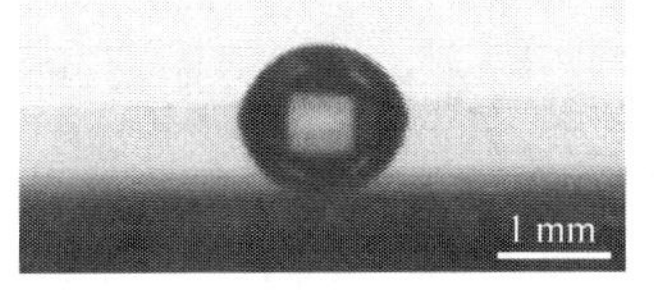

H/Si

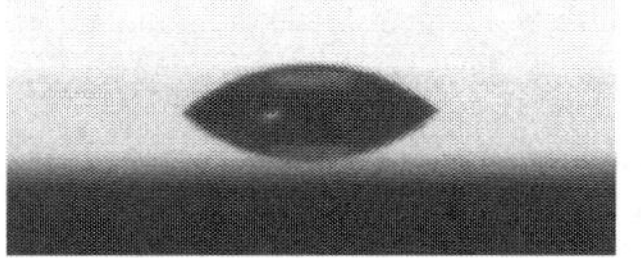
Si

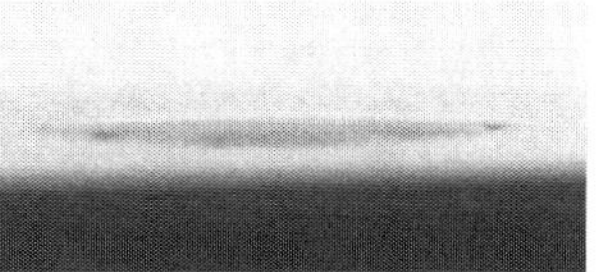
OH/Si

图 13.24　不同亲疏水性 Si(100)表面与水的接触角[22]

疏水硅(H/Si)83°;原始硅(H/Si)39°;亲水硅(H/Si)3°

表 13.1　Si(100)表面的亲疏水性对 SiO_2/Si 摩擦副在不同环境下黏着的影响[22]

项目	疏水硅		原始硅		亲水硅	
	真空	大气	真空	大气	真空	大气
水膜厚度 h_c/nm	0	0.31	0	0.65	0	0.78
毛细作用力 F_c/μN	0	0.06	0	0.36	0	0.46
范德华力 F_{vdW}/μN	0.28	0.20	0.28	0.09	0.28	0.08
理论黏着力 F_a/μN	0.28	0.26	0.28	0.45	0.28	0.54
测试黏着力 F_a/μN	0.40	0.44	0.41	0.58	0.40	1.24

Zaghloul 等[23]借助原子力显微镜研究了 MEMS 开关中的黏着现象。实验采用硅针尖对氮化硅表面在有无充电情况下以及不同环境湿度下进行了黏着力的测试。研究表明,当氮化硅在两个加有偏置电压的金层之间工作一段时间后,由于氮化硅电介质充电的原因,氮化硅表面在与硅针尖接触时会额外形成一种场诱导液桥(field-induced meniscus),导致黏着力增大(图 13.25)。此外,当环境中的相对湿度增加时,氮化硅表面吸附水的增加会促使氮化硅表面与硅针尖的毛细力增加,进而导致黏着力上升(图 13.26)。该研究表明电场和环境的相对湿度均对 MEMS 开关的黏着力有着重要的影响,并指出 MEMS 工作于低湿度环境以及为抑制场诱导的液桥产生而对其进行相应的退火处理将有助于提高 MEMS 的寿命。

综上所述,MEMS 中的黏着现象严重影响着 MEMS 的正常工作及使用寿命,并已成为 MEMS 系统发展亟须解决的关键技术之一。因此开展 MEMS 黏着的研究及抗黏设计,不仅有助于加深对黏着产生机理的认识,而且也是 MEMS 进一步实用化的重要保证。

13.2.2　MEMS 减摩耐磨设计

目前对 MEMS 进行减摩耐磨设计的方法通常有如下几种[24]:

(1) 改变磨损区接触表面的几何结构和减少表面接触面积。接触表面是磨损最易发生的区域,通过改变该区域的表面结构和接触面积,可以对摩擦磨损进行抑制,从而达到减摩耐磨的目的。

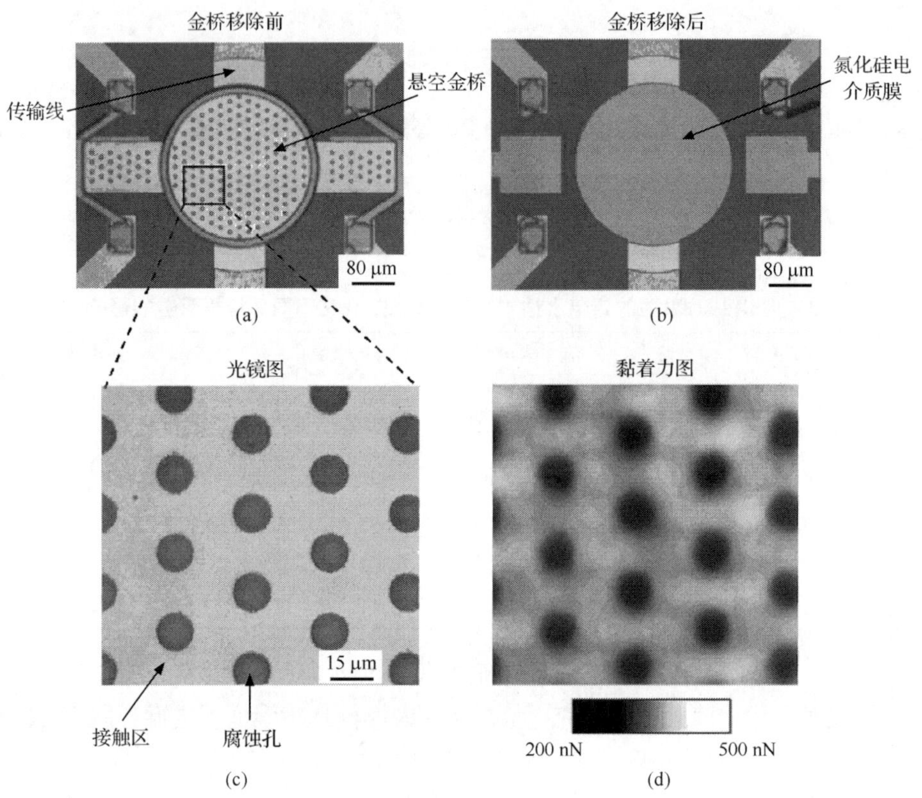

图 13.25　电介质的充电对黏着力的影响[23]

(a) MEMS 开关的整体图；(b) 图(a)中金桥移除后的整体 MEMS 开关图；

(c) 图(a)方框内的局部放大图；(d) 图(c)的黏着力图

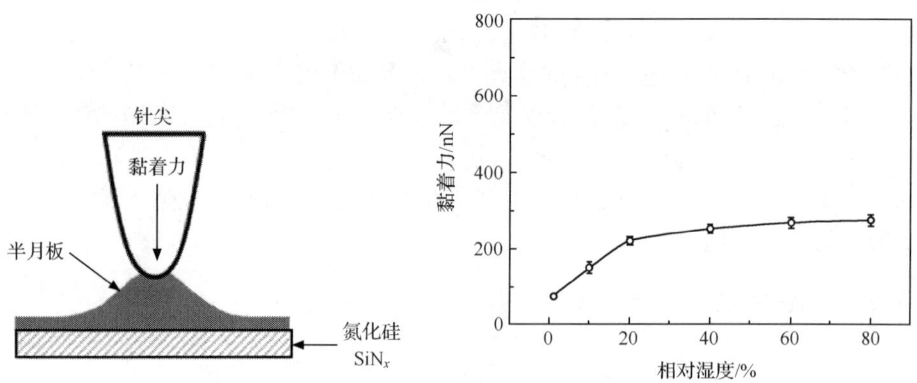

图 13.26　相对湿度对黏着力的影响

其中 AFM 针尖为 Si 针尖[23]：电阻率为 0.01～0.025 Ω/cm；

针尖曲率半径＜10 nm；弹性系数为 1.2～6.4 N/m

(2) 减少冲击力作用。冲击力对 MEMS 的磨损也有着重要的影响，Palmgren[25]通过实验发现，MEMS 中载荷减小会使其使用寿命得到提高。

(3) 采用 LB 膜及自组装单分子膜等超薄膜润滑。薄膜润滑可以有效地降低 MEMS 中的摩擦磨损，表 13.2 为 Bhushan 等[26]对 Si 等基体及其自组装膜的摩擦磨损实验，由表可知自组装膜有着很好的减摩耐磨性能。

表 13.2　Si 等基体及其自组装膜的摩擦磨损特性[26]

材料	粗糙度/nm	黏着力/nN	摩擦系数		(抗磨)临界载荷	
			微观	宏观	微观/μN	宏观/mN
Si	0.20	33	0.070	0.26	N/A	N/A
PFTS/Si	0.13	19	0.024	0.12	56	100～120
ODMS/Si	0.09	26	0.017	0.14	17	40～60
ODDMS/Si	0.08	29	0.018	0.13	20	40～60
SiO_2	0.66	35	0.087			
PFTS/SiO_2	0.65	16	0.043			
ODMS/SiO_2	0.73	30	0.031			
ODDMS/SiO_2	0.55	33	0.032			
Au	0.37	47	0.032			
HDT/Au	0.92	14	0.006	0.26	6	10～20

(4) 采用材料改性以提高其耐磨性能。材料表面改性技术包括[27]：化学热处理(渗氮、渗碳、渗金属等)；表面涂层(低压等离子喷涂、低压电弧喷涂)；激光重熔复合等薄膜镀层(物理气相沉积、化学气相沉积等)和非金属涂层技术等。Bhushan[28]借助 AFM/FFM 对经过渗碳处理的 Si 基体进行了摩擦磨损测试，研究发现硅基体进行碳离子注入后可以提高其耐磨性能，如图 13.27 所示。

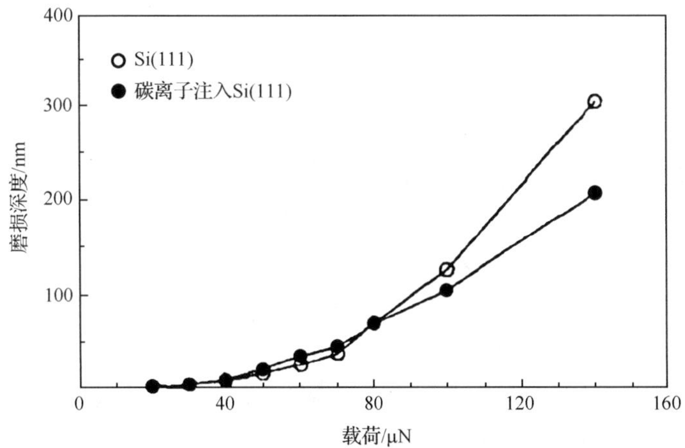

图 13.27　Si(111)及其碳离子注入处理后在不同载荷下的磨损深度[28]

(5) 使 MEMS 器件在适当的湿度环境下工作。环境湿度对单晶硅的摩擦磨损也有着重要的影响。Yu 等[29]借助 AFM 对 Si/SiO_2摩擦副在不同环境湿度下进行了摩擦磨损实验,结果表明,摩擦力/磨损会随着环境的相对湿度的增大(从1%至 50%)而增大/加剧。Asay 等[30]通过控制环境气氛,研究了 MEMS 在不同湿空气和醇类蒸气环境下的磨损失效。研究表明,戊醇蒸气可有效抑制 MEMS 的磨损并延长其使用寿命。

(6) 对磨损的部位进行加固处理,及时清除磨损碎片。磨损部位的加固可以防止 MEMS 中"纳动"[31]的发生,而清除磨损碎片则可以减少磨屑的进一步产生。

13.2.3 MEMS 减摩耐磨进展

传统的化学气相沉积(CVD)方法在处理高纵横比(high aspect ratio,HAR)或具有遮蔽结构(shadowed structures)的三维 MEMS 时遇到了沉积不均匀等问题,为此,Mayer 等[32]在 CVD 的基础上采用了原子层沉积法(atomic-layer deposition,ALD)。该方法是采用一种可自我限制的表面反应来实现可控的原子层增长。利用这种方法成功地在 3 μm 厚的多晶硅 MEMS 微引擎上沉积了 Al_2O_3涂层(图 13.28),并通过高分辨率透射电镜(HRTEM)对图中①、②、③处的 Al_2O_3涂层厚度进行了表征,结果显示 Al_2O_3的厚度分别为 10 nm、10 nm、10.5 nm。通过前期的 Ball(Si_3N_4)-On-Disk(Si 基,10 nm Al_2O_3)实验表明,经过 ALD 处理后,该摩擦副的摩擦系数为 0.3,并且相比不经 ALD 处理的硅基摩擦副其磨屑要少很多。因此,采用 ALD 技术对 MEMS 进行表面处理可有效地提高其耐磨性以及延长其使用寿命。

Chen 等[33]通过原子力显微镜模拟研究了类金刚石(diamond-like carbon,DLC)薄膜对 MEMS 纳米磨损的防护。实验以原始单晶硅(100)和通过物理气相沉积法在单晶硅表面沉积的 2 nm DLC 薄膜为样品,分别在真空和大气环境下实现了 SiO_2/Si(100)和 SiO_2/DLC 纳米磨损。研究表明,在真空环境下,单晶硅表面出现隆起状的纳米磨损而 DLC 薄膜的磨损却很微弱。在大气环境下,单晶硅的纳米磨损较真空更为严重,其磨损由隆起状转变为沟槽状,然而 DLC 薄膜的纳米磨损与真空环境下相接近,依然很微弱。其机理被解释为:在真空条件下,由于 DLC 薄膜的硬度较高和化学稳定性好,其磨损较弱,而单晶硅硬度相对较低,在摩擦剪切作用下形成了隆起;在大气环境下,由于摩擦化学反应的发生,单晶硅表面的磨损加剧从而形成沟槽,而 DLC 薄膜却有效地抑制了该摩擦副的摩擦化学反应的发生,保护了单晶硅基体不被磨损。因此,DLC 薄膜可以有效提高硅基材料的耐磨性能,从而延长硅基 MEMS 的使用寿命。而 Marino 等[34]发现在环境空气中通入乙醇蒸气,能够屏蔽 DLC 薄膜表面的氧化磨损,起到进一步降低表面损伤的作用。

离子液体是熔点低于 100℃的盐类合成物,具有与共价键相当的强烈静电结

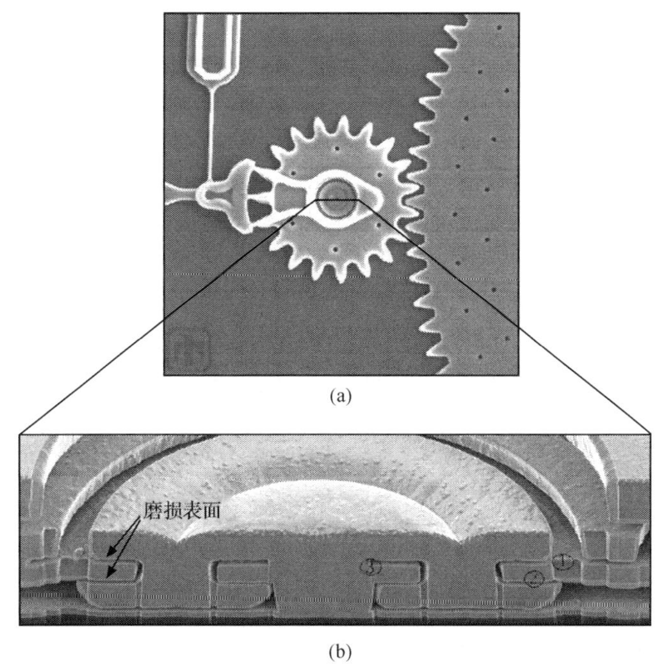

(a)

(b)

图 13.28 用 ALD 法对微齿轮系统表面制作 Al_2O_3 涂层来提高耐磨性[32]
(a) 微齿轮整体 SEM 图；(b) 图(a)中齿轮轴剖面图

合力、很好的润滑性及热稳定性等优点，因此是一种潜在的润滑剂。Palacio 等[35]为了研究离子液体在 MEMS 中可能存在的减摩耐磨效果，借助原子力显微镜对在不同离子液体环境下（Z-TETRAOL，BMIM-PF_6，BMIM-$OctSO_4$）处理后的硅基体进行了摩擦磨损实验，如图 13.29 所示。在每种离子液体处理硅基体的过程中又控制了不同程度的化学键处理(未经处理、部分键合、完全键合)。研究表明，经过离子液体处理过的硅基使 Si_3N_4(针尖)/Si(样品)摩擦副的摩擦系数有明显下降，并且部分键合的减摩效果最好，如图 13.29 所示。另外硅基的面磨损实验也证明，经过离子液体处理过的硅基耐磨性得到了明显的提高，并且与减摩效果类似，还是部分键合的耐磨效果最好。由此表明离子液体可以对硅基材料起到明显的减摩耐磨作用，有可能成为特殊工况下 MEMS 的一种良好润滑剂。

环境气氛是影响材料磨损的一个重要因素。Barnette 等[36]为了研究醇类气氛环境对二氧化硅的减摩作用，在销/盘(pin-on-disk)实验机上进行了二氧化硅的摩擦磨损实验。实验摩擦副为直径 3 mm 的二氧化硅球和含有 2 nm 自然氧化层的单晶硅(100)。环境气氛分别为高纯氩气、含水蒸气的潮湿氩气以及含有正戊醇蒸气的氩气三种不同的气氛环境。研究表明，在保持其他参数不变，仅改变环境气氛时，二氧化硅/单晶硅(100)摩擦副在干燥氩气和潮湿氩气环境下有着明显的磨

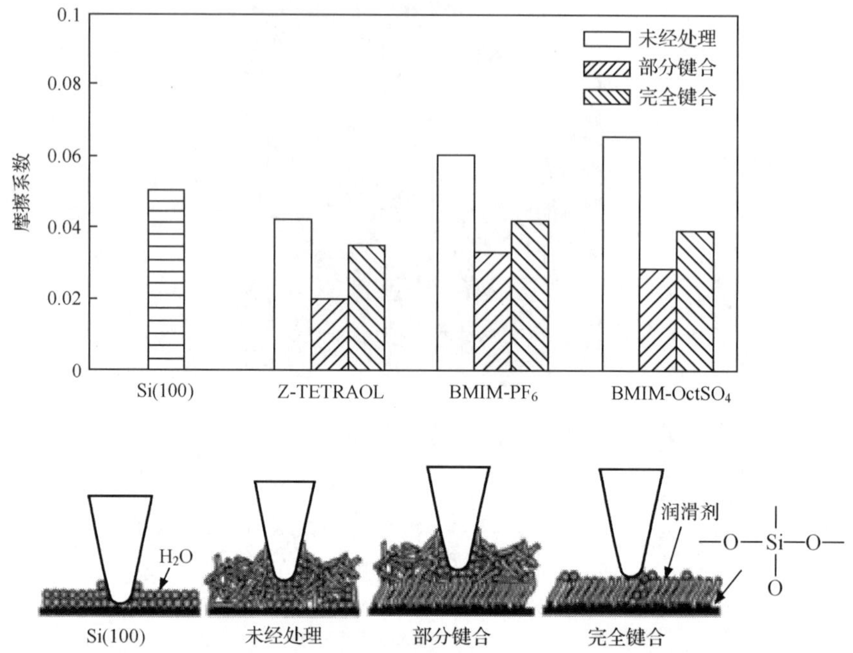

图 13.29 不同离子液体及其化学键处理工艺对硅基材料摩擦系数的影响[35]

损,并且在潮湿氩气下磨损更为严重;而当该摩擦副在戊醇蒸气下时其磨损却十分轻微,如图 13.30 所示。这种磨损结果被密度泛函理论(DFT)解释为在摩擦化学作用下,环境气氛促使二氧化硅发生磨损时“Si—O—Si”键断裂的能量阈值发生了

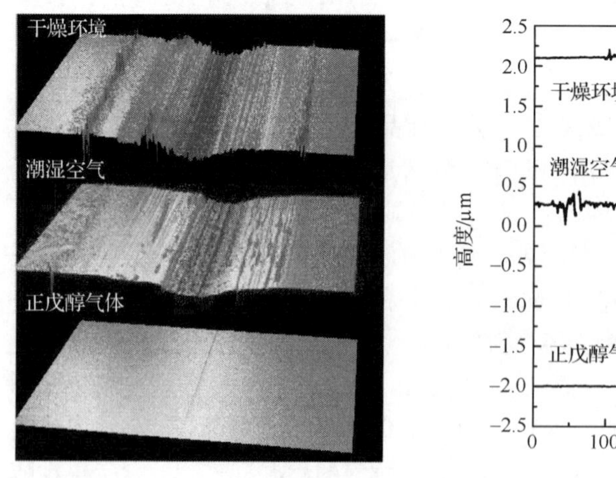

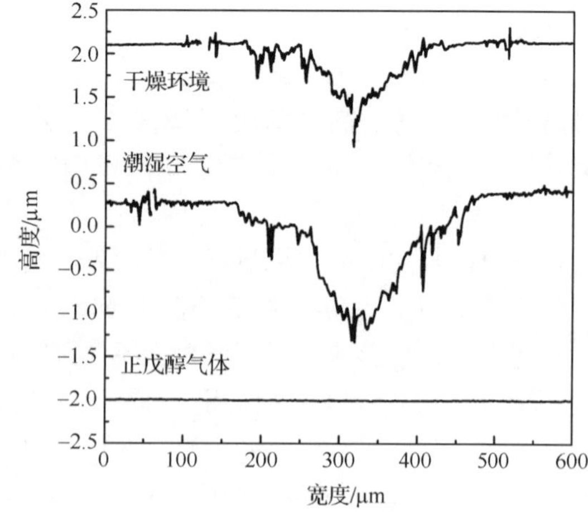

图 13.30 摩擦化学作用在不同环境气氛下对单晶硅磨损的影响[36]

改变。在干燥氩气和潮湿氩气环境下二氧化硅表面是以羟基终止的，这种羟基会随着环境湿度增加促使形成“Si—O—Si”键，并在摩擦化学作用下使其断裂；在戊醇蒸气下时二氧化硅表面则以醇盐形式终止，这种醇盐提高了“Si—O—Si”键断裂的能量阈值，从而抑制了二氧化硅的磨损，并起到了减摩的作用。

此外，对 MEMS 进行合适的磨合处理也会提高 MEMS 的耐磨性能。Shen 等[37]为了研究磨合(running-in)处理对 MEMS 中摩擦副耐磨性能的影响，在不同气氛环境下对 MEMS 进行了摩擦磨损实验。研究提出了一种新型的磨合处理方法，即“轻敲处理”(tapping treatment)。该方法分为两步：第一步，在图 13.31(Ⅰ)中用悬臂梁轻敲滑块，此时滑块固定不动；第二步，在第一步的基础上使滑块进行横向运动，如图 13.31(Ⅱ)所示。研究表明，经过这种磨合处理的硅基 MEMS 系统在氮气环境下寿命会由原先的小于 1 min 提高到超过 100 min。图 13.31 表明了这种磨合处理对不同 MEMS 摩擦副的寿命延长。其原因是因为经过这种磨合处理会在滑块的表面形成一些“承压点”(bearing spots)，这些承压点会抑制摩擦副的磨损。另一方面，这种磨合处理方法能有效地解决 MEMS 在乙醇蒸气气相润滑中的“截止”(cut-off)问题。实验表明，经过这种磨合处理的 MEMS 摩擦副在乙醇蒸气环境下其耐磨性能得到了明显的提高，有效地解决了截止问题。

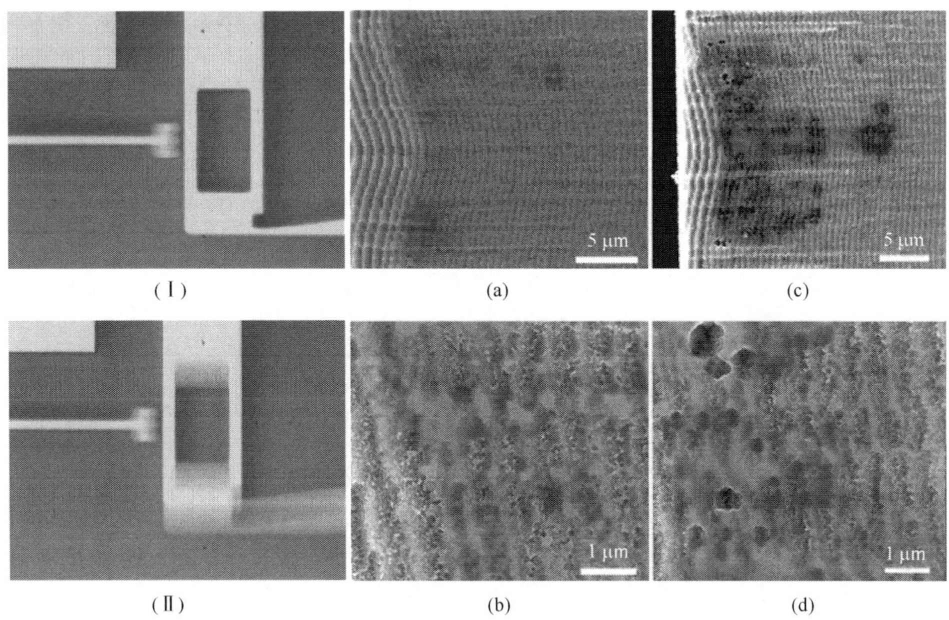

图 13.31　经磨合处理后 MEMS 摩擦副中滑块表面的磨损[37]

(Ⅰ) 磨合第一步：悬臂梁轻敲；(Ⅱ) 磨合第二步：悬臂梁轻敲和滑块滑动；(a)、(b) FS 型悬臂梁配副，磨损时间为 5 min；(c)、(d) SA 型悬臂梁配副，磨损时间为 100 min

载荷：80 μN，运动范围：20 μm，振动频率：100 Hz

综上所述，目前虽然已有大量有关 MEMS 材料减摩耐磨的研究工作，但是由于摩擦磨损现象本身的复杂性，再加上新材料、新工艺、新情况的不断出现，对 MEMS 摩擦磨损的研究仍将是未来研究工作的一个难点与热点。此外，尽管现在 MEMS 微尺度的摩擦磨损已有许多科技工作者在研究，然而，对 MEMS 摩擦磨损机理的研究及预测模型的建立工作还很少被涉及[38]，这不利于 MEMS 材料减摩耐磨设计的发展，因此需要更多的人参与进来。

参 考 文 献

[1] Bhushan B. Nanotribology and nanomechanics of MEMS/NEMS and BioMEMS/BioNEMS materials and devices. Microelectronic Engineering，2007，84：387-412.

[2] Baek S H，Park J，Kim D M，et al. Giant piezoelectricity on Si for hyperactive MEMS. Science，2011，18：958-961.

[3] Bifano T. Adaptive imaging：MEMS deformable mirrors. Nature Photonics，2011，5：21-23.

[4] 王国彪. 纳米制造前言综述. 第一版. 北京：科学出版社，2009：191.

[5] Komvopoulos K. Surface engineering and microtribology for microelectromechanical systems. Wear，1996，200：305-327.

[6] Tas N，Sonnenberg T，Jansen H，et al. Stiction in surface micromachining. Journal of Micromechanics and Microengineering，1996，(6)：385-397.

[7] Yu J X，Yu B J，Qian L M，et al. Effect of surface hydrophilicity on the nanofretting behavior of Si (100) in atmosphere and vacuum. Journal of Applied Physics，2010，108：034314.

[8] Zhao Y Z，Wang S，Yu T X. Mechanics of adhesion in MEMS—a review. Journal of Adhesion Science and Technology，2003，17(4)：519-546.

[9] Achanta S，Liskiewicz T，Drees D，et al. Friction mechanisms at the micro-scale. Tribology International，2009，42：1792-1799.

[10] Subhash G，Corwin A D，de Boer M P. Evolution of wear characteristics and frictional behavior in MEMS devices. Tribology Letters，2011，41：177-189.

[11] Alsem D H，Stach E A，Dugger M T，et al. An electron microscopy study of wear in polysilicon microelectromechanical systems in ambient air. Thin Solid Films，2007，515：3259-3266 .

[12] Yu H B，Zhou G Y，Sinha S K，et al. Characterization and reduction of MEMS sidewall friction using novel microtribometer and localized lubrication method. Journal of Microelectromechanical Systems，2011，20：4 .

[13] Fonseca D J，Sequera M. On MEMS reliability and failure mechanisms. International Journal of Quality，Statistics，and Reliability，2011，820243.

[14] Tanner D M，Miller W M，Peterson K A，et al. Frequency dependence of the lifetime of a surface micromachined microengine driving a load. Microelectronics Reliability，1999，39：401-414.

[15] 马皓晨. 微机电系统中黏附的表面效应和尺寸效应的研究. 镇江：江苏大学硕士学位论文，2005.

[16] Kim S H，Asay D B，Dugger M T. Nanotribology and MEMS. Nano Today，2007，2(5)：22-29.

[17] Tas N，Sonnenberg T，Jansen H，et al. Stiction in surface micromachining. Journal of Micromechanics and Microengineering，1996，6：385-397.

[18] Mani S S，Fleming J G，Sniegowski J J. W-coating for MEMS. Proceedings of SPIE，1999.

[19] Maboudian R, Ashurst W R, Carraro C. Self-assembled monolayers as anti-stiction coatings for MEMS: characteristics and recent developments. Sensors and Actuators A: Physical, 2000, 82(1-3): 219-223.

[20] Buks E, Roukes M. Stiction, adhesion energy, and the Casimir effect in micromechanical systems. Physical Review B, 2001, 63(3): 033402.

[21] Spengen W, Puers R, Wolf ID. A physical model to predict stiction in MEMS. Journal of Micromechanics and Microengineering, 2002, 12: 702.

[22] Yu J X, Chen L, Qian L M, et al. Investigation of humidity—dependent nanotribology behaviors of Si (100)/SiO2 pair moving from stick to slip. Applied Surface Science, 2013, 265(15): 192-200.

[23] Zaghloul U, Bhushan B, Pons P, et al. Nanoscale characterization of different stiction mechanisms in electrostatically driven MEMS devices based on adhesion and friction measurements. Journal of Colloid and Interface Science, 2011, (358): 1-13.

[24] 张文明，孟光. 微机电系统磨损特性研究进展. 摩擦学学报，2005，5(25)：489-494.

[25] Palmgren A. Ball and Roller Engineering. 3rd edition. Philadelphia: SKF Industries Corp, 1959.

[26] Bhushan B, Kasai T, Kulik G, et al. AFM study of perfluoroalkylsilane and alkylsilane self-assembled monolayers for anti-stiction in MEMS/NEMS. Ultramicroscopy, 2005, 105: 176-188.

[27] 刘政军，冯丽峰，成明华，等. 材料表面改性技术原理简析. 现代焊接，2008，8：21-25.

[28] Bhushan B. Nanotribology and nanomechanics of MEMS devices. IEEE: 1996, 91-98.

[29] Yu J X, Kim S H, Yu Bingjun, et al. Role of tribochemistry in nanowear of single crystalline silicon. ACS Applied Materials & Interfaces, 2012, 4: 1585-1593.

[30] Asay D B, Dugger M T, Ohlhausen J A, et al, Macro-to nanoscale wear prevention via molecular dsorption. Langmuir, 2008, 24(1): 155-159.

[31] Yu J X, Yu B J, Qian L M, et al. Nanofretting behavior of monocrystalline silicon (100) against SiO_2 microsphere in vacuum. Tribology Letters, 2009, 34: 31-40.

[32] Mayer T M, Elam J W, George S M, et al. Atomic-layer deposition of wear-resistant coatings for microelectromechanical devices. Applied Physics Letters, 2003, 82(17): 2883-2885.

[33] Chen L, Yang M C, Yu J X, et al. Nanofretting behaviours of ultrathin DLC coating on Si(100) substrate. Wear, 2011, 271(9-10): 1980-1986.

[34] Marino M J, Hsiao E, Chen Y S, et al, Understanding run-in behavior of diamond-like carbon friction and preventing diamond-like carbon wear in humid air. Langmuir, 2011, 27: 12702-12708.

[35] Palacio M, Bhushan B. Ultrathin wear-resistant ionic liquid films for novel MEMS/NEMS applications. Advanced Materials, 2008, 20: 1194-1198.

[36] Barnette A L, Asay D B, Kim D, et al. Experimental and density functional theory study of the tribochemical wear behavior of SiO_2 in humid and alcohol vapor environments. Langmuir, 2009, 25: 13052-13061.

[37] Shen S H, Meng Y G. A novel running-in method for improving life-time of bulk-fabricated silicon MEMS devices. Tribology Letters, 2012, 47: 273-284.

[38] 邓忠民，谢季佳，周承恩，等. 材料磨损与微电子机械系统中的磨损现象. 机械强度，2001，23 (4)：511-515.

第14章 仿生工程中的纳米摩擦学

14.1 引　　言

仿生技术通过模拟自然界生物的结构和功能，为科学研究和工程技术提供新的设计理念，启发了很多影响人类社会生活和科技进程的重大发明。目前仿生科学正向着微观、智能的方向发展[1]，因此纳米摩擦学在仿生工程研究前沿中扮演着越来越重要的角色。

吉林大学、南京航空航天大学、北京航空航天大学、中国科学院等多家单位较早在我国开始进行仿生研究。吉林大学在研究蜣螂、蚯蚓等动物在土壤中可自由穿行的问题时发现，生物体体表皮肤所分布的几何结构单元可有效减黏、降阻，根据此原理开发了仿生犁壁、推土板等地面机械耕作部件[2]、对中碳钢和3Cr2W8V钢进行织构以提高其热疲劳耐受性[3,4]。南京航空航天大学研制的仿壁虎爬壁机器人，可在三维空间内自由运动并可在75°的斜面上行走[5]。北京航空航天大学模仿蝠鲼的胸鳍摆动模式，研制摆动推进式机器鱼[6]。中国科学院苏州纳米技术与纳米仿生研究所模仿水黾的足部结构，研制的纳米针阵列具有稳定的超疏水性能[7]。中国科学院沈阳自动化研究所研制的蛇形机器人可实现蠕动前进、游动前进、滚转等运动方式[8]。

自然界中诸多生物均拥有优越的力学性能。以下以具有超疏水性的荷叶和超黏性的壁虎为例，对其仿生工程中的摩擦学原理和应用进行介绍。

14.2 荷叶的超疏水性

14.2.1 超疏水现象

超疏水性功能表面在人们的日常生活和工业应用中发挥着重要作用。由于水滴很容易从超疏水表面迅速滚落并清洁途经表面的污垢，所以超疏水材料具有自清洁、防水防雾、防雪防霜、防腐蚀防污染等功能，从而可用于油水分离、水下减阻、液体输运、室外材料、涂层涂料等场合。

荷叶[图14.1(a)]具有超强疏水性，其表面水接触角可达160°、滚动角2°，此特性称为荷叶效应。德国植物学家Barthlott等发现荷叶的自清洁特性基于其表面微结构和低表面能的蜡状物的共同作用[9,10]。通过 SEM 观察可以发现，荷叶表面有序分布着 5～10 μm 的乳状突起，在微米级突起表面又包含 120 nm 左右直径的纳米级二级结构。荷叶特殊的微纳米结构，通过影响气、固、液三相接触线的长度、几何形状及连续性有效降低表面水滴的黏滞性。江雷等理论计算给出的接触角为 160°，与实验观察很好地吻合[11]。

水稻叶是自然界中另一典型的超疏水生物表面。水稻叶同样具有微米、纳米复合结构，且沿着叶脉方向平行有序密排，在垂直于叶脉的方向则排列无序，因此水滴极易沿着叶脉方向滚动，呈现出各向异性的疏水性。此外，水黾的腿部具有多层微米级的刚毛[图 14.1(b)]，刚毛表面又包含纳米结构的沟槽，且其腿部可以分泌油脂，因而其具有的超疏水性质使得水黾能快速在水面跳跃。与此类似，蝉翼表面具有 80 nm 左右直径的纳米柱状结构，蝴蝶翅膀分布宽度为 40 μm 左右的鳞片、鳞片上分布一系列 1.5 μm 左右直径的孔隙，如图 14.1(c)、(d)所示。因此，具备的自清洁功能使得蝉翼、蝶翼表面防雨防露，且在飞行过程中通过扇动翅膀的动作借由水滴带走尘埃和污染物，从而减小飞行阻力。

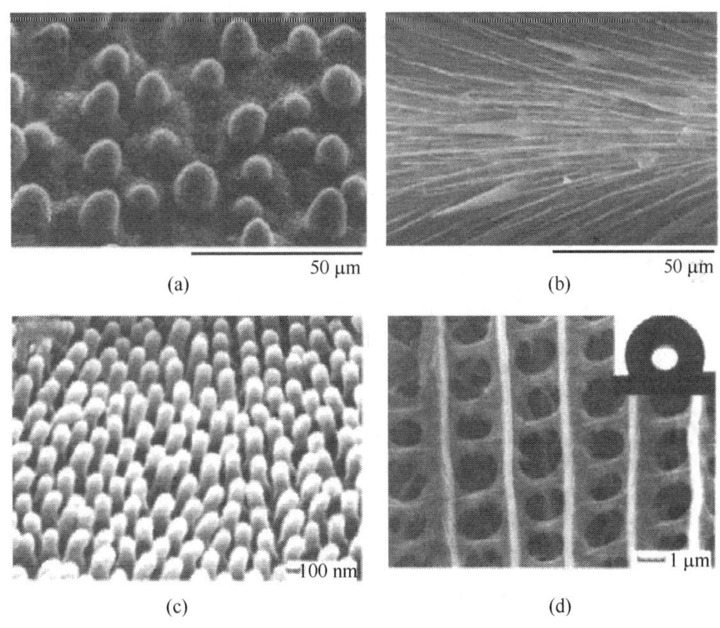

图 14.1　自然界超疏水表面

(a) 荷叶表面[9]；(b) 水黾腿部[12]；(c) 蝶翼[13]；(d) 蝉翼[13]

14.2.2　超疏水理论

水黾、荷叶等动物、植物功能表面的超疏水现象的原理可以由第 6 章的

Wenzel模型和 Cassie 模型来解释。Wenzel 模型认为，粗糙表面增大了几何接触面积，从而使得疏水表面更疏水。Cassie 等则从另一个方面解释荷叶的疏水现象。由于空气被滞留在液滴下方的粗糙微谷中，水滴不仅与固体形成界面，还与空气形成界面。两模型的使用条件如图 14.2 所示，转变临界角 θ_c 由式(6.43)给出[14]。然而，实际实验中，当 $\theta < \theta_c$ 时，Cassie 状态可以在亚稳态存在，如图 14.2 的虚线所示。1996 年 Kao 公司采用氟化基底进行接触角实验，实验结果与图 14.2 吻合得很好[15]。这说明，在 $\frac{\pi}{2} < \theta < \theta_c$ 时，Cassie 状态到 Wenzel 状态可发生不可逆转变。

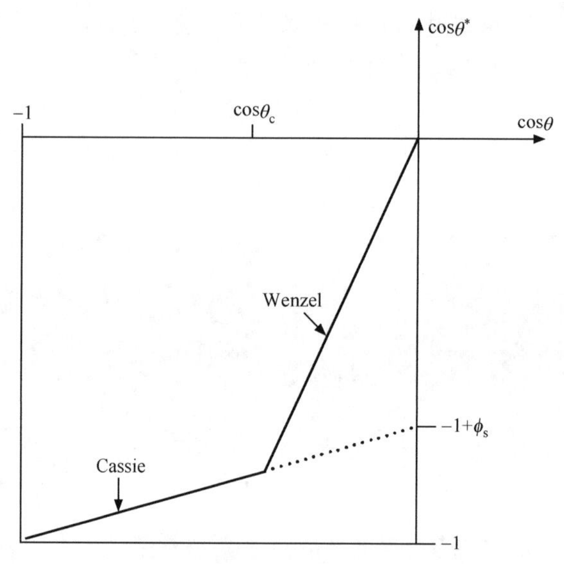

图 14.2　超疏水的 Wenzel 模型和 Cassie 模型

当水滴的尺寸变小引起 Laplace 压力增大[16]或对水滴施加压力[17]，水滴会侵入微结构的空气垫，从而减小表观接触角；当水蒸气在荷叶表面凝结并填充了凹陷部分时，荷叶表面表现出亲水性[14,18]。Bhushan 给出从 Cassie 状态向 Wenzel 状态转变时液滴尺寸与分布有规则圆柱的表面微结构尺寸的关系[19]，并给出了转换时的能量曲线[20]。McHale 等在实验中发现当液滴在微米柱状结构的超疏水表面自由蒸发时，也会发生从 Cassie 到 Wenzel 接触状态的改变[21]。此外，沿着滚动方向的连续的三相接触线有助于液滴的滚落[22,23]。

14.2.3　自清洁理论

当固体表面倾斜一定角度时，固体表面的静态液滴将产生滚动或者滑动。滚动角是指固体表面静态的液滴所需的使之产生滚动的最小固体表面倾斜角度。实验结果表明，滑动的液滴并不能带走固体表面的微小污染颗粒，如图 14.3(a)所示。因此，只有当固体表面同时具备高接触角和低滚动角时，才表现出很好的自清洁性能，如图 14.3(b)所示。

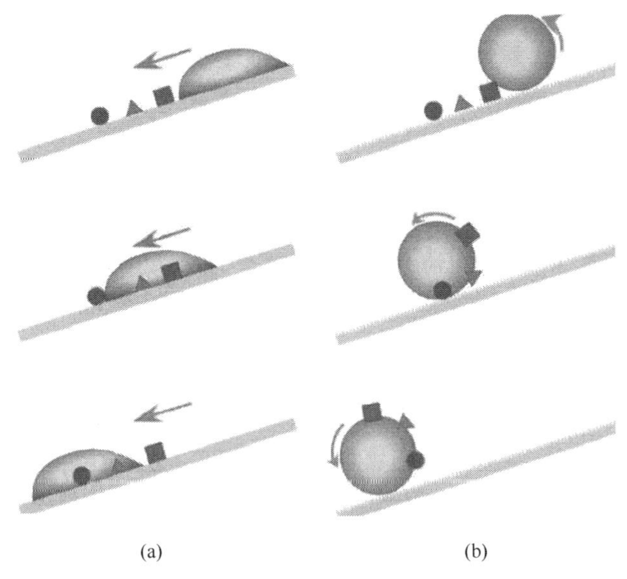

图 14.3　液滴在倾斜固体表面的运动[16]

(a) 液滴在倾斜固体表面滑动；(b) 液滴在倾斜固体表面滚动，带走固体表面微小污染颗粒

滚动角可以用接触角滞后来进行解释，即固体表面前进接触角比后退接触角大的现象。理想地，当增加液滴的体积时，接触角保持不变，而固、气、液三相接触线逐渐向外前移。然而，实际上液体体积增加导致接触角增大至 θ_A 时，三相接触线才会前移；反之，当液体体积减小导致接触角减小到 θ_B 时，三相接触线才会后退。前进角 θ_A 和后退角 θ_B 的差值称为滞后角，如图 14.4 所示。这说明，当液滴运动时，界面不会沿原路返回，即此过程在热力学上不可逆。因此，只有当固体表面倾斜到一定程度、水滴前沿和后部接触角分别达到 θ_A 和 θ_B 时，水滴才会运动。此时固体倾斜的临界角度即为滚动角。

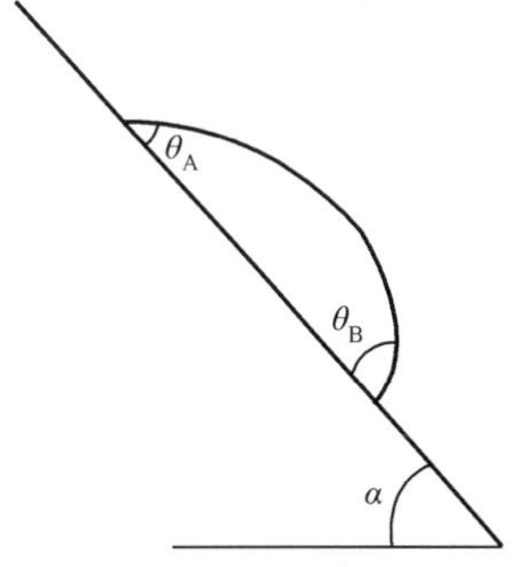

图 14.4　液滴在倾斜固体表面即将产生运动

固体表面具有低滚动角的必要条件是此固体表面同时具有高接触角。Richard 和 Quere 实验给出，在接触角为 170°的倾斜超疏水表面，液滴半径越小，液滴滚落速度越快；黏度很大的液体在固体表面也能产生滚动[24]。然而，并非高接触

角的固体表面都具有低滚动角。例如,使用聚苯乙烯纳米碳膜制成的接触角高达 162°的超疏水仿壁虎刚毛功能表面,即使将其倒置水滴也不会从表面脱离。

14.2.4 疏水表面制备

研究表明,微米或纳米级的纤维阵列表面具有疏水性。例如,Li 等[25]报道的氟化修饰后的定向碳纳米管阵列具有超过 170°的接触角。Yoshimitsu 等[22]和 Zhu 等[26]使用光刻方法对硅片图形化得到微米级柱状阵列,氟化后得到接触角约为 150°和 160°的疏水表面。Guo 等[27]通过两步光刻法刻蚀得到模板后,使用 PDMS 复制形貌得到微米级纤维阵列,其接触角约为 150°。江雷课题组[28]使用模板挤压法制备得到的聚丙烯腈纳米线阵列,不需要低表面能涂层修饰即可达到 173°的接触角。特别地,Gao 等[29]使用相分离法得到纳米级的网络结构,其前进角和后退角均为 180°,展现了完美的超疏水性。Erbil[30]给出了一种价格低廉、简单高效的方法构建具有 160°接触角的凝胶多孔涂层表面。

除了单一尺度的柱状阵列,学者们还尝试制备微米结构和纳米结构相结合的仿荷叶疏水表面,并进一步设计使其具有较低的滚动角。Sun 等[31]报道了使用天然荷叶作为模板,将 PDMS 浇注固化后得到与天然荷叶疏水性一致的表面。Wu 等[32]使用电化学腐蚀法制备微/纳米多尺度的乳突结构,热处理或化学修饰后获得超疏水表面。江雷等使用电纺技术得到由纳米纤维为骨架、多孔微球填充其中的复合结构超疏水薄膜,可达到 160°接触角。江雷课题组[33]还报道了蜂窝状、岛状等微/纳米复合结构的碳纳米管薄膜,具有超疏水性的同时滚动角小于 5°。Zhang 等[34]使用挤压法得到微米级凹坑模板,继而使用 PFPE-SS 混合物复制形貌后得到滚动角为 3°的超疏水薄膜。

学者们还希望对仿生表面的疏水性和亲水性进行实时控制。Krupenkin 等[35]在硅片深反应刻蚀得到数百纳米的柱状阵列,并在阵列表面沉积碳氟化合物层,得到接近 180°的超疏水表面。通过对液滴施加不同的电场,可在较大范围内调控液滴接触角。Kakade 和 Pillai[36]通过对多壁碳纳米管阵列进行不同的化学改性调控其润湿性能,既可以得到亲水表面(接触角为 4°),又可以得到高疏水表面(接触角为 156°)。江雷课题组[37]制备了具有光响应特性的超疏水 ZnO 纳米纤维阵列,经紫外线照射后具有超亲水性,在暗处放置一段时间后恢复超疏水性;报道了具有温度响应特性的聚异丙烯酰,其在不同温度下可实现亲水性和疏水性的可逆转变[38]。其他学者也相继报道了多种可使用紫外线调控亲水/疏水性的功能表面[39-42]。

进一步地,具有润湿各向异性的表面成为了研究的一大热点。江雷课题组[43]观察到水稻叶表面微米乳突的各向异性排列可导致水滴在其表面的滚动各向异性,制备了仿水稻叶的碳纳米管薄膜,其沿不同方向具有不同的润湿性能。另一具有润湿各向异性的典型生物是纳米比亚沙漠中的沙漠甲虫(Stenocara beetle),其翅膀上的亲水区域可收集沙漠雾气的冷凝水,并沿着输水区域进入甲虫口中[44]。Garrod 等[45]通过对超疏水表面进行图案化的亲水修饰,得到可具有微流体运输功能的仿生表面。

14.3　壁虎的超黏特性

14.3.1　壁虎卓越的爬行能力

壁虎作为自然界中爬行能力出众的代表,能在墙壁甚至天花板上快速自如地爬行。这种卓越的攀爬能力引起了诸多领域科学家的关注。

人们观察到,壁虎足底刚毛可实现数百千帕的黏附强度,仅需要单脚即可提供数倍于体重的摩擦力。据推测,若一只中等大小壁虎的所有刚毛均与爬行表面接触,其提供的摩擦力足以支持两个成年男子的体重(133 kg)。同时,壁虎不仅能实现高黏附、摩擦,还能在爬行中实现足底刚毛黏附、脱附状态的快速切换,其爬行速度可达 0.77 m/s,步频可达每秒几十步。壁虎的爬行能力并不依赖于爬行表面的材料组成,能适应不同粗糙度的表面,具有广泛的适应性。此外,壁虎刚毛还具有优异的自清洁性能,可以仅仅通过行走四步即可将刚毛中微米级的污染颗粒的绝大部分遗留在行走表面上[46],显示出比传统压敏胶、胶黏剂更加广阔的应用领域和前景。

14.3.2　基于范德华作用力的壁虎刚毛黏附机理

两千多年来,学者们提出过各种假说来解释壁虎的黏附机理。很多人认为壁虎通过真空吸附在墙壁上。然而 1934 年德国科学家 Dellit 实验证实了壁虎刚毛在真空环境下也能产生黏附力。进一步的实验显示壁虎在金属表面的黏附能力没有明显降低,因此否定了基于静电力的黏附机理假说。解剖学显示,壁虎与苍蝇等昆虫不同,其足部没有腺体可分泌黏液,因此胶黏的黏着机理不适用于壁虎。此外,壁虎的爬行能力在极光滑表面和粗糙表面没有太大区别,从而进一步否定了机械啮合的假说。

以上假说相继被否定后,人们猜测壁虎依靠范德华力作用获得强黏附力。依赖于扫描电镜,人们得以看清壁虎足底刚毛的微纳米结构,如图 14.5 所示。壁虎脚趾底部分布有约 20 行褶状皮层,称为 lamella。柔软的褶状皮层上分布有约 20 排方形的刚毛束,其中的每根刚毛长约 110 μm、直径约 5 μm,与脚掌平面呈倾斜排布。刚毛的末端又不断细分,在最末端形成数百甚至一千个数百纳米宽、数纳米厚的薄板结构。大多数宏观物体表面分布着不规则的粗糙凸峰和微谷,因此相互接触时,实际接触面积仅占名义接触面积的很小一部分。粗糙凸峰的相互挤压排斥力与微谷间的吸引力相互抵消,从而观测不到黏着力的存在。与宏观物体不同的是,壁虎刚毛依靠末端的纳米结构,可以很好地贴合在表面上,增大了实际接触面积,并且刚毛的等级结构使得其具有多尺度的粗糙度适应性,使得末端扇形薄板与被黏附表面的间距很小,从而产生很强的范德华吸引力。

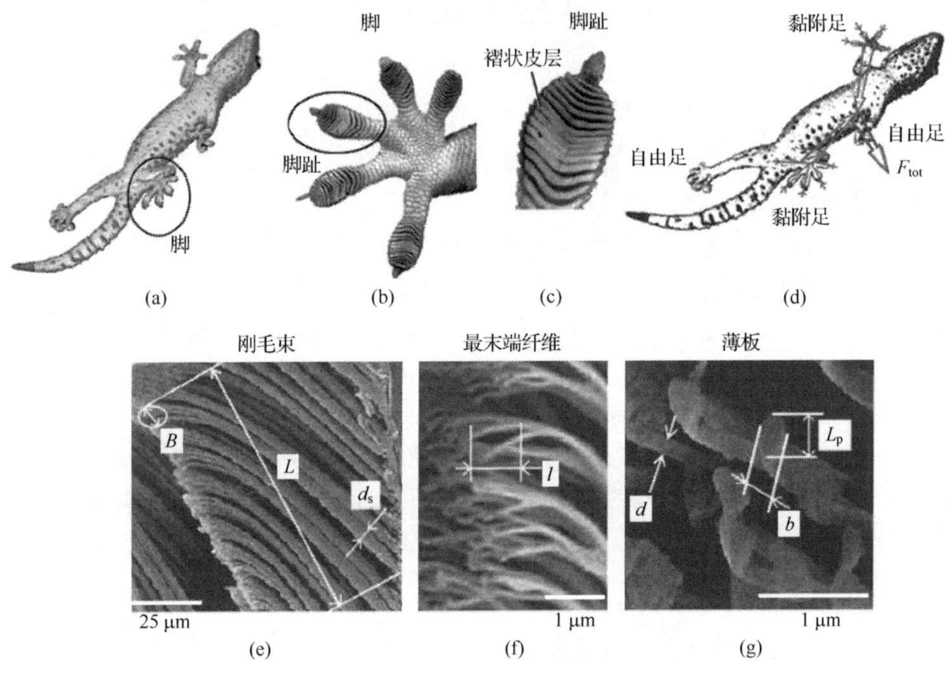

图 14.5(另见彩插)　壁虎刚毛的等级结构[47]

(a) 壁虎;(b) 壁虎脚掌;(c) 壁虎脚趾;(d) 壁虎爬行时的受力分析;(e) 壁虎刚毛束;(f) 刚毛最末端纤维;(g) 薄板

通过实验观察和理论分析,学者们发现壁虎通过脚趾卷入的动作实现强黏附力到低脱附力的转换,如图 14.6 所示。Huber 等[48]首次使用 Kendall 剥离模型对单个薄板的黏着力进行了理论分析。Pesika 等[49]提出剥离区域模型,指出弹性薄板从被黏附表面剥离时的剥离力与剥离区域的长度成正比。拓展的剥离区域模型进一步给出了速度效应对剥离区域形状的影响[50]。田煜等[47]通过理论分析给出了壁虎刚毛等级结构黏附和脱附转换的机理,如图 14.6 所示。刚毛最末端的薄板结构与被黏附表面的受力分析如图 14.6(b)所示。在接触区域,薄板末端薄片依靠范德华力作用与被黏附表面接触,间距为 D_0。其中 $D_0 \approx 0.3$ nm 为 Lennard-Jones 势能最低点的作用距离。在非接触区域中,剥离区域的薄板与被黏附表面距离为 $D_0 \leqslant D \leqslant D_c$,剥离区域上部的薄板支撑柄与被黏附表面的间距大于 $D_c \approx$

1 nm时范德华力作用可以忽略。将剥离区域近似为圆弧形，可得到剥离区域的半径依赖于薄板支撑柄与被黏附表面的角度 θ：

$$R = D_c/(1-\cos\theta) \tag{14.1}$$

相应的剥离区域的范德华吸引力为

$$F_{vdW} = \int_0^\theta (A/6\pi D^3) \cdot bR\,d\phi = \int_0^\theta \{A/6\pi[D_0 + R(1-\cos\phi)]^3\} \cdot bR\,d\phi \tag{14.2}$$

式中，A 为 Hamaker 常数；b 为薄板端部薄片宽度；d 为薄板端部薄片厚度。考虑薄板受力平衡，有

$$F_{vdW} = F_n = F(\theta)\sin\theta \tag{14.3}$$

$$F_L = F_f = F(\theta)\cos\theta \tag{14.4}$$

式中，F_n和 F_L分别为末端薄板的垂直力和平行力，其合力 $F(\theta)$沿着支撑柄方向，称为剥离力；F_f为薄板端部薄片在接触区域的摩擦力。由式(14.1)至式(14.4)得到，当薄板支撑柄角度由 0 变化到 90°时，其剥离力减小超过两个数量级。

进一步考虑薄板以上的刚毛等级结构，如图 14.6(c)～(e)所示。取单根刚毛的薄板数目 N 为 500。壁虎刚毛处于自然状态时[图 14.6(c)]，刚毛支撑柄与被黏附表面角度 θ_s为 30°，薄板支撑柄与被黏附表面角度 θ 为 90°，典型参数下刚毛黏着力为 8 μN。壁虎通过脚趾卷入，减小 θ_s和 θ，从而增大黏附力[图 14.6(d)]。取 θ=10°，计算得到刚毛黏附力为 35 μN，远大于其自然状态的黏附力。此后，壁虎通过脚趾的卷出动作顺次剥离薄板[图 14.6(e)]，则典型参数下单根刚毛的平均剥离力为 32 nN。以上理论结果说明，壁虎通过脚趾的卷出动作可增大薄板支撑柄与被黏附表面的角度，使剥离区域的范德华吸引力减小，从而将足底刚毛类似压敏胶带的剥离过程顺次从被黏附表面脱附。脱附过程的垂直力可比黏附状态时的高黏附力减小三个数量级。

壁虎足底刚毛还具有明显的摩擦各向异性。实验显示，沿着不同方向，壁虎足底刚毛具有不同的力学特性，如图 14.7 所示[51]。沿着刚毛卷曲的方向摩擦，摩擦力为预载荷的 3 倍，实验可观测到随预载荷增大，接触的刚毛数目增多且最先接触的刚毛角度变小引起黏附力增大；刚毛与被黏附表面全部接触后，增大预载荷使接触角度变小，但机械斥力作用增强，综合表现出黏附力随预载荷减小；再进一步增大预载荷，刚毛黏附力达到饱和，机械斥力增加，则刚毛的法向合力转变为正压力。逆着刚毛弯曲方向摩擦，得到的摩擦力小于预载荷，同时刚毛弹性变形挤压摩擦表面从而实验始终观测到正压力。理论结果表明，随着刚毛柄、薄板柄与被黏附表面的角度减小，刚毛的范德华黏附力增大，当角度为 0°时达到理论最大值。然而，实际当达到某一临界倾斜角度时，刚毛会由于相互挤压效应对外表现出机械排斥力[52]。

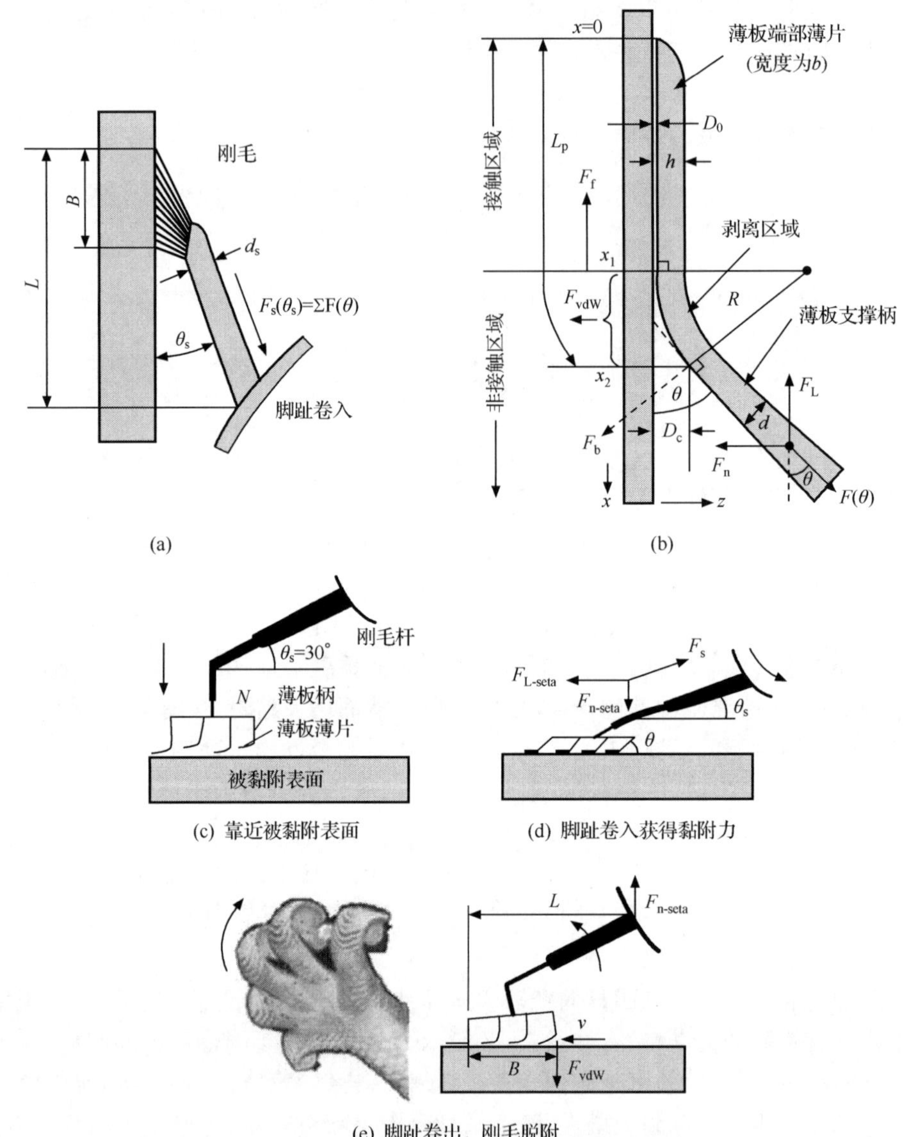

图 14.6 刚毛黏附、脱附转换机理[47]

(a) 壁虎脚趾卷入时刚毛与被黏附表面的接触；(b) 刚毛末端薄板与被黏附表面的接触；(c)～(e) 壁虎黏附和脱附时刚毛、薄板柄与被黏附表面角度的改变示意图

田煜等[53]依据刚毛黏附和脱附的机理及其各向异性性能，设计了基于刚毛束的微小物体夹持器并成功用于对小面积硅片的夹持搬运。该夹持器通过舵机控制三个夹爪臂在夹持和释放状态切换，实现刚毛束的黏附和脱附。

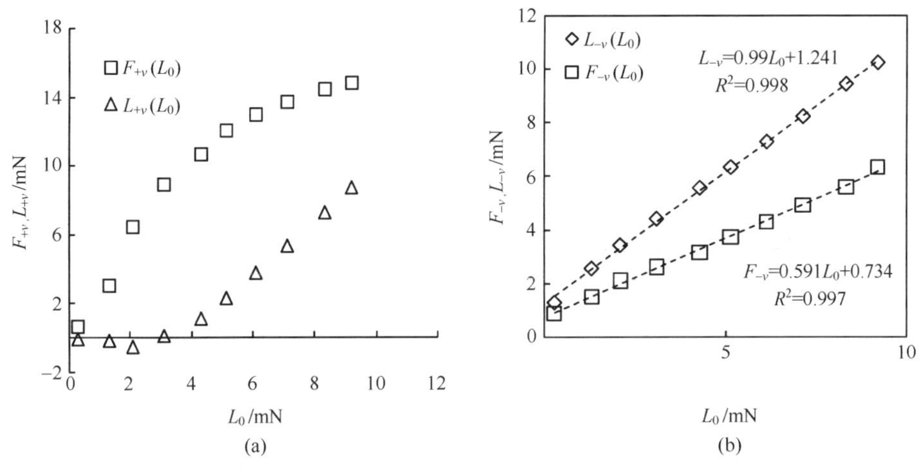

图 14.7 壁虎刚毛的摩擦各向异性[51]

(a) 沿着刚毛弯曲方向摩擦时不同预载荷 L_0 下的摩擦力 F_{+v} 和垂直力 L_{+v}；

(b) 逆着刚毛弯曲方向摩擦时不同预载荷 L_0 下的摩擦力 F_{-v} 和垂直力 L_{-v}

14.3.3 细分原理在壁虎刚毛仿生表面中的应用

基于对壁虎刚毛与被黏附表面之间的黏着力来源于范德华力的认识，学者们将 JKR 理论用于壁虎刚毛单个薄板的黏着接触，估算得到的薄板尺寸与实际观测值非常接近。Arzt 提出了自然界的生物遵循细分理论，即生物的尺寸和重力越大，其黏附接触单元尺寸越小[54]。细分原则由此成为最早的壁虎刚毛仿生表面的设计准则。进而 Gao 等[55]理论上给出，接触微单元的尺寸越小，其末端形状对黏着力的影响越小。学者们进一步对尺寸为微米量级的纤维阵列仿生表面的纤维末端形状进行了优化，认为具有末端薄板结构的蘑菇状纤维既能增大与被黏附表面的实际接触面积，又有较好的粗糙度适应性，同时在一定程度上防止接触界面的接触裂纹扩展，具有较优越的性能[56]。

基于以上设计准则，学者们使用聚合物在规则孔阵列的模板中固化成型，得到具有较好黏着性能的壁虎刚毛仿生表面。典型的蘑菇状纤维阵列仿生表面制作方法如图 14.8 所示。将 SU-8 负型光刻胶涂覆在 PMMA 基板上，曝光显影后使用 254 nm 非平行光对 PMMA 进行二次光刻，得到末端具有 SU-8 光刻胶薄板、颈部细小的 PMMA 纤维阵列。使用 PDMS 和聚氨酯相继进行形貌复制后得到蘑菇状仿生表面。随着微纳米制备工艺的逐步发展，越来越多高黏附强度的仿生表面相继被报道。例如，Kim 等[57]制备的聚氨酯蘑菇状纤维阵列具有约 270 kPa 的黏附强度，Lu 等[58]使用聚噻吩制备的纳米线阵列黏附强度可达 800 kPa。

进一步对壁虎黏附机理的研究指出，具有等级结构的仿生表面可获得多尺度

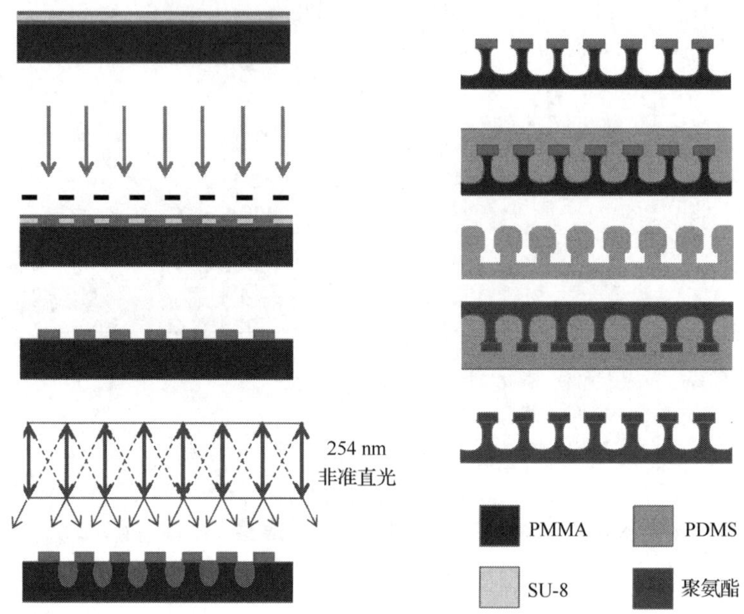

图 14.8　蘑菇状纤维仿生表面制作流程示意图

的粗糙度适应性，从而增强仿生表面的黏附能力[59]。实验结果表明，在某一临界粗糙度以下，随着粗糙度增加，二级结构的纤维阵列的黏着力几乎不改变。类似地，当纤维阵列与模拟壁虎脚趾褶状皮层的结构相结合时，仿生表面在与其褶状尺度相当的粗糙度下表现出较好的粗糙度适应性[60]。

14.3.4　可控黏/脱附的最新进展

随着仿生表面制备工艺的成熟，具有强黏附性能的仿生表面陆续被报道。在获得强黏附性能的同时设计其易脱附性能成为进一步将仿生表面推向应用的关键问题之一。人们认识到壁虎主要通过控制薄板剥离角度和利用其刚毛的摩擦各向异性性能获得低脱附力，因此目前对仿生表面的可控黏/脱附的研究主要基于这两个原理进行。

基于各向异性性能对仿生表面进行黏附和脱附的控制方法已被较广泛地用于实验中。2008 年，Northen 等[61]首先报道了通过控制纤维阵列的取向控制黏附和脱附的方法。将 200 nm 直径的纤维阵列黏附在镍悬臂的末端表面，通过磁场控制悬臂梁在黏附和脱附两个方向间切换，得到较大的黏附力和较小的脱附力。进而学者们陆续开发了多种制备具有各向异性性能仿生表面的方法，包括倾斜法和不对称法。前者通过倾斜光刻或热剪切的方法，使纤维阵列倾斜某一角度，使其在沿倾斜方向和逆倾斜方向摩擦时有不同的变形从而获得摩擦各向异性。例如，

Jeong 等[62]制备的聚氨酯丙烯酸酯倾斜二级纤维阵列，在顺着和逆着倾斜方向滑动时，其黏附强度可从 260 kPa 减小到 25 kPa。Yu 等[63]制备的 PDMS 倾斜纤维阵列，顺着倾斜方向的黏着力和摩擦力分别约为逆着倾斜方向的 6 倍和 1.5 倍。Jin 等[64]报道的末端有竖直薄板的倾斜纤维阵列，可进一步实现逆着倾斜方向开始滑动时的排斥力，从而实现更主动的脱附控制。此外，将末端薄板或纤维设计为不对称的楔形结构[65,66]或在纤维阵列两侧沉积不同弹性模量的材料进行力学修饰[67]，也可以实现较强的摩擦各向异性。

目前报道的进展中，大多数各向异性仿生表面均为聚合物制备的微米量级纤维阵列，具有高弹性模量的纳米线/纳米管各向异性仿生表面的研究则相对缺乏。随着纳米材料和纳米器件的广泛应用，传感器、执行器、微流泵、微机电系统等器件中常常需要具有定向黏附、摩擦性能的纳米线/纳米管阵列。So 等[68]使用聚对二甲苯纳米线制备了具有明显各向异性摩擦性能的各向异性功能表面，但其各向异性性能在往复摩擦中不能保持稳定。使用倾斜碳纳米管阵列制备的各向异性功能表面，其各向异性性能可在 4000 次往复实验中保持稳定，并在卸载过程中可观测到典型的黏附摩擦现象[69]。周铭等基于范德华作用力模型指出纳米管各向异性摩擦来源于其末梢差异性变形引起的各向异性的黏着力项。

基于剥离原理实现黏附和脱附控制的实验报道还很缺乏。戴振东课题组[5]经过对壁虎爬行规律和脚掌控制动作的长期观察，对机器人行走步态进行规划，成功实现了可进行 75°斜坡爬壁的仿壁虎机器人。周铭等[70]给出了基于剥离区域受力分析的剥离行为数值计算方法［图 14.9(a)］，讨论了纤维阵列几何设计参数对纤维阵列剥离强度的影响。将仿生表面单位宽度的垂直黏着力和剥离力的比值定义为参数 ρ，以此描述仿生表面强黏附和易脱附特性：

$$\rho = d\,\frac{\beta^2}{\sqrt{R}\gamma_{\mathrm{eff}}}\sqrt{8\pi\left(\frac{1-\nu_{\mathrm{f}}^2}{E_{\mathrm{f}}}+\frac{1-\nu_{\mathrm{s}}^2}{E_{\mathrm{s}}}\right)^{-1}\Delta\gamma}\cdot(1-\cos\theta) = \rho_{\mathrm{r}}\cdot d(1-\cos\theta) \tag{14.5}$$

式中，$\rho_{\mathrm{r}} = \frac{\beta^2}{\sqrt{R}\gamma_{\mathrm{eff}}}\sqrt{8\pi\left(\frac{1-\nu_{\mathrm{f}}^2}{E_{\mathrm{f}}}+\frac{1-\nu_{\mathrm{s}}^2}{E_{\mathrm{s}}}\right)^{-1}\Delta\gamma}$ 为 ρ 的参考值；R 为仿生表面纤维半径；$\beta = R/a$ 为纤维半径和间距的比值；a 为纤维间距；d 为仿生表面长度；E_{f} 和 ν_{f} 分别为纤维的杨氏模量和泊松比；E_{s} 和 ν_{s} 分别为被黏附表面的杨氏模量和泊松比；$\Delta\gamma = \gamma_{\mathrm{f}} + \gamma_{\mathrm{s}} - \gamma_{\mathrm{f,s}}$ 为纤维与被黏附表面间的黏着功；γ_{f}、γ_{s} 分别为纤维和被黏附表面的表面能；$\gamma_{\mathrm{f,s}}$ 为两者间界面能；θ 为剥离角度；γ_{eff} 为仿生表面的等效黏着能，通过数值计算方法得到。参考值 ρ_{r} 相当于剥离角度为 90°时单位长度的 ρ 值。

结合 Spolenak 等[71]的黏着设计图［图 14.9(b)］，进一步考虑仿生表面的剥离力学性能得到黏着、剥离设计图，用于对仿生表面强黏附和易脱附的性能进行综合设计。分别使用纤维断裂条件、集束条件、纤维阵列适应表面粗糙度条件和等效表观垂直黏着应力条件得到优化的目标设计三角形区域，如图 14.9(b)所示。进一步使用数值计算方法对仿生表面的强黏附、易脱附特性进行优化，结果表明三角形区域的下顶点为 ρ_r 和表观垂直黏着应力 σ_{app} 的优化设计点，如图 14.9(c)所示。在此基础上，不同纤维长度的优化设计区域及优化设计点的 ρ_r 值、ξ_p 值如图 14.9(d)所示，其中 ξ_p 为单位宽度的垂直黏附力。实心箭头和空心箭头分别代表优化设计目标区域可以取到的强黏附特性变大及易剥离性能增加。因此，壁虎仿生表面的参数优化应基于强黏附性能和易剥离性能的综合考虑。理论结果表明，通过优化实际参数可获得剥离力比黏附状态时的黏附力减小了三个数量级的优化性能。

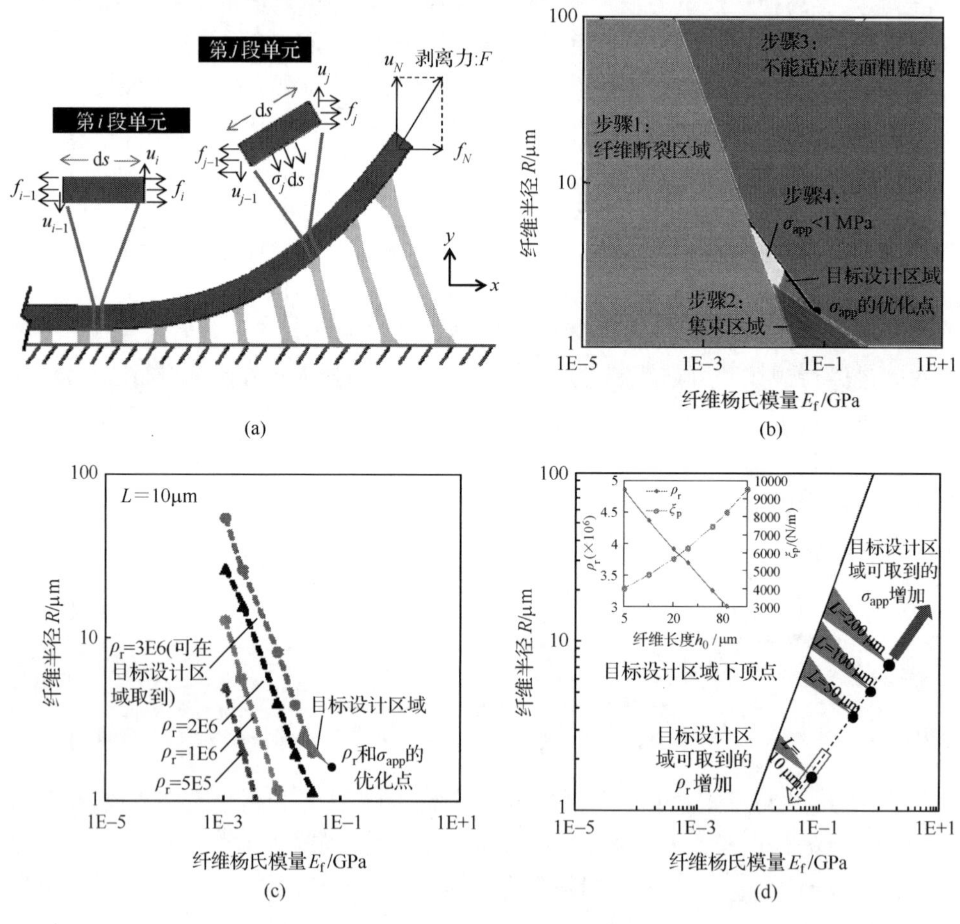

图 14.9(另见彩插)　黏着、剥离设计图[70]

(a) 基于剥离区域受力分析的剥离行为数值计算方法示意图；(b) Spolenak 等[71]的黏着设计图；(c)、(d) 黏着、剥离设计图

综上所述，随着对壁虎黏附和脱附机制认识的逐步深入，人们不断将仿生表面

的研究向着更智能、更快速、主动黏着控制能力的方向推进。若能进一步将纤维阵列的各向异性性能与剥离性能设计结合，有望获得黏附性能更优越的仿生表面。

参考文献

[1] 路甬祥. 仿生学的科学意义与前沿. 科学中国人，2004，4：22-34.

[2] 田丽梅，任露泉，韩志武，等. 仿生非光滑表面脱附与减阻技术在工程上的应用. 农业机械学报，2005，36：138-142.

[3] Zhou H，Cao Y，Zhang Z H，et al. Thermal fatigue behavior of 3Cr2W8V die steel with biomimetic non-smooth surface. Mat Sci Eng A-Struct，2006，433：144-148.

[4] Zhou H，Zhang Z H，Ren L Q，et al. Thermal fatigue behavior of medium carbon steel with striated non-smooth surface. Surf Coat Tech，2006，200：6758-6764.

[5] 代良全，张昊，戴振东. 仿壁虎机器人足端工作空间分析及其实现协调运动的步态规划. 机器人，2008，30：182-186.

[6] 李吉，毕树生，高俊，等. 仿生蝠鲼机器鱼 Bh-Ray3 的研制及水力实验. 控制工程，2010：127-130.

[7] Yao X，Chen Q W，Xu L，et al. Bioinspired ribbed nanoneedles with robust superhydrophobicity. Adv Funct Mater，2010，20：656-662.

[8] Li B，Tan D，Wang Y，et al. Study on a snakelike robot adapting to the ground. Proceedings of the 5th World Congress on Intelligent Control and Automation：WCICA，2004：4877-4880.

[9] Barthlott W，Neinhuis C. Purity of the sacred lotus，or escape from contamination in biological surfaces. planta，1997，202：1-8.

[10] Neinhuis C，Barthlott W. Characterization and distribution of water-repellent，self-cleaning plant surfaces. Ann Bot-London，1997，79：667-677.

[11] 江雷. 从自然到仿生的超疏水纳米界面材料. 科技导报，2005，23：4-8.

[12] Gao X F，Jiang L. Water-repellent legs of water striders. Nature，2004，432：36.

[13] 叶霞，周明，李健，等. 从自然到仿生的超疏水表面的微观结构. 纳米技术与精密工程，2009，7：381-386.

[14] Lafuma A，Quere D. Superhydrophobic states. Nature Materials，2003，2：457-460.

[15] Shibuichi S，Onda T，Satoh N，et al. Super water-repellent surfaces resulting from fractal structure. Journal of Physical Chemistry，1996，100：19512-19517.

[16] Genzer J，Efimenko K. Recent developments in superhydrophobic surfaces and their relevance to marine fouling：a review. Biofouling，2006，22：339-360.

[17] Bico J，Marzolin C，Quere D. Pearl drops. Europhys Lett，1999，47：220-226.

[18] Cheng Y T，Rodak D E. Is the lotus leaf superhydrophobic? Appl Phys Lett，2005，86：144101.

[19] Jung Y C，Bhushan B. Wetting transition of water droplets on superhydrophobic patterned surfaces. Scripta Mater，2007，57：1057-1060.

[20] Bhushan B，Nosonovsky M，Jung Y C. Towards optimization of patterned superhydrophobic surfaces. Journal of The Royal Society Interface，2007，4：643-648.

[21] McHale G，Aqil S，Shirtcliffe N J，et al. Analysis of droplet evaporation on a superhydrophobic surface. Langmuir，2005，21：11053-11060.

[22] Yoshimitsu Z，Nakajima A，Watanabe T，et al. Effects of surface structure on the hydrophobicity and sliding behavior of water droplets. Langmuir，2002，18：5818-5822.

[23] Extrand C W. Model for contact angles and hysteresis on rough and ultraphobic surfaces. Langmuir, 2002,18: 7991-7999.

[24] Richard D, Quere D. Viscous drops rolling on a tilted non-wettable solid. Europhys Lett,1999,48: 286-291.

[25] Li H J, Wang X B, Song Y L, et al. Porous aligned carbon nanotube films for ultrahydrophobic surfaces. Chem J Chinese U,2001,22: 759-761.

[26] Zhu L, Feng Y Y, Ye X Y, et al. Tuning wettability and getting superhydrophobic surface by controlling surface roughness with well-designed microstructures. Sensor Actuat A-Phys, 2006, 130: 595-600.

[27] Guo S S, Sun M H, Shi J, et al. Patterning of hydrophilic micro arrays with superhydrophobic surrounding zones. Microelectron Eng,2007,84: 1673-1676.

[28] Feng L, Li S H, Li H J, et al. Super-hydrophobic surface of aligned polyacrylonitrile nanofibers. Angew Chem Int Edit,2002,41: 1221.

[29] Gao L C, McCarthy T J. A perfectly hydrophobic surface ($\theta_A/\theta_R=180°/180°$). J Am Chem Soc,2006, 128: 9052-9053.

[30] Erbil H Y, Demirel A L, Avci Y, et al. Transformation of a simple plastic into a superhydrophobic surface. Science,2003,299: 1377-1380.

[31] Sun M H, Luo C X, Xu L P, et al. Artificial lotus leaf by nanocasting. Langmuir,2005,21: 8978-8981.

[32] Wu X F, Shi G Q. Fabrication of a lotus-like micro-nanoscale binary structured surface and wettability modulation from superhydrophilic to superhydrophobic. Nanotechnology,2005,16: 2056-2060.

[33] Li S H, Li H J, Wang X B, et al. Super-hydrophobicity of large-area honeycomb-like aligned carbon nanotubes. J Phys Chem B,2002,106: 9274-9276.

[34] Zhang L, Zhou Z L, Cheng B, et al. Superhydrophobic behavior of a perfluoropolyether lotus-leaf-like topography. Langmuir,2006,22: 8576-8580.

[35] Krupenkin T N, Taylor J A, Schneider T M, et al. From rolling ball to complete wetting: the dynamic tuning of liquids on nanostructured surfaces. Langmuir,2004,20: 3824-3827.

[36] Kakade B A, Pillai V K. Tuning the wetting properties of multiwalled carbon nanotubes by surface functionalization. Journal of Physical Chemistry C,2008,112: 3183-3186.

[37] Feng X J, Feng L, Jin M H, et al. Reversible super-hydrophobicity to super-hydrophilicity transition of aligned zno nanorod films. J Am Chem Soc,2004,126: 62-63.

[38] Sun T L, Wang G J, Feng L, et al. Reversible switching between superhydrophilicity and superhydrophobicity. Angew Chem Int Edit,2004,43: 357-360.

[39] Zhang X T, Jin M, Liu Z Y, et al. Preparation and photocatalytic wettability conversion of TiO_2-based superhydrophobic surfaces. Langmuir,2006,22: 9477-9479.

[40] Lim H S, Kwak D, Lee D Y, et al. UV-driven reversible switching of a roselike vanadium oxide film between superhydrophobicity and superhydrophilicity. J Am Chem Soc,2007,129: 4128.

[41] Wang S T, Feng X J, Yao J N, et al. Controlling wettability and photochromism in a dual-responsive tungsten oxide film. Angew Chem Int Edit,2006,45: 1264-1267.

[42] Gao L Y, Zheng M J, Zhong M, et al. Preparation and photoinduced wettability conversion of superhydrophobic Beta-Ga_2O_3 nanowire film. Appl Phys Lett,2007,91:013101.

[43] Feng L, Li S H, Li Y S, et al. Super-hydrophobic surfaces: from natural to artificial. Adv Mater,2002,

14：1857-1860.

[44] Zhai L, Berg M C, Cebeci F C, et al. Patterned superhydrophobic surfaces: toward a synthetic mimic of the namib desert beetle. Nano Lett, 2006, 6: 1213-1217.

[45] Garrod R P, Harris L G, Schofield W, et al. Mimicking a Stenocara beetle's back for microcondensation using plasmachemical patterned superhydrophobic-superhydrophilic surfaces. Langmuir, 2007, 23: 689-693.

[46] Hansen W, Autumn K. Evidence for self-cleaning in gecko setae. P Natl Acad Sci Usa, 2005, 102: 385-389.

[47] Tian Y, Pesika N, Zeng H B, et al. Adhesion and friction in gecko toe attachment and detachment. P Natl Acad Sci Usa, 2006, 103: 19320-19325.

[48] Huber G, Gorb S, Spolenak R, et al. Resolving the nanoscale adhesion of individual gecko spatulae by atomic force microscopy. Biology Letters, 2005, 1: 2-4.

[49] Pesika N S, Tian Y, Zhao B X, et al. Peel-zone model of tape peeling based on the gecko adhesive system. J Adhesion, 2007, 83: 383-401.

[50] Zhou M, Tian Y, Pesika N, et al. The extended peel zone model: effect of peeling velocity. J Adhesion, 2011, 87: 1045-1058.

[51] Wan J, Tian Y, Zhou M, et al. Experimental research of load effect on the anisotropic friction behaviors of gecko seta array. Acta Phys Sin, 2012, 61(1): 016202.

[52] Pesika N, Gravish N, Wikinson M, et al. The crowding model as a tool to understand and fabricate gecko-inspired dry adhesives. J Adhesion, 2009, 85: 512-525.

[53] Tian Y, Wan J, Pesika N, et al. Bridging nanocontacts to macroscale gecko adhesion by sliding soft lamellar skin supported setal array. Scientific Reports, 2013, 3: 1382.

[54] Arzt E, Gorb S, Spolenak R. From micro to nano contacts in biological attachment devices. P Natl Acad Sci Usa, 2003, 100: 10603-10606.

[55] Gao H J, Ji B H, Jager I L, et al. Materials become insensitive to flaws at nanoscale: lessons from nature. P Natl Acad Sci Usa, 2003, 100: 5597-5600.

[56] Gorb S N, Varenberg M. Mushroom-shaped geometry of contact elements in biological adhesive systems. J Adhes Sci Technol, 2007, 21: 1175-1183.

[57] Kim S, Sitti M, Hui C Y, et al. Effect of backing layer thickness on adhesion of single-level elastomer fiber arrays. Appl Phys Lett, 2007, 91: 161905.

[58] Lu G W, Hong W J, Tong L, et al. Drying enhanced adhesion of polythiophene nanotubule arrays on smooth surfaces. ACS NANO, 2008, 2: 2342-2348.

[59] Lee D Y, Lee D H, Lee S G, et al. Hierarchical gecko-inspired nanohairs with a high aspect ratio induced by nanoyielding. SOFT MATTER, 2012, 8: 4905-4910.

[60] Lee J, Bush B, Maboudian R, et al. Gecko-inspired combined lamellar and nanofibrillar array for adhesion on nonplanar surface. Langmuir, 2009, 25: 12449-12453.

[61] Northen M T, Greiner C, Arzt E, et al. A gecko-inspired reversible adhesive. Adv Mater, 2008, 20: 3905.

[62] Jeong H E, Lee J K, Kim H N, et al. A nontransferring dry adhesive with hierarchical polymer nanohairs. P Natl Acad Sci Usa, 2009, 106: 5639-5644.

[63] Yu J, Chary S, Das S, et al. Gecko-inspired dry adhesive for robotic applications. Adv Funct Mater,

2011,21：3010-3018.

[64] Jin K,Tian Y,Erickson J S,et al. Design and fabrication of gecko-inspired adhesives. Langmuir,2012,28：5737-5742.

[65] Murphy M P,Aksak B,Sitti M. Gecko-inspired directional and controllable adhesion. SMALL,2009,5：170-175.

[66] Parness A,Soto D,Esparza N,et al. A microfabricated wedge-shaped adhesive array displaying gecko-like dynamic adhesion,directionality and long lifetime. Journal of the Royal Society Interface,2009,6：1223-1232.

[67] Yoon H,Jeong H E,Kim T I,et al. Adhesion hysteresis of janus nanopillars fabricated by nanomolding and oblique metal deposition. Nano Today,2009,4：385-392.

[68] So E,Demirel M C,Wahl K J. Mechanical anisotropy of nanostructured parylene films during sliding contact. J Phys D Appl Phys,2010,43:045403.

[69] Zhou M,Liu K,Wan J,et al. Anisotropic interfacial friction of inclined multiwall carbon nanotube array surface. Carbon,2012,50(15)：5372-5379.

[70] Zhou M,Pesika N,Zeng H,et al. Design of gecko-inspired fibrillar surfaces with strong attachment and easy-removal properties：a numerical analysis of peel-zone. Journal of the Royal Society Interface,2012,9：2424-2436.

[71] Spolenak R,Gorb S,Arzt E. Adhesion design maps for bio-inspired attachment systems. ACTA Biomaterialia,2005,1：5-13.

第 15 章　纳米摩擦学在微纳制造中的应用

15.1 引　　言

纳米科技对于现代制造科学技术的发展具有深远的影响。作为器件微型化的基础，微纳制造技术已成为制造业发展的重要方向，是当今世界竞争最激烈、发展最迅速的领域之一。微纳制造技术在一定程度上决定了一个国家的高新技术发展水平，已经成为体现国力强弱的重要指标。微纳制造技术铸就了一批性能优越的产品和高品质服务，在信息、生物、医疗、先进制造、军事、航空航天等各个领域发挥着越来越重要的作用；同时微纳制造技术也面临着严峻的摩擦学问题。

15.2 微纳制造技术及其面临的摩擦学问题

15.2.1 微纳制造的发展及应用

20 世纪 80 年代，微系统技术（微机电系统、微光机电系统、微流体与生物芯片系统等）的兴起促进了微制造技术的迅速发展[1]。微制造技术指制作微米量级的三维结构、器件和系统的技术，包括微机械结构和微电子电路的集成技术。微机械加工方法大致可分为三类[2]：以日本为代表，利用传统的超精密加工以及特种加工技术实现微机械加工；以美国为代表，以硅表面加工和体加工为主，基于传统的集成电路制造工艺的微机械加工技术，可以实现有一定厚度微结构的加工制作，能与电路集成，具有高精度、高效率、低成本、大批量等特点；以德国为代表，采用基于 X 射线光刻的 LIGA 技术加工大高宽比的微米级别的结构，主要包括 X 光深度同步辐射光刻、电铸制模和注模复制三个步骤。

21 世纪以来，由半导体微电子技术引发的微型化革命进入了一个新时代，这就是纳米科技时代。纳米科技是 21 世纪的标志性科技，与生物技术、信息技术并列为 21 世纪的三大科技。纳米科技是制作和应用具有纳米量级功能结构的技术，这些功能结构至少在一个方向上的几何尺寸小于 100 nm。纳米科技的发展促使生物分子马达、纳米电动机、纳米机器人、分子光学器件、纳米传感器和纳米智能器件及系统不断在实验室出现，展示出诱人的前景。纳米科技对于人类社会发展的重要影响可与 18 世纪的蒸汽机、20 世纪电的发明及应用和当今因特网的发明相媲美。纳米技术铸就新一代优越的产品和服务，包括：高容量的电池、不断微型化的计算机芯片、先进的载药方式、美容、食品加工、太阳能及水的净化等[3]。总之，纳米科技开创了21世纪人类生活的新时代，其发展不仅将促使人类认知的革命，也是人类实现可持续发展的保证[4]。基于纳米科技广阔的应用前景及其对未来经济、社会发展与国防安全的重要意义，世界各国纷纷将有关纳米科技的研发作为技术创新的主要驱动力，相继制定了发展战略和计划，以指导和推进本国纳米科技的发展，从而在世界范围内掀起纳米科技研究的热潮。美国政府于21世纪初启动了著名的国家纳米技术计划(National Nanotechnology Initiative，NNI)，将发展纳米科技置于科学技术发展的最优先地位[3,5]。我国也把纳米科技的研究作为国家重点资助的发展方向，《国家中长期科学和技术发展规划纲要(2006—2020年)》把纳米研究列为国家重大科学研究计划[6]。

需要说明的是，纳米制造技术不可能孤立存在，纳米尺度的物理化学现象通常需要通过具有微米结构的器件或系统过渡到宏观世界。大多数的纳米制造技术都是在微米制造技术的基础上发展起来的。因此，微米制造与纳米制造实际上是不可分割的，以下统称为微纳制造技术。微纳制造技术是支撑集成电路技术、微系统技术和纳米技术发展的基础。

目前，信息、生物、先进制造、航空航天等高新技术领域的微型化趋势极大地促进了微/纳机电系统(micro/nano-electromechanical systems，MEMS/NEMS)的发展和具有新功能的纳米结构开发。而微/纳米加工技术是实现纳米结构、器件、系统生产的手段，是支撑纳米科技走向应用的基础。微纳米加工技术在超大规模集成电路、MEMS/NEMS技术、纳米电子技术、光电子技术、高密度磁存储技术、生物芯片技术等领域具有重要的作用[1,7]。

作为纳米科技的代表性成果之一，各种MEMS相继问世[8]，并逐渐走上产业化的道路。MEMS的特征尺寸一般在微米量级，是集微型传感器、微型执行器和信号处理与控制于一体，同时具有信息的获取、处理和执行功能的微器件或微系统。MEMS具有体型小、集成度高、智能化、高性能等优点[9]，已广泛应用于航空航天、军事、信息、汽车电子、生物医学等各领域。MEMS器件主要包括微传感器(如压力传感器、加速度计、陀螺仪)、微流体器件(如喷墨打印头、芯片冷却系统、微型推进系统)、微光学器件(如数字微镜、光学开关)等[10]。MEMS具有广阔的市场前景。例如，一辆中档汽车上应用的传感器约为40个，而高档汽车中的传感器达到200个以上，其中MEMS加速度计、陀螺仪、压力传感器及空气流量计等MEMS器件约占20%；随着汽车使用量的不断增加及其性能的持续提升，仅车用MEMS就显示出巨大的市场潜力[11]。市场研究公司ABI Research的一项预测表明：在2016年，仅全球智能手机和平板装置用的MEMS传感器及音频组件市场，就将达到15亿美元的市场规模[12]。图15.1(a)是一个典型的硅基环状振荡陀螺仪(vibrating ring gyroscope)的扫描电镜照片，优化的结构设计使其具有更高的检测分辨率和灵敏度[13]；陀螺仪在航空、军事及信息等领域具有广阔的应用背景(图 15.1)。

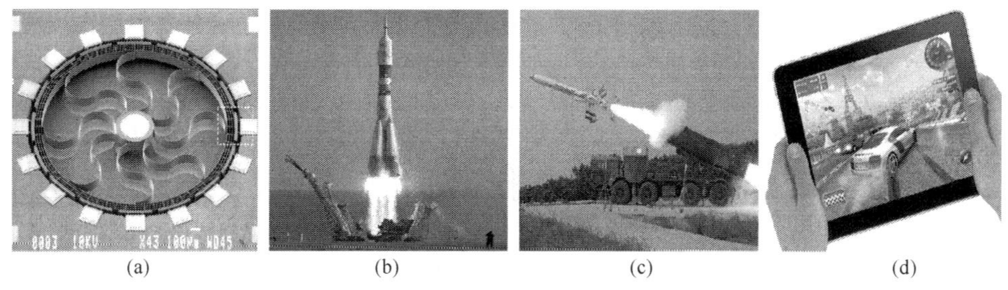

图 15.1　MEMS 的代表之一——陀螺仪及其应用

(a) 硅基环状振荡陀螺仪；(b)～(d) 陀螺仪在航天、军事及信息等领域中的应用

纳机电系统(NEMS)的特征尺寸一般在 100 nm 以下(图 15.2)，它是以纳米结构所产生的新效应(量子效应、界面效应和纳米尺度效应)为工作特征的器件和系统[14]。与 MEMS 相比，NEMS 具有许多独特的性能[15-17]：①尺寸小、质量轻；②在保留较高机械响应度的同时具有很高的谐振频率和响应速度；③低功率、低能

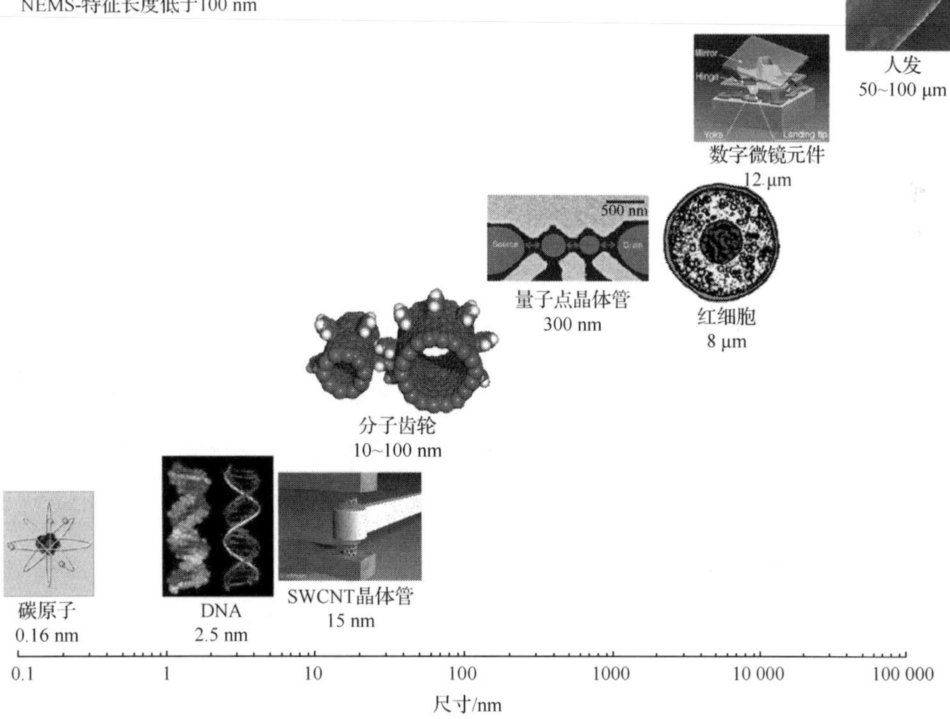

图 15.2　MEMS 和 NEMS 的特征尺寸[14]

耗;④高 Q 值、高灵敏度。NEMS 在信息技术、生物技术、先进制造、航空航天等高新技术领域中具有越来越多的应用[14,18]。NEMS 中起主导作用的是纳米电子器件。自贝尔实验室的 Fulton 等[19]于 1987 年观测到单电子效应以来,纳米电子器件的研究取得了突飞猛进的发展。迄今为止,已研制出单电子晶体管、单电子存储器、单电子泵、单电子监测器、单电子 CCD 与量子逻辑电路等,图 15.3 示出了几种典型的纳米电子器件。然而,这些研究目前尚处于基本现象发现、基本原理探索和基本结构实验阶段,它们如何演变为具有运算功能的电路和器件还有赖于进行一系列由功能原理向制造原理转化的研究。

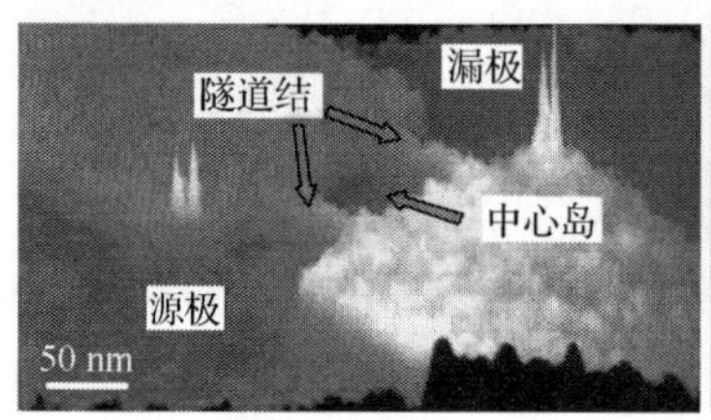

金属基单电子晶体管[20]

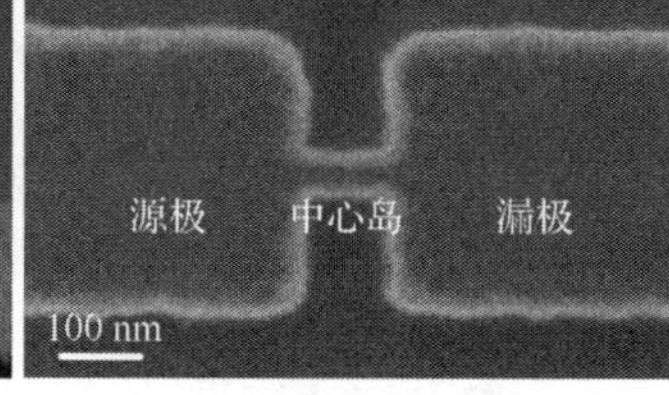

硅基单电子晶体管[21]

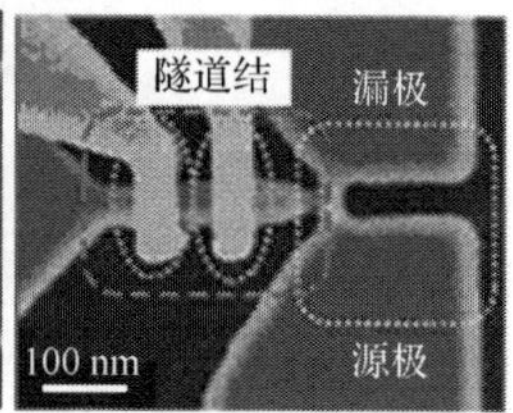

单电子监测器[22]

图 15.3　典型的纳米电子器件

微纳米加工技术不仅铸就了一批性能优越的 MEMS 和 NEMS,还促进了具有新功能的纳米结构的研制。近年来,以太阳能电池为代表的新能源产业展示出诱人的发展前景;但是目前工业化生产的电池转换效率约为 17%,远小于理论值 70%,而减反射结构是影响其光电转化效率的重要因素之一。研究表明:具有特定微纳米织构的“黑硅”或 GaAs 等材料表面能够有效减少反射,从而大大提升其光电转换效率[23]。然而,这些微纳米织构的实现必将依赖于微纳制造技术。图 15.4 是利用干涉光刻和感应耦合等离子体刻蚀(inductively coupled plasma etching)技术加工出的具有不同织构的抗反射 GaAs 表面,四种具有不同结构的表面对光(所测试光波长范围为 350～900 nm)的反射率均可达到 5%以下[24]。

研究表明,具有一定纳米织构的表面有助于提升材料的性能(如摩擦学性能、亲/疏水性能和抗黏着性能等)[25,26]。利用可控的微纳加工技术在材料表面构筑具有一定规则的表面结构或仿生织构,可以提升材料的减摩耐磨性能,从而引起国内外研究人员的广泛兴趣[27]。图 15.5(a)是采用 Ga^+ 离子束在单晶硅表面溅射出的周期结构,该周期结构能有效降低摩擦力[图 15.5(b)]。通过合理的表面织构化或图案化设计,可以获得具有不同亲/疏水(油)、不同黏着等特定性能的表面,在自清洁材料制备、生物界面加工、能量转换等方面具有广阔的应用前景[27,28]。另外,量子器件的研究近年来广受关注。Taylor 等[29]采用探针压痕方式在 GaAs 表面制作了一系列的纳米压痕点,该压痕点可以诱导形成异质量子点,在量子发光和量子计算方面具有重要的应用潜能。

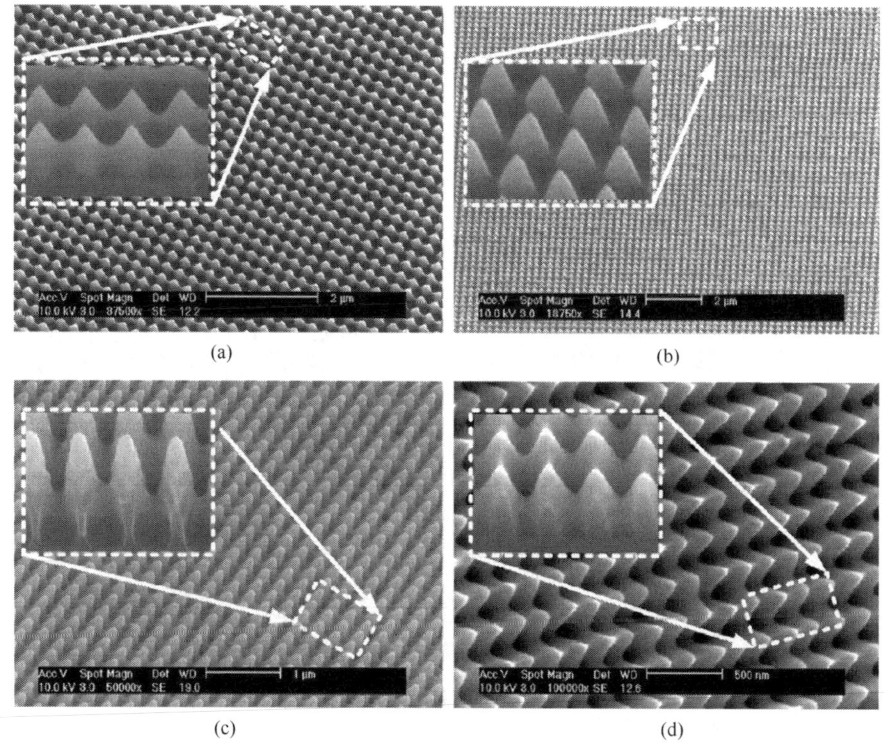

图 15.4　利用干涉光刻和感应耦合等离子体刻蚀技术加工出的具有不同织构的抗反射 GaAs 表面[24]

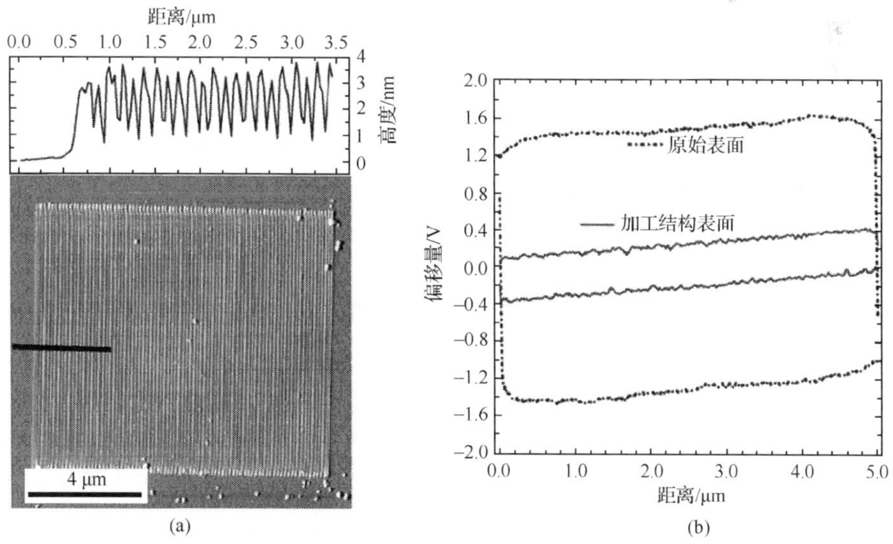

图 15.5　采用 Ga^+ 离子束在单晶硅表面加工出的阵列结构(a)及其表面摩擦力曲线(b)[27]
该周期结构能有效降低摩擦力

总之，微纳米加工技术是实现微纳机电系统或具有特定功能的纳米结构的手段，纳米科技的发展依赖于微纳米加工技术的持续进步。随着器件微型化程度的不断提高，现有微纳米加工技术的精度亟须提高。关于纳米加工技术的研究广受关注，这一研究推动着纳米加工技术的不断改进与革新，将有利于纳米科技持续发展，从而创造出更多性能优越的产品和服务，广泛应用于人们的生产和生活之中[18]。

15.2.2　微纳制造技术中的摩擦学问题

摩擦问题是微纳米系统中运动结构设计和制造的主要困难之一，近年来研究微摩擦机理及减摩策略成为重点研究内容。黏着或黏附是造成微机电系统加工和运行失败的一个主要因素，研究黏着机制为发展合理的防黏附策略提供理论基础成为一个重要目标。在微纳制造技术中，由于制造的特征尺寸(如精度、间隙、表面粗糙度及芯片线宽等)达到纳米量级，结构尺寸有时也达到微米甚至纳米量级，所以出现了一系列新的科学问题。当器件的尺度从 1 mm 减小到 1 μm 时，面积减小近 100 万倍，而体积减小近 10 亿倍。此时，正比于面积的摩擦力、黏性力和表面张力等阻力与正比于体积的惯性力和电磁力等相比增大达数千倍。正因为如此，在微纳米器件的设计、制造和使用过程中，发生在表面和界面的摩擦学、热学和化学等行为占据了主导地位，而深入揭示这些表面行为的规律并寻求其有效的控制方法是当前微纳制造科学和技术亟待解决的重要课题。

雒建斌等[30]基于国内外的发展现状和微纳制造技术的发展趋势，总结出目前尚需深入开展的五个方面摩擦学研究的方向。

(1) 纳米级磨损研究。产品的高集成度和高性能化发展对许多部件表面提出了前所未有的特殊要求，如计算机硬盘要实现 1000 GB/in^{2}①的存储密度，则盘片的表面波纹度 W_a需低于 0.1 nm，粗糙度 R_a低于 0.05 nm；又如随着大规模集成电路的线宽不断下降，并向结构立体化和布线多层化发展，要求大尺寸晶片表面具有纳米级面型精度和亚纳米级表面粗糙度，同时要保证表面和亚表面无损伤。就新一代超精密表面制造方法如化学机械抛光、原子尺度碰撞和材料去除等而言，采用传统的加工理论已能解释超精密加工中的诸多现象；而目前对加工过程中纳米粒子的行为及其与表面的作用规律还缺乏深入了解。因此有必要研究纳米固体粒子作用原理和规律、纳米精度表面的检测原理和表面损伤机理、表面亚纳米级加工的材料去除原理等。

(2) 纳米间隙中流体润滑理论。含有运动部件的电子产品如计算机硬盘驱动器、微机械驱动器和光存储系统等产品的运动副间隙越来越小，间隙的大小成为制

① $1in^2 = 6.451600 \times 10^{-4} m^2$

约产品性能的决定性因素。例如，高精度轴承的润滑膜厚度低至几到几十纳米，此时由于壁面的约束和表面力作用，润滑膜流变性能与亚微米级润滑膜相比表现出明显差异[31]。当硬盘的存储密度由 60 GB/in^{2}提高到 1000 GB/in^{2}时，磁头与磁盘之间的间隙必须由 8 nm 降至 2～3 nm，不到气体分子自由行程的 1/20，而剪切应变率高达 10^{10}/s。目前此类运动副设计中均延用修正 Reynolds 方程来描述液体和气体的流动规律[32]，当间隙减小至数纳米时，将会导致很大误差。为此必须在考虑气体稀薄效应以及壁面对气体和液体分子的约束作用的基础上，建立纳米薄膜流动理论，探讨流体薄膜在纳米间隙条件下的承载原理；同时需要研究纳米间隙的精确动态测量技术以检验设计理论的精确性和有效程度；同时还需要研究纳米间隙运动副表面的微观力学问题、纳米间隙运动副的设计理论与方法、纳米间隙运动系统动力学与状态测试技术等。

(3) 低能与洁净表面改性和处理。通常要求高性能电子器件和微纳米器件表面具有特殊的物理和化学性质，如抗湿性、洁净度、耐磨和润滑特性等。这些特殊的技术要求对超精密表面制造和改性提出了崭新的课题。与此相适应，表面分子修饰和组装等应运而生并展现出广阔的应用前景。相关的研究课题主要包括：表面分子修饰和微结构组装的理论和技术、超薄(＜1 nm)固体改性膜的制备技术、超薄分子膜在固体表面的吸附与迁移特性、超低能表面的制备方法等。

(4) 界面黏着规律和机理。微细特征的压印成形和微连接技术在微细器件制造和封装技术的发展中占据重要地位。在成形和封装过程中均存在界面摩擦问题。以微压印过程为例，形状载体和受体相变构型力及工艺环境对界面摩擦和黏着特性的影响很大，并进而严重影响压印后图形的保真度。计算机磁头、微机电系统及许多光电子器件需实现微尺度复杂三维结构加工。微细电火花、实时原位双光子三维加工方法具有良好的应用前景，在微细电火花加工过程中粒子碰撞可引起能量耦合与转换。实时原位双光子加工是通过高数值孔径物镜将飞秒激光聚焦在极小体积内，足够高的脉冲能量保证了极小范围内的分子吸收两个光子，产生光化反应，从而实现对聚焦点内更小范围的微细加工。这两种加工工艺均可通过在加工对象上移动加工点来实现微尺度三维加工。相关的研究课题包括：形状载体和受体相变的构型力及工艺环境对界面摩擦学特性的影响；压印过程中几何图形转移的界面摩擦学行为建模和仿真研究；形变过程黏着与摩擦学规律等。

(5) 摩擦控制与超滑的形成。运动平台的机构设计理论和运动控制面临现有技术极限的挑战，常规的控制策略已难以解决这种极限制造的运动控制问题。为此有必要寻求新的高精度运动生成原理，以解决传动副的间隙和弹性变形、支承界面摩擦等引起的运动与定位误差问题。相关的研究课题主要包括：摩擦力主动控制技术与原理、气体膜润滑的摩擦学非线性规律、“近零摩擦”涂层技术和理论、超低摩擦分子膜润滑技术等。超滑研究成果将会对摩擦节能、提高微机电系统寿命发挥重要作用。

15.3 微切削与纳米加工

随着器件小型化的发展，超精密和微细加工成为微机电系统的关键技术，目前商用的芯片线宽已经降至 32 nm。纳米器件不仅提高了设备的集成度，而且具有响应速度快、能耗低和可靠性高等优点。微切削是加工微/纳米结构的优良手段之一。微切削研究的目的是实现高精度可控的材料剥落，以达到纳米尺度的加工精度。实际上，微切削和微观磨损的研究对象具有相同的物理化学过程和机理。

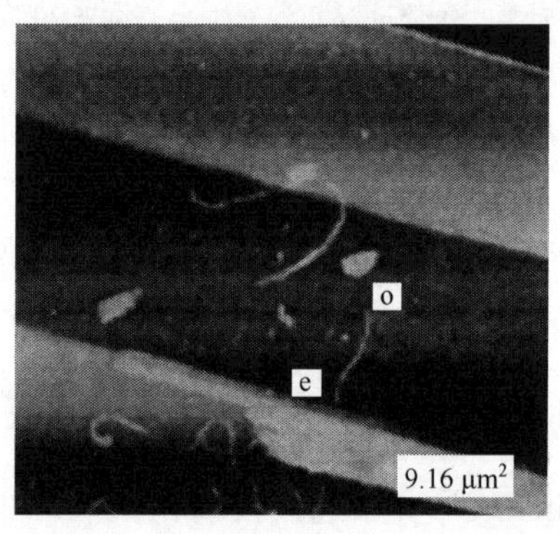

图 15.6 AFM 探针切割碳纳米管[33]
扫描范围为 3.22 μm×2.84 μm

Zhang 等[33]利用原子力显微镜探针作为切削刀具，对碳纳米管进行切割加工纳米滚轴。他们在前期实验中发现碳纳米管的断裂不可控，并且在切割时会移动位置。为了增加可控性，在布满碳纳米管的样品上镀一系列间隔为 3 μm 的 Au-Ti 条状膜。此时一部分碳纳米管的两端被粘住，中间部分则暴露出来。利用 AFM 探针可以进行可控的切割加工，图 15.6 中 e 至 o 为切割后的碳纳米管，可以用做微型器件的滚轴。

Choi 等[34]利用曲率半径小于 100 nm 的镀金刚石膜硅探针作为刀具，在聚碳酸酯表面加工光栅结构。探针单次加工区域为 50 μm × 50 μm，通过拼接加工，可以加工更大的区域。他们加工了一组周期 500 nm 和深度 50 nm 的光栅，能使波长为 632.8 nm 的红外线产生衍射。传统的切削一般在恒定的载荷下完成，只能在材料表面做二维刻划，难以实现三维加工。Mao 等[35]改装了原子力显微镜系统，使之可以实现变载刻划，可进行材料的三维切削加工。图 15.7(a)为 AFM 探针二维切削的加工光栅，图 15.7(b)为三维切削加工的台阶结构。

Komanduri 等[36]采用分子动力学模拟的方法研究了单晶铝的微切削行为，探讨了晶面和切削方向对加工的影响。部分结果如图 15.8 所示。在图 15.8(a)沿着(111)[$\bar{1}$10]加工时，刀具前方发生大量的塑性变形，同时晶体内部产生大量位错。图 15.8(b)显示，沿着(111)[$\bar{2}$11]切削时，观察到了和表面成 60°的位错形成。图 15.8(c)则表示沿着(110)[$\bar{1}$10]加工时，表面产生的变形层较小。用其他的研究方法很难原位观察微切削对材料的影响，而且很难控制切削条件，因此，分子动力学分析是该领域比较有力的工具。

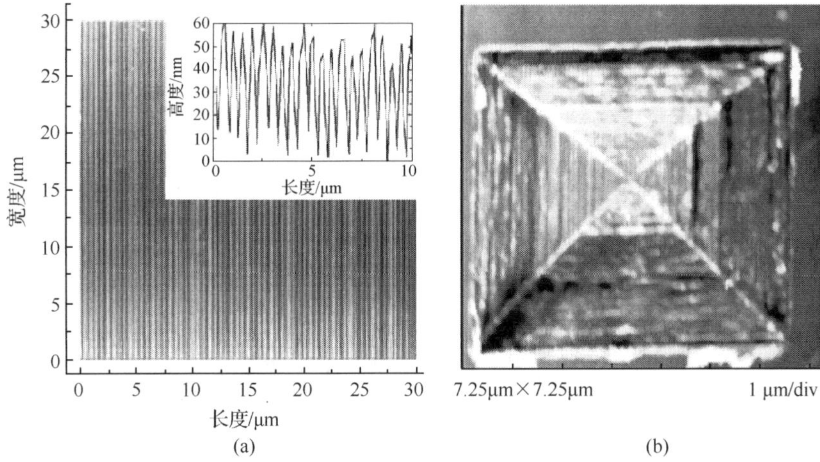

图 15.7　AFM 探针二维切削加工光栅(a)[34]和三维切削加工台阶(b)[35]

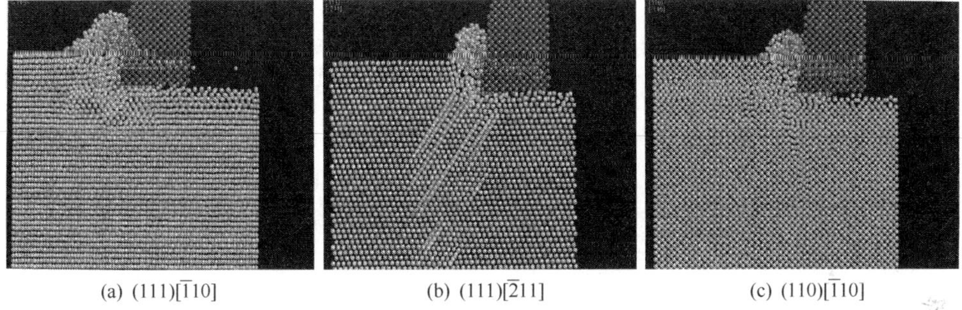

图 15.8　不同晶面和不同切削方向下分子动力学模拟结果[36]

最小切削厚度是微切削中产生切屑必须超过的切削厚度的临界值。精密切削中的切屑形态、切削力、切削稳定性、工件材料的微加工性、加工表面质量等都受最小切削厚度的影响。最小切削厚度与刀具刃口的圆弧半径、关键材料的物理力学性能、微观组织结构及摩擦系数等有关。如图 15.9(a)所示，最小切削厚度计算公式如下：

$$\begin{aligned} N &= F_y\cos\theta + F_x\sin\theta \\ \mu N &= F_x\cos\theta - F_y\sin\theta \end{aligned} \tag{15.1}$$

$$\tan\theta = \frac{F_x - \mu F_y}{\mu F_x + F_y} \tag{15.2}$$

$$h_{\mathrm{dmin}} = \rho(1-\cos\theta) = \rho\left(-\frac{1}{\sqrt{1+\tan^2\theta}}\right) = \rho\left[1-\frac{F_y-\mu F_x}{\sqrt{(F_x{}^2+F_y{}^2)(1+\mu^2)}}\right] \tag{15.3}$$

式中，F 为工件所受力；N 为法向力；μN 为切向力；μ 为摩擦系数；h_{dmin}为最小切削厚度；ρ 为刀具半径。Son 等[37]研究了摩擦系数对最小切削厚度的影响，认为较小的刀具半径和较大的摩擦系数能够得到较小的最小切削厚度，如图 15.9(b)所示。

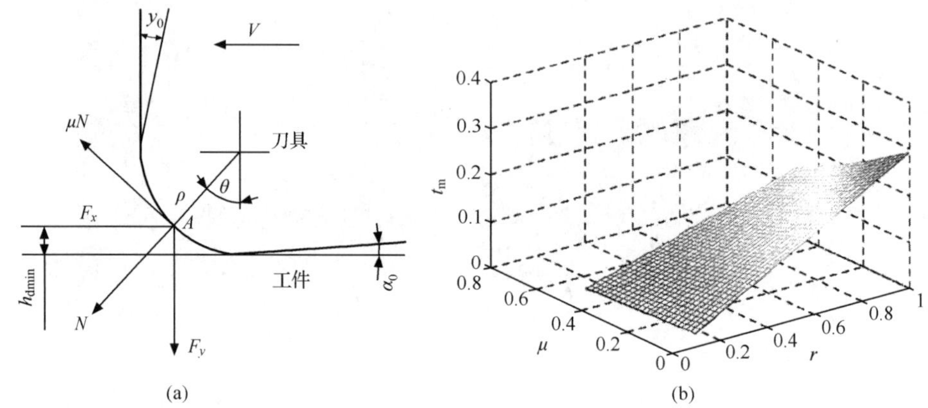

图 15.9　微切削加工中最小切削厚度示意图(a)和摩擦系数对最小切削厚度的影响(b)[37]

微切削可以直接、快速地加工各种精密结构，是一种高效率的微纳加工技术，但其本身依然存在一些固有缺陷。金刚石是已知最硬的材料之一，是微切削中最常用的刀具，在其服役过程中依然存在严重的磨损。Yan 等[38]研究了单晶硅切削过程中金刚石刀具的磨损。通过对刀刃、加工面、切屑的 SEM 观察，作者认为刀具的磨损分为两种类型：①在脆性模式下切削导致微屑产生，刀具表面形成很多微坑；②在韧性模式下切削导致逐步磨损，初始磨损时表面比较平滑，随着工作时间的增加，刀刃逐渐产生沟槽和台阶状结构，导致失效。刀具的磨损严重地影响到加工表面的粗糙度、切屑形状和切削力。刀具的磨损不仅增加成本而且影响到加工质量，是工业应用中的一大难题。

切屑同样是微切削加工过程中的不利因素。只有当微切削的切削深度大于最小切削厚度时才能产生切屑。微切削的切屑有三种形态：连续状切屑、非连续状切屑和伴随积屑瘤的切屑，尤其是冷焊在刀刃上的积屑瘤会造成刀具形状发生变化，影响切削力、切削变形、表面粗糙度等。Bourne 等[39]研究了原子力显微镜探针切削过程中的切屑形成现象，并观察到不同载荷下刻划后的探针磨损，如图 15.10 所示。实验中所用的探针表面镀有 100～200 nm 厚的多晶金刚石薄膜。当切削速度为 25 mm/min 时，随着载荷的增加，探针的磨损越来越严重，切屑越来越多。切屑有丝带状、螺旋状等。

在切削过程中，由塑性变形向切削转变的临界条件可由 Kragelskii-Drujuanov 方程判断[40]：

$$\lambda_n = \frac{t_{cmin}}{\rho} = 0.5 - \frac{\tau_a}{\sigma} \tag{15.4}$$

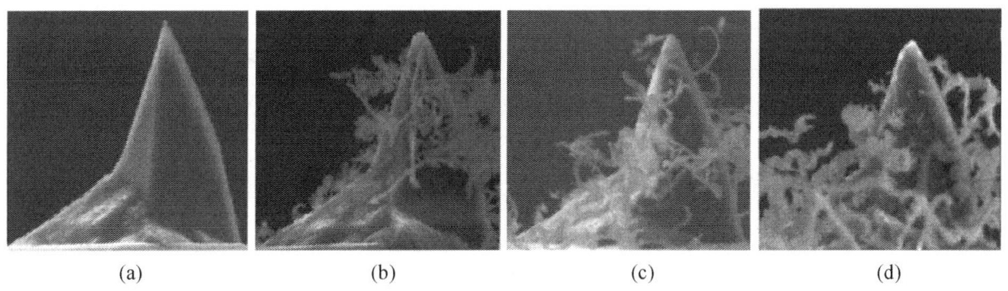

图 15.10　探针周围的切屑及探针本身的磨损[39]

(a) 未使用；(b) 0.26 mN；(c) 0.4 mN；(d) 0.68 mN

式中，t_{cmin}为最小切屑厚度；ρ 为刀具半径；τ_a 为刀具与切屑黏着结点的剪切强度；σ 为等效流动应力。Ernst 等用 Clausius-Clapeyron 方程描述 τ_a：

$$\tau_a = \frac{0.427}{3} L_m k \ln \frac{T_m}{T_2} \tag{15.5}$$

σ 可以用 Johnson-Cook 模型描述：

$$\sigma = [A + B\varepsilon^n][1 + C\ln\tilde{\varepsilon}]\left[1 - \left(\frac{T_1 - T_0}{T_m - T_0}\right)^m\right] \tag{15.6}$$

式中，L_m为材料的熔化热；k 为密度；T_m为熔点；T_1为工作面和切屑界面的温度；T_2 为刀具与切屑处的温度；T_0 为室温；A、B、C、m、n 对于同一种材料为常数；ε、$\tilde{\varepsilon}$ 为应变和应变率。由此，可以推算切屑的厚度。

微切削的研究涉及切削温度、晶格结构、应力应变、材料去除等，与微观摩擦学研究领域交叉。因此，加强微切削研究不仅有利于提高加工工艺，而且有利于深入理解微观摩擦学的现象和机理。

15.4　纳米抛光

15.4.1　纳米抛光概述

抛光是指利用机械、化学或电化学的作用，使工件表面粗糙度降低，以获得光亮、平整表面的一种加工方法，因此抛光也可称为平坦化。在传统上按作用方式可以将抛光分为两类：化学抛光和机械抛光。前者主要是通过抛光料与被抛光件之间的化学作用使材料表面的粗糙度降低的过程。然而，尽管化学抛光的精度较高且破坏深度较浅，但是抛光速度很慢。机械抛光则是借助研磨介质与被抛光件的充分接触，在机械作用下达到材料去除的目的。但是机械抛光的抛光精度较低，还容易产生机械损伤。

为了克服传统抛光的局限性，满足光刻工艺的平坦化要求，Walshr[41]于1965年提出了化学机械抛光（chemical mechanical polishing，CMP）或化学机械平坦化（chemical mechanical planarization）技术的概念。之后，IBM公司率先利用Strasburgh公司生产的抛光机在East Fishkill公司首先进行CMP工艺开发。1988年IBM开始将CMP技术运用于4M DRAM的制造中，而从1991年IBM将CMP成功应用到64M DRAM的生产中[42]以后，CMP技术在世界各地得到了迅速发展。目前美国是CMP最大的市场，它侧重于多层器件的抛光，欧洲则正把CMP引入生产线，而日本和亚太地区的CMP需求也有着显著增长，绝大多数的半导体厂家不但具有金属CMP工艺，而且有能力发展第二代金属CMP工艺。据报道，1996年日本最大十家IC制造厂家中，有七家在生产0.35 μm器件时使用了CMP平坦化工艺，韩国和中国台湾也已开始应用该技术[43]，因此CMP技术的进步将直接影响着集成电路技术的发展。

化学机械抛光的应用很广泛，如薄膜存储磁盘、微电子机械系统（MEMS）、陶瓷磁头、机械磨具、精密阀门、光学玻璃、金属材料等表面加工领域[44]。另外，半导体工业及其子产业集成电路（IC）和超大规模集成电路（ULSI）中对基体材料硅晶片的抛光则是化学机械抛光最广泛的应用。表15.1和表15.2分别给出了化学机械抛光在半导体工业中的应用以及在IC工业中与其他常见的几种抛光技术的对比。目前，国际上普遍认为器件特征尺寸在0.35 μm以下时，必须进行全局平面化以保证光刻影像传递的精确度和分辨率，而CMP是目前唯一可以提供全局平面化的技术[45]，其抛光工艺已在纳米量级。

表15.1　CMP在半导体工业中的应用

类别	材料	应用
基底	硅、蓝宝石、化合物半导体材料	基底
金属	铝	互连
	铜	互连
	钽	扩散阻挡层、黏附层
	钛	扩散阻挡层、黏附层
	镍钛合金	扩散阻挡层、黏附层
	钨	互连，e-发射器
	铜合金	互连
	铝合金	互连
	多晶硅	门，互连

续表

类别	材料	应用
介质	二氧化硅	层间介质隔离(ILD)
	硼磷硅玻璃(BPSG)	ILD
	磷硅玻璃(PSG)	ILD
	高分子(polymer)	钝化层、阻挡层
	硅的氮氧化物(Si_3N_4、SiO_xN_y)	ILD
	气溶胶	ILD
其他	铟锡氧化物(ITO)	平板显示
	高 K 介质	封装、电容
	高锝(Tc)超导体	互连、封装
	光电材料	光电
	塑料、陶瓷	封装
	绝缘基底上的硅(SOI)	高级器件、电路

表 15.2　IC 工艺中常见的抛光技术

项目	回蚀法	薄膜沉积法	旋涂玻璃法	化学机械抛光
工艺原理	将金属膜沉积、绝缘膜沉积与溅射刻蚀、反应性离子蚀刻等结合而进行的平坦化技术	在成膜过程中加入偏置电压使工件表面平滑，或利用工艺条件及参数的调整使金属膜或绝缘膜生长在特定的位置，从而达到平坦化的效果	将硼磷硅酸盐玻璃高温热处理或以有机硅烷涂布后再对其热处理而达到平坦化效果	同时利用了化学与机械作用，避免了单一抛光的不足，优先去除凹凸表面上的突出部位，使之成为高低落差一致的表面，实现全局平坦化
抛光特征	局部平坦化	局部平坦化	局部平坦化	全局平坦化

15.4.2　CMP 的组成及其原理

CMP 设备主要由抛光机台、抛光垫、抛光液、修整器等组成。图 15.11 为 CMP 设备的结构示意图。

抛光机台是 CMP 的基础，主要由抛光底盘、夹持机构(抛光头)、在线检测装置及其他部件组成。大多数的生产型抛光机台都有多个抛光头，以适应抛光不同材料的需要。虽然抛光机台种类繁多，但对于抛光机台的基本要求可归纳如下[46]：

(1) 表面凹凸精度<0.1 μm，同时保持膜厚均匀性；

(2) 抛光速率为 0.3～0.5 μm/min，连续处理 500 片并且每小时至少 30 片

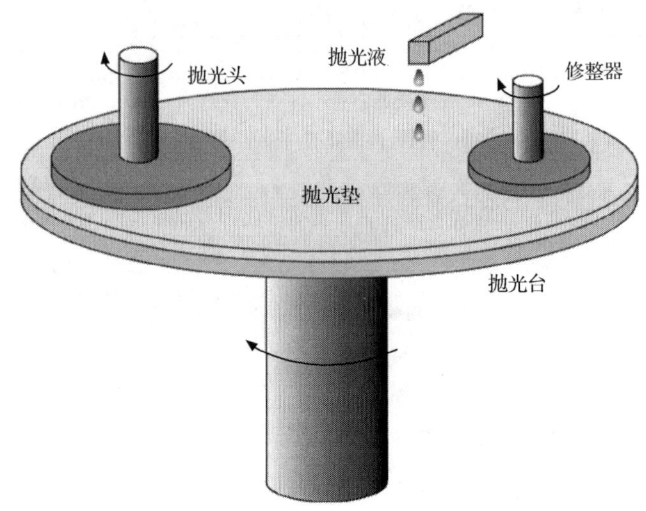

图 15.11　CMP 设备结构示意图

产能；

(3) 能保持清洗部分及抛光部分的清洁度；

(4) 自动化晶片载入载出；

(5) CMP 过程的在线检测，包括抛光的压力分布、终点检测、抛光液的 pH 以及抛光垫上微粒数量和温度控制等。

抛光机台的巨大市场吸引了众多厂商投身此领域，据 ULSI(超大规模集成电路)报告，在 2004 年上半年全球 CMP 设备市场已达 5.885 亿美元，其中美国应用材料公司独占鳌头，占全球 CMP 设备市场的份额为 60%，Ebara Technologies 公司(荏原制作所)居第二位，占市场份额的 30%。第三位是 Novellus System 公司，占市场份额的 5%。CMP 设备制造商的前三名已占全球 CMP 设备市场份额的 95%，处于绝对垄断的地位。其他厂商有 Lam Research、东京精密、Strasburgh 和尼康等[47]。

抛光垫是在 CMP 中决定抛光速率和平坦化能力的重要消耗品之一，为了控制磨料，抛光垫通常具有一定的机械特性和多孔吸水特性，抛光垫中的小孔能帮助传输磨料和提高抛光均匀性。一般抛光垫应具有以下基本功能[48]：

(1) 储存抛光液并把它运送到工件的整个加工区域；

(2) 维持抛光所需的机械环境和化学环境；

(3) 传递材料去除所需的机械载荷。

抛光垫主要有三个基本类型：①聚氨酯抛光垫；②无纺布抛光垫；③绒毛结构抛光垫。

作为 CMP 的重要消耗品之一，抛光垫的市场需求也保持了很高的发展速度。

1999 年抛光垫市场总额约为 5000 万美元，其中，Rodel 占据市场的 70%，Fujimi 占 12%，Fredenburg 占 7%，而 2003 年抛光垫市场已达 1.20 亿美元[49]。

抛光液在 CMP 的工艺中扮演着非常重要的角色。抛光液中的研磨料肩负着机械研磨且移除晶圆表面材料的作用，即抛光液中的化学物质首先与晶圆表面产生化学反应，再利用研磨料来平坦化被研磨层。目前最常用的抛光液主要包括以 SiO_2、Al_2O_3 及 CeO_2 为研磨料的抛光液。

随着抛光液的高纯化、高性能化发展，抛光液在半导体行业的应用正在以两位数的增长速度迅速扩展，2005 年抛光液的市场份额已达 5.2 亿美元。但目前抛光液主要被大公司垄断，主要包括 Cabot、Rohm and Hass、Fujimi、Hitachi 等公司，尤其是 Cabot 公司，占有全球抛光液市场份额的 60%之多。抛光液是 CMP 过程中最关键的消耗品，约占 CMP 工艺成本的 40%，是半导体公司比较关注的领域，如何进一步改进抛光液，减少用量，提高效率，降低成本是现在各公司开发新产品的主要目标[50]。

修整器在 CMP 中同样起到重要的作用。抛光垫表面结构影响着抛光垫储存、运送抛光液的能力和表面局部应力梯度，从而决定了材料去除率、工件间的可重复性以及抛光的非均匀性等。但是抛光垫工作一段时间之后，其原来的表面粗糙度降低，抛光垫被磨掉的碎屑、硅片去除后的碎片以及抛光液中的微粒子会堵塞小孔。为此，抛光垫在使用过程中要进行修整。修整可以清除堵塞小孔的碎屑和微粒，去除抛光垫的釉面，从而使抛光垫得到重生，获得所需的粗糙度和多孔性。有时甚至一个新的抛光垫会有毛糙的表面，故在将其用于抛光之前也要进行修整，称为抛光垫的磨合(running in)。此外，修整也可以减少更换抛光垫的次数，节省使用新抛光垫所需要重新调整校正到稳定的种种步骤与时间，从而大大提高工艺的稳定性[51]。

现在应用最广泛的修整方法是用金刚石修整器修整，就是在基体上固结金刚石磨粒，通过修整器上固结的金刚石磨粒打磨抛光垫的方法使抛光垫得到所需的粗糙度。一般的金刚石修整器主要由金刚石磨粒、结合剂、基体三部分组成，通过各种固结方法将金刚石磨粒固结在基体上。通常根据在金刚石修整器制造中胎体类型的不同，将金刚石修整器分为四种：电镀型、钎焊型、金属烧结型和化学气相沉积金刚石型。其性能的好坏直接关系到抛光垫的表面状况，从而影响硅片的去除率、非均匀性等抛光质量[51]。除了用金刚石修整器修整抛光垫外还有其他三种方法：真空清洗抛光垫、超声波振动抛光垫及在抛光过程当中冷却抛光垫，这三种方法均没有金刚石修整器修整的效果好。

对于 CMP 抛光的原理目前还不能完全解释，能让大家普遍接受的是首先通过抛光液的化学作用使材料表面薄层被部分软化，随后在磨料、抛光垫的机械作用下将其磨掉并带走，从而实现高速平坦化[49]。例如，在半导体工业中对硅晶片的抛光原理可以理解为:被夹持在抛光头上的单硅晶片表面的硅原子与抛光机下盘上浸有抛光液的多孔抛光布吸附的抛光液中的氧化剂、催化剂等物质在某一设定温度下反应。抛光头与下盘高速运转,抛光液就连续流动,硅片表面的反应产物被不断地剥离掉,新抛光液补充进来,反应产物随抛光液被带走。新裸露的硅原子又被氧化,产物再被剥离下来,如此循环,周而复始[52]。

15.4.3 典型的 CMP 材料去除模型

目前国内对 CMP 材料去除机理方面的研究很少,主要集中在 CMP 抛光液的研制、CMP 影响因素以及 CMP 电化学行为等方面[50-52],而国外对 CMP 去除机理有较为深入的研究,常见的 CMP 材料去除模型有以下七种。

第一种是由 Preston 在 1927 年提出的著名的"Preston 定律(普雷斯顿定律)",该模型认为去除速率与压力成正比,与抛光垫与被抛材料之间的相对转速成正比,用公式可以将抛光速率表达为

$$\frac{\mathrm{d}H}{\mathrm{d}t}=K_{\mathrm{p}}P\frac{\mathrm{d}s}{\mathrm{d}t} \tag{15.7}$$

式中,P 为压力;$\mathrm{d}s/\mathrm{d}t$ 为抛光垫与被抛光件之间的相对速度;K_{p}为一与很多因素有关的变量。由此可见该模型仅是在物理量上得到的一个数学关系式,并未揭示 CMP 真正的磨损机理。"普雷斯顿定律"只是一个基于摩擦力得到的关于材料去除率的经验模型,目前该方程主要用于定性分析[53,54]。

第二种由 Yu 等[55]在 1993 年提出,该模型认为载荷由流体动力膜和抛光盘表面接触两部分共同承担,假设被抛光件表面的微沟槽宽度远大于磨料宽度时,抛光速度与微沟槽内外的真实接触面积及抛光垫转速有关,用公式可以表达为

$$\frac{\mathrm{d}H}{\mathrm{d}t}=K_2(A_+-A_-)v \tag{15.8}$$

式中,K_2为一个常数;A_+ 和 $A_$分别表示微沟槽内外的真实面积;v 为抛光垫与被抛光件之间的相对速度。因此该观点认为晶圆材料的磨损是由抛光盘表面的微凸体对晶圆表面材料的直接机械作用所致,无法解释抛光液中磨粒与化学因素对 CMP 的强大促进作用[55]。

第三种是由 Runnels 等[56]在 1994 年提出的基于流体力学的 CMP 材料去除模型,该模型假设抛光液对被抛光件的侵蚀是抛光过程的主要作用,忽略了抛光液中磨料对抛光过程的机械作用,借助 Navier-Stokes 公式:

$$\boldsymbol{u}\Delta\boldsymbol{u}=-\frac{1}{\rho}P+\frac{\mu}{\rho}\nabla^2\boldsymbol{u} \tag{15.9}$$

式中,ρ 为流体密度;μ 为动态黏滞度;P 为压力;$\boldsymbol{u}$ 为流体中任意一点的速度向量。计算可得到 CMP 材料去除率[56]。这种观点难以解释抛光过程中抛光液所含磨料对抛光效果的巨大作用,同时也无法解释抛光盘表面粗糙度对其影响;实验证

明[57]，若无磨粒或化学作用的影响，芯片的抛光速度至少下降一个数量级，同时通过计算发现，抛光液中磨粒的切向运动所提供的能量比晶圆表面材料磨损所需的能量至少低两个数量级。而在 Levert 等的实验模拟中证实[58]，当 CMP 处于完全流体动力润滑区时，抛光速度极其缓慢。因此，该模型对认识真正的 CMP 过程还有待进一步完善。

第四种是 Yu 等[59]在 1994 年提出基于流体力学和接触力学共同作用下的 CMP 模型，该模型认为载荷主要是由粗糙峰的接触和流体动压力来承担，而前者更占主导。图 15.12 给出了该模型下抛光垫、抛光液和被抛光件的接触示意图。由此可见该观点依然没有对 CMP 中的化学机制进行阐述。

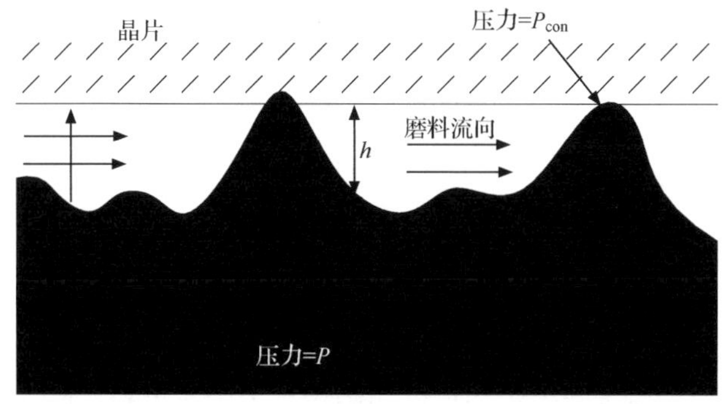

图 15.12　抛光垫与被抛光件表面的接触示意图[59]

第五种是由 Shi 等[60]针对软抛光垫提出的模型：认为载荷完全由抛光盘接触表面所承担，在抛光过程中，大量磨粒被牢固地镶嵌在柔软的抛光盘表面，每个镶嵌的磨粒相当于 1 个固定磨料，其被压入芯片表面一定深度并沿芯片表面进行犁削运动，从而使被抛光芯片表面材料经由磨粒磨损而去除。通过该模型的假设可以得到材料去除率，用公式可以表达为

$$\mathrm{MRR} = K_{sz} P^{2/3} v \tag{15.10}$$

式中，K_{sz}为与 CMP 工况相关的系数；P 为抛光压力；v 为抛光垫与被抛光件之间的相对速度。不少研究者依据该机制分别推导出了表征材料去除速率同抛光盘转速、压力及磨粒特性等之间关系的方程，有关理论计算结果同实验结果基本吻合。然而，Shi 等所提出的机理同样存在不足[60]，一方面，就典型的 CMP 实验而言，磨粒平均直径约为 50 nm，根据接触力学理论计算得到的芯片表面磨粒压入深度小于 0.1 nm，即小于原子尺寸，不可能归因于经典的磨粒磨损；另一方面，磨粒磨损机制应该对应于芯片表面的大量犁沟或划痕，但大量实验表明芯片抛光表面并不存在犁沟或划痕。

第六种是 Luo 等[61]在 2001 年通过触片-磨料-衬垫（wafer-abrasive-pad）的弹性接触假设，对公式 $\mathrm{MRR}=\rho_w N V_{removed}$ 进行了改进，其中 MRR 为材料去除率，ρ_w

为被抛光件的密度，N 为参与抛光作用磨粒的数量，V_{removed} 为单个磨粒所去除的材料体积，并得到

$$\text{MRR}_{\text{thickness}} = C_1[1-\Phi(3-C_2P_0^{1/3})]P_0^{1/2}v \tag{15.11}$$

式中，$C_1=\dfrac{2\sqrt{2}d_s k^2\rho_s m_{s-a}D_{\text{SUM}}al}{\rho_a\pi x_{\text{avg}}}\dfrac{E_p}{(b_1H_w)^{2/3}}$；$C_2=\dfrac{0.25\times\left(\dfrac{4}{3}\right)^{2/3}(x_{\text{avg}}+3\sigma)\left(\dfrac{1}{H_p}+\dfrac{2}{H_w}\right)}{\sigma}\dfrac{E_p^{2/3}}{b_1}$；$d_s$ 为磨料在浆料里的体积分数；k 为一个常数；ρ_s 为磨料稀释溶液的密度；$m_{s\text{-}a}$ 为磨料在浆料里的质量分数；D_{SUM} 为单位面积粗糙峰的密度；a 为磨料接触时的平均接触面积；l 为磨料的平均高度；ρ_a 为磨料的密度；x_{avg} 为磨料的平均粒径；E_p 为抛光垫的杨氏弹性模量；b_1 为常数；H_w 为被抛光件的硬度；H_p 为抛光垫的硬度；σ 为磨料平均粒径的标准差；P_0 为抛光加载压力；v 为抛光垫与被抛光件的相对速率；Φ 为正态分布函数。并采用金属钨(W)的 CMP 实验对该模型进行了验证，其结果和该模型得到了很好的吻合，但是该模型依然没有解释 CMP 中的化学机制，因此还有待于进一步完善。

第七种是由 Zhao 等[62]在 2002 年提出的基于弹塑性微接触力学和磨料磨损的材料去除模型，该模型认为 CMP 的过程是表面最外层的原子或分子不断氧化和去除的动态平衡过程，化学作用在于通过氧化反应削弱了表面分子/原子的键能，而机械作用则是通过镶嵌磨粒把键能弱化的表面分子/原子去除。图 15.13 是该模型的示意图，用公式可以表达为

$$\rho = \alpha\frac{9.9}{\pi^{5/3}}vA_t^*\left(\frac{\delta_w}{D}\right)^2\chi^{2/3} \tag{15.12}$$

式中，α 为化学膜被抛光表面的密度比；v 为抛光垫与被抛光件之间的相对速度；A_t^* 为抛光垫与被抛光件之间的真实面积与标称面积比；δ_w 为磨料在被抛光件表面的压痕深度；D 为磨料的平均直径；χ 为抛光液中磨料颗粒的体积浓度。通过该模型计算得到的钨 CMP 去除率和实验结果很好地吻合。然而，该模型中同样存在着不完善之处，一方面在模型中存在着尚待确定的参数；另一方面该模型在微观上还有待于更多实验事实的支持[46,56,62]。

上述是常见的 CMP 材料去除模型，此外，Levert 和 Tichy 等[63,64]各自建立关于抛光液流动的一维模型。尽管模型考虑了抛光垫的弹性及表面凸起的变形，但简化内容更广，故模型有待提高。而国内张朝辉等[65]通过分析 Tichy 等建立的模型，建立了新的模型对 CMP 中的接触和流体流动关系进行分析。针对 Tichy 的模型修正假设，结果表明，接触压力在晶圆边界处形成应力集中导致过度抛光，粗糙峰弹性系数越大越明显；柔软的粗糙峰将导致较大的发散区，从而有较大的流体负压值。虽然此模型能正确预测负压的存在和晶片边缘的应力集中，但是可能高估粗糙峰的作用；同时模型简化较多，忽略了抛光垫的多孔特性和转矩等因素。另

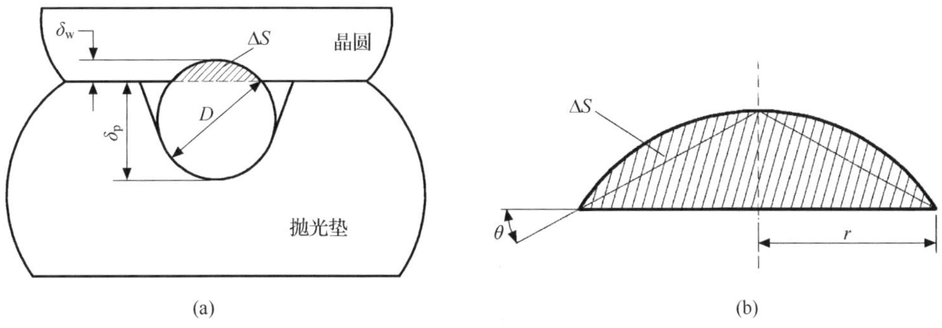

图 15.13　抛光垫/磨料/被抛光件接触示意图[62]

外，Thakurta 等[66]依次建立了二维、三维的抛光液流动模型，其中就考虑了被一维模型所忽略的抛光垫的多孔性和弯曲度等因素，提高了模拟结果的正确性。Sundararajan 等[67]同样基于滑动轴承的流体动力学理论建立润滑模型，求解稳态的 Reynolds 方程，体现不同工况下抛光垫与晶片之间的抛光液膜的厚度分布和液膜上应力分布，模拟中还考虑到抛光液在抛光开始时产生回流的临界条件。Cho 等[68]建立全膜厚润滑模型，通过求解 Reynolds 方程研究抛光液的润滑机理，模型深化了 Runnels[56]建立的润滑模型，将旧模型中晶片弧面倾斜方向进行增加，由二维拓展至三维，两者关于润滑膜厚变化趋势的结论是一致的[69]。

综上所述，目前关于 CMP 的材料去除模型尚未得到统一的认识，其磨损机理需要进一步的探索和研究，以便适应快速发展的 CMP 技术需要以及满足日益增长的高精表面的市场需求。

15.4.4　CMP 的实验和仿真研究进展

Xu 等[70]通过对单晶硅的 CMP 实验，研究了在不同抛光载荷下单晶硅次表层的晶体结构变化。研究表明，低载下的抛光质量相对较好，但抛光速率较慢；抛光会使单晶硅表面形成氧化硅和非晶硅，并且次表层的非晶硅厚度随着抛光载荷的增加而增加。图 15.14 是不同载荷下单晶硅 CMP 后的横截面 HRTEM 图。

Han 等[71]采用分子动力学研究了硅在 CMP 工艺过程中的材料去除机制。研究表明，抛光过程中会在局部产生巨大的静水压力，该压力会导致化学键的断裂，并最终促使单晶硅从典型的金刚石结构向金属相结构发生转变。图 15.15 是对单晶硅 CMP 过程中不同粒径磨料的 MD 模拟。

Imoto 等[72]则通过原子力显微镜，对单晶硅的 CMP 过程进行了模拟研究。模拟方法是用氮化硅针尖在不同 pH 的 NaOH 溶液和水中做大载荷的磨损实验，然后用小载荷进行形貌扫描，以便模拟和观测单晶硅在抛光过程中的机械磨损和化学腐蚀的协同作用。研究表明，针尖扫形貌可以去除单晶硅表面的自然氧化层，

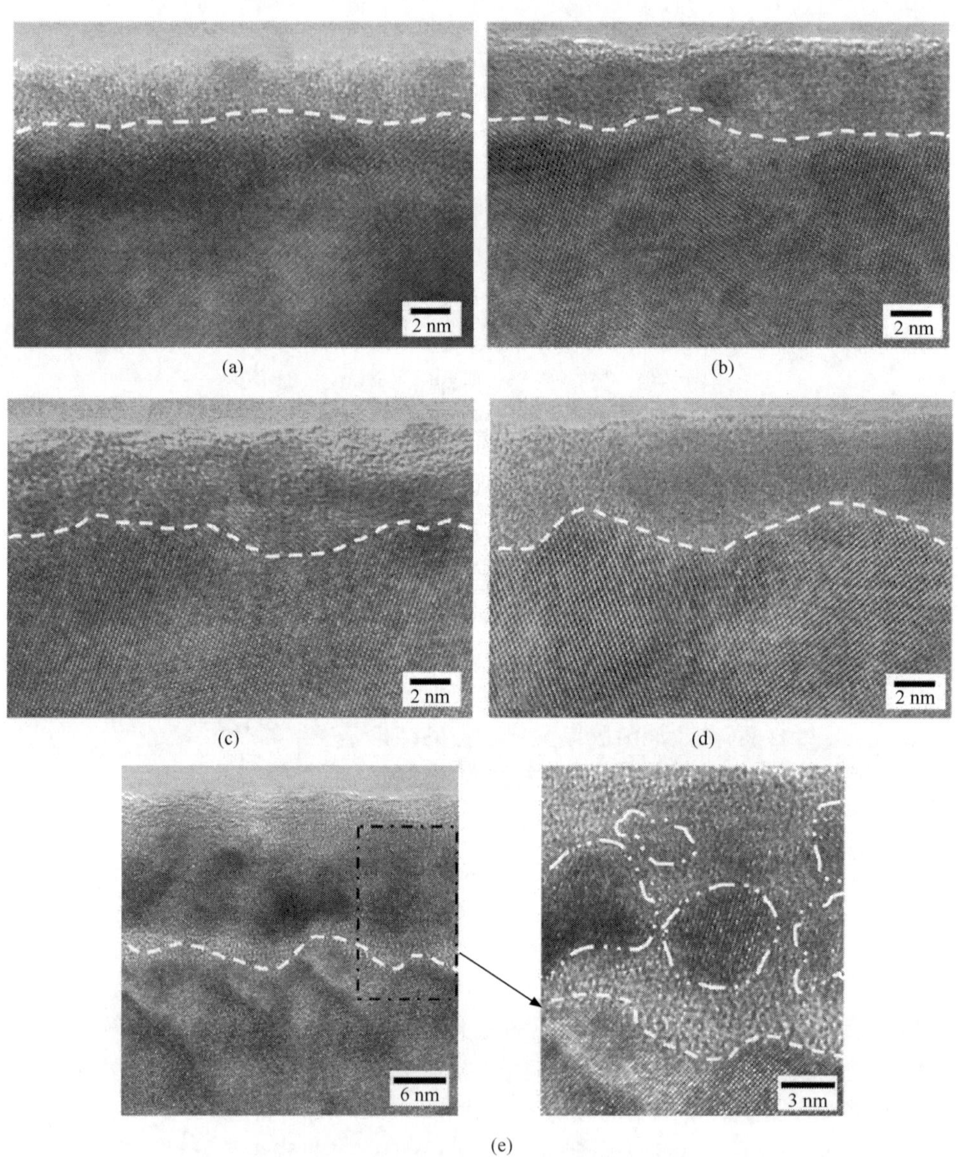

图 15.14　不同载荷下单晶硅 CMP 后的横截面 HRTEM 图[70]

(a) 25 kPa;(b) 50 kPa;(c) 75 kPa;(d) 100 kPa;(e) 125 kPa

当自然氧化层去除后，无论针尖是否进行磨损实验，单晶硅的化学腐蚀均会发生，但是如果在这个腐蚀过程中进行磨损实验则会由于摩擦化学的作用加快单晶硅的腐蚀。此外，pH 越高的 NaOH 溶液会越早对单晶硅进行腐蚀。图 15.16 是不同浓度的 NaOH 溶液对单晶硅腐蚀的影响。图 15.17 是在低载下对放在 0.1 mol/L

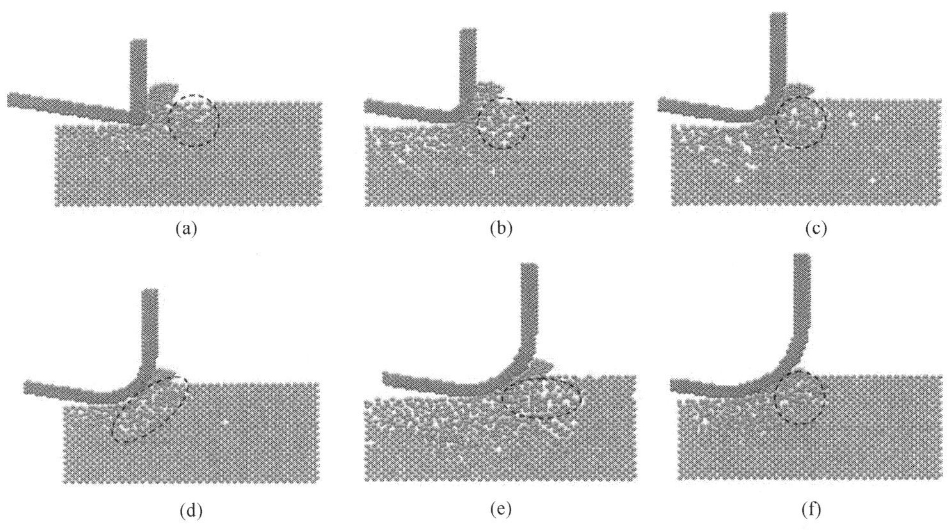

图 15.15　对单晶硅 CMP 过程中不同粒径磨料的 MD 模拟[71]

图中尖角曲率半径分别为：(a) 0 nm；(b) 1 nm；(c) 1.5 nm；(d) 2.0 nm；(e) 2.5 nm；(f) 3 nm

的 NaOH 溶液中单晶硅进行形貌扫描以去掉自然氧化层，在经历不同时间后的单晶硅的腐蚀形貌。

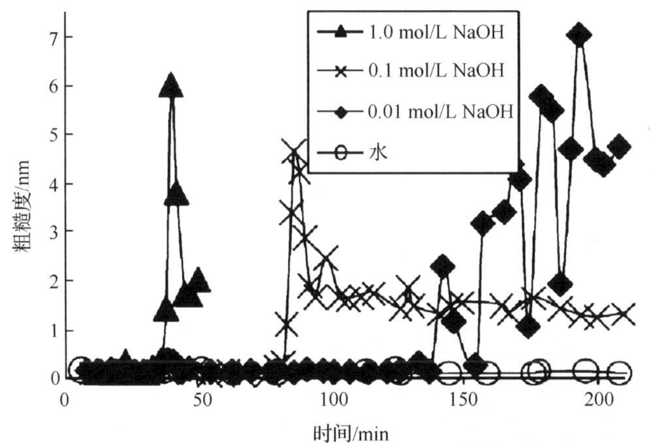

图 15.16　不同浓度的 NaOH 溶液对单晶硅腐蚀的影响[72]

Yu 等[73]借助 AFM 对单晶硅的摩擦化学过程进行了研究。通过研究发现，水分在 SiO_2/Si 摩擦副中起重要的作用，当环境中缺少水分时，低载荷的摩擦会导致单晶硅表面产生隆起而非材料去除，但当环境湿度提高时(相对湿度为 3%～60%)便会由于摩擦化学作用产生材料去除的磨损，并且相对湿度越高磨损越剧烈，其磨损过程如图 8.31 所示。

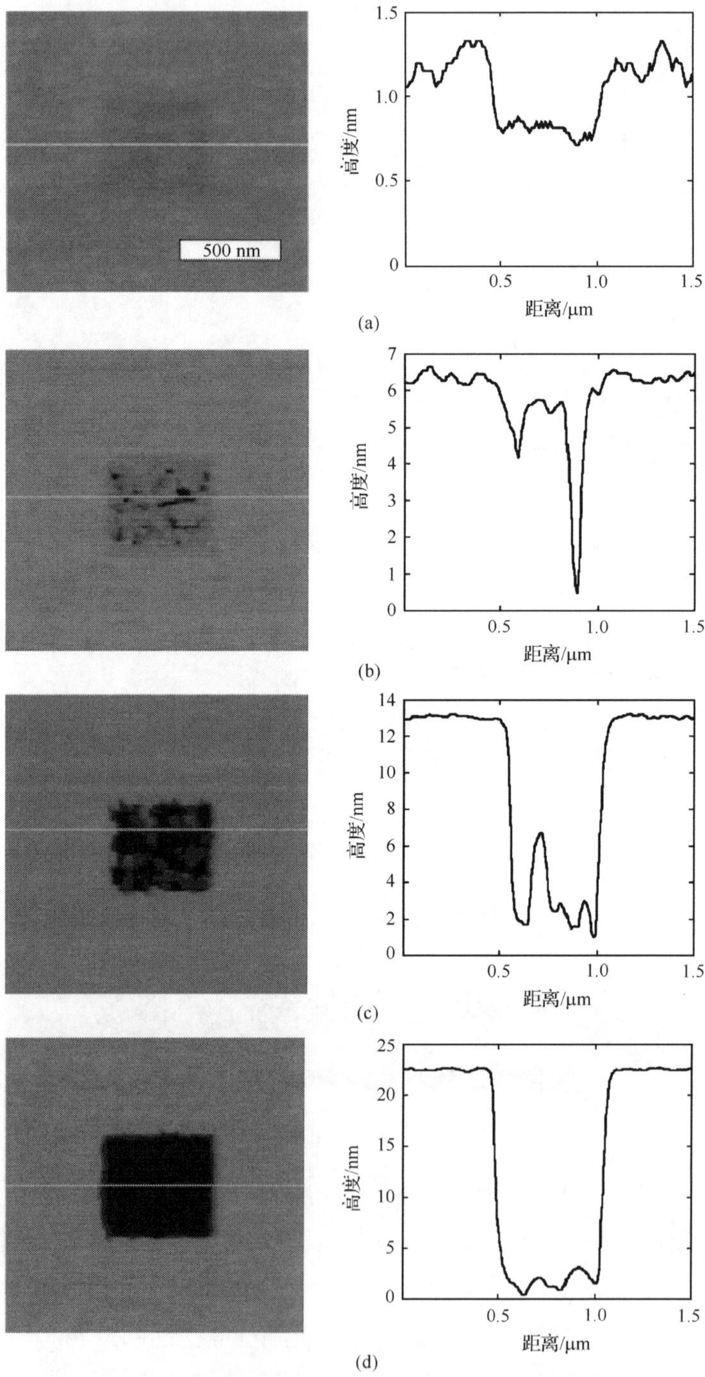

图 15.17　NaOH 对单晶硅不同时间段的腐蚀影响[72]

(a) 9 min;(b) 26 min;(c) 30 min;(d) 42 min

15.4.5　CMP 的展望

回顾化学机械抛光发展历程，不难看出，其实 CMP 在很早以前就被人类所应用，而应用于半导体行业是在 20 世纪 60 年代。长期以来，CMP 技术主要用于硅基底的平坦化，且由于特征尺寸较大，平坦度要求不高，故未引起人们的广泛关注。直到 20 世纪 80 年代末 90 年代初，超大规模集成电路 ULSI 的特征尺寸小到 0.35 μm时，集成度高达上亿元器件，布线多层化导致不平坦性积累现象严重，使得工艺制版印刷及干法刻蚀中出现许多严重的问题，人们才开始真正关注 CMP 平坦化技术，并逐步应用于多层互连结构中的层间介质、金属布线和插塞，并起到了非常好的效果。最初的 CMP 机台是单头的，自动化程度较差，随之为了提高 CMP 效率，设备制造商推出了多头抛光机台，直到最近，随着晶圆尺寸越来越大，成本越来越高，为减少 CMP 的风险，现在又在开发单头高效的全自动抛光机台，日本公司还开发了线性抛光的机台，引入了线性化学机械抛光的概念[49]。

除了机台的不断发展之外，抛光液及磨料应用技术的改变也带来了 CMP 新的发展时期，现在比较受关注的 CMP 发展方向包括以下三种[49]。

(1) 固定研磨料-CMP(FA-CMP)。CMP 抛光液一般是研磨料及其悬浮液的混合物，而固定研磨料-CMP(fixed abrasive-CMP，FA-CMP)是一种把研磨料固定在抛光垫上，使工艺能够更加容易受控的一种 CMP 技术。FA-CMP 是 3M 公司率先提出的 CMP 技术，它是用树脂胶黏剂将亚微米或纳米级磨料(如 Al_2O_3、SiO_2、CeO_2等)凝聚成团，形成具有圆柱形、半球形、圆锥形和棱锥形等特定形状的三维结构细小磨料块(大小约几十至几百微米、高约为几十微米)，按照一定的阵形规律，均匀精确地黏结或镶嵌在有机薄膜基材表面上，形成复合结构的抛光垫，代替传统 CMP 中的游离研磨料和抛光垫。抛光液是去离子水或只含有基本化学成分的水溶液。在加工过程中，由于结构和尺寸一致的磨料块是按一定空间间隔均匀分布在抛光垫表面上，便于抛光液的输送和加工产物的排除，更重要的是，抛光垫背面厚度均匀的有机薄膜基底平铺在面型精度很高的工作台上，使磨粒在 CMP 过程中表现出较强的位置刚性。

(2) 无磨料化学机械抛光(AF-CMP)。无磨料化学机械抛光(abrasive-free CMP，AF-CMP)技术是在传统的 CMP 基础上去掉抛光液中的磨料所发展的平坦化技术。该技术使用不含磨料的抛光液，直接通过抛光液与硅片之间化学腐蚀作用和抛光垫和硅片之间的摩擦作用去除表面材料，实现硅片的全局平坦化。同时，由于没有磨粒，硅片表面上几乎没有划痕和其他缺陷。由于化学作用在 AF-CMP 中起主导作用，对铜的去除率可高达 600 nm/min。考虑到传统的 CMP 系统和抛光垫都可用于 AF-CMP 工艺，所以许多研究机构正在研究这种技术。日立公司、ATMI 公司、Applied Materials 公司和麻省理工学院的微系统技术实验室都相继公布了一些 AF-CMP 的研究成果。AF-CMP 不适合在较低压力条件下进行，而且并不是所有材料都可采用 AF-CMP，一些惰性较强的氮化钽等阻挡层金属和 STI 氧化物，用 AF-CMP 抛光液时，由于无磨料达不到令人满意的去除率。最有可能采用的工艺流程是先用 AF-CMP 去除大量金属，然后再用传统 CMP 技术在低抛光压力下去除剩余的铜和阻挡层。

(3) 电化学机械抛光(ECMP)。为了满足光刻工艺的要求，目前主要采用 Cu-CMP 平坦化工艺去除每层的多余铜。由于铜电镀工艺所产生的多余铜的台阶高度较大，必然会对后续平坦化工序乃至 IC 制造过程的效率、成本以及 IC 器件的质量和性能等产生重大影响。由于低介电常数材料的机械强度较低，低压力 Cu-CMP 成为发展趋势之一。美国 NuTool 公司提出了一种新的平坦化新技术——电化学机械抛光(electro-chemical-mechanical planarization, ECMP)。结合传统 CMP 制程与电解抛光技术，在传统的电化学铜沉积工艺基础上，在两个电极之间增加非导体多孔抛光垫，利用抛光垫的干扰作用实现选择性电化学铜沉积，同时抛光垫的机械摩擦和抛光作用可去除顶部多余的铜沉积层，从而通过选择沉积与机械去除双重作用，减小多余铜的厚度，达到平坦化的目的。外加电场可以提高铜的移除速率，对提高产率以及降低应力累积都有不错的改善，而原本的铜抛光液将被电解液所取代，抛光垫的设计也会改变。由于 ECMP 技术最大限度地减小了铜填充过程中多余铜的厚度，获得无损伤的平坦化表面，所以可减少后续 CMP 平坦化的工作量，甚至有可能取代传统 Cu-CMP 平坦化工序。NuTool 公司的研究人员宣称，由于 ECMP 平坦化之后只剩下很少的铜，后续只需采用低压力无研磨剂浆或零压力湿蚀刻术，从而完全替代现有的 CMP 技术。

上述新型 CMP 抛光技术是未来 CMP 的发展方向，当然，除此之外无应力抛光技术、接触平坦化技术、等离子辅助化学蚀刻平坦化技术等也将成为重要的研究方向[74]。尽管 CMP 技术发展迅速，但 CMP 仍然存在很多未解决的问题，CMP 加工过程的控制仍停留在半经验阶段，难以保证表面的更高精度和平整度加工要求，CMP 工艺的复杂性、影响因素的多样性也增加了问题的研究难度。目前对 CMP 加工材料去除机理、材料去除非均匀性形成机理、CMP 过程变量、抛光过程中纳米粒子的运动规律及行为、抛光缺陷的生成机理以及 CMP 工艺方面的实际问题等还没有完全研究清楚。而抛光过程变量的微小变化会影响到 CMP 去除速率、材料去除非均匀性及表面质量的变化等[74]。因此开展对 CMP 基础理论的研究，如液体(碱性)环境下的材料去除机理的研究、液下环境纳米磨料的抛光活性及其规律的研究、CMP 环境下机械作用与化学作用的竞争机制的研究等都有着重要的意义。

15.5　纳米压印与纳米铸造

15.5.1　纳米压印与纳米铸造的原理和工艺要素

作为纳米尺度的图形化技术之一，纳米压印是将具有纳米尺度图形的模具以机械力直接压向涂布高分子光刻胶的基板上，然后在热、光等能量的作用下按1：1的比例进行图形的复制。如图 15.18 所示。若将纳米压印过程作为一种制造工艺来分析，其主要的工艺要素包括纳米尺度图形模板、阻蚀胶(图形复制转移层)、基材(最终的纳米成形受体)等。

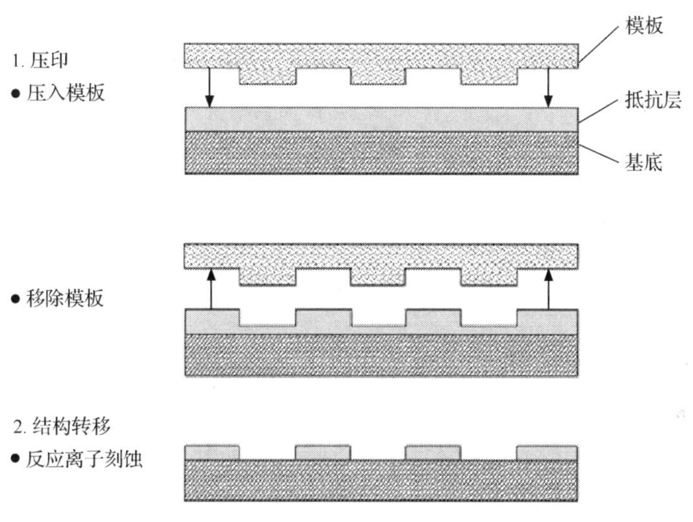

图 15.18　纳米压印流程示意图

(1) 压印模板：模板作为压印特征的初始载体直接决定着压印图形的质量，能否制作出满足高精度、高均匀性、高平整和高保真的压印模板是整个压印工艺的核心[75]。模板的制作方法有：电子束直写工艺[76]、聚焦离子束直写[77]、电铸工艺[78]、化学气相沉积[79]、硅横向氧化[80]等。模板的材料可以是柔性材料(如PDMS)、硬质材料(如石英、镍板、硅)或两类材料的叠层组合(兼具微观的柔性和宏观的刚性)。

(2) 阻蚀胶的定型过程：纳米压印过程中，模板压向阻蚀胶(图形复制转移层)。后者通过力学流变过程对模板的图形模腔进行填充，并在热或光能的作用下发生物理相变，最后定形。阻蚀胶一般分为 UV 固化型、热固型、热塑型和自组装单分子层材料。阻蚀胶的不同要求完全不同的压印工艺控制方式。

(3) 特征转移层的构成：被成形的对象分为基材(直接压塑成形)、基材＋阻蚀胶膜(先在阻蚀胶膜上压印成形,并作为掩模,后通过刻蚀将图形转移到基材上)、基材+平坦化膜+阻蚀胶膜(先在阻蚀胶膜上压印成形,通过刻蚀将图形转移到平坦化膜,以图形化的平坦化膜作为掩模,再通过刻蚀最终将图形转移到基材上。这是一种适合多层套压印的复杂工艺)。

上述的工艺变种均基于模板与阻蚀胶的接触,一方面需要进行压力加载,从而可能引起工艺系统的变形,另一方面图形定型后也可能给脱模过程带来问题。因此,近年来国际上也开始关注非接触式外场诱导式压印。

典型的纳米铸造流程如图 15.19 所示[81]。利用纳米铸造生产纳米结构材料的方法主要有三个步骤:①形成模板;②用目标母体在模板里面进行浇铸,通常是让母体在模板里面形成分子级的固体;③模板的去除。

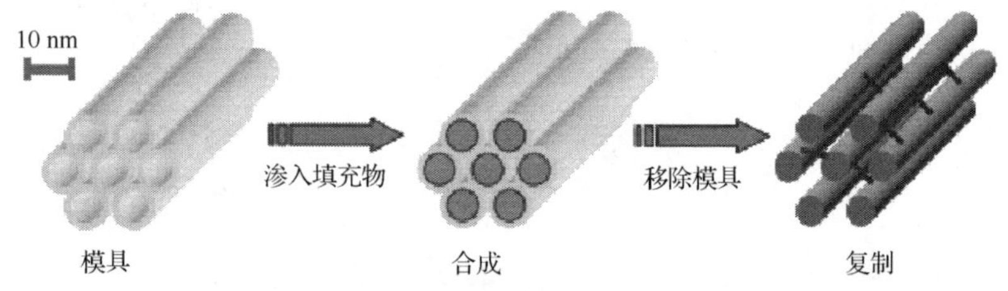

图 15.19 纳米铸造流程示意图[81]

纳米铸造的首要工艺要素是铸造模板的制作。模板的结构和性能决定了纳米铸造的结果。模板材料可以是柔性材料,如聚合物模具[82],但大部分是无机的有序孔固体结构材料,如沸石、氧化铝薄膜、有序多孔硅材料、有序多孔碳材料。为了能够得到形貌和结构参数可控的产品,通常将模板的这些性质也设计成可控的。例如,多孔硅材料由于能被设计成球形、纤维状等多种结构,在模板制作材料方面具有很大的优势。另外,纳米铸造要求模板材料在最后去除时不会影响浇铸。

对于纳米铸造产品材料,即浇铸材料,由于它必须进入模具材料,因此浇铸材料一般是气态的,或可高度溶解的,或中等条件的液体,这样才能保证浇铸材料可以完全渗入模具空隙中,同时还有足够的加载。浇铸材料成分要求尽量简单,体积变化尽量小,它与硬模板之间不应有反应。

对于模板的去除,一般是化学的方法,如滤取、燃烧,或物理的方法,如热处理。但要求模板的去除过程尽量简单而且去除得尽量完全。

15.5.2 纳米压印与纳米铸造技术新进展

一般认为,根据压印方法的不同,纳米压印(NIL)技术可主要分为热压印(hot embossing)、紫外线固化纳米压印光刻(UV-curable nanoimprint lithography)、微接触印刷(microcontact printing)等。

热压印的工艺流程如图 15.20 所示。首先，利用光学和(或)电子束印刷加上干法刻蚀的方式准备好纳米级的模具的图案，将压印材料(通常是热塑性材料)“旋涂”(spin coating)在基底上以形成一个薄膜。然后将膜/基底组成的系统加热到压印温度，即高于热塑性材料的玻璃转化温度 T_g。在一定的压力下，使模具的图案与膜进行接触，图案就被转移到膜上面。再将系统冷却到低于 T_g，从而使压印膜固化，当系统冷却到室温时，将模具与聚合物膜分离。最后，利用干法刻蚀来去除残留在压印膜深沟区域的薄膜材料。

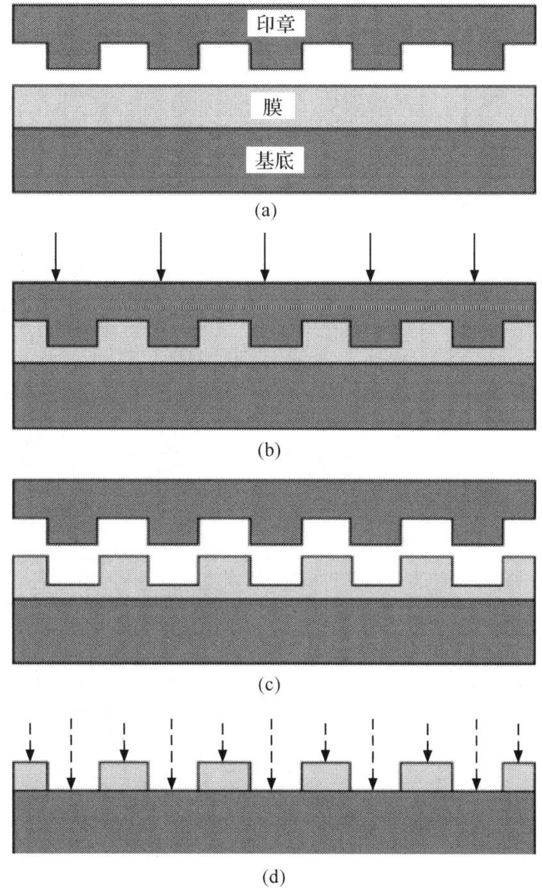

图 15.20　热压印流程示意图

热压印相对于传统的纳米加工方法，具有方法灵活、成本低廉和生物相容的特点，并且可以得到高分辨率、高深宽比结构。热压印方法最大的缺点在于模具在高温高压下，表面结构或热塑性材料会有热膨胀作用，这将导致转移后图形尺寸的误差及脱模的困难。基于这些问题，Chou 等[83]在原有的 NIL 技术上作出改进，提出激光辅助直接压印(laser assisted direct imprint,LADI),该技术实现图形转移的流程如图 15.21 所示。当硬模具与硅基材接触后,以准分子激光照射硅板,直接将结构在短时间内融化并重塑成型。整个过程只需纳秒级内即可完成,因此不会出现热变形效应。另外,由于整个过程是直接在硅板上进行,故不需要进行复杂的刻蚀过程,优化了工序,减少了时间,有效地降低了成本;同时 LADI 也可以很好地应用于大面积的硅片。图 15.21 为采用 LADI 技术在硅材料上获得的微细结构。图 15.21(b)(上图)是转移到硅上的 300 nm 的周期性结构,栅线宽度为 130 nm,深度为 110 nm。图 15.21(b)(下图)是经过两次压印后的石英模具照片,由于石英的熔点比硅高 300℃,故模具并无明显的损坏。

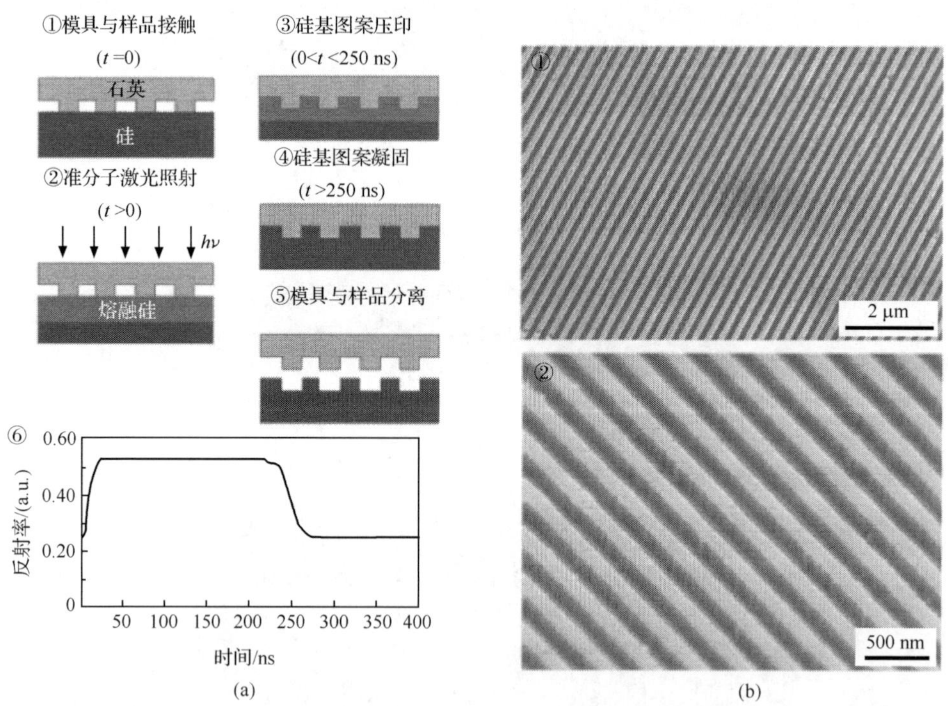

图 15.21 激光辅助压印技术原理示意图(a)和加工出的产品(b)[83]

紫外压印技术的工艺流程如图 15.22 所示。先准备一个具有纳米图案的模板,其模板材料必须使用可以让紫外线穿透的石英,并且在硅基底涂布一层低黏度、对 UV 感光的液态高分子光刻胶,在模板和基底对准完成后,将模板压入光刻胶层并且照射紫外线使光刻胶发生聚合反应硬化成形,然后脱模、进行刻蚀去除基底上残留的光刻胶便完成整个 UV-NIL。在室温的条件下,通过光固化,采用的聚合物具有较好的复型性能,其最小复形尺寸可以达 20 nm 以下。

在 UV-NIL 中,当需要的液体光固化聚合物薄膜很薄时,直接旋涂在硅或氧

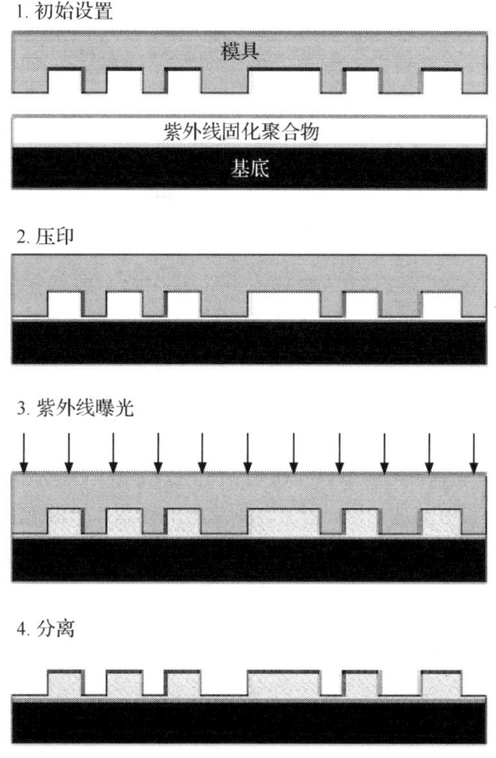

图 15.22　紫外压印技术的流程示意图

化物基底上的超薄聚合物会被去水化，为了降低液体的黏度，有研究者采用在硅基底上先旋涂 PMMA 胶体或 SU8 胶的方法来解决界面能匹配问题，从而获得稳定液体薄膜。这种方法可以在较低的压力(0.1 MPa)和室温条件下进行图形转移，并且适合大面积的压印。

微接触印刷是一种在大面积(cm^2尺度以上)功能材料表面成形的微接触压印技术。该技术通常需要采用链烷烃硫醇(或其他分子如烷基硅氧烷和异氰化物等)处理后成形的 PDMS 表面形成自组装单分子层，当模具和金属、金属氧化物或半导体表面轻微接触几秒后，单分子层便转移到这一基底上，其流程如图 15.23 所示[18]。需要说明的是，单体和基底材料的特性决定图形转移的质量，如采用链烷烃硫醇单分子层时，在金、银、钯和铂等材料基底上都会获得较好的图像转移分辨率，获得的转移图形的极限尺寸小于 30 nm。由于微接触印刷转移的单分子层为 1～2 nm，所以该技术可以用于调整基底表面的特性，如润湿性、生物兼容性和反应性等。转移的单分子层用做选择性湿法刻蚀的抗蚀剂；单分子层提高或降低聚合物、生物分子或者细胞的附着力以及在表面形成额外的功能层都是微接触印刷的应用。

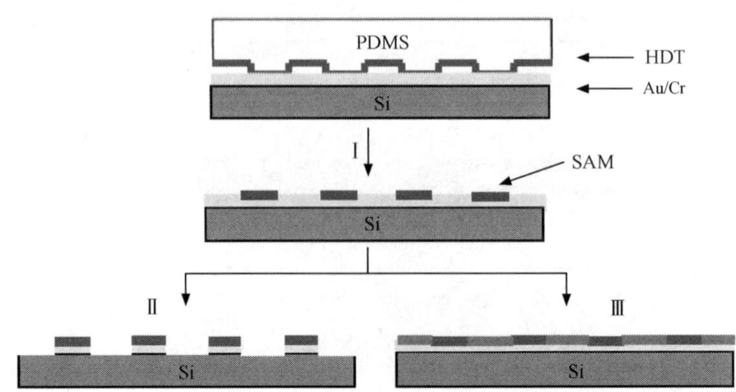

图 15.23　微接触印刷的流程示意图[18]

微结构的微接触印刷具有以下几个优点：①模具特征的物理尺寸决定转移图形的最小线宽；②柔性模具保证模具和基底在很大范围内的共型接触，可以用做不平表面和曲面复形；③大量的分子材料都可以作为用于转移的单分子层。其缺点包括：分子层的横向扩散导致图形模糊、模具变形，分子层缺陷导致图形的失真，在湿法刻蚀金属边缘导致边缘模糊等。

15.5.3　纳米压印与纳米铸造的技术挑战与趋势

纳米压印作为一种制造技术，每一步工艺流程及其涉及的材料、方法等都面临极大的技术问题。

模具制作作为 NIL 亟待解决的问题之一，其首要任务是模具材料的选择。模具按照材料透光性可分为透光模具和不透光模具；按照材料硬度可分为硬模具和软模具。在硬模具的材料使用上，现在主要有硅类材料，包括 Si、SiO_2、氮化硅和石英；非硅类材料，包括单晶金刚石、氧化锡铟、铬、镍和蓝宝石等。在软模具材料的使用上主要是聚二甲基硅氧烷、光敏树脂和 PMMA 等，它们主要用于制作常温压印模具。随着纳米压印光刻研究的日益深入以及应用领域的不断扩大，当前 NIL 模具制作面临的主要挑战是：三维模具、大面积模具和高分辨率模具的制作，模具缺陷的检查和修复，模具表面处理工艺，模具变形的研究。

作为纳米压印图形复制的载体，阻蚀胶的变形成为整个工艺流程的关键。阻蚀胶在模具空腔中的流变填充能力成为首要问题。当压印的阻蚀胶材料为丙烯酸环已基时，其玻璃转化温度仅为 19℃，10 天以后表面结构松弛的现象非常严重[84]，如图 15.24 所示。

由于阻蚀胶不能有效填充模具空腔而造成压印失效的几种典型情况如图 15.25所示[85]。当模具材料的空腔尺寸差异较大时，会造成阻蚀胶不能完全有效地填充模具的空腔，如图 15.25(a)所示；当驱使阻蚀胶填充模具空腔的压印力

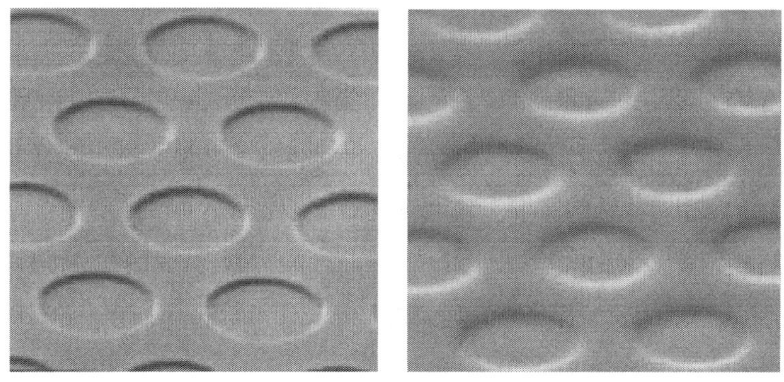

图 15.24　纳米压印的表面松弛现象[84]

较大时，会造成模具的变形，进而造成图形转移的失效，如图 15.25(b)所示；当模具材料的空腔尺寸太小时，也会造成阻蚀胶不能完全有效地填充模具的空腔，如图 15.25(c)所示。

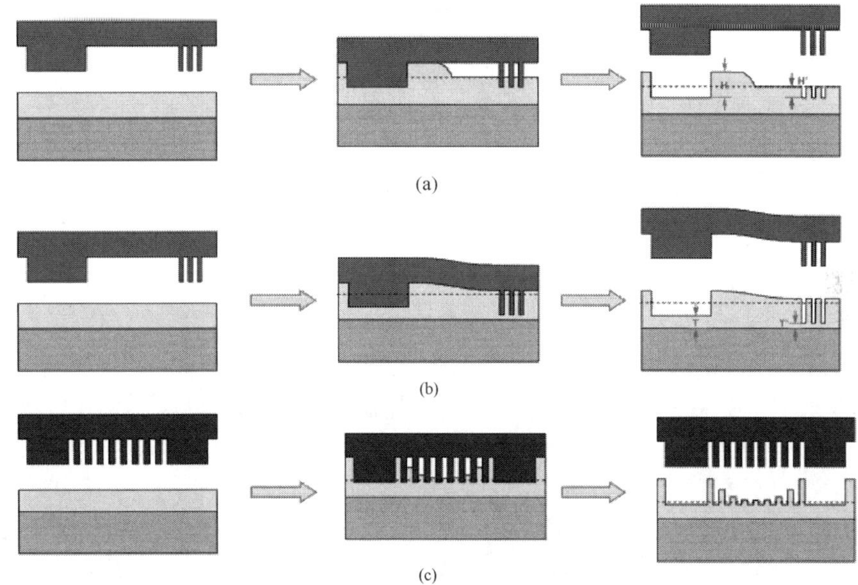

图 15.25　几种典型的压印失效情况[85]

(a)模具材料的空腔尺寸差异较大，导致阻蚀胶不完全填充模具的空腔；(b)压印力较大造成模具的变形，进而导致图形转移的失效；(c)模具材料的空腔尺寸太小，引起阻蚀胶不完全填充模具的空腔

然而，在对纳米压印的过程与机理的研究中发现，对压印产品损伤最大的过程不是阻蚀胶在模具空腔中的填充，而是脱模的过程。由于模具和微结构在脱模时不可避免地存在物理接触，界面中的黏着和摩擦会使微结构发生变形、撕裂，甚至

从基底上剥落,如图 15.26 所示。

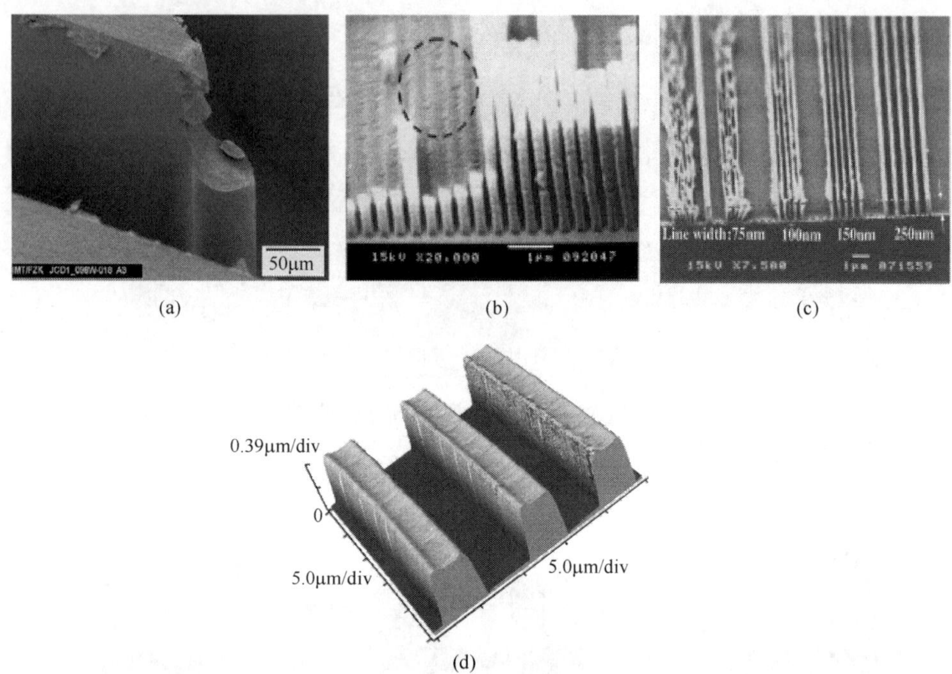

图 15.26 压印脱模导致微结构损伤的实例

(a) 压印结构的断裂;(b) 剥落;(c) 变形;(d) 边缘结构的变形

通过对纳米压印脱模过程进行分析,发现主要存在如图 15.27 所示的几种典型情况[86]。图 15.27(a)为压印脱模造成的局部真空,内外压力差会导致压印脱模的失效;压印的微结构被拉长,甚至被撕坏,如图 15.27(b)所示;由于阻蚀胶与基底的黏着力过大,导致脱模时阻蚀胶从基底被撕裂,如图 15.27(c)所示;当微结构有一定的脱模角时,空气的渗入也会造成脱模的失效,如图 15.27(d)所示;阻蚀胶与模具之间的摩擦力会造成压印图形的变形,如图 15.27(e)所示;脱模前后阻蚀胶应力的变化会造成压印图形的失效,如图 15.27(f)所示。因此,如何降低纳米压印界面脱模时的界面摩擦力和黏着力对产品的影响是当前研究的热点。

纳米压印除了在工艺质量方面,在成本和效率方面也存在技术挑战。在工艺成本方面,如何制造高质量模板是个重大技术挑战。在生产效率方面,模板的压入与加载、卸载时域曲线都需要精确地控制,这些附加的机械运动都会引起效率折损。另外,在压印过程中引入的热源等作用也要耗费时间,进一步造成生产效率的折损。

目前已提出的各种纳米压印方法往往是针对另一种方法中特有的技术特点而提出来的,但它还可能衍生新的技术问题。尽管如此,各种问题仍可追溯到工具(模板)与材料的接触、直接的压力源头上。因此一般认为,纳米压印今后的发展方

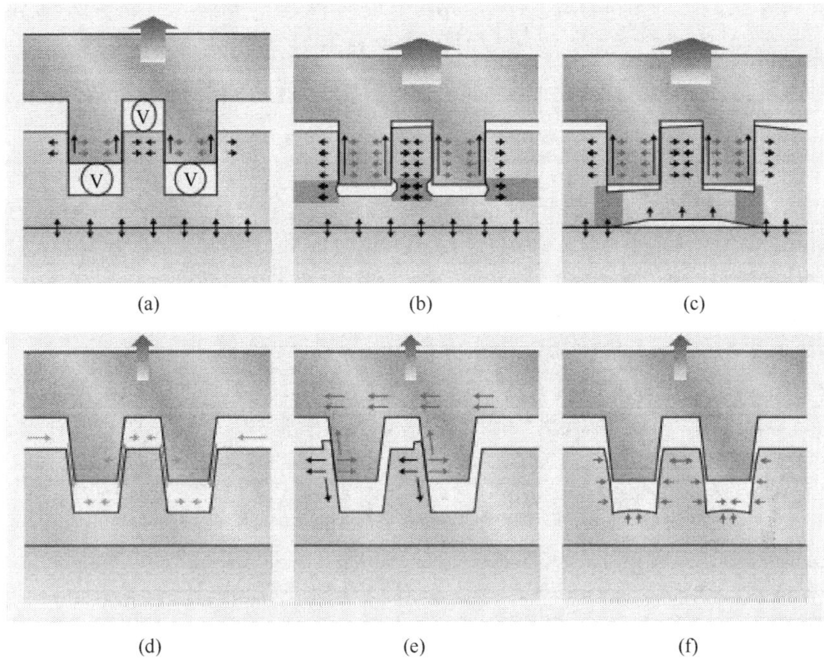

图 15.27 压印脱模时微结构损伤的示意图[86]

向应该是非接触式的、外场诱导的相变成形，即应该尽可能降低直接的机械力作用。当然为达到此目标，探索合适的外场（光、超声、电场、磁力或射频）的作用方式和精确控制方法又会成为新的挑战[83]。

最后，纳米压印若要作为有效的纳米制造技术投入工业应用，还必须解决配套的工艺、材料、装备技术等问题，这可归纳为技术和产业链的构建问题。

基于对纳米压印共性特点和技术问题的分析，可以得知，纳米技术未来的突破，将有赖于在以下基础科学问题研究方面取得实质性的进展。

(1) 纳米尺度空隙中材料（主要是有机材料）的流变填充行为。由于模具空间的空间极小，对材料的流变过程，可能需要在原子、分子层次建立相应的模型，这样才能对材料在模腔的流变填充规律有更准确的认识。

(2) 模具与成形材料界面的化学或物理作用规律。模具表面与成形材料固-液接触区域、接触入口、接触出口的某些固有化学或物理现象（如物理化学键合、化学反应、分子滑移等）成为影响流变填充过程的主导因素，而固-固界面处的各种力则成为阻碍脱模的主要因素。认识这种物理缺陷和几何畸变产生的机制是十分重要的。

(3) 外场对材料流变过程的诱导作用和材料分子运动力学。通过适当的成形材料制备固然可以在一定程度上解决填充过程和脱模过程的缺陷问题，但在工艺原位上的外部能量干预同样是关键。例如,常温纳米压印(UV-NIL 或 SFIL)中可以施加超声能来影响高分子液体材料在模腔中的填充过程。因此,需要对多样化能量对材料流变的作用机理获得新的发现,并发明新的能量作用与精确控制方法。

参考文献

[1] Cui Z. Micro-nanofabrication technologies and applications. Beijing: Higher Education Press, 2008.

[2] 颜黄苹,黄元庆. 微/纳制造与微/纳测量技术综述. 福建省科协 2005 年学术年会"数字化制造及其他先进制造技术"专题学术会议:76.

[3] Hassan M H A. Small things and big changes in the developing world. Science, 2005, 309: 65-66.

[4] 温诗铸,黎明. 机械学发展战略研究. 北京:清华大学出版社,2003

[5] 谭宗颖,龚旭. 美国国家纳米技术计划与国家科学基金会. 中国科学基金,2006,(1):38-43.

[6] 中华人民共和国国务院. 国家中长期科学和技术发展规划纲要. http://www.gov.cn/jrzg/2006~02/09/content_183787.htm.

[7] 余丙军. 单晶硅表面摩擦诱导纳米凸结构的形成、机理及应用研究. 成都:西南交通大学博士学位论文,2012.

[8] Cerofolini G. Nanoscale devices: fabrication, functionalization, and accessibility from the macroscopic world. London: Springer, 2009.

[9] 王喆垚. 微系统设计与制造. 北京:清华大学出版社,2008.

[10] 周兆英,杨兴. 微/纳机电系统. 仪表技术与传感器,2003,2(1):1-5.

[11] 国家自然科学基金委员会工程与材料科学部. 机械工程学科发展战略报告(2011~2020). 北京:科学出版社,2010.

[12] 吴琪乐. 2016 年智能机与平板电脑用 MEMS 市场可达 15 亿美元. 半导体信息,2011,05:38.

[13] Ayazi F, Najafi K. High aspect-ratio combined poly and single-crystal silicon (HARPSS) MEMS technology. Journal of Microelectromechanical Systems, 2000, 9(3): 288-294.

[14] Bhushan B. Nanotribology and nanomechanics of MEMS/NEMS and BioMEMS/BioNEMS materials and devices. Microelectronic Engineering, 2007, 84: 387-412.

[15] 胡小唐,李源,饶志军,等. 纳机电系统. 纳米技术与精密工程,2004,2(1):1-7.

[16] Takahashi Y, Ono Y, Fujiwara A, et al. Silicon single-electron devices. Journal of Physics-Condensed Matter, 2002, 14: R995- R1033.

[17] Blumenthal M D, Kaestner B, Li L, et al. Gigahertz quantized charge pumping. Nature physics, 2007, 3: 343-347.

[18] 王国彪. 纳米制造前沿综述. 北京:科学出版社,2009.

[19] Fulton T A, Doran G J. Observation of single-electron charging effects in small tunnel junctions. Physical Review Letters, 1987, 59: 109-112.

[20] Matsumoto K, Ishii M, Segawa K, et al. Room temperature operation of a single electron transistor made by the scanning tunneling microscope nanooxidation process for the TiO_x/Ti system. Applied Physics Letters, 1996, 68: 34-36.

[21] Stone N J, Ahmed H, Nakazato K. A high-speed silicon single-electron random access memory. IEEE Electron Device Letters, 1999, 20: 583-585.

[22] Nishiguchi K, Ono Y, Fujiwara A. Single-electron counting statistics of shot noise in nanowire Si metal-oxide-semiconductor field-effect transistors. Applied Physics Letters, 2011, 98: 193502.

[23] Koynov S, Brandt M S, Stutzmann M. Black nonreflecting silicon surfaces for solar cells. Applied Physics Letters, 2006, 88: Art. No. 203107.

[24] Chen X, Fan Z C, Xu Y, et al. Fabrication of biomimic GaAs subwavelength grating structures for broadband and angular-independent antireflection. Microelectronic Engineering, 2011, 88: 2889-2893.

[25] 赵文杰，王立平，薛群基. 织构化提高表面摩擦学性能的研究进展. 摩擦学学报，2011，31(6)：622-631.

[26] Marchetto D, Rota A, Calabri L, et al. AFM investigation of tribological properties of nano-patterned silicon surface. Wear, 2008, 265: 577-582.

[27] Bhushan B, Jung Y C. Wetting study of patterned surfaces for superhydrophobicity. Ultramicroscopy, 2007, 107: 1033-1041

[28] Gao X F, Jiang L. Biophysics: water-repellent legs of water striders. Nature, 2004, 432: 36-36

[29] Taylor C, Marega E, Stach E A, et al. Directed self-assembly of quantum structures by nanomechanical stamping using probe tips. Nanotechnology, 2008, 19: Art. No. 015301

[30] 雒建斌，何雨，温诗铸，等. 微/纳米制造技术的摩擦学挑战. 摩擦学学报，2005，25(3)：283-287.

[31] Luo J B, Shen M W, Wen S Z. Tribological properties of nanoliquid film under an external electric field. Journal of Applied Physics, 2004, 96 (11): 6733-6738.

[32] Peng Y Q, Lu X C, Luo J B. Nanoscale effect on ultrathin gas film lubrication in hard disk drive. Journal of Tribology Transactions of the ASME, 2004, 126(2): 347-352.

[33] Zhang Y J, Hu Y Z, Wang H, et al. Fabrication of nanorollers. International Journal of Nonlinear Sciences and Numerical Simulation, 2002, 3: 473-476.

[34] Choi C H, Lee D J, Sung J H, et al. A study of AFM-based scratch process on polycarbonate surface and grating application. Applied Surface Science, 2010, 256: 7668-7671.

[35] Mao Y T, Kuo K C, Tseng C E, et al. Research on three dimensional machining effects using atomic force microscope. Review of Scientific Instruments, 2009, 80: Art. No. 065105.

[36] Komanduri R, Chandrasekaran N, Raff L M. MD Simulation of nanometric cutting of single crystal aluminum-effect of crystal orientation and direction of cutting. Wear, 2000, 242: 60-88.

[37] Son S M, Lim H S, Ahn J H. Effects of the friction coefficient on the minimum cutting thickness in micro cutting. International Journal of Machine Tools & Manufacture, 2005, 45: 529-535.

[38] Yan J W, Syoji K, Tamaki J. Some observations on the wear of diamond tools in ultra-precision cutting of single-crystal silicon. Wear, 2003, 255: 1380-1387.

[39] Bourne K, Kapoor S G, Devor R E. Study of a high performance AFM probe-based microscribing process. Journal of Manufacturing Science and Engineering-Transactions of the ASME, 2010, 132: 030906.

[40] Liu X, Devor R E, Kapoor S G. An analytical model for the prediction of minimum chip thickness in micromachining. Journal of Manufacturing Science and Engineering-Transactions of the ASME, 2006, 128: 474-481.

[41] Walshr J, Herzog A H. Process for polishing semiconductor materials: US, 3170273. 1965-02-23.

[42] Fury M A. The early days of CMP—Very few people expected that pouring abrasive slurry on the pristine surface of a silicon wafer would turn out to be essential. Solid State Technology, 1997, 40(5): 81-86.

[43] 王春. 单晶硅片 CMP 磨损机理的模拟试验研究. 无锡：江南大学硕士学位论文，2007.

[44] 项神佑. TiO_2及钛铈核壳结构复合氧化物的抛光性能. 南昌：南昌大学硕士学位论文，2012.

[45] 郭晓光，张小冀，郭东明. 大尺寸硅片智能化 CMP 监控系统研究. 金刚石与磨料磨具工程，2012，

32(5)：42-51.

[46] 张楷亮. CMP 纳米抛光液及抛光工艺相关技术研究. 上海：中国科学院上海微系统与信息技术研究所博士后研究工作报告，2006.

[47] 翁寿松. CMP 的最新动态. 电子工业专用设备，2005，34：7-9.

[48] 李楠. 基于葵花籽粒结构仿生抛光垫的设计制造及压力场的研究. 沈阳：沈阳理工大学硕士学位论文，2011.

[49] 梅燕，韩业斌，聂祚仁. 用于超精密硅晶片表面的化学机械抛光(CMP)技术研究. 润滑与密封，2006，181：206-212.

[50] 彭进，夏琳，邹文俊. 化学机械抛光液的发展现状与研究方向. 表面技术，2012，4：95-98.

[51] 何捍卫，胡岳华，黄可龙. 铜在氨水介质铁氰化钾 CMP 抛光液中抛光速率及其影响因素的研究. 电化学，2002，8：202-206.

[52] 狄卫国，杨明，刘玉岭. 超大规模集成电路制备中硅衬底抛光液研究. 石家庄铁道学院学报，2003，16(4)：38-41.

[53] Miyoshi A，Nakagawa H，Matsukawa K. Simulation on chemical mechanical polishing using atomic force microscope. Microsystem Technologies，2005，11：1102-1106.

[54] Preston F. The theory and design of plate glass polishing machines. Journal of the Society of Glass Technology，1927，11：214-256.

[55] Yu T K，Yu C C，Orlowski M. A statistical polishing pad model for chemical-mechanical polishing. Electron Devices Meeting，1993 IEDM'93. Technical Digest，International，1993：93-865.

[56] Runnels S R. Feature-scale fluid-based erosion modeling for chemical-mechanical polishing. Journal of the Electrochemical Society，1994，141：1900-1905.

[57] Larsen-Base J，Liang H. Probable role of abrasion in chemo-mechanical polishing of tungsten. Wear，1999，233-235：647-654.

[58] Levert J A，Mess F M，Salant R F，et al. Mechanisms of chemical-mechanical polishing of SiO_2 dielectric on integrated circuits. Tribology Transactions，1998，41(4)：593-599.

[59] Yu T K，Yu C，Orlowski M. Combined asperity contact and fluid flow model for chemical-mechanical polishing. Numerical Modeling of Processes and Devices for Integrated Circuits，1994：29-32.

[60] Shi F G，Zhao B. Modeling of chemical-mechanical polishing with soft pads. Applied Physics A，1998，67：249-252.

[61] Luo J，Dornfeld D A. Material removal mechanism in chemical mechanical polishing：theory and modeling. IEEE Transactions on Semiconductor Manufacturing，2001，14(2)：112-133.

[62] Zhao Y，Chang L. A micro-contact and wear model for chemical-mechanical polishing of silicon wafers. Wear，2002，252：220-226.

[63] Levert J A，Mess F M，Salant R F，et al. Mechanisms of chemical-mechanical polishing of SiO_2 dielectric on integrated circuits. Tribology Transactions，1998，41(4)：593-599.

[64] Tichy J，Levert J A，Shan L，et al. Contact mechanics and lubrication hydrodynamics of chemical mechanical polishing. Journal of the Electrochemical Society，1999，146(4)：1523-1528.

[65] 张朝辉，杜永平，雒建斌. CMP 中接触与流动关系的分析. 科学通报，2006，51(16)：1961-1965.

[66] Thakurta D G，Borst C L，Schwendeman D W. Three-dimensional chemical mechanical planarization slurry flow model based on lubrication theory. Journal of The Electrochemical Society，2001，148(4)：G207-G214.

[67] Sundararajan S, Thakurta D G. Two-dimensional wafer-scale chemical mechanical planarization models based on lubrication theory and mass transport. Journal of The Electrochemical Society, 1999, 146 (2): 761-766.

[68] Cho C H, Park S S, Ahn Y. Three-dimensional wafer scale hydrodynamic modeling for chemical mechanical polishing. Thin Solid Films, 2001, 389: 254-260.

[69] 黄传锦，周海，陈西府. 化学机械抛光的理论模型研究综述. 机械设计与制造，2010，11：256-258.

[70] Xu J, Luo J B, Wang L L, et al. The crystallographic change in sub-surface layer of the silicon single crystal polished by chemical mechanical polishing. Tribology International, 2007, 40: 285-289.

[71] Han X, Hu Y, Yu S. Investigation of material removal mechanism of silicon wafer in the chemical mechanical polishing process using molecular dynamics simulation method. Applied Physics A-Materials Science & Processing, 2009, 95: 899-905.

[72] Imoto R, Stevens F, Langford S C, et al. Atomic force microscopy studies of chemical-mechanical processes on silicon (100) surfaces. Applied Physics A-Materials Science & Processing, 2009, 94: 35-43.

[73] Yu J, Kim S H, Yu B, et al. Role of tribochemistry in nanowear of single-crystalline silicon. ACS Applied Materials & Interfaces, 2012, 4: 1585-1593.

[74] 董伟. 化学机械抛光技术研究现状及进展. 制造技术与机床，2012，7：93-97.

[75] 兰红波，丁玉成，刘红忠，等. 纳米压印光刻模具制作技术研究进展及其发展趋势. 机械工程学报，2009，45(6)：1-13.

[76] Schmitt H, Zeidler M, Rommel M, et al. Custom-specific UV nanoimprint templates and life-time of antisticking layers. Microelectronic Engineering, 2008, 85: 897-901.

[77] Sun H W, Liu J Q, Chen D, et al. Optimization and experimentation of nanoimprint lithography based on FIB fabricated stamp. Microelectronic Engineering, 2005, 82: 175-179.

[78] Hong S H, Lee J H, Lee H. Fabrication of 50nm patterned nickel stamp with hot embossing and electroforming process. Microelectronic Engineering, 2007, 84: 977-979.

[79] Murphy P F, Morton K J, Fu Z, et al. Nanoimprint mold fabrication and replication by room-temperature conformal chemical vapor deposition. Applied Physics Letters, 2007, 90: Art. No. 203115

[80] Grabiec P B, Zaborowski A, Gotszalk T, et al. Nano-width lines using lateral pattern definition technique for nanoimprint template fabrication. Microelectronic Engineering, 2004, 73: 599-603.

[81] Lu A, Schüth F. Nanocasting: a versatile strategy for creating nanostructured porous materials. Adv Mater, 2006, 18: 1793-1805.

[82] Polarz S, Antonietti M. Porous materials via nanocasting procedures: innovative materials and learning about soft-matter organization. Chemical Communications, 2002: 2593-2604.

[83] Chou S Y, Keimel C, Gu J. Ultrafast and direct imprint of nanostructures in silicon. Nature, 2002, 417: 835-837.

[84] Guo L J. Recent progress in nanoimprint technology and its applications. Journal of Physics D: Applied Physics, 2004, 37: R123-R141.

[85] Guo L J. Nanoimprint lithography: methods and material requirements. Advanced Materials, 2007, 19(4): 495-513.

[86] Schift H, Kristensen A. Nanoimprint lithography-patterning resists using molding//Springer Handbook of Nanotechnology. Berlin: Springer, 2010: 271-312.

第16章 摩擦诱导纳米加工

16.1 引言

单晶硅具有优良的机械和物理性能，且与微电子集成电路工艺兼容性好，是微纳机电系统的主要结构材料[1,2]。当同时利用其机械和电子学特性时，则会产生新一代的硅机电器件和装置[3]。因此，针对单晶硅等材料的微纳加工研究备受关注[4]。

研究发现，在一定的实验条件下，单晶硅等材料表面经过低载下的摩擦时，在接触区域会产生一系列具有纳米级高度的凸结构（图16.1）。这些凸结构与基体结合牢固，稳定性好。由于单纯的正压力不会使单晶硅表面产生凸起[5]，摩擦是诱导凸结构形成的关键因素，因此称之为“摩擦诱导纳米加工”[6,7]。本章介绍了实验参数（气氛环境、加工载荷、循环次数、速度等）对单晶硅表面摩擦诱导纳米凸结构的影响规律[6-8]；利用扫描X射线微探针、俄歇纳米探针和高分辨率透射电镜分析了凸结构表面化学成分和断面微观结构，结合在石英、玻璃表面对比实验，揭示出单晶硅表面摩擦诱导纳米凸结构的产生机制[6-9]；采用原位纳米力学测试系统测试了单晶硅表面纳米凸结构的机械性能，并探讨了摩擦诱导选择性刻蚀的行为和机制，进一步阐述了摩擦诱导纳米加工的方法[10-12]。摩擦诱导纳米加工过程不需要施加电场和使用模板，对试样的导电性也没有要求，且加工工艺简单，加工形式灵活，在加工的同时可实现对所加工纳米结构的精确测量，在纳米结构和器件的制造领域具有广阔的应用前景。

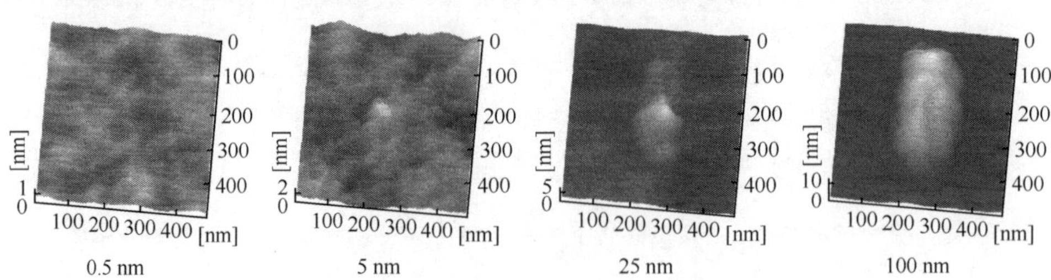

图16.1 单晶硅表面摩擦诱导纳米凸结构的产生

载荷为70 μN，循环次数 N 为500次。当位移幅值为0.5 nm时，未见凸结构产生；随着位移幅值的增加，纳米凸结构开始产生并且高度逐渐增加

16.2 单晶硅表面摩擦诱导纳米凸结构的加工规律

16.2.1 单晶硅表面摩擦诱导纳米凸结构形成的临界载荷

在探针加工中，低载下的摩擦诱导可在单晶硅等材料表面产生一系列的纳米凸结构，这是一种自下而上的加工方式[13]。然而，当载荷过大，针尖对材料表面的摩擦剪切会使材料发生去除，形成一系列纳米级深度的沟槽结构，这是一种典型的自上而下的加工形式。因此，在探针加工过程中，需要研究并确定单晶硅表面在摩擦过程中从凸结构形成到材料去除(沟槽形成)转变的临界载荷，这是揭示凸结构产生机制的必要条件。

采用纳米划痕仪(NST)和曲率半径为 2 μm 的金刚石针尖，在 Si(100)表面开展了线性变载下的划痕测试，所用载荷范围为 0.3～6.0 mN，加载速率为 6 mN/min。采用原子力显微镜(AFM)对单晶硅表面在不同载荷阶段的划痕损伤形貌进行原位扫描，扫描尺寸为 2 μm × 2 μm，其结果如图 16.2 所示。可见，随着载荷的不断增加，单晶硅表面的划痕损伤先后经历凸起形成、凸起与凹陷并存和材料去除的变化过程[14]。由图 16.2 中划痕的断面轮廓曲线可见，在载荷低于 0.9 mN 时，划痕呈现明显的凸起状；继续增加载荷至 1.2 mN 时，凹陷状划痕开始产生；当载荷达到 1.7 mN 时，划痕呈现明显的凹陷结构(无磨屑产生)。在载荷达到 6.0 mN 时，沟槽开始出现，并伴有大量的材料去除。因此，结合图 16.2 和图 16.3，当采用曲率半径为 2 μm 的金刚石针尖时，划痕损伤由凸结构转变为凹陷所对应的临界载荷为 1.2～1.7 mN。

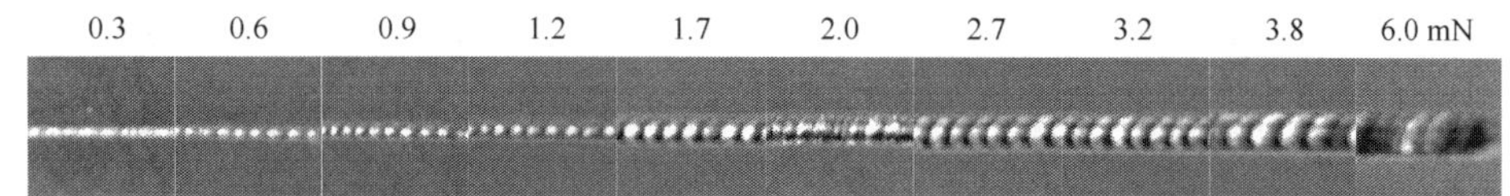

图 16.2 Si(100)表面划痕的 AFM 形貌

划痕的载荷范围为 0.3～6.0 mN；图中所示 AFM 图片均来自同一变载划痕的不同区域，其扫描尺寸为 2 μm × 2 μm

在低载压痕模式下(F_n=0.3 mN，R=2 μm)，单晶硅接触区表现为弹性变形[15]，可采用 Hertz 弹性接触理论[16]估算本实验中针尖-样品间的最大接触压力 P_{max}：

$$P_{max}^3 = \frac{6F_nE_r{}^2}{\pi^3R^2} \tag{16.1}$$

式中，E_r 表示等效弹性模量，其值为 $E_r = [(1-\nu_1^2)/E_1 + (1-\nu_2^2)/E_2]^{-1}$ 。由于

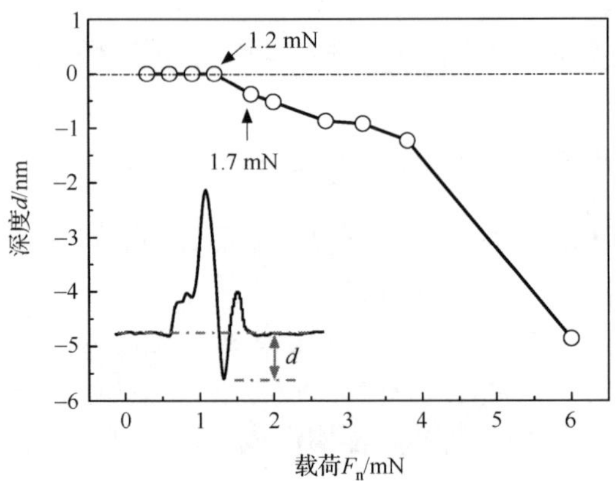

图 16.3　Si(100)表面划痕的深度随载荷 F_n 的变化曲线

图中的插图为划痕深度 d 的测量示意图

$E_{Si}=130$ GPa，$E_{diamond}=1141$ GPa，$\nu_{Si}=0.28$，$\nu_{diamond}=0.07$，由式(16.1)计算得出载荷为 1.2～1.7 mN 时所对应的临界接触压力为 9.7～10.9 GPa。

此外，单晶硅的屈服极限 σ_y 为 7.0 GPa[17]，根据最大切应力理论(第三强度理论)，当最大主剪应力 τ_{max} 与 σ_y 满足式(16.2)关系时材料将产生屈服破坏[18]。

$$\tau_{max} \leqslant 0.5\sigma_y \tag{16.2}$$

此时最大主剪应力 $\tau_{max}=0.31P_{max}$，代入式(16.2)，可得单晶硅发生屈服破坏时对应的最大接触压力 $P_{max,y}$：

$$P_{max,y}=\frac{1}{0.31}\tau_{max}=\frac{0.5\times 7.0}{0.31}=11.3\ (\text{GPa}) \tag{16.3}$$

可见，该临界接触压力 $P_{max,y}$ 与由式(16.1)所确定的临界接触压力相近。因此，单晶硅表面摩擦诱导纳米凸结构在接触区内的材料发生屈服破坏前产生；而当载荷继续增大，接触压力高于 $P_{max,y}$ 时，则会形成表面凹陷或沟槽结构。另外，$P_{max,y}$ 在数值上与单晶硅的维氏硬度值(11～13 GPa)[19,20]非常接近。因此，临界载荷的确定为单晶硅表面纳米凸结构或沟槽的加工提供了载荷选择的依据。

16.2.2　大气下摩擦诱导纳米凸结构的形成

在扫描探针加工过程中，加工条件对加工结果有显著的影响，选择合适的加工载荷和摩擦循环次数是保证加工质量的前提。因此，有必要系统地研究摩擦诱导纳米凸结构的尺寸(高度、宽度和体积)随载荷和循环次数的变化规律，实现单晶硅表面纳米凸结构的可控加工。

图 16.4 示出了大气环境中在 Si(100)表面加工的纳米凸结构的 AFM 形貌及其剖面轮廓曲线。实验过程中，采用金刚石针尖(R≈400 nm)进行加工，所用载荷

为 135 μN，循环次数为 1～500 次。由图可见，单次摩擦循环便可在单晶硅表面产生明显的纳米凸结构。由轮廓曲线可以看出，当载荷不变时，随着摩擦循环次数的不断增加，摩擦诱导纳米凸结构高度也不断增加，并逐渐趋于稳定[8]。

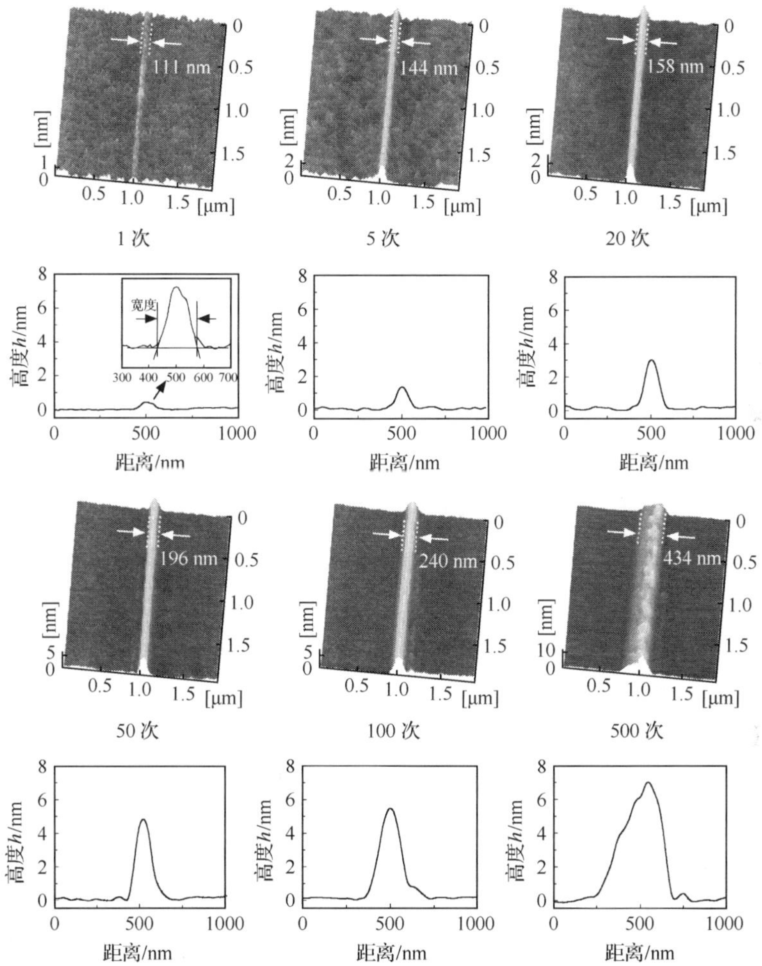

图 16.4　在大气环境中形成的纳米凸结构的 AFM 形貌及其轮廓曲线

凸结构的扫描宽度已在上排 AFM 形貌上标出；下排插图示出了凸结构的宽度测量示意图。载荷为 135 μN，滑动速度为 40 μm/s，循环次数为 1～500 次，AFM 形貌的扫描尺寸为 2 μm × 2 μm[8]

在摩擦诱导纳米凸结构的加工过程中，载荷也是影响凸结构高低的重要因素。图 16.5 示出了大气环境中、不同载荷条件下循环次数为 200 次所形成的纳米凸结构的 AFM 形貌及其对应的轮廓曲线。由轮廓曲线可见，随着载荷由 45 μN 增加至 135 μN，凸结构的高度也随之增加。

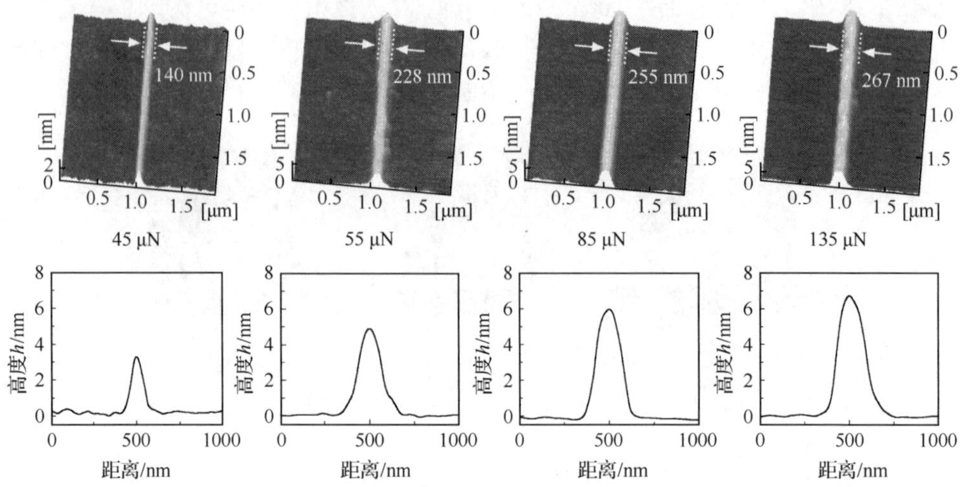

图 16.5　载荷对大气环境下 Si(100)表面摩擦诱导纳米凸结构形成的影响

循环次数为 200 次

16.2.3　真空下摩擦诱导纳米凸结构的形成

在低载摩擦诱导下，单晶硅表面纳米凸结构的产生原因备受人们关注[21]。Kaneko 等[22]采用曲率半径为 80 nm 的金刚石针尖，在载荷约为 0.4 μN 的条件下开展了单晶硅表面的面扫描实验。他们在大气环境下观察到高度约为 0.2 nm 的纳米凸结构的产生，而在 0.13 Pa 的真空中却观察到 0.1 nm 深的沟槽，由此认为这种凸结构的产生最可能源自摩擦化学反应。尽管如此，Kaneko 等所采用的实验真空水平较低(0.13 Pa)，真空下单晶硅表面能否形成摩擦诱导纳米凸结构尚有待进一步验证。

Yu 等[8]在较高的真空条件下开展了摩擦诱导纳米凸结构形成的对比实验。实验中所采用的针尖及实验参数与大气下一致，所用的真空压力低于 6.7×10^{-4} Pa。为了观察摩擦诱导纳米凸结构是否能够在真空下产生，在用金刚石针尖做完摩擦后，不打开真空腔，继续用该金刚石针尖进行原位形貌扫描，结果如图 16.6(a)所示。可见，单晶硅表面的摩擦诱导纳米凸结构也可以在真空中产生。但是，由于金刚石针尖的曲率半径较大($R\approx400$ nm)且悬臂梁较硬(弹性系数约为 180 N/m)，扫描得到的图像质量不高(比较模糊)。因此，在金刚石针尖原位扫描后，再打开真空腔，将金刚石针尖换为曲率半径小、悬臂梁弹性系数低的氮化硅针尖，重新抽真空并在加工区域进行原位形貌扫描，所得到的形貌如图 16.6(b)所示。为了进一步对比，研究了载荷对真空下凸结构形成的影响，保持循环次数不变(200 次)，考察凸结构的形貌及轮廓曲线随载荷(45～135 μN)的变化情况，其结果如图 16.7 所示。

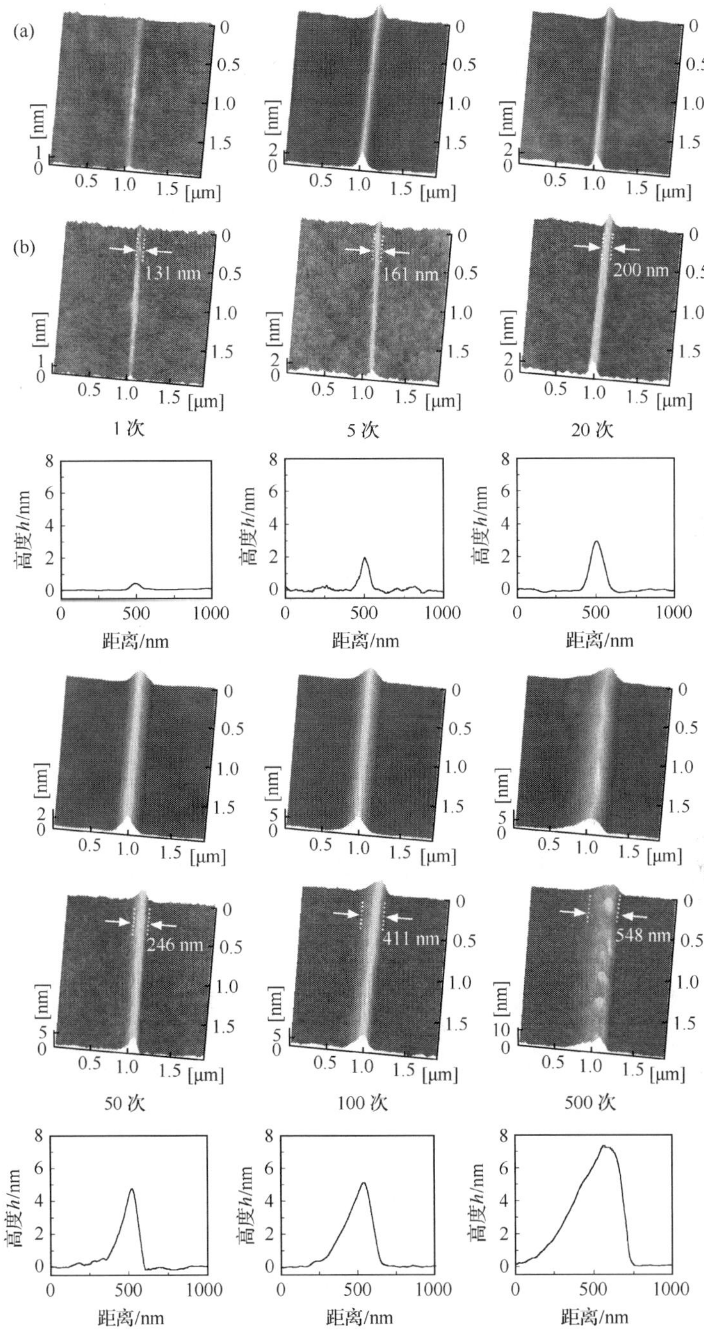

图 16.6　真空下在 Si(100)表面所加工的纳米凸结构的 AFM 形貌及其对应的轮廓图曲线

(a) 用金刚石针尖在真空下做完划痕后，保持真空度不变，在原位扫描得到的形貌；(b) 用氮化硅针尖扫描得到的形貌，下排是(b)对应的轮廓曲线

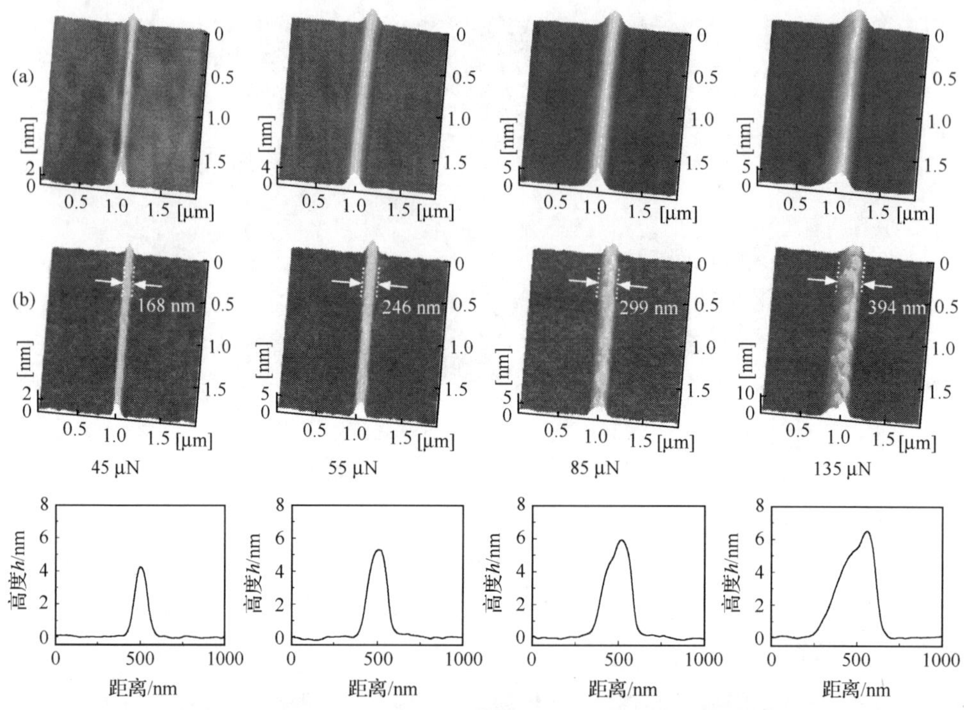

图 16.7　真空下载荷对 Si(100)表面摩擦诱导纳米凸结构形成的影响

(a) 利用金刚石针尖在真空下做完摩擦后，在原位扫描得到的形貌；(b) 用氮化硅针尖扫描得到的形貌，最下排是其对应的轮廓曲线

可见，与大气环境中摩擦诱导凸结构的产生规律一致，真空中加工的纳米凸结构的高度随着载荷或循环次数的增加而增加。为了进一步比较真空和大气下所产生的凸结构的差别，分别根据凸结构的三维形貌计算其高度和体积(以原始硅表面为基准面，下同)，结果如图 16.8 和图 16.9 所示。图 16.8(a)示出了相同载荷下，凸结构的高度随循环次数的变化规律。可见，随着循环次数的增加，大气下纳米凸结构的高度由 0.5 nm 逐渐增加至 6.9 nm，真空下的高度由 0.5 nm 逐渐增加至 7.1 nm，并且高度逐渐趋于稳定。在低循环次数下，大气和真空下凸结构的高度差别并不明显；而在高循环次数下，两者的高度差别显现出来：真空下的凸结构比大气下的略高。如图 16.8(b)所示，随着循环次数的增加，大气和真空下凸结构的体积差异也呈现出逐渐增大的变化趋势。

图 16.9 示出了在循环次数 200 次的条件下，载荷对单晶硅表面摩擦诱导纳米凸结构形成的影响。随着载荷由 45 μN 增加至 135 μN，大气下纳米凸结构的高度由 3.2 nm 逐渐增加至 5.8 nm，真空下凸结构的高度由 4.1 nm 逐渐增加至 6.3 nm，随后趋于稳定。真空下形成的凸结构比大气下的略高。此外，随着载荷

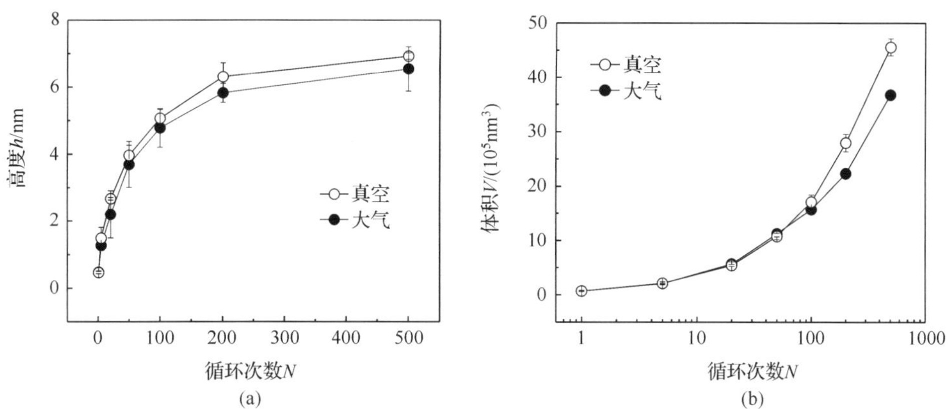

图 16.8　大气和真空下所加工纳米凸结构的平均高度(a)和体积(b)的对比

载荷为 135 μN、循环次数为 1～500 次(图中的体积都是对应于 2 μm 长度的凸结构，下同)

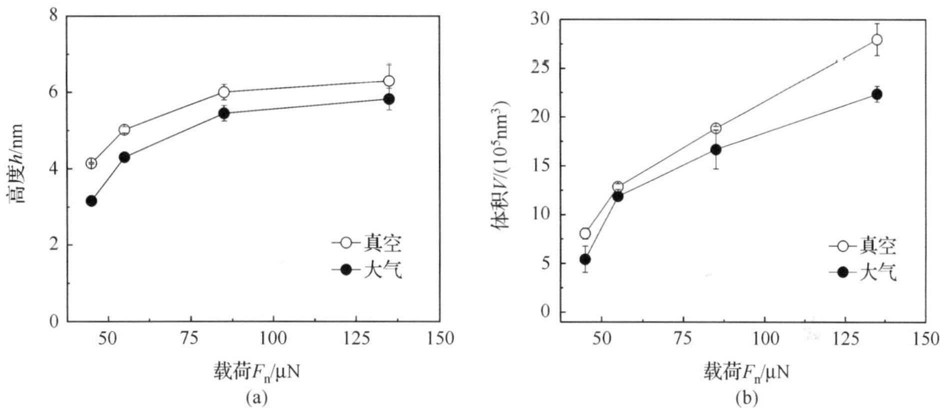

图 16.9　大气和真空下所加工纳米凸结构的平均高度(a)和体积(b)的对比

循环次数为 200 次、载荷为 45～135 μN

的增加，凸结构的体积也呈现出逐渐增加的变化趋势；另外，在相同的条件下，真空下形成的凸结构的体积略大于大气下凸结构的体积。

为了进一步考察凸结构形成过程中的能量变化情况，分别计算了不同载荷和循环次数条件下的能量耗散(energy dissipation，E_d)值[16]，该能量可由下式得到：

$$E_d = 4F_f \times D \times N \tag{16.4}$$

式中，F_f 为摩擦力；D 为针尖的位移幅值；N 为加工循环次数。计算结果如图 16.10所示，可见凸结构越高或体积越大，对应的能量耗散值也越高；在同样条件下，真空下产生相同高度或体积的凸结构所需要耗散的能量要小一些，表明真空下凸结构更易产生。

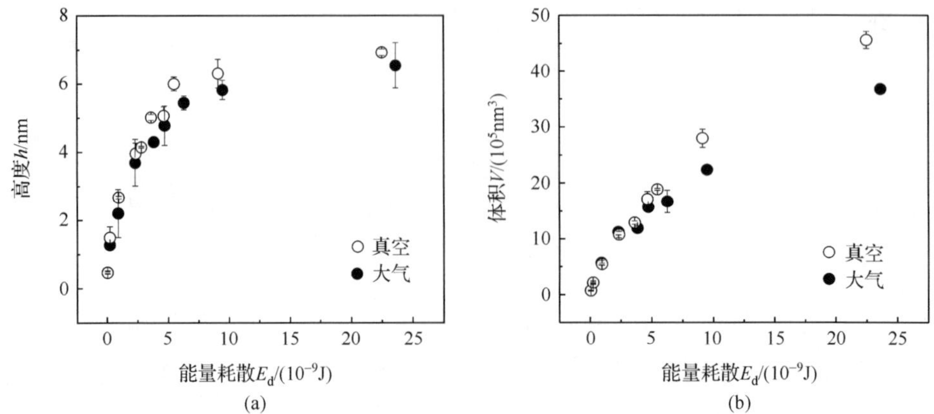

图 16.10　不同条件下加工的凸结构高度(a)和体积(b)与其摩擦过程能量耗散的关系

真空下单晶硅表面摩擦诱导纳米凸结构的产生,为进一步揭示凸结构的形成机制提供了依据。在真空环境中,氧的含量很低,氧化反应(主要是由硅生成二氧化硅)极度受限,因此,氧化不是导致摩擦诱导纳米凸结构形成的主要原因。可以推测,在这种凸结构的形成过程中,除了摩擦过程中的氧化作用(形成二氧化硅)外,机械作用应该是其形成的重要原因[5,23]。这里的机械作用主要是指针尖对材料表面的摩擦剪切及其引起的能量转换,其结果将会导致材料发生结构变形(如相变产生或形成位错等),而不包含摩擦化学反应(如氧化等)。关于大气和真空下凸结构的形成机制,将在下一节中作进一步讨论。

16.2.4　不同滑动速度下凸结构的形成

滑动速度对单晶硅表面纳米划痕的形状和产生过程有显著的影响[24]。例如,在沟槽状划痕产生时,不同速度下纳米划痕的相变特征不同:低速下会有较多的晶相结构出现,而在高速下更易形成无定形硅。因此,充分考察速度对单晶硅表面纳米凸结构形成的影响,为理解纳米凸结构的产生机理提供了重要途径。另外,在以扫描探针技术为基础的纳米加工过程中,速度是决定加工效率的重要因素之一。随着近年来 AFM 加工技术的不断发展和应用,人们也发展了一系列提高 AFM 加工速度或效率的方法,如采用多针尖并行扫描[25,26]和提高样品台的反馈速度[27]等方式进行加工,因此,研究加工速度的影响对进一步提高基于 AFM 的摩擦诱导纳米加工效率也具有重要意义。

图 16.11 示出了大气环境中不同扫描加工速度下单晶硅表面纳米凸结构的形成情况[9]。实验中所采用金刚石针尖的曲率半径 R 为 400 nm,载荷为 40 μN。由图可见,速度对凸结构形成的影响十分显著。随着扫描加工速度由 10 μm/s 增加至 1000 μm/s,凸结构的高度呈现出逐渐降低的趋势。图 16.12 是真空下对比实

验的结果。随着速度的增加，真空下凸结构高度显示出与大气下一致的变化趋势。

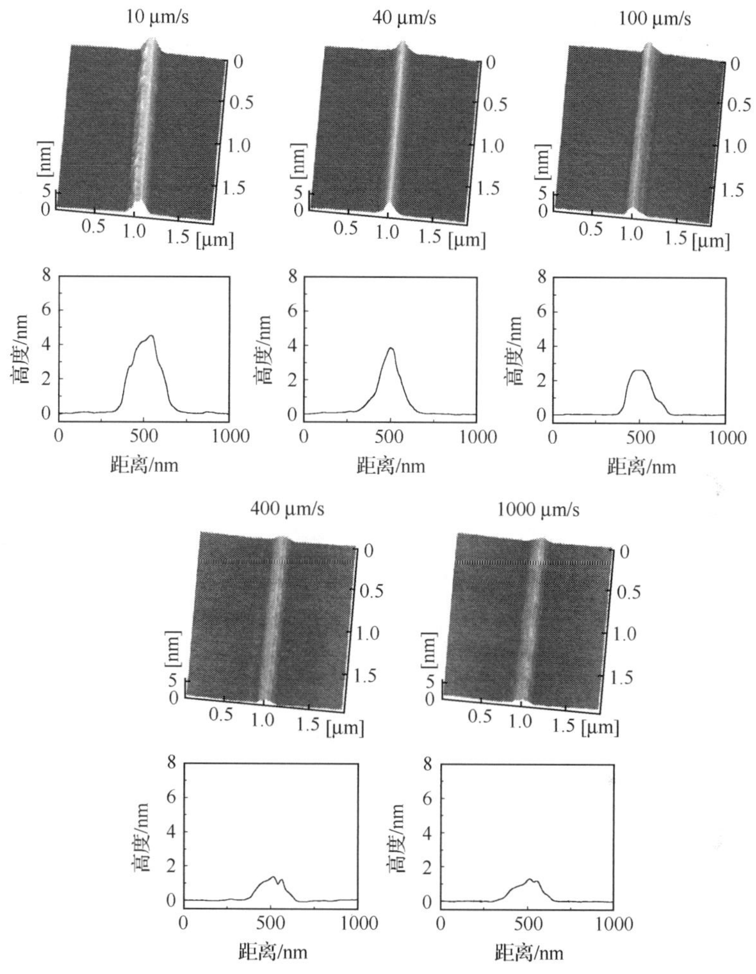

图 16.11　大气环境中加工速度对 Si(100)表面摩擦诱导纳米凸结构形成的影响

加工中所用载荷为 40 μN，循环次数为 100 次，加工速度为 10～1000 μm/s。上排是不同速度下凸结构的 AFM 形貌；下排是与形貌对应的轮廓曲线[9]

为了进一步考察速度对凸结构形成的影响，分别计算出不同条件下所产生的凸结构的高度和体积，其结果如图 16.13 所示。图 16.13(a)示出了大气和真空下所加工的纳米凸结构的高度随速度的变化情况。在大气中，随着速度由 10 μm/s 增加至 1000 μm/s，凸结构的高度由 4.6 nm 降低至 1.2 nm，而真空中的高度则由 7.3 nm 降低至 1.9 nm。可见，在相同的速度变化范围内，真空中凸结构高度的变化幅度更大。尽管如此，其降低的比率相近，分别为 74.0%和 73.9%，因此，在大气和真空中的加工速度对凸结构形成的影响趋势一致。如图 16.13(b)所示，纳

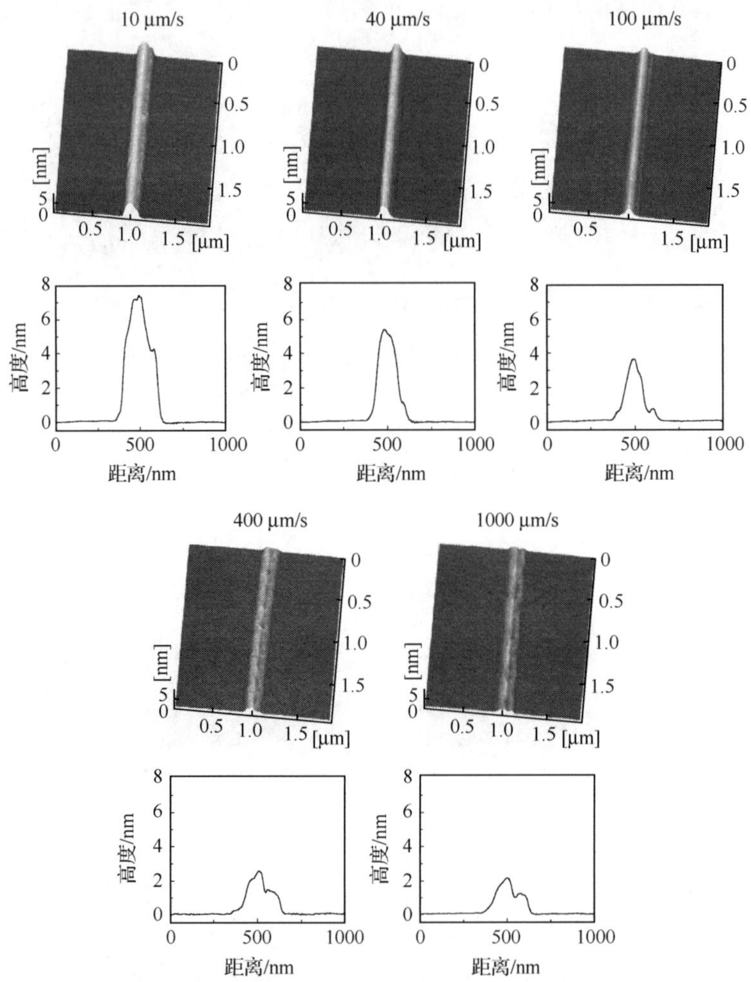

图 16.12　真空中加工速度对 Si(100)表面摩擦诱导纳米凸结构形成的影响
(载荷及循环次数与大气下相同)[9]

米凸结构的体积随着加工速度的变化趋势与高度变化趋势[图 16.13(a)]基本相同。

图 16.14 示出了不同速度下摩擦力的变化情况。随着速度的增加,大气下的摩擦力逐渐由 8.4 μN 增加至 12.4 μN,增加了 48%;而真空下的摩擦力从 5.7 μN 增加至 6.5 μN,仅增加了 14%。对比图 16.13 可知,摩擦力随速度的变化趋势与凸结构高度随速度变化趋势并不一致。分析表明,大气环境中单晶硅表面存在吸附水膜和针尖-样品间的摩擦化学作用[28],可能导致大气下的摩擦力较高。另外,Tambe 等[29]认为在干态接触、滑动速度为 1 μm/s～10 mm/s 时,变形和黏滑作用

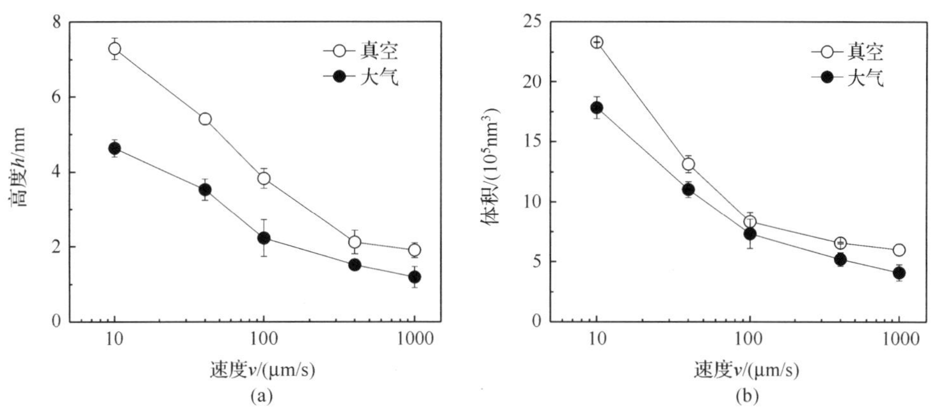

图 16.13　大气和真空中,不同速度下所加工的纳米凸结构的高度(a)和体积(b)的对比[6]

均对摩擦力有贡献,并随着滑动速度的增大而增大,这可能是摩擦力随速度的增大而增大的重要原因。

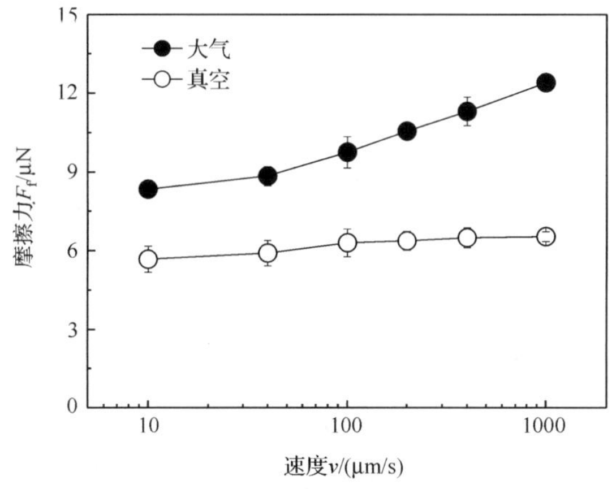

图 16.14　大气和真空下摩擦力随速度的变化[6]

总之,无论是在大气还是真空条件下,滑动速度对单晶硅表面摩擦诱导纳米凸结构的形成均有重要影响:速度越低,所产生的凸结构越高。在有沟槽产生(发生材料去除)的摩擦工况下,材料在不同的对磨速度下表现出不同的相变和材料去除机制[24,30],但其磨损机制对解释摩擦诱导纳米凸结构的产生过程不一定适用。关于不同速度下的凸结构产生机制,将在下一节中作进一步探讨。

16.2.5　晶面取向对凸结构形成的影响

晶体中的原子排布具有一定的周期性,导致了晶体材料在物理或化学性能上的各向异性。单晶硅具有三个典型的晶面,表现出不同的机械性能,如表 16.1

所示。

表 16.1 单晶硅三种典型晶面的硬度[19,31]、弹性模量[32]

项目	晶面		
	Si(100)	Si(110)	Si(111)
硬度/GPa	11～13	11	11～12
弹性模量/GPa	129.5	168.0	186.5

单晶硅机械性能的各向异性导致了其不同晶面在摩擦过程中表现出不同的特征[33]。为了考察晶体结构对单晶硅表面纳米凸结构形成的影响，分别在大气和真空环境下考察了单晶硅的三种典型晶面(100)、(110)和(111)上摩擦诱导纳米凸结构的产生情况。为了便于对比，实验中采用的载荷均为 50 μN，循环次数分别为 100 次和 200 次，所用金刚石针尖的曲率半径约为 400 nm。图 16.15 示出了在 Si(100)、Si(110)和 Si(111)表面所形成的摩擦诱导纳米凸结构的 AFM 形貌，图中每一排的实验条件均相同。由图可见，在三种硅表面均可形成摩擦诱导纳米凸结构；在相同的条件下，Si(100)表面的凸结构更明显一些。

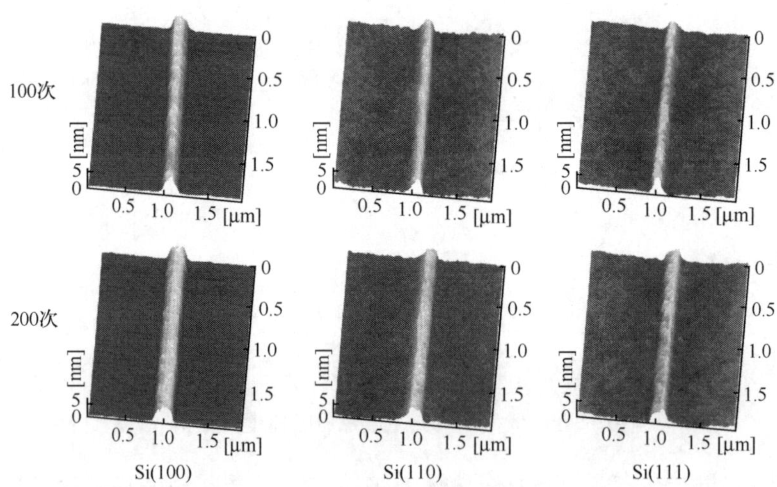

图 16.15 真空下在三种单晶硅表面所加工的摩擦诱导纳米凸结构

上排的循环次数为 100 次，下排的循环次数为 200 次[6]

为了定量比较在不同晶面上摩擦诱导纳米凸结构的尺寸，图 16.16 列出了不同条件下三种硅表面凸结构的高度和体积。由图 16.16(a)和图 16.16(b)可见，相同的实验条件下，在 Si(100)表面所产生的凸结构最高，而 Si(111)表面的凸结构最低。此外，如图 16.16(c)和图 16.16(d)所示，在循环次数为 100 次和 200 次时，Si(100)表面纳米凸结构的体积比 Si(111)表面大一倍左右。

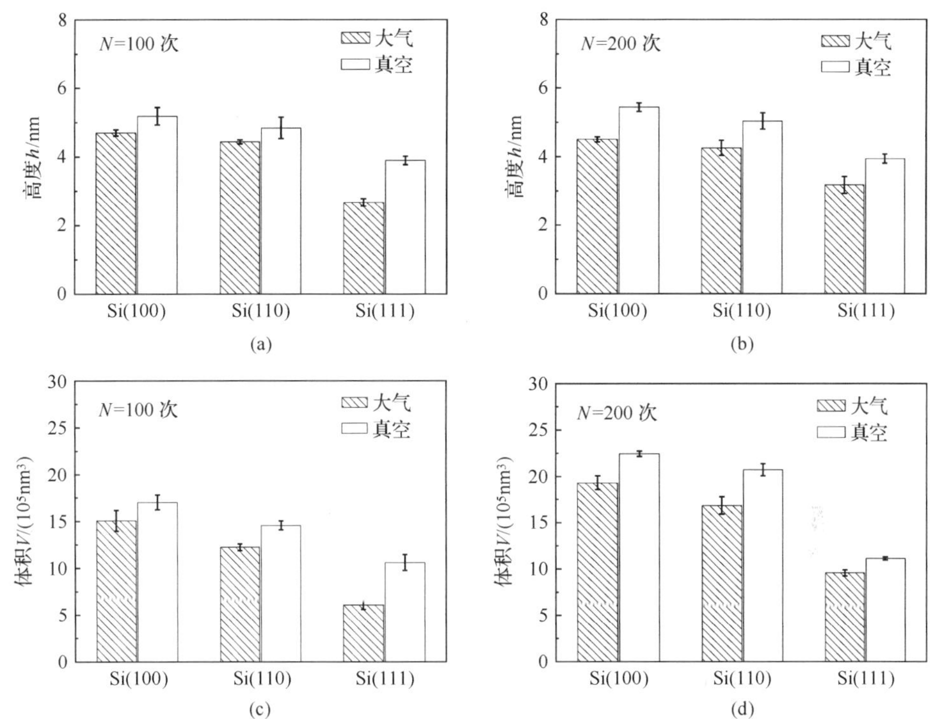

图 16.16　真空和大气下在不同单晶硅表面所加工凸结构的高度和体积的对比[6]

(载荷均为 50 μN)

(a)高度对比:循环次数 $N=100$ 次;(b)高度对比:$N=200$ 次;(c)体积对比:$N=100$ 次;(d)体积对比:$N=200$ 次

单晶硅的晶体结构对其力学和机械性能有着显著的影响[19,33],这可能是导致单晶硅不同晶面上摩擦诱导纳米凸结构尺寸差异的主要原因。表 16.1 表明:单晶硅的三种典型晶面在硬度方面无明显的差异,但是弹性模量差异较大。Si(100)、Si(110)、Si(111)的弹性模量依次增加,该变化趋势与其表面纳米凸结构的高度或体积的变化趋势恰恰相反(图 16.16)。单晶硅中的硅原子在各个晶面上的排布方式不同,导致其弹性模量的差异。因此,造成不同晶面上加工凸结构尺寸不同的可能原因是,在相同实验条件下,当材料弹性模量越小时,其表面所对应的变形区域越大,则会有更多的硅点阵发生变形并转变为凸起结构。尽管如此,晶面对凸结构形成的内在影响机制仍有待于进一步深入研究。

16.3　单晶硅表面摩擦诱导纳米凸结构的产生机理

扫描探针加工过程往往伴随快速的机械变形和摩擦化学反应,它们与加工条件密切相关，并对加工结果有显著影响，因此对纳米加工机理的研究十分重要。充分研究摩擦诱导纳米凸结构的产生机理有助于合理选择和优化加工参数，实现可控加工。为此，本节将在采用微区 X 射线光电子能谱(XPS)和俄歇电子能谱(AES)技术分析单晶硅表面摩擦诱导纳米凸结构表面化学成分的基础之上，讨论机械作用和氧化反应在其形成过程中的贡献；采用透射电镜观察凸起区域断面的微观结构，深入探讨单晶硅表面摩擦诱导纳米凸结构的产生机理。

作为前期损伤的一种形式，单晶硅表面纳米凸结构的产生机制备受人们关注[22]。20 世纪 90 年代，Kaneko 等[34]使用曲率半径为 80 nm 的金刚石针尖，发现大气中的低载摩擦可在单晶硅表面产生 0.2 nm 高的凸起结构，而真空(0.13 Pa)中却形成 0.1 nm 深的沟槽，由此认为这种凸结构可能产生于摩擦化学反应。Chung 等[21]推测在摩擦过程中，空气中的氧气、吸附水膜中的氢氧根离子与硅发生反应，形成二氧化硅而导致表面凸结构的产生。Miyake 等[35]研究表明 Si(100)表面由金刚石针尖加工过的沟槽或凸起状区域具有掩模作用，进而推断单晶硅表面凸结构的形成主要源自摩擦过程中的氧化。因此，早期学术界普遍认为单晶硅表面摩擦诱导纳米凸结构的产生源自氧化反应。

但是，由于单晶硅表面纳米凸结构高度较小，一般仅为几个纳米，这使得对其化学成分和微观结构表征十分困难。因此，之前人们关于摩擦诱导纳米凸结构的产生机制的认识主要是建立在对实验现象的推测之上，缺乏坚实的实验支撑[23]。上一节的研究结果表明，单晶硅表面的摩擦诱导纳米凸结构可以在真空环境中($<6.7\times10^{-4}$ Pa)产生，并且真空下形成的凸结构比大气下略高(见 16.2.3 节)。由于真空中氧气极度缺乏，并且材料表面无吸附水膜，这使得摩擦化学反应很难发生，所以可以推测，摩擦过程中的化学反应(氧化)不是单晶硅表面纳米凸结构形成的主要原因。

16.3.1 单晶硅表面摩擦诱导纳米凸结构的化学成分分析

X 射线光电子能谱(XPS)是一种快速有效的表面分析手段。利用 XPS 分析材料表面被激发光子的能量特征，可以准确地判断材料表面层(一般为 1～3 nm)的元素成分和成键类型。因此，要考察摩擦化学作用是否对单晶硅表面纳米凸结构的形成有贡献，有必要检测凸结构表面的化学成分及化合态信息，方可作出准确判断。

分别采用扫描 X 射线微探针(Scanning X-ray microprobe，PHI Quantera，ULVAC-PHI，Inc.，Japan)和扫描俄歇纳米探针(Scanning Auger nanoprobe，PHI 700，ULVAC-PHI，Inc.，Japan)检测单晶硅表面摩擦诱导纳米凸结构的化学成分。由于检测中所用的 X 射线的最小束斑直径为 8～9 μm，所以将面状纳米凸结构的尺寸设计成 20 μm × 20 μm，以保证在检测过程中 X 射线能定位在目标范围内，从而得到准确的表面信息。用于 X 射线分析的单晶硅表面摩擦诱导纳米凸结构如图 16.17 所示，由于 AFM 的有效扫描尺寸约为 20 μm × 20 μm，不易通过扫描得到纳米凸结构的全貌，因此图 16.17(a)展示了凸结构的局部形貌。图 16.17(b)是纳米凸结构-单晶硅表面的轮廓曲线，所有供表面分析的凸结构高度(台阶高度)不低于 3.5 nm。

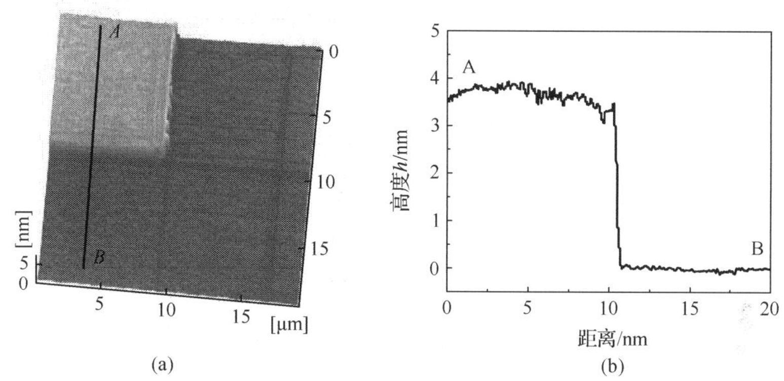

图 16.17　用于表面微区化学成分分析的单晶硅表面的摩擦诱导纳米凸结构(20 μm × 20 μm)的一角(a)及其轮廓线(b)[6]

首先采用俄歇电子能谱(AES)微分谱扫描方式检测单晶硅表面摩擦诱导加工前后的化学成分变化情况。如图 16.18 所示，未经加工的单晶硅表面主要含硅(Si)、碳(C)和氧(O)元素，其中硅来自表面的氧化硅(SiO_x，$x \leqslant 2$)和单晶硅基底，碳主要源自吸附在样品表面的有机物(污染碳)，氧主要来自表面的氧化硅。与未经加工的单晶硅表面相比，在凸结构的表面并没有发现新的元素的峰，表明在凸结构的形成过程中并无新的物质(如氮化硅等)生成；另外，凸结构表面氧元素的峰并没有明显增强，表明在凸结构的形成过程中氧化并不明显。

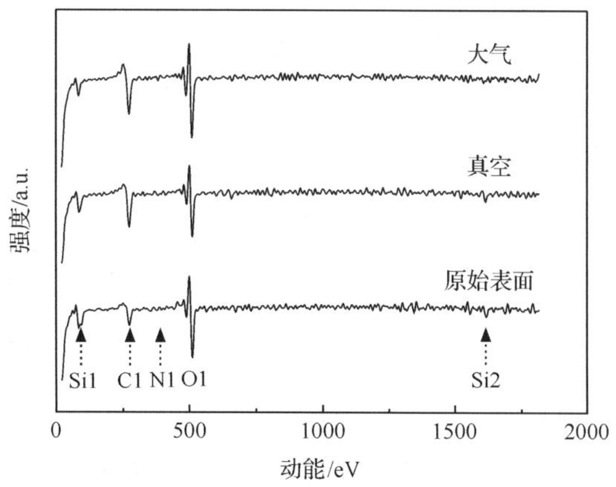

图 16.18　大气和真空环境中在单晶硅表面制作的纳米凸结构及原始硅表面的俄歇微分谱[6]

AES 微分谱分析表明，在单晶硅表面摩擦诱导纳米凸结构的形成过程中，氧化是唯一可能的化学反应。为了考察氧化反应的贡献并确定其产物类型，需对其表面硅和氧元素的含量作进一步的定量分析。图 16.19 是纳米凸结构及原始单晶硅表面硅的高分辨 XPS 分析结果。如图 16.19 所示，在凸结构表面有一定量的二氧化硅(结合能为 103.3 eV)生成，大气中所加工的凸结构表面氧的增加更为明显。根据上述 Si 2p 谱，进一步计算了未经加工的单晶硅表面及纳米凸结构表面的氧原子和硅原子的个数比 r。计算过程中假设氧是以 SiO_2 形式存在，其计算方法如式(16.5)所示：

$$r=\frac{O_{atom}}{Si_{atom}}=\frac{2A_{SiO_2}}{A_{SiO_2}+A_{Si}} \tag{16.5}$$

式中，A_{SiO_2} 代表图 16.19 中 SiO_2 峰所包围的面积，A_{Si} 代表 Si 峰所包围的面积，峰的面积可由积分方法得到。氧硅原子的个数比(O/Si)的计算结果如表 16.2 所示。可见，原始单晶硅表面的 O/Si 比值为 0.60，真空下产生的纳米凸结构表面的 O/Si 比值为 0.68，与原始硅表面相差不明显，表明在真空下加工凸结构的过程中，氧化反应十分有限；而大气中加工的凸结构表面含氧量明显增多，O/Si 比值达到 0.97，这说明大气环境中在单晶硅表面加工纳米凸结构时，伴随有一定程度的氧化发生。

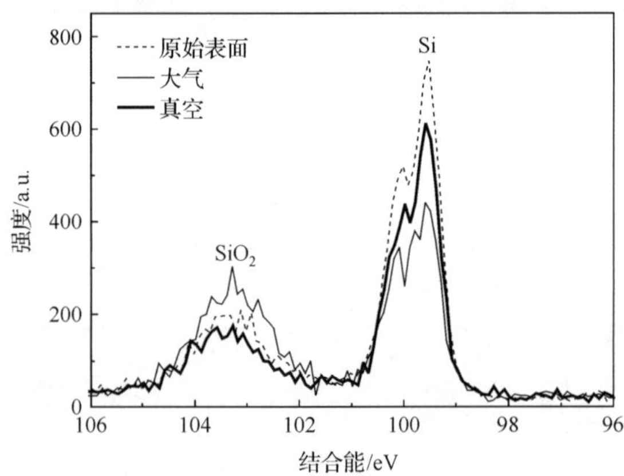

图 16.19 大气和真空环境中在单晶硅表面制作纳米凸结构及原始硅表面的 Si 2p 谱[8]

表 16.2 根据 Si 2p 谱(图 16.19)计算得到的原始硅及纳米凸结构表面的氧原子和硅原子的个数比(O_{atom}/Si_{atom})

项目	样品		
	原始硅表面	真空下的凸结构	大气下的凸结构
硅氧比 (O_{atom}/Si_{atom})	0.60	0.68	0.97

为了考察凸结构表面氧元素随深度的分布情况，并进一步探讨氧化反应对表面凸结构形成的贡献程度，采用扫描俄歇纳米探针分别对大气和真空下加工的纳米凸结构和原始硅表面进行不同深度下氧元素含量分析。在俄歇分析过程中，X 射线对目标区域的溅射（刻蚀）速率是 0.5 nm/min。俄歇分析结果如图 16.20 所示。

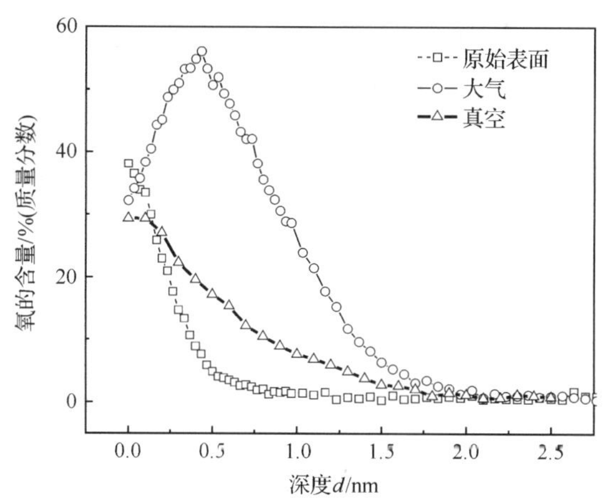

图 16.20　大气和真空环境中在单晶硅表面制作的纳米凸结构及原始硅表面的氧元素含量（质量分数）随深度的变化关系[8]

由图 16.20 可见，在表面层 0～2 nm 的深度范围，三种样品表面的氧含量存在较大差异。原始单晶硅表面的含氧层（自然氧化层）厚度约为 0.5 nm，真空和大气下加工的凸结构表面的含氧层深度分别是 1.7 nm 和 2.0 nm，二者均小于所检测的凸结构高度（3.5 nm），如图 16.17 所示。

上述 X 射线光电子能谱分析结果表明，大气环境中所加工的凸结构表面的二氧化硅含量明显增加，而真空中加工的纳米凸结构表面的氧化物增加并不明显。俄歇分析结果表明，无论是大气还是真空下加工的凸结构，其表面含氧层的厚度均小于纳米凸结构的高度（图 16.21）。因此，在摩擦诱导纳米凸结构的形成过程中，除了摩擦化学作用（氧化）的贡献外，机械作用（导致材料发生结构变形，如相变产生或形成位错等）一定是其形成的重要因素。另外，由纳米凸结构的轮廓曲线（图 16.4 等）可见，在凸结构周围并无下陷结构出现，这说明单晶硅表面摩擦诱导纳米凸结构并非形成于周围材料的聚集，而是与接触区下方的晶格变形密切相关。

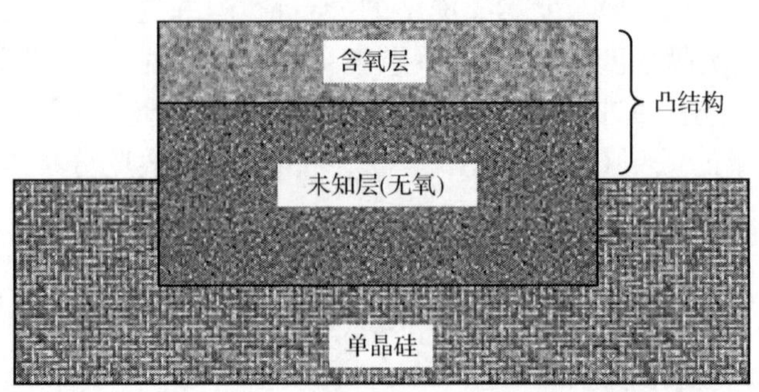

图 16.21　单晶硅表面纳米凸结构的组成示意图

16.3.2　机械作用和氧化反应对摩擦诱导纳米凸结构形成的贡献

为了进一步估算在纳米凸结构形成过程中，氧化反应和机械作用对其高度的贡献，现通过建立模型并结合俄歇分析结果作进一步讨论[8]。图 16.22 是单晶硅表面在经历针尖的摩擦过程中，由氧化反应引起其高度增加的示意图。为了便于讨论，建立模型时不考虑单晶硅表面的自然氧化层，在计算中也扣除自然氧化层的影响。如图所示，由于发生氧化反应，表面生成了 SiO_x($x\leqslant 2$)，单晶硅发生体积膨胀，其高度增加量为 Δh。

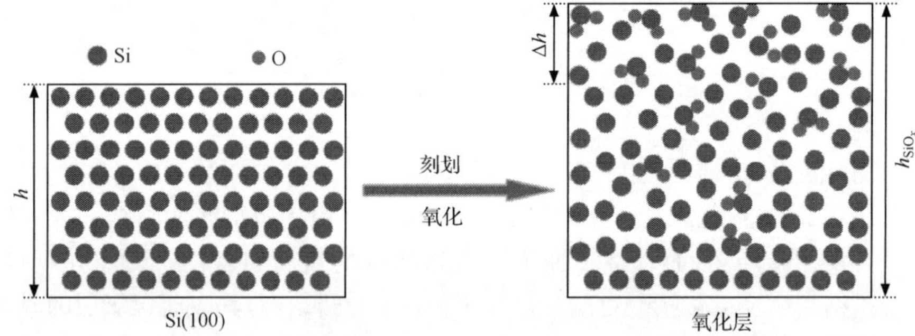

图 16.22　由氧化引起的单晶硅表面增高的示意图

左图是原始的单晶硅，其高度为 h；在经历摩擦和氧化后，由于部分硅转变为如右图所示的氧化物 SiO_x($x\leqslant 2$)，此时硅的高度变成 h_{SiO_x}，高度增加值为：$\Delta h = h_{SiO_x} - h$

未经氧化时，单晶硅的原子个数 N_{a1} 为

$$N_{a1} = \frac{\rho_{Si} A h}{M_{Si}} \tag{16.6}$$

式中，ρ_{Si} 为单晶硅的密度；A 为单晶硅的上表面面积；M_{Si} 为硅的摩尔质量。在单晶硅表面发生氧化后，其中的硅原子个数 N_{a2} 为

$$N_{a2}=\frac{\int_0^{h_{SiO_x}}\rho_{SiO_x}w_{Si}A\mathrm{d}h}{M_{Si}} \tag{16.7}$$

式中，w_{Si}为硅的质量分数，可由氧的质量分数计算得到：

$$w_{Si}=1-w_O \tag{16.8}$$

实际上，摩擦过程中的氧化反应并未使硅完全转变为 SiO_2，因此式(16.7)中氧化层的密度 ρ_{SiO_x} 未知，因此，由该式并不能直接计算得到硅原子数 N_{a2}。

Yamada 等[36]通过荷电粒子激活分析(charged-particle activation analysis)的方式估算了 Si(100)表面氧化层的密度，对于表面 2.0～8.0 nm 的热氧化膜，其密度范围是 2310～2380 kg/m^3。Waseda 等[37]采用压力浮选法(pressure-of-flotation method)测得单晶硅表面氧化膜(厚度为 6 nm)的密度，其值为 2190～2250 kg/m^3，此密度与熔融石英的密度(约 2200 kg/m^3)一致[38]。而单晶硅的密度值为 2300～2330 kg/m^3 [3,32]，与其表面氧化膜的密度相当。因此，可假设图 16.22 中 SiO_x 的密度与单晶硅的密度相等，即有

$$\rho_{SiO_x}=\rho_{Si} \tag{16.9}$$

因此，将式(16.8)、式(16.9)代入式(16.7)，则有

$$N_{a2}=\frac{\int_0^{h_{SiO_x}}\rho_{SiO_2}(1-w_O)A\mathrm{d}h}{M_{Si}} \tag{16.10}$$

尽管氧化后的单晶硅的高度有所增加，但其中硅的原子数目保持不变，即 $N_{a1}=N_{a2}$，已知 $M_{Si}=28$ g/mol，联立式(16.7)和式(16.10)，得到

$$\begin{aligned}\Delta h&=h_{SiO_x}-\frac{\rho_{SiO_x}}{\rho_{Si}}\left(h_{SiO_x}-\int_0^{h_{SiO_x}}w_O\mathrm{d}h\right)\\&=\int_0^{h_{SiO_x}}w_O\mathrm{d}h\end{aligned} \tag{16.11}$$

由式(16.11)可见，当硅被完全氧化时，含氧层的成分为 SiO_2，$w_O=0.53$，式(16.11)可简化为 $\Delta h=0.53h_{SiO_x}$，此时氧化对高度增加的贡献为 53%。事实上，在凸结构产生过程中，表面仅是被部分氧化，如图 16.22 所示，表面层的含氧量随着深度增加是逐渐降低的；在深度为 2 nm 时，含氧层消失。

由图 16.22 可知，单晶硅表面自然氧化层的厚度为 0.5 nm，而大气下和真空下所加工纳米凸结构的含氧层深度 h_{SiO_x} 分别为 2.0 nm 和 1.7 nm(含自然氧化层)；根据式(16.11)可计算出其各自对应的由氧化引起的高度增加量 Δh，即自然氧化过程对应的单晶硅表面高度增加量是 0.11 nm，而真空和大气下所加工的纳米凸结构表面由氧化所导致的高度增加值 Δh 分别为 0.22 和 0.52 nm。扣除单晶硅表面原有的自然氧化所引起的高度增加量(0.11 nm)，真空和大气下纳米凸结构表面的氧化反应引起的高度增加量分别是 0.11 nm 和 0.41 nm，分别占所检测

凸结构高度(3.5 nm)的3.1%和11.7%;而机械作用对凸结构高度的贡献分别是96.9%和82.7%,其结果如图16.23所示。

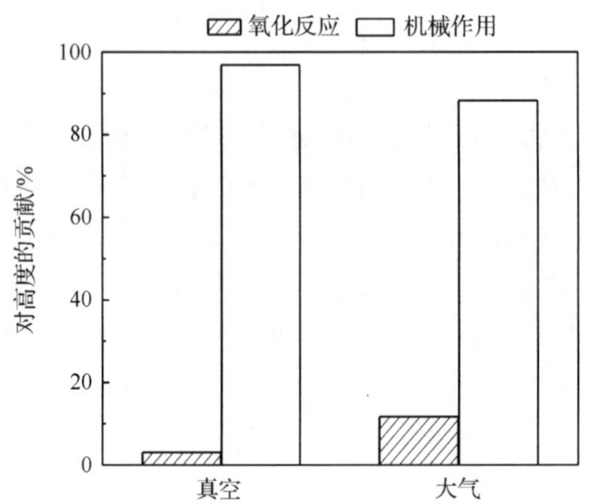

图16.23 在真空和大气下,氧化反应和机械作用对单晶硅表面纳米凸结构高度的贡献[6]

另外,由于新鲜摩擦的硅表面在空气中暴露时会发生进一步氧化,生成二氧化硅[39],这将使表面氧化物含量增加。因此,凸结构表面的二氧化硅还可能来自摩擦表面在暴露过程中的氧化反应。例如,在摩擦诱导纳米凸结构加工过程中,由于针尖的摩擦剪切,凸结构表面产生较多的硅悬键[23];真空中氧气含量有限,限制了氧化发生,但是,当这些带有表面悬键的凸结构暴露到空气中,则很容易发生氧化。

通过上述氧化作用对单晶硅表面摩擦诱导纳米凸结构高度贡献的估算得知,在单晶硅表面纳米凸结构的形成过程中,氧化作用对凸结构高度的贡献十分有限,机械作用主导了单晶硅表面纳米凸结构的形成。

16.3.3 单晶硅表面摩擦诱导纳米凸结构断面的透射电镜观察

为了进一步揭示单晶硅表面纳米凸结构的形成机制,采用透射电子显微镜(TEM)对纳米凸结构的断面作了分析。首先利用金刚石针尖在大气和真空环境中,分别在单晶硅表面制作一组纳米凸结构,其高度为6~7 nm;再利用聚焦离子束(FIB)技术对纳米凸结构进行切割,得到其断面样品供TEM分析。

单晶硅表面纳米凸结构断面的透射电镜(cross-sectional TEM,XTEM)全貌照片如图16.24所示,由于该凸结构是在Si(100)表面沿[110]方向加工的,故该断面是Si(110)面。图中经虚线标示的区域是低能沉积的Pt层,以避免单晶硅表面和凸结构所在区域在切割过程中受到聚焦离子束的破坏。图中间的亮白色区域即为凸结构的断面,由于采用的是明场像(bright-field image)模式,亮白色在一定程度上代表电子更易穿透该区域,因此可推知单晶硅表面纳米凸结构内部的原子排布比硅基体更为疏松。

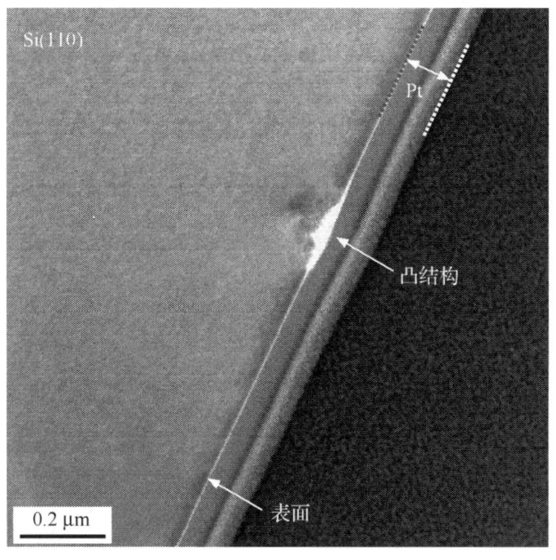

图 16.24　纳米凸结构的 XTEM 全貌

该凸结构沿着[110]晶向制作，其剖面为(110)面[6]

图 16.25 是在大气中加工的纳米凸结构断面的选区衍射(selected area diffraction，SAD)、XTEM 照片及能谱分析结果。由左列的选区衍射结果可以看出，纳米凸结构的表层 A 区域为非晶态，图中明显的环状主要来自单晶硅表面沉积的 Pt 的贡献；在凸结构的下方，晶态结构逐渐呈现出来(C 区域)。由 XTEM 照片可以看出，凸结构主要由其表面的无定形或非晶硅层及其下方的晶格变形区构成，在晶格变形区中还存在晶面的滑移和堆垛层错。右图的能谱分析表明，仅在纳米凸结构表面有氧的存在(A 区域)，在凸结构的凸起部位和其下方均未检测到氧元素的存在(B、C、D 区域)，因此凸结构的凸出部位主要是由无定形硅构成。

由以上分析可知，单晶硅表面摩擦诱导纳米凸结构主要由无定形硅构成，其下方存在大量的变形硅结构。因此，以表面非晶化和晶格变形为特征的机械作用是单晶硅表面纳米凸结构形成的主要原因，这与上节的分析结果一致。为了进一步讨论单晶硅表面凸结构的形成机制，下面对其内部的原子排布方式和位错特征作进一步分析。

真空中在单晶硅表面所加工的纳米凸结构各区域的细节特征如图 16.26 所示。图 16.26(a)是原始单晶硅表面的 XTEM 照片，其表面具有一层厚度为 1～2 nm的非晶结构，这主要是由表面自然氧化物及机械抛光扰动层构成。图 16.26(b)是纳米凸结构的全貌照片，可以清楚地看到凸结构主体部位为 a-Si，其厚度约

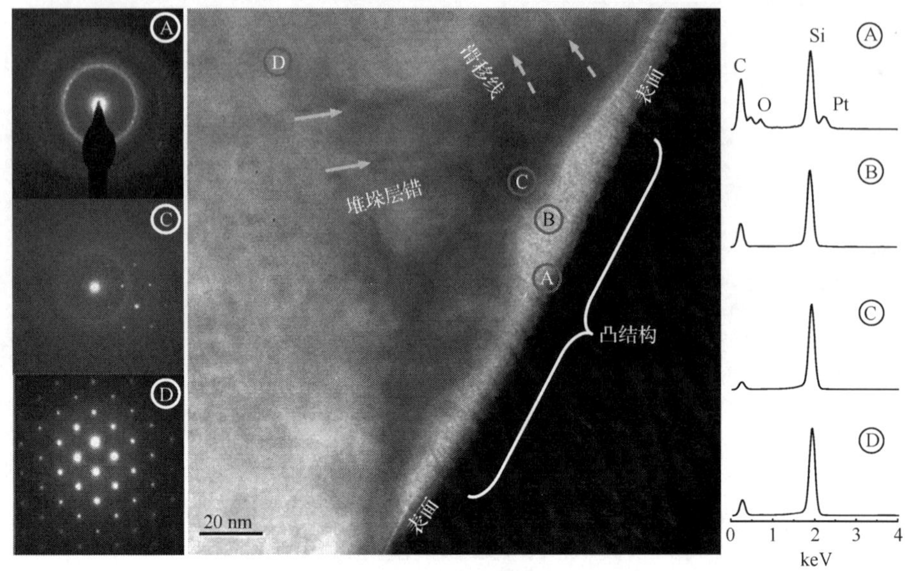

图 16.25(另见彩插)　单晶硅表面纳米凸结构断面上不同区域的选区衍射(SAD)(左图)、XTEM 照片(中图)及不同区域上的 EDX 分析(右图)

用于该分析的纳米凸结构的加工条件为:大气环境,载荷 F_n=80 μN,循环次数 N=300,加工速度 v=40 μm/s[7]

为 35 nm;a-Si 层下方晶格变形层厚度可达 80 nm,其中存在明显的层错结构(如图中白色箭头所示)。图 16.26(c)是 a-Si 层的局部放大图,可见单晶硅的晶格被完全打乱,其中的硅原子处于无序排布状态。凸结构下方的晶格变形区域的微观结构如图 16.26(d)所示,可见单晶硅原有的晶格结构被部分打乱,在该区域可以看到明显的晶面滑移(图中白色箭头)和位错特征[6,40](图中虚线箭头)。

综上所述,大气下凸结构能谱分析的结果(图 16.25)进一步证实了氧化作用对凸结构的贡献有限。另外,根据凸结构的轮廓曲线,发现凸结构的两侧并无明显的凹陷(图 16.4 至图 16.7),并且通过透射电镜所观测的凸结构周围也无材料转移或塑性流动发生的迹象(见图 16.24、图 16.26),因此,表面凸起并非来自周围材料的转移。总之,针尖对单晶硅表面的摩擦剪切会引起表面非晶化和晶格变形,这是摩擦诱导纳米凸结构形成的主要原因。真空下所加工的凸结构与大气下结构一致,都是由表面无定形硅层和下方晶格变形层构成,这表明大气和真空下凸结构形成过程中的机械作用机制是相同的。但是,非晶化和晶格变形分别在什么情况下发生?其对凸结构高度的贡献程度如何?仍需要进一步探索。

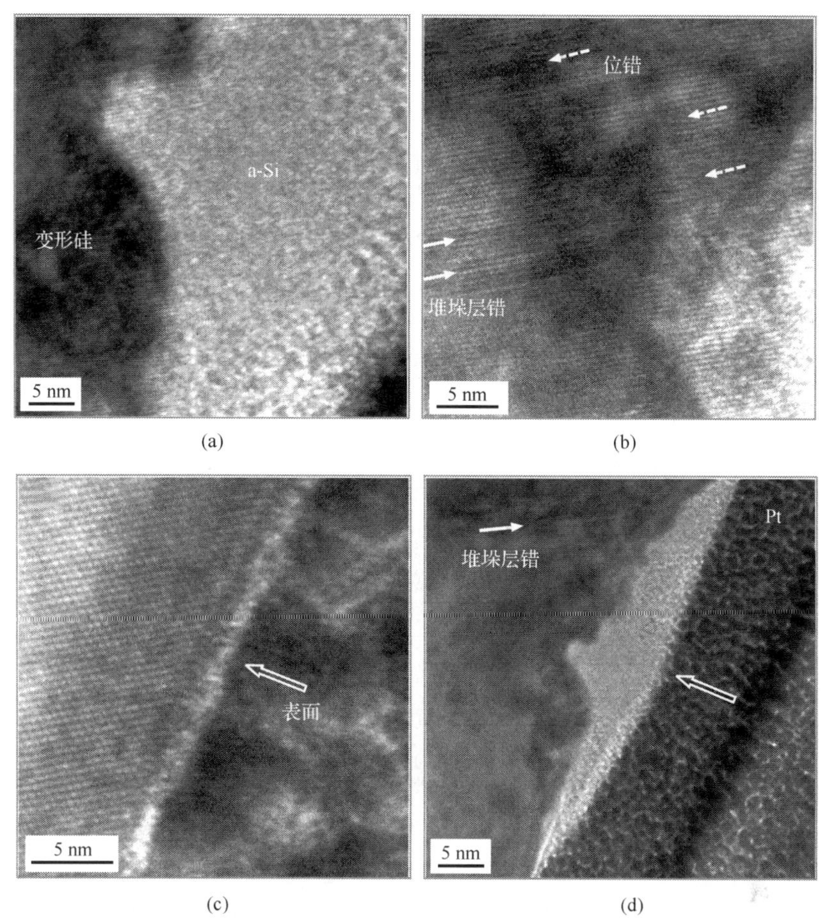

图 16.26　真空中在单晶硅表面所加工出的纳米凸结构的 XTEM 照片

(a)原始单晶硅表面的 XTEM 照片;(b)断面全貌,图中白色区域即为非晶硅层(a-Si);(c)a-Si 层放大图;(d)凸结构下方的晶格变形区域的放大图

凸结构的加工载荷为 $F_n=80\ \mu N$,循环次数 $N=300$,加工速度 $v=40\ \mu m/s$[6]

16.3.4　不同滑动速度下单晶硅表面摩擦诱导纳米凸结构的形成机理

Jang 等[5]研究表明在压痕模式下,当静水应力[hydrostatic pressure,记为 $\sigma_H=(\sigma_1+\sigma_2+\sigma_3)/3$,其中 σ_1、σ_2、σ_3 分别代表 x、y、z 方向上的主应力]达到 11~13 GPa 时,单晶硅首先由金刚石相(Si-Ⅰ)转变为类金属 β-tin 结构(metallic β-tin structure),即 Si-Ⅱ相。卸载速率影响单晶硅的相变方式,在快速卸载时,压痕区域的 Si-Ⅱ相更易转变为非晶相(a-Si)或纳米晶(nano-Si),而在卸载速率较慢时则会转变为亚稳态晶相(Si-Ⅻ/Si-Ⅲ)。不仅如此,在划痕模式下,当有沟槽产生(材

料去除)时,单晶硅的相变和损伤机制也与针尖滑动速度密切相关[24]。因此,晶体材料(如单晶硅等)在外力作用下的变形机制与加/卸载速率或剪切速度关系密切。速度不同,材料所表现的变形机制也不同[29]。

单晶硅表面摩擦诱导纳米凸结构稳定性好且与基底结合牢固[6,7],可能是材料损伤初期的结构变形或相变所致。研究不同滑动速度下摩擦诱导纳米凸结构的断面特征,有利于进一步揭示其产生过程和形成机制。

图 16.27 示出了不同滑动速度下在 Si(100)表面所加工出的纳米凸结构的 AFM 形貌(上)及其断面的低倍 TEM 照片。可见,两种速度下所加工的凸结构断面截然不同。在低速下所加工凸结构的断面上仅可以观察到白色的凸起结构,晶格变形区域不明显[图 16.27(a)];而在高速下加工的凸结构断面上可以检测出明显的晶格变形区域(黑色区域 A),如图 16.27(b)所示。该结果表明不同滑动速度下单晶硅表面的摩擦诱导纳米凸结构在形成过程中的变形机制并不相同。

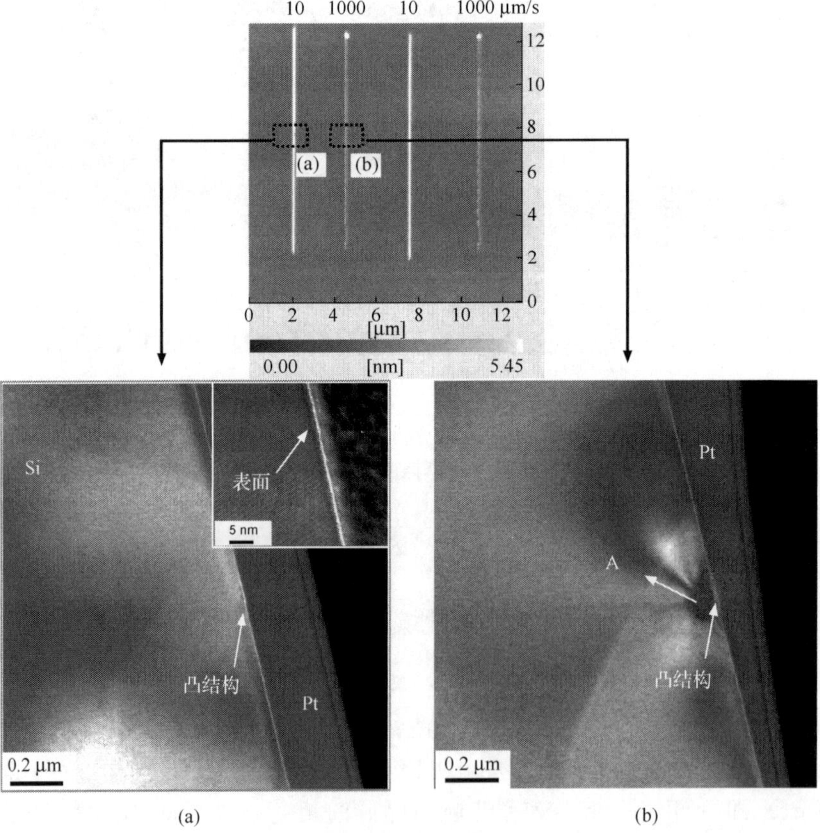

图 16.27　不同速度下所加工的纳米凸结构的 AFM 形貌(上)及其断面的低倍 XTEM 全貌(下)

(a) 凸结构的加工速度为 10 μm/s,其中插图是原始硅表面的照片;(b) 加工速度为 1000 μm/s[6]

高速与低速下加工的纳米凸结构的断面形貌截然不同。高倍 XTEM 图片显示，低速(10 μm/s)下所加工的凸结构的主体部分主要由非晶层 a-Si 构成，其最大厚度可达 10 nm 以上，如图 16.28(a)所示；非晶层下方的晶格变形并不明显，有较少的晶面滑移，硅原子基本上还保留原有的晶格特征。图 16.28(b)是高速(1000 μm/s)下凸结构的照片，可见此时凸结构主要由晶格变形层构成，该变形层最厚可达 110 nm。尽管如此，其左上角的衍射花样图显示该变形结构仍然以单晶态 Si-I为主。高速下形成的凸结构表面的非晶层较薄[图 16.28(c)]，且其下方存在较厚的晶格变形区域。图 16.28(d)是高速下加工的凸结构下方晶格变形区域的细节图，可见其中存在较多的位错结构，并出现大量的滑移线，其产生于{111}晶面间的滑移。

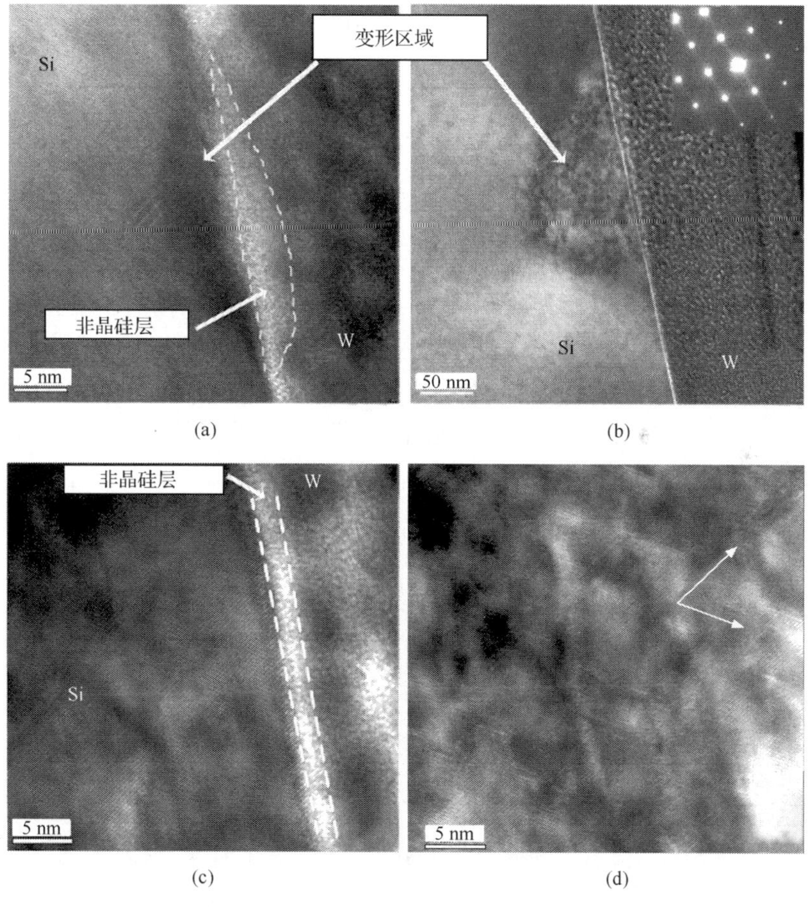

图 16.28 低速(a)和高速[(b)～(d)]下所加工的纳米凸结构的 XTEM 高分辨照片

(a) 凸结构的加工速度为 10 μm/s；(b)～(d) 凸结构的加工速度为 1000 μm/s，其中(c)是(b)表面非晶层的放大图片，(d)是(b)中变形层的放大图片。(b)中 SAD 插图来自其晶格变形层。纳米凸结构的加工载荷为 F_n=30 μN，扫描循环次数 N=100[9]

纳米凸结构的高度及与之对应的无定形层和变形层厚度如表 16.3 所示。在低速(10 μm/s)下所加工的凸结构高度为 5.0 nm,其对应的非晶层较厚(10 nm),而其下方的晶格变形层(轻微的晶格变形)的最大厚度为 6 nm。在高速(1000 μm/s)下所加工的凸结构高度为 1.5 nm,其对应的非晶层较薄(约 3 nm),但是其下方的晶格变形层则较厚,厚度可达 110 nm。可见,非晶层的厚度越大,其对应的凸结构越高。非晶化发生时一般会伴有体积膨胀[41],且无定形结构相对疏松,其中的硅原子间距较大[23]。因此,凸结构的高度主要来自无定形硅层的贡献。另外,晶格变形层中存在较多的位错结构和晶面滑移,因此晶格变形对凸结构的高度也可能有一定的贡献。

表 16.3　不同速度下加工的纳米凸结构特征

速度	凸结构高度/nm	无定形层厚度/nm	变形层厚度/nm	变形层结构
低速 (10 μm/s)	5.0	10	6	单晶硅晶格依稀可见, 无明显位错
高速 (1000 μm/s)	1.5	3	110	有位错,沿{111} 明显滑移

非晶化是晶体材料发生结构变形的一种形式,是晶体材料由长程有序向短程有序或非晶结构转变的一种方式。晶体材料在机械碾压和剪切过程中一般会出现非晶化[42,43]。在压痕过程中,非晶化一般在卸载过程中发生,载荷越小或卸载速率越快,越有利于非晶硅的形成[5]。在划痕过程中,单晶硅可以由 Si-Ⅰ相直接转变为非晶相[44]。因此,划痕过程中的非晶化产生机制可能与压痕过程中的非晶化并不相同。

事实上,在划痕过程中,由于切向力(摩擦力)和法向力(载荷)的共同作用,可能存在与压痕模式不同的非晶化机理或晶格转化过程。一种可能的原因是:针尖的低速摩擦更易突破 Si-Ⅰ相向 Si-Ⅱ相转变的动力学壁垒(kinetic barrier),其结果使得低速下系统输入的能量主要用于非晶化过程,故 a-Si 更易在低速下产生;而在高速下,快速的能量输入更利于晶格变形的发生[45],其过程如图 16.29 所示。尽管如此,速度对非晶化的影响机制仍有待进一步揭示。

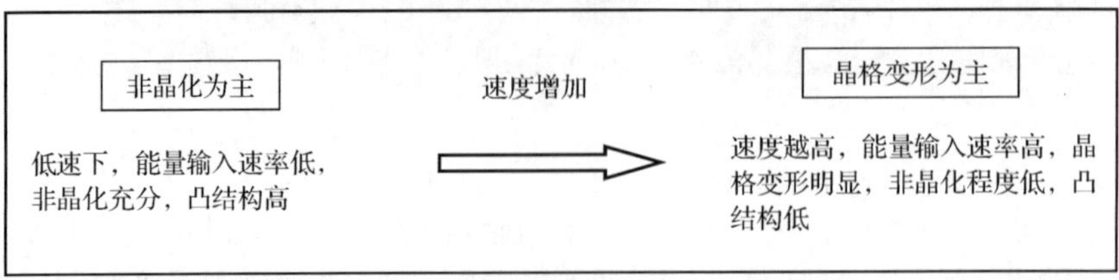

图 16.29　不同速度下单晶硅表面摩擦诱导纳米凸结构的产生过程

16.3.5　单晶硅表面纳米凸结构的形成机理

1. 大气和真空下凸结构的形成

在 AFM 针尖与单晶硅表面接触-分离过程中，存在毛细作用力(F_c)、范德华力(F_v)、静电作用力(F_e)和化学作用力(F_b)等，单独测量或计算某一种作用力比较困难，但是这些相互作用可用黏着力(F_a)的形式表现出来，即

$$F_a = F_c + F_v + F_e + F_b \tag{16.12}$$

针尖与样品间的黏着作用也可能对凸结构的形成产生影响。但是利用金刚石针尖($R\approx 500$ nm)对黏着力的测量结果表明，大气下的黏着力为 110 nN，真空下的黏着力为 90 nN(图 16.30)，远小于加工中的载荷(>30 μN)和摩擦力(>6 μN)，因此相对于加工载荷和摩擦力，黏着力或黏着作用几乎可以忽略。

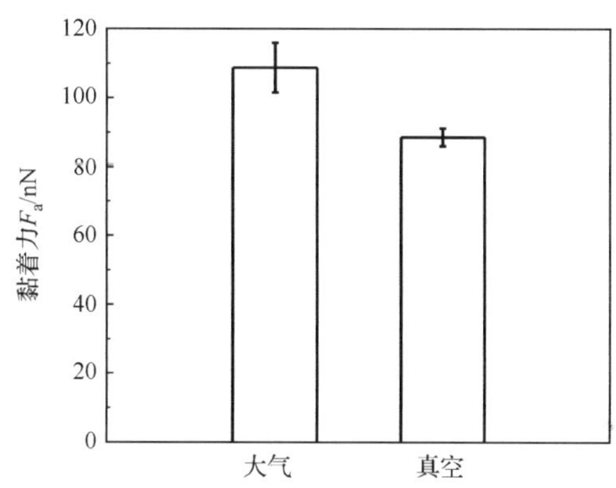

图 16.30　大气和真空中金刚石针尖-单晶硅表面的黏着力对比

尽管氧化作用对凸结构高度的贡献十分有限，但是其对凸结构加工过程的影响却不容忽视。除了水膜的影响外，摩擦过程中表面氧化膜的形成也可能是造成大气和真空下所加工的凸结构高度差异的重要原因。由 16.3.1 节能谱分析结果可知，氧化反应在大气下更明显，而真空下的氧化程度低，这主要是由于真空下氧气极端缺乏造成的。因此，大气和真空下的单晶硅表面纳米凸结构的产生过程也不相同。

在大气下的加工过程中，针尖的摩擦使单晶硅表面 Si—Si 键发生部分断裂，氧气等反应物介入，使得表面发生氧化[46]；随着摩擦次数的增加，加工区域表层的二氧化硅(图 16.19)含量也会逐渐增加。这层氧化膜(见图 16.25 中 A 区)呈现非晶结构，可认为其结构和性能与熔融石英(fused silica)或单晶硅表面的热氧化生成的二氧化硅层相似。熔融石英或单晶硅表面二氧化硅膜的弹性模量较低，如单晶硅表面厚度为 3 μm 的热氧化二氧化硅层的弹性模量为 70 GPa[47]，熔融石英的

弹性模量为 72 GPa[31]，远小于 Si(100)的弹性模量(130 GPa)。以采用曲率半径为 400～500 nm 的金刚石针尖在 Si(100)表面摩擦为例，若载荷为 135 μN，对应的最大剪应力范围是 3.7～4.2 GPa，小于单晶硅发生屈服极限(7 GPa)和熔融石英发生屈服极限(4.4 GPa)时的应力水平，单晶硅表面不会发生屈服破坏(第三强度理论)(见 16.2 节)。故可认为，单晶硅在摩擦过程中主要发生弹性变形，根据 Hertz 弹性接触模型计算可知，在同样的压力下针尖与氧化膜表面的接触面积大于其与单晶硅的接触面积。在大气下纳米凸结构的产生过程中，单晶硅表面的氧化层相当于一层软膜，能够有效地削减 AFM 针尖对单晶硅表面的摩擦剪切，阻止氧化层下方单晶硅的进一步非晶化和晶格变形。因此，大气下所加工的凸结构表面的氧化层更厚，但是所形成的凸结构高度更低(图 16.31)。

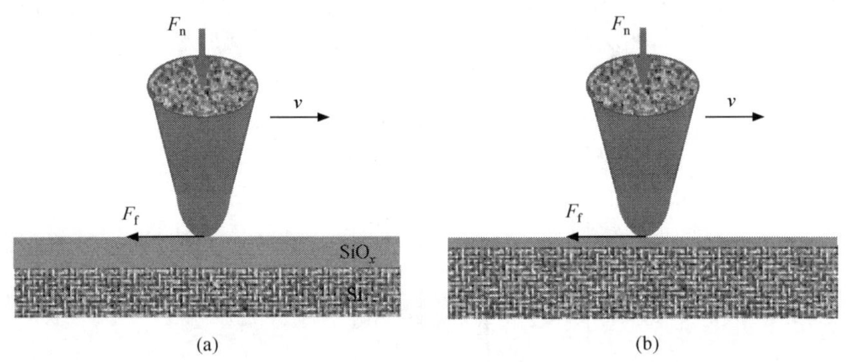

图 16.31　大气(a)和真空(b)中的单晶硅表面纳米凸结构的加工示意图[6]

而在真空下，氧气极度缺乏，表面氧化反应几乎不能发生，只有较少的氧化物生成，且其厚度也较小。由于加工后凸结构在空气中暴露，其表面的硅(Si—Si 被破坏)也会转变为氧化硅[23,39,48]；实际上，真空下加工过程中所产生的氧化硅可能会比实际测量的结果更低一些。因此，由于真空下单晶硅表面仅有一层薄的天然氧化膜的保护，其对接触压力和剪切应力的降低作用不如大气下显著，针尖与单晶硅发生比较充分的接触，单晶硅更易发生变形，导致真空下的凸结构较高。

在单次循环或循环次数较低时，仅有较少的单质硅被氧化成二氧化硅，单晶硅表面的天然氧化膜在大气和真空下均起到软膜保护的作用；因此，在这种情况下，真空和大气下的凸结构高度和体积几乎没有差别(参见图 16.8)。

2. 单晶硅表面纳米凸结构的形成机理

综上所述，机械作用在凸结构形成过程中起到了主导作用。在机械作用过程中，单晶硅转变为无定形硅和晶格变形结构(以位错和滑移为主要特征)；非晶层的厚度对纳米凸结构的高度有直接的贡献，以下着重讨论非晶层的形成过程。

如表 16.4 所示，Hu 等[49]总结了硅的各晶相(a-Si 相除外)对应的转变应力范围。大量的压痕实验研究和理论分析[5,50-52]表明，单晶硅在静水应力 σ_H 达到 11～13 GPa 时会由单晶相 Si-Ⅰ转变为类金属 β-tin 相(Si-Ⅱ)；Si-Ⅱ相在一定条件下卸载时会转变为无定形相 a-Si，否则会转变为其他晶相，如 Si-Ⅲ相和 Si-Ⅻ相。在压痕过程中，a-Si 相的产生主要有以下两种途径[5]：①当压头曲率半径较大或载荷较小时，压痕区域变形小，压痕表面与针尖接触区域的 Si-Ⅱ相向 Si-Ⅲ相和 Si-Ⅻ相转化的体积受限，生成非晶相，可称之为体积或空间限制效应；②在快速卸载时，Si-Ⅱ相向 Si-Ⅲ相和 Si-Ⅻ相转化受到时间限制(来不及转化)，便直接形成非晶硅。总的说来，单晶硅在压痕过程中更易形成 Si-Ⅲ相和 Si-Ⅻ相。压痕过程中非晶化转变的具体过程如图 16.32 所示。

表 16.4　硅的各晶相及其对应的转变应力[49]

相结构名称	结构特征	应力范围/GPa
Ⅰ	立方相(金刚石相)	0→～11
Ⅱ	β-tin 相	～11→15
Ⅲ	体心立方相(BC8)	～10→0
Ⅴ	简单六方	～14→40
Ⅶ	密排六方(R8)	～40

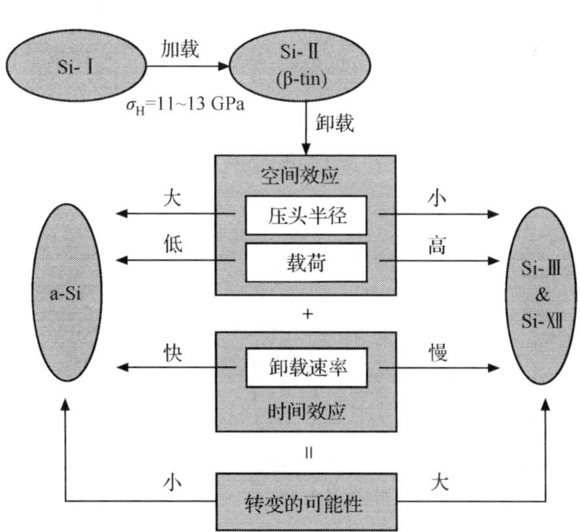

图 16.32　单晶硅在压痕过程中的各晶相的转变示意图[5,6]

Hu 和 Jasinevicius 等[49,51]认为在卸载时 Si-Ⅱ相转变为非晶相 a-Si 对应的静水应力值为 7.5～9.0 GPa。在划痕模式下，由于针尖在负载下对接触区域的摩擦剪切，单晶硅发生由 Si-Ⅰ相到 Si-Ⅱ相转变的临界载荷会有所降低[9]，即小于 11 GPa。以半径 R=500 nm 的金刚石针尖为例，在载荷 F_n为 40 μN 时，Si(100)表面接触区域对应的静水应力 σ_H为 3.5 GPa，远小于 Si-Ⅰ相向 Si-Ⅱ相转变的临界应力(11～13 GPa)。因此，在划痕模式下，由于针尖的剪切摩擦，Si-Ⅰ相向 Si-Ⅱ相转变的应力值可能低于压痕模式下的临界应力。

Zhang 等[46,53,54]认为单晶硅还可以在应力作用下直接由 Si-Ⅰ相转变为非晶 a-Si 相。以 Si(100)为例，针尖在其表面受压过程中，单晶硅表面受力方向与[100]晶向一致；当八面体应力(octahedral stress，τ_8)值达到 4.6 GPa 时，非晶化即可在[100]晶向上发生。τ_8 可按照式(16.13)确定。

$$\tau_8 = \frac{1}{3}\sqrt{(\sigma_1-\sigma_2)^2+(\sigma_2-\sigma_3)^2+(\sigma_3-\sigma_1)^2} \tag{16.13}$$

值得注意的是，本研究中所估算的 τ_8 值一般低于 4.6 GPa。例如，在载荷F_n=40 μN、金刚石针尖半径 R=500 nm 时，Si(100)表面接触区域对应的八面体应力 τ_8 为 2.2 GPa。这也表明划痕过程中摩擦剪切可以进一步降低单晶硅直接非晶化的临界载荷。Miyake 等[35]利用边界元法(boundary element method)分析表明，在载荷为 50 μN 时，金刚石针尖(R=50～200 nm)与 Si(100)表面发生接触过程中，最大的主应力和剪切应力不是出现在接触区表面，而是出现在接触区域下方。因此，接触表面的应力值稍小，这将有利于表面的单晶硅直接向非晶硅转化；而接触区下方的应力较大，单晶硅则会直接转变为 Si-Ⅱ相，再进一步发生后续转变(如转变为 a-Si 或 Si-Ⅱ等)。

综上分析，在划痕模式下，单晶硅表面纳米凸结构产生过程如图 16.33 所示。在 AFM 针尖与单晶硅表面的接触和滑动过程中，接触区域前方的单晶硅处于加载状态，当应力达到临界应力(压痕模式下该应力值约为 11 GPa，而在划痕模式下该应力值会降低)时，Si-Ⅰ相开始向 Si-Ⅱ相转变。在接触区域后方，针尖与单晶硅表面发生分离(相当于快速卸载阶段)，接触区表面层的 Si-Ⅱ相转变为非晶 a-Si 相；另外，由于划痕过程中的剪切摩擦，Si-Ⅰ相向 a-Si 相发生转变时所对应的应力也可能降低。因此，大量的非晶层出现在凸结构的表面(见 16.3 节)。随着划痕循环次数的增加，a-Si 相在针尖的进一步摩擦剪切作用下，体积继续膨胀，其中部分 Si—Si 共价键发生断裂[23]，从而使得凸结构的高度继续增加。在大气环境中加工或凸结构在大气中暴露时，已经断裂的 Si—Si 键更易与空气中的氧气、水等反应物发生进一步氧化反应，生成二氧化硅[21,23,39]，这对凸结构的高度也有一定的贡献。

另外，在[110]方向，Si-Ⅰ相向 a-Si 相转变时所对应的临界应力是 7.6

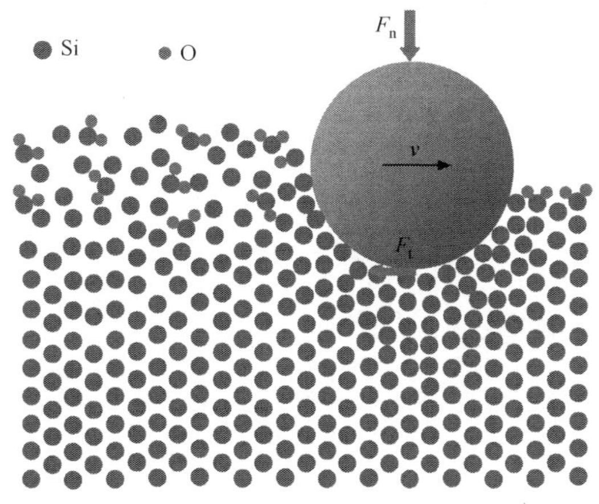

图 16.33　划痕模式下单晶硅表面纳米凸结构的产生过程示意图[8]

其中，F_n为针尖施加的载荷；v为针尖滑行速度；F_f为摩擦力

GPa[46]，比在[110]向的临界应力(4.6 GPa)高；由于单晶硅的[100]、[110]晶向分别与(100)、(110)晶面垂直，在(100)晶面比在(110)晶面更易达到非晶化的临界值。因此，Si-Ⅰ相向 a-Si 相转变的临界值的不同也应是导致不同晶面上摩擦诱导纳米凸结构高度不同的重要原因。

以 Si(100)为例，图 16.34 进一步总结了其表面摩擦诱导纳米凸结构的产生过程。单晶硅表面摩擦诱导纳米凸结构主要有两种产生机制。一是单晶硅在摩擦剪

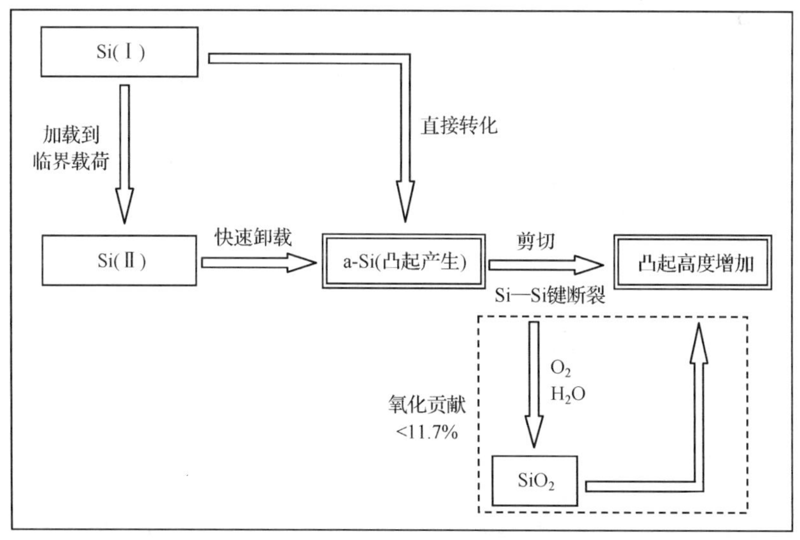

图 16.34　Si(100)表面纳米凸结构的产生过程[6]

切过程中可以直接转变为 a-Si 相，a-Si 相产生时一般伴随着体积的膨胀，形成凸起；二是在低载划痕过程中，由于针尖的摩擦剪切，单晶硅首先转变为 Si-Ⅱ相，Si-Ⅱ相继续成核受到限制时，即转变为非晶相，形成凸起。另外，由于针尖的反复摩擦剪切，接触区域部分 Si—Si 共价键发生断裂，将促进凸结构高度增加；断裂的 Si—Si 键会与氧气发生进一步反应(特别是在大气环境中)，使表面氧化层的厚度增加，并在一定程度上促进凸结构的高度增加。

16.3.6 石英和玻璃表面的纳米凸结构

综上所述，在单晶硅表面纳米凸结构加工过程中，以摩擦剪切为特征的机械作用对其形成具有主要的贡献；机械作用诱导单晶硅发生非晶化和晶格变形，从而引起材料向表面外膨胀，形成凸起结构。为了进一步验证机械作用的存在，并考察晶格转变对凸结构形成的影响，分别在单晶石英和玻璃表面开展了对比实验。

图 16.35 是在单晶硅、单晶石英和玻璃表面所加工出的纳米凸结构的形貌及轮廓曲线的对比图。可见，这种纳米凸结构也可以在石英和玻璃表面产生。由于石英的成分是二氧化硅，其中的硅均以二氧化硅形式存在[图 16.36(a)]；玻璃主要由硅酸盐及钠的化合物组成，其中的硅是以稳定的化合物形式存在[图 16.36(b)]。因此，石英和玻璃表面在摩擦过程中不会发生进一步的氧化，其表面的凸结构完全是由以摩擦剪切为主要特征的机械作用诱导而形成。本实验结果进一步验证了机械作用的存在。

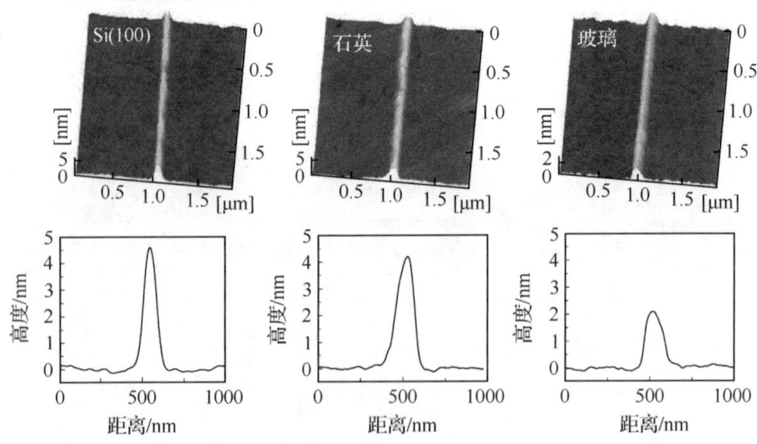

图 16.35 采用 $R \approx 500$ nm 金刚石针尖，在相同实验条件下($N=200$，$F_n=50$ μN)，Si(100)、单晶石英和玻璃表面的摩擦诱导纳米凸结构的 AFM 形貌及对应的轮廓曲线[6,8]

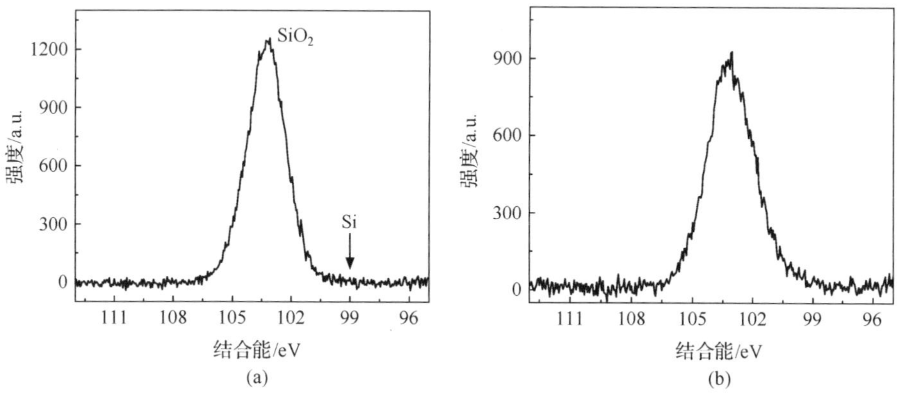

图 16.36　单晶石英(a)和玻璃(b)表面 Si 的 XPS 高分辨谱

16.4　单晶硅和石英表面摩擦诱导纳米加工

作为微纳机电系统重要的构件材料，单晶硅的纳米加工受到人们的广泛重视[1]。随着纳米技术在各领域快速、深入地发展，某一种或几种纳米加工技术并不能满足多样化的需求[6]。因此，在改进原有加工工艺的同时，寻求新一代的纳米加工技术势在必行。基于摩擦诱导构造表面凸结构的纳米加工方法不需要外加电场和模板，不需要在材料表面进行特殊化学处理，操作简单、重复性好、可靠性高，为纳米加工提供了新的途径。

16.4.1　纳米凸结构的机械性能表征

1. 纳米凸结构的机械稳定性

纳米结构的机械稳定性关乎其使用过程中的可靠性[55]。为了考察单晶硅表面纳米凸结构的机械稳定性，将该凸结构置于去离子水中超声清洗。如图 16.37 所示，经过超声清洗 20 min 后，凸结构的高度和轮廓几乎没有变化。石英表面凸结构同样具有很好的稳定性。值得说明的是，图中交叉区域是经历不同方向的摩擦剪切后形成，其在清洗后仍保持不变，从而更能说明凸结构具有很好的机械稳定性。超声清洗实验结果表明，这种摩擦诱导纳米凸结构并非磨屑堆积，其与基底结合十分牢固。

划痕测试是评价膜与基底结合强度的有效手段之一[56]。在划痕过程中，当薄膜与基底结合较差时，在划痕的周围通常出现微裂纹或发生片状脱落。为了进行摩擦诱导纳米凸结构表面的划痕测试，首先在 Si(100)表面制作一组面状纳米凸起结构，该凸结构的高度为 4.0 nm；作为对比，也在单晶石英凸结构(高 2.5 nm)表面开展了划痕测试。

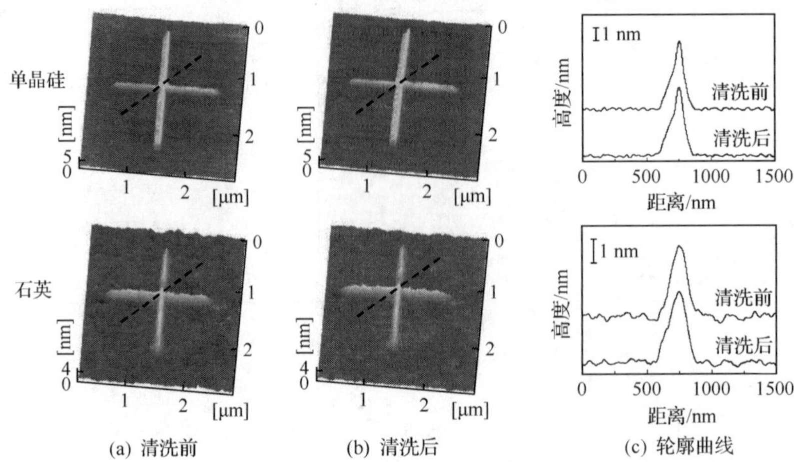

图 16.37　Si(100)和单晶石英表面纳米凸结构在超声清洗前后的形貌和轮廓曲线

(a)超声清洗前;(b)超声清洗后;(c)清洗前后轮廓曲线对比[10]

采用 $R=60$ nm 的金刚石针尖进行测试,所用载荷分别为 16 μN 和 7 μN,以保证针尖能够分别划到硅和石英基底上,其结果如图 16.38 所示。由图中划痕的

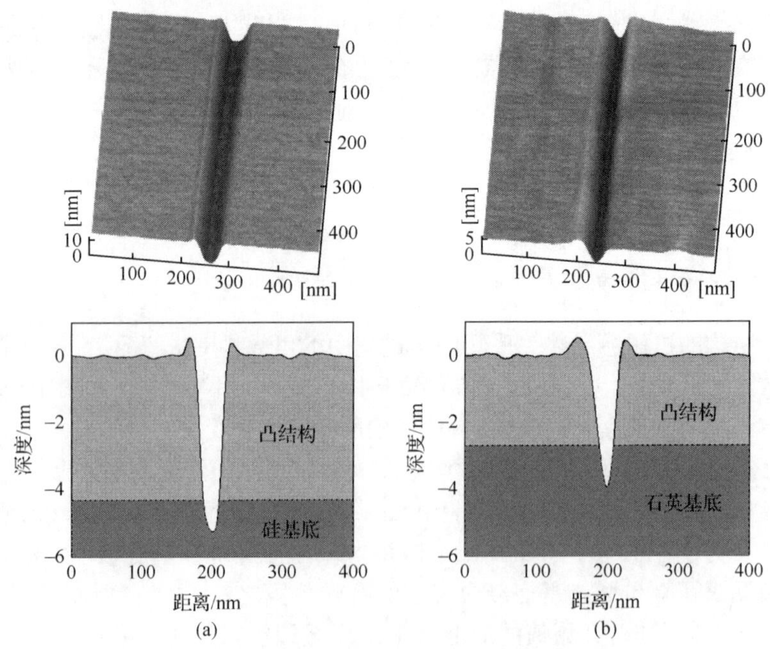

图 16.38　摩擦诱导纳米凸结构表面的划痕及其轮廓曲线

(a) 硅凸结构;(b) 石英凸结构

石英和硅凸结构的高度分别为 4.0 nm 和 2.5 nm,所用金刚石针尖的曲率半径约为 60 nm,载荷分别为 16 μN 和 7 μN

形貌可见，单晶硅和石英凸结构表面划痕内壁面光滑，无明显的裂纹和剥落现象[57]。该实验结果进一步说明单晶硅和石英表面摩擦诱导纳米凸结构与基底结合牢固。

2. 纳米凸结构的弹性模量

在微机电系统动态接触中，由于部件相互接触所产生的接触压力较小[58]，不易造成表面损伤，因此，在微机电系统正常服役过程中，相互接触的部件表面会产生弹性变形。弹性模量是反应材料在一定条件下抵抗弹性变形能力的指标。由于尺寸效应，纳米材料机械性能可能不同于宏观材料[59]。对纳米结构弹性模量的检测，有助于评判其在服役过程中的可靠性。

图 16.39 是在最大压入深度 d_{max} 为 5 nm 时，分别在单晶硅、石英摩擦诱导纳米凸结构及其基底表面测得的压痕力-位移(F-d)曲线。单晶硅及其凸结构表面压

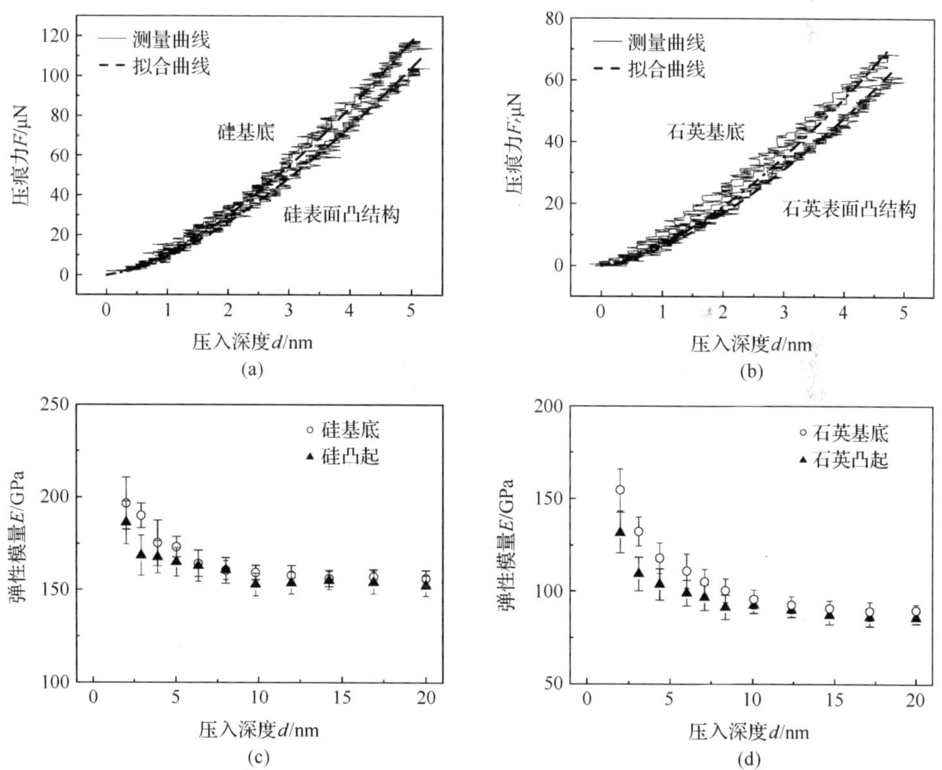

图 16.39　单晶硅和石英表面凸结构的弹性模量表征

(a) 最大压入深度为 $d_{max}=5$ nm 时单晶硅及其凸结构的 F-d 曲线；(b) 最大压入深度为 $d_{max}=5$ nm 时单晶石英及其凸结构的 F-d 曲线；其中虚线是根据 Hertz 接触模型拟合而得到；(c) 不同压入深度下单晶硅及其凸结构的弹性模量比较；(d) 不同压入深度下单晶石英及其凸结构的弹性模量比较

痕的 F-d 曲线如图 16.39(a)所示,石英及其凸结构表面痕的 F-d 曲线如图 16.39(b)所示,其加卸载阶段基本重合。其中点划线是按照 Hertz 弹性接触模型[16]拟合而得,该曲线与实际的 F-d 曲线吻合较好,表明压入过程中单晶硅/石英及其凸结构表面主要发生了弹性变形。

测量结果表明,在相同的压入深度下,单晶硅和单晶石英表面凸结构的弹性模量较相应的基底略小,如图 16.39(c)和 16.39(d)所示。例如,在最大压入深度 d_{max} 为 5 nm 时,单晶硅/石英表面纳米凸结构的弹性模量分别比基底小 5.3%/14.8%;而在 d_{max} 为 20 nm 时,单晶硅/石英表面纳米凸结构的弹性模量分别比基底小 2.2%/1.1%。

3. 划痕测试

采用曲率半径约为 60 nm 的金刚石针尖,分别在单晶硅、单晶石英及其凸结构表面进行低载下的对比划痕实验,实验结果如图 16.40 所示。当载荷为 1.3 μN 时,在两种基底及其凸结构表面未观测到明显的划痕损伤。当载荷增大至 2.0 μN 时,两种纳米凸结构表面均出现明显的划痕;硅凸起表面的划痕深度为 0.2 nm,而

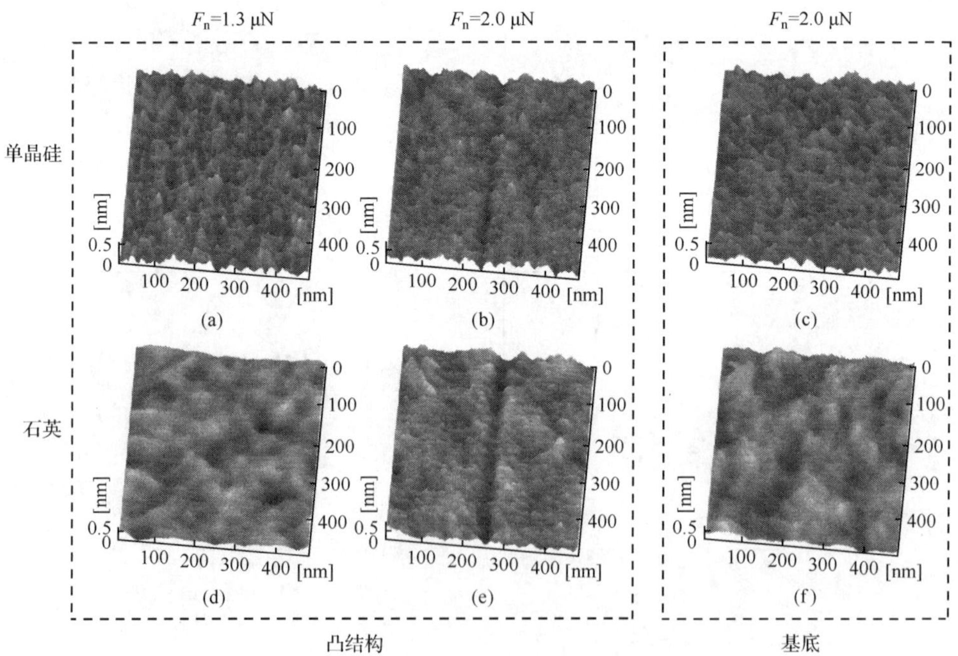

图 16.40 单晶硅和石英及二者表面凸结构的划痕测试

(a) 硅表面凸结构,F_n=1.3 μN;(b) 硅表面凸结构,F_n=2.0 μN;(c) 单晶硅基底,F_n=2.0 μN;(d) 石英表面凸结构,F_n=1.3 μN;(e) 石英表面凸结构,F_n=2.0 μN;(f) 石英基底,F_n=2.0 μN

石英表面的划痕深度为 0.3 nm；此时单晶硅和石英基底表面无划痕损伤的出现。在相同的载荷条件下，单晶硅/单晶石英及其凸结构表面表现出不同的抗划痕损伤特性，这主要与纳米凸结构独特的微观结构有关。

4. 摩擦诱导纳米凸结构的微观结构与其机械性能的关系

材料的机械性能与其微观结构密切相关[60]。图 16.41 是单晶硅原始区域与其摩擦诱导纳米凸结构断面的透射电镜照片。由图 16.41(a)可见，单晶硅原始表面有一层 2～3 nm 厚的非晶层，主要由二氧化硅和非晶硅组成。然而，摩擦诱导纳米凸结构表面则形成较厚的非晶层，最大厚度可达 10 nm，分析显示其主要成分为非晶硅(见 16.3 节)，如图 16.41(b)所示。

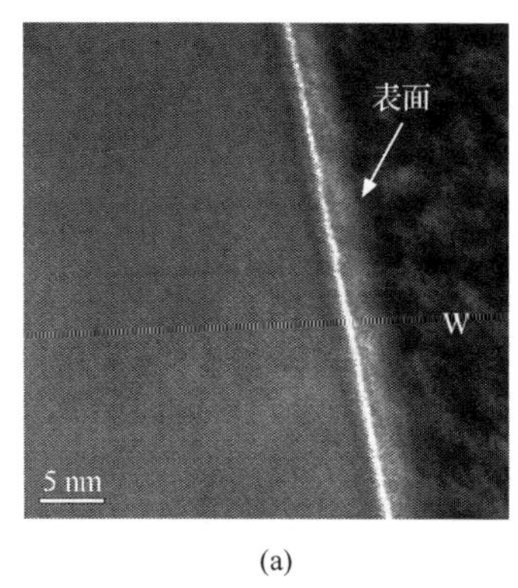

(a)

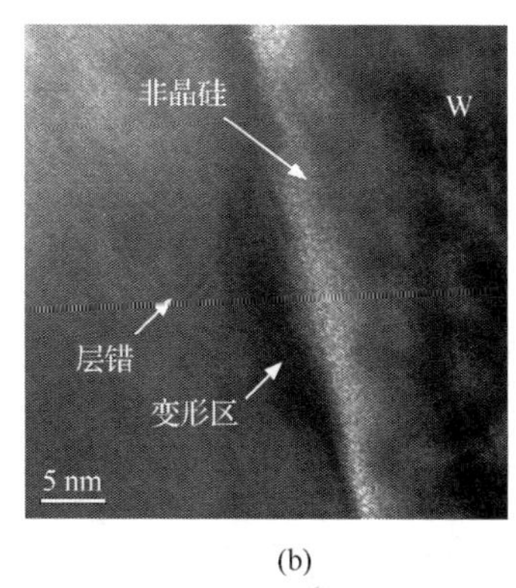

(b)

图 16.41　单晶硅原始区域与其摩擦诱导纳米凸结构断面的 TEM 照片
(a) 单晶硅原始区域；(b) 摩擦诱导纳米凸结构

Miyake 等[35]考察了单晶硅表面探针刻划区域的纳米硬度，发现该区域的硬度值略大于未加工区域，他们认为这种差异来自在加工区域表面产生的氧化膜的影响，即氧化膜增加了加工区域的纳米硬度。实际上，机械加工后的单晶硅表面氧化程度十分有限。AES 分析表明，氧化层的深度小于 2 nm(图 16.20)，且氧化膜的硬度小于单晶硅的硬度[31]。

纳米凸结构的性能与其特殊的层状结构有关。由于单晶硅表面纳米凸结构的高度为 4.3 nm，而凸结构表面沟槽的最大深度为 0.2 nm，这表明沟槽主要来自凸结构本身的塑性变形。前文分析表明，纳米凸结构表面主要由非晶硅构成，非晶硅层密度较小，结构相对疏松[61]，其中甚至存在部分断开的 Si—Si 键[23]，机械性能相对较差，故在凸结构表面测得的弹性模量较小。尽管如此，单晶硅表面凸结构弹性模量与单晶硅基体差距并不大，如在最大压入深度 d_{max}=5 nm、10 nm 和 20 nm 时的差距分别为 6.3%、5.9%和 2.2%。图 16.42 示出了划痕产生过程中针尖与样品表面的接触情况。同样，石英表面纳米凸结构主要是由晶格畸变层(lattice distortion)构成[11],这种畸变层可能含有断裂的 Si—O 键,其机械性能降低,最终导致凸结构比石英表面更易出现划痕。

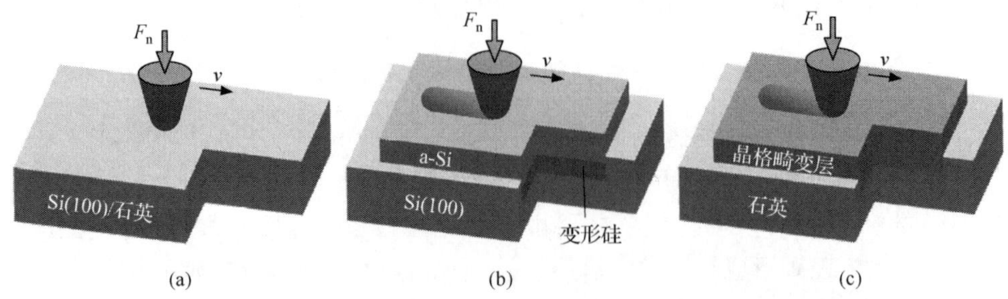

图 16.42　载荷为 2.0 μN 时,单晶硅/石英及凸结构表面划痕产生示意图

(a) 单晶硅或石英表面;(b) 单晶硅表面摩擦诱导纳米凸结构;(c) 石英表面纳米凸结构

值得注意的是,在载荷为 1.3 μN 时,在单晶硅和石英的凸结构表面均未出现划痕,此时二者对应的 Hertz 接触压力分别为 10.3 GPa 和 7.2 GPa。由于微机电系统中部件相互作用的典型压力一般低于 330 MPa[58],故单晶硅和石英表面的纳米凸结构均可有效地抵抗微机电系统服役中的接触压力,而其表面不会被破坏。因此,尽管这种摩擦诱导纳米凸结构的机械性能与其基底有所差异,但完全可以满足微机电系统的服役要求。

16.4.2　纳米凸结构的直接加工

1. 单晶硅表面的加工

利用原子力显微镜,通过选择合适的针尖和载荷(载荷所对应的最大 Hertz 压力低于材料发生屈服破坏时所对应的接触压力;见 16.2 节),可以在单晶硅表面加工出具有特定形状的纳米级高度的凸结构。16.2.2 节～16.2.5 节具体阐述了单晶硅表面线状纳米结构的加工,该纳米结构的高度随着载荷和循环次数的增加而增加,随着加工速度的增加而降低,这里不再详述。

图 16.43 是利用金刚石针尖($R\approx400$ nm)在单晶硅表面加工出的纳米点、线和面状结构[6,7]。图 16.43(a)所用的加工方式为线扫描,位移幅值 D 为 10 nm,所采用的载荷为 10 μN。该纳米点的高度为 1.3 nm,半径约为 50 nm。另外,在面扫描模式下也可以加工出具有不同直径的纳米点结构,其扫描面积可由实际需要确定。图 16.43(b)是在 Si(100)表面加工出的纳米线(nanoline)结构[62,63],其加工的循环次数均为 100 次,所用载荷 F_n 分别为 45 μN、55 μN、85 μN、135 μN,该纳米线的高度变化范围为 0.5～7.0 nm。图 16.43(c)是在 Si(100)上加工出的 5 μm × 5 μm的面状纳米结构,其加工载荷约为 85 μN,扫描次数为 15 次,其平均高度为 4.0 nm。

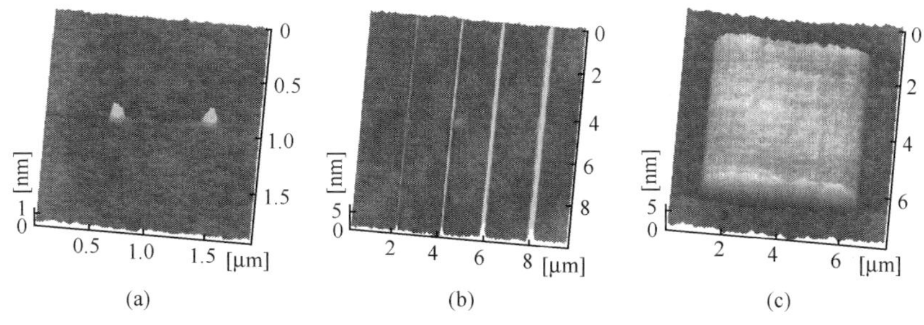

图 16.43(另见彩插)　在 Si(100)表面加工出的纳米点、线和面状结构

(a) D=10 nm,N=100,F_n=10 μN;(b) N=100,F_n=45 μN、55 μN、85 μN、135 μN;(c) N=15,F_n= 85 μN

通过选取相应的扫描模式和改变针尖的相对运行角度、扫描长度等参数,可以在单晶硅等材料表面加工出一系列的纳米结构。图 16.44 是在 Si(100)表面加工出的摩擦学研究所英文名称(Tribology Research Institute)首字母的缩写,其平均高度为 2.1 nm。在闭环扫描模式下,可以根据预先设计的加工样式或图片进行复制加工,得到所需的图形或纳米结构,这使得复杂图样的加工一次成型,大大提高了加工效率。利用这种摩擦诱导的加工方法,还可以在石英和玻璃上构造出纳米级凸结构(见 16.3 节)。

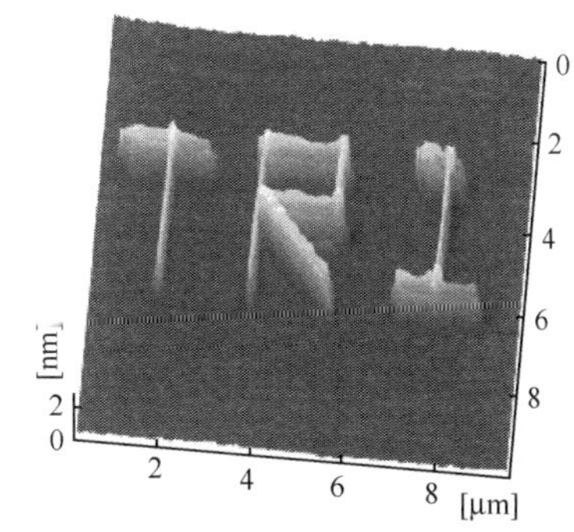

图 16.44　线扫描模式下加工出的“TRI”

N=50,F_n=50 μN

2. 单晶石英表面的加工

1) 临界载荷

由于机械作用在单晶石英表面凸结构的形成过程中占主导因素,界定合适的加工载荷显得尤为重要。因此,作者采用曲率半径为 300 nm 的金刚石探针,设定刻划次数为 30 次,载荷从 3 μN 逐渐增加至 115 μN,以寻找加工的临界载荷,结果如图 16.45 所示。载荷从 3 μN 增加到 67 μN 时,可以观察到凸结构逐渐产生并增大;但载荷继续增加,凸结构顶部开始坍塌;当载荷增加至 115 μN 时,已经出现明显的沟槽。因此,本实验条件下,加工的临界条件是 67 μN。

在本实验中,针尖曲率半径 R=300 nm,加工载荷范围为 3～67 μN,根据 Hertz 接触模型[见式(16.1)][16],可以得到 Hertz 接触压力 P_c为 4.3～12.1 GPa。另外,沟槽的产生代表材料的屈服,单晶石英屈服时对应的 Hertz 接触压力 P_y可

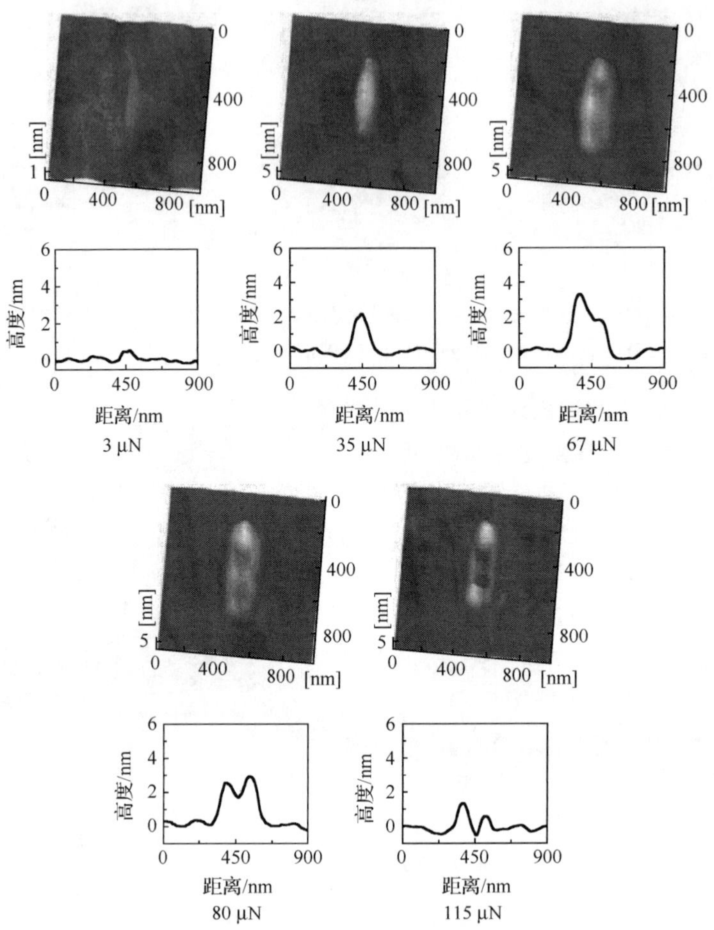

图 16.45　摩擦诱导凸结构的临界载荷

以按下述方法估算。由于单晶石英的泊松比为 0.08,因此主剪应力 τ_c 为

$$\tau_c = 0.36P_c \tag{16.14}$$

而 Tresca 屈服判据为

$$(\tau_c)_{max} \leqslant 0.5\sigma_y \tag{16.15}$$

所以,结合式(16.14)和式(16.15),单晶石英屈服时对应的 Hertz 接触压力 P_y 为

$$P_y = \frac{1}{0.36}(\tau_c)_{max} = \frac{1}{0.36} \times 0.5\sigma_y = 1.39\sigma_y \tag{16.16}$$

式中,$\sigma_y = 8.4$ GPa 是石英屈服极限。经过计算,$P_y = 11.7$ GPa。所以,适合加工凸结构的接触压力范围为 $0.4P_y \sim P_y$,加工的临界载荷为石英开始屈服的载荷。

2) 加工规律

利用摩擦诱导纳米加工方法可以在单晶石英表面加工各种纳米结构。

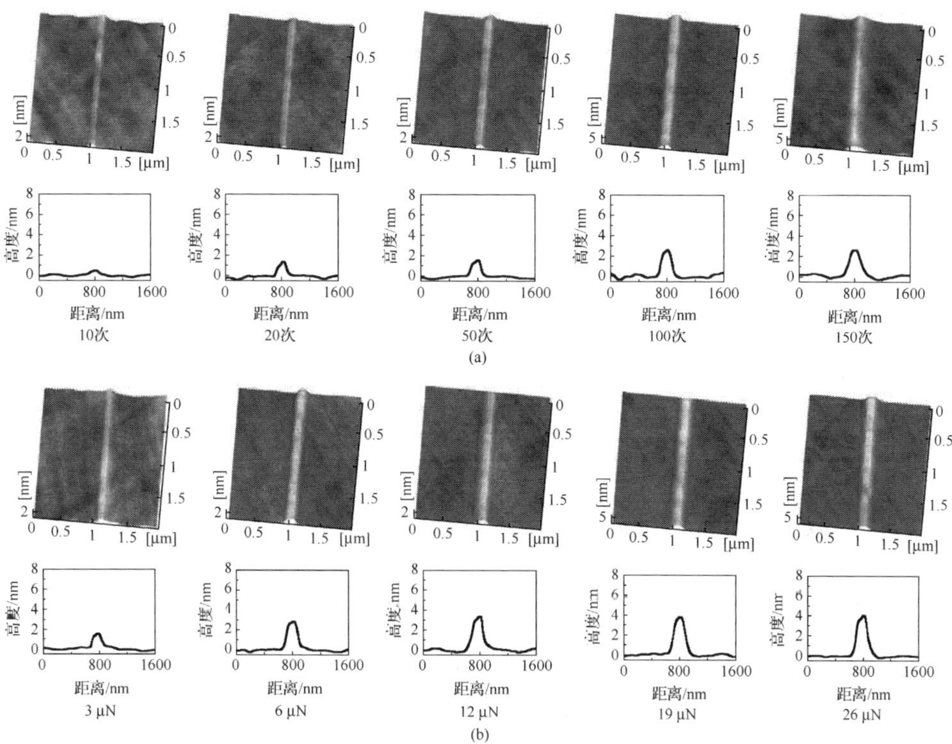

图 16.46　刻划次数(a)及载荷(b)对石英表面摩擦诱导纳米凸结构形成的影响

图 16.46示出了刻划次数 N 和载荷 F_n 对石英(AT-Cut)表面纳米线高度的影响[11]。当载荷 $F_n = 5$ μN 时，随着扫描次数从 10 增加到 150，凸起的高度从 0.6 nm增加到 2.8 nm。当设定扫描次数为 100 次时，随着载荷从 3 μN 增加到 26 μN，高度从 1.6 nm 增加到 4.0 nm。图 16.47 统计了上述凸结构的高度和体积，发现凸结构高度和体积随载荷和扫描次数的增加而增加，但增加速率逐渐减慢。

位移幅值极小的线刻划可以用来加工点结构，图 16.48(a)中纳米点高度为 2.5 nm，直径为 200 nm。图 16.48(b)中面凸起由面扫描加工，高度为 2.9 nm，面积为 3 μm×3 μm。通过设计探针扫描路径，可以在石英表面加工各种图案，图 16.48(c)是用曲率半径为 500 nm 的探针加工的纳米字，笔画高度为 1.5 nm。

3) 加工机理

在单晶硅凸起的研究中发现，机械作用占主导作用，而氧化反应仅有较少贡献。由于单晶石英是稳定的氧化物，在刻划过程中不可能再发生氧化反应。为了验证这一推测，分别在大气、真空中做凸起加工实验，结果如图 16.49 所示。加工

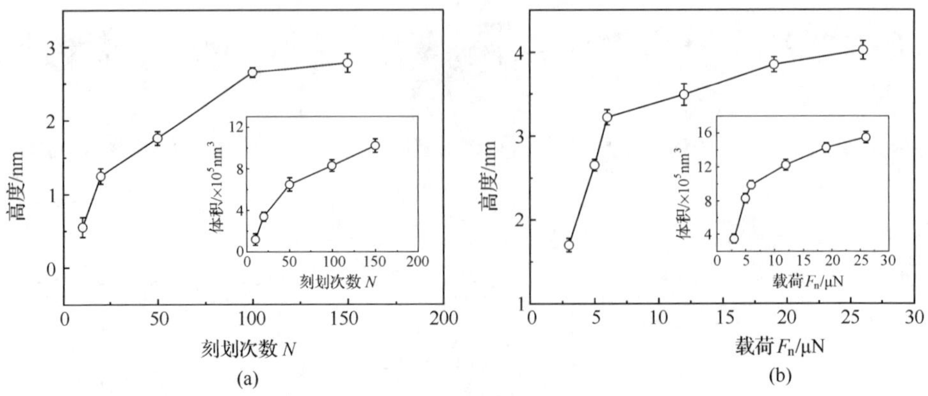

图 16.47　扫描次数(a)和载荷(b)对凸结构高度和体积的影响

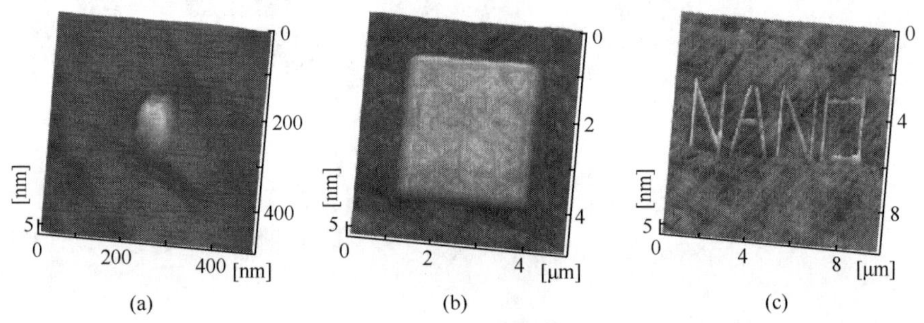

图 16.48　石英表面摩擦诱导纳米加工

(a) 纳米点载荷为 6 μN,次数为 100,位移幅值为 80 nm;(b) 面凸起载荷为 6 μN,次数为 4;(c) 采用曲率半径为 500 nm 的探针加工纳米字"NANO",载荷为 30 μN,次数为 100

过程中载荷均为 5 μN,刻划次数为 100 次,真空度为 2.7×10^{-4} Pa。通过对比发现两种工况下加工的高度均为 2.8 nm,因此氧化气氛对加工没有影响,机械作用主导了石英表面的纳米加工。

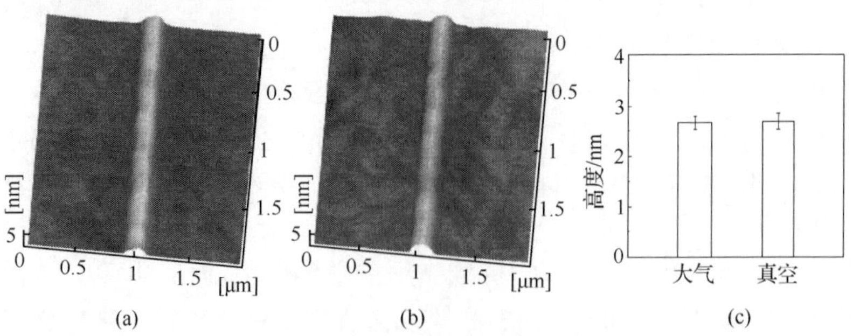

图 16.49　大气(a)和真空(b)中加工出的凸结构及其高度对比(c)

为了研究石英凸起微观机理,利用透射电镜和电子衍射观测石英凸起的剖面结构,透射电镜样品由聚焦离子束制备,制备前首先在样品表面镀铂层保护样品。如图16.50所示,在凸起区域的下方发现了较黑颜色的高密度位错区域,电子衍射花样图16.50(b)和单晶石英的电子衍射花样图16.50(c)一致。由此可见,摩擦诱导的晶格畸变是形成凸起的重要原因,并且位错区域还保持着单晶结构。

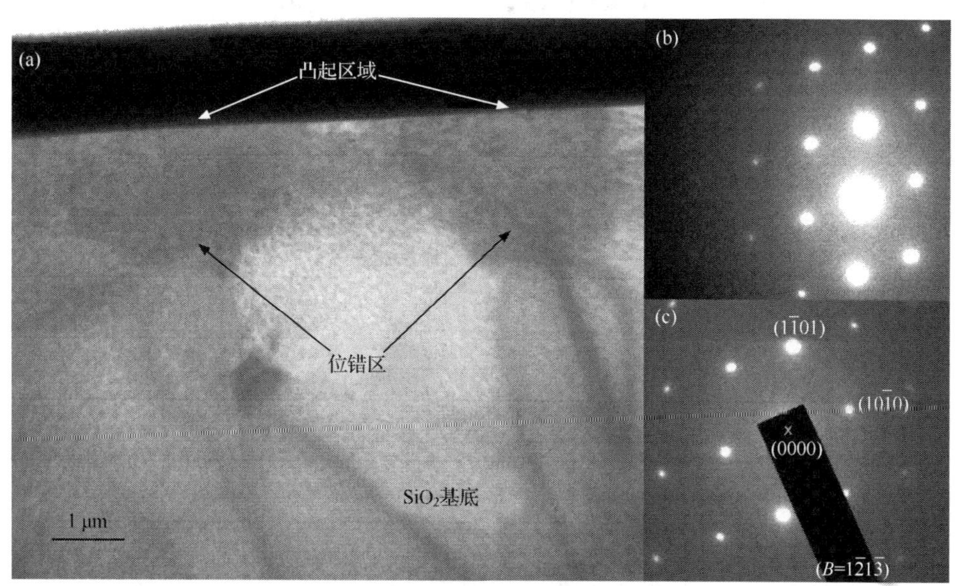

图16.50　透射电镜观测石英表面凸起

(a) 凸起微观结构;(b) 凸起区域电子衍射;(c) 单晶石英电子衍射

16.4.3　摩擦诱导选择性刻蚀加工

1. 单晶硅表面纳米划痕的选择性刻蚀加工

研究发现,单晶硅表面的纳米凸结构经KOH溶液刻蚀后会转变为更高的凸起结构[23]。由图16.51可见,随着KOH刻蚀时间的增加,单晶硅表面探针加工区域逐渐凸现出来,在刻蚀25 min后,凸结构的高度达到265 nm。KOH刻蚀的原理是:由于划痕过程中的氧化作用,在划痕表面形成一层二氧化硅层;KOH与二氧化硅几乎不反应,而与Si反应速率较快。因此,划痕周围的硅会被刻蚀掉,而表面带有氧化层的划痕则充当了掩模(不被刻蚀)。

另外,Guo等[12]研究表明:针尖扰动层(非晶硅层和其下方晶格变形层)也具有掩模效应。划痕在经KOH刻蚀后会有所变宽,这主要是单晶硅各晶面的刻蚀速率不同所致。对单晶硅表面划痕(凸起或沟槽)的刻蚀能有效地提高纳米凸结构

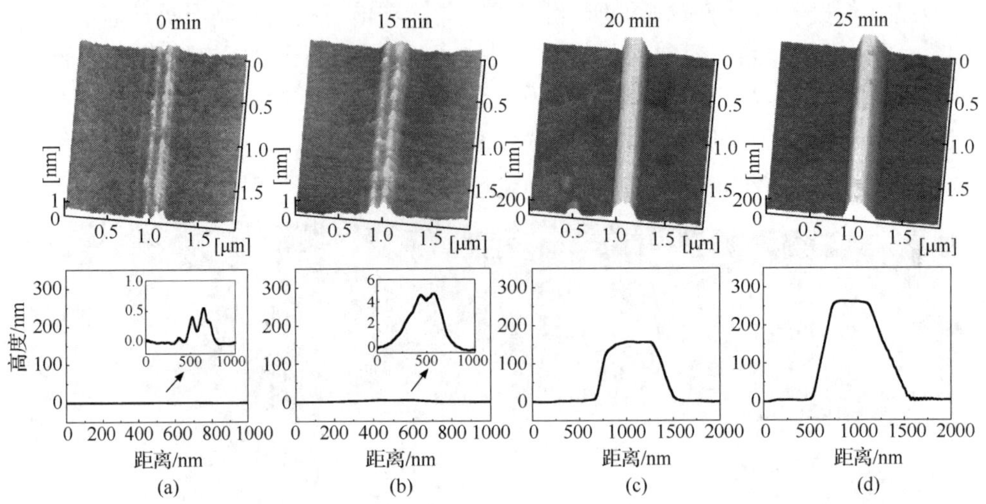

图 16.51　Si(100)表面的纳米凸结构(a)经浓度为 20%的 KOH 溶液刻蚀不同时间后的形貌及轮廓曲线(b)～(d)

(a)和(b)中插图为相应的轮廓曲线的放大图

的高宽比。

Guo 等[12]在此基础上开展单晶硅摩擦诱导选择性刻蚀的深入研究，重点在于澄清：除了表面薄的氧化层之外，其下的非晶硅层在 KOH 溶液的刻蚀过程中是否也具有一定的“掩膜”作用？设计的实验如图 16.52 所示：首先在 HF 溶液处理后(去除表面自然氧化层)的单晶硅(100)表面进行纳米划痕，再使用 HF 溶液将摩擦化学作用形成的氧化层刻蚀掉，接下来进行 KOH 溶液的刻蚀，观察残余的非晶硅层是否可以抵抗 KOH 溶液的刻蚀，加工出高度更大的凸结构。

按照这个设计，同时结合俄歇电子能谱分析，确保在 HF 刻蚀环节已经把表面的氧化层去除掉，图 16.53(a)显示了 HF 溶液处理后(去除掉表面氧化层)的单晶硅(100)表面加工出的面凸起结构，高度约为 2.5 nm，随后再使用 HF 溶液刻蚀掉该凸起表面的硅氧化层，如图 16.53(b)所示，此时面凸起仅剩下 1.1 nm，结合图 16.54(b)中对应的氧原子浓度-深度的分布图可以看出，此时面凸起处的氧的分布与未加工区域几乎一致(氧化物来源于自然氧化)，因此可以排除氧化物带来的干扰，此时继续进行 KOH 溶液的后续刻蚀，如图 16.53(c)所示，仍然得到了高约 70 nm 的凸结构。综上表明，在屏蔽氧化层“掩膜”效应之后，残余的亚表层的非晶硅也具有“掩膜”作用。

研究证实了非晶硅层的掩膜效应，完善了摩擦诱导选择性刻蚀的加工机理，因此不再局限于利用摩擦化学反应引起的氧化层来作为刻蚀加工中的“掩膜”，极大地拓宽了摩擦诱导选择性刻蚀的加工范围；同时为这种低损伤、低成本、简单易行

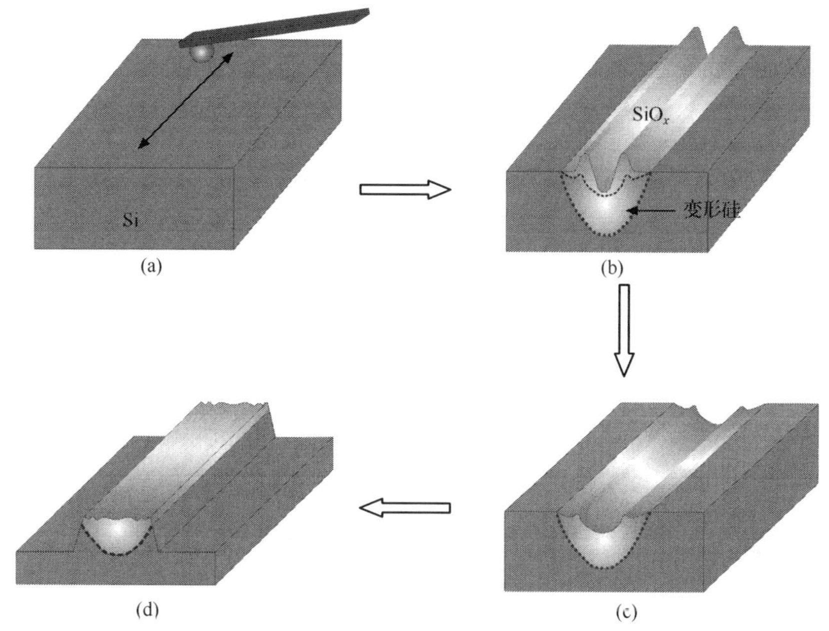

图 16.52　实验设计:非晶硅掩膜作用的探究

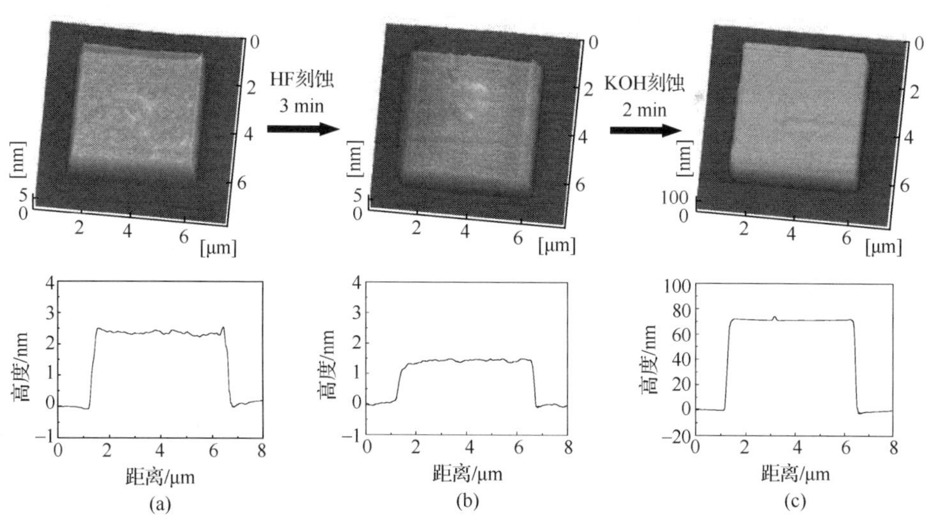

图 16.53　非晶硅掩膜作用的探究

(a) 在 HF 溶液处理后的单晶硅(100)表面加工出的面凸起结构;(b) 使用 HF 溶液去除表面的硅氧化层;(c) 使用 KOH 溶液进一步刻蚀得到的较高面凸起结构

且环保的纳米加工工艺提供了优化参考依据:可以通过控制载荷大小、刻划次数和刻蚀时间等加工参数来获得所需的纳米结构。图 16.55 是利用这种方法在单晶硅

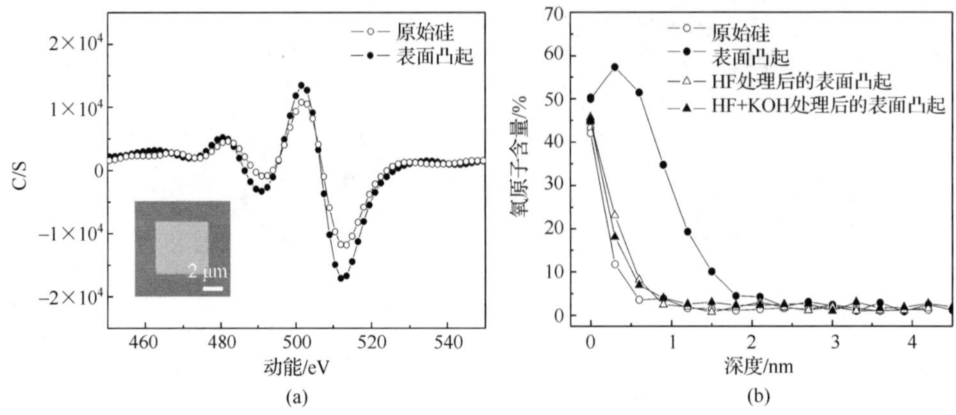

图 16.54 俄歇电子能谱分析

(a) 未加工前的单晶硅(100)表面以及针尖刻划加工出的面状凸结构的俄歇微分谱；
(b) 四种不同表面的氧原子含量随深度的变化情况

(100)表面加工出的一系列的纳米结构，包括线阵列、面阵列、圆环及英文字母等图案。

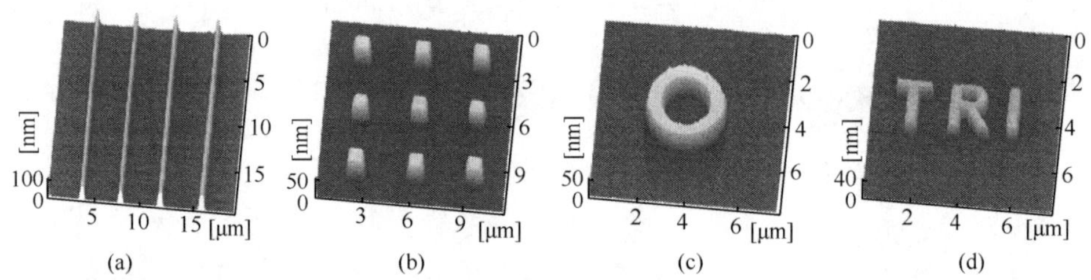

图 16.55(另见彩插) 单晶硅(100)表面摩擦诱导选择性刻蚀加工

(a) 线阵列；(b) 面阵列；(c) 圆环；(d) 英文字母

2. 石英表面纳米划痕的选择性刻蚀加工

在研究石英表面摩擦诱导凸结构的过程中，Song 等[11]发现石英表面摩擦诱导纳米凸结构能够选择性地溶于 KOH 溶液，这个现象为提出“石英表面摩擦诱导选择性刻蚀”奠定了最初的实验基础。随后，钱林茂课题组对这一现象进行了详细的研究。如图 16.56 所示，当载荷为 12 μN，扫描速度为 12 μm/s 时，石英表面并没有发生磨损，这一过程可以被称为无磨损摩擦诱导扫描。随后，扫描后的样品用质量分数为 20%的 KOH 溶液刻蚀。图 16.56 显示了经过不同时间刻蚀后的扫描区域。可以发现扫描区域材料被选择性地溶解，并逐渐形成稳定的台阶结构，最终的台阶深度为 2.2 nm。

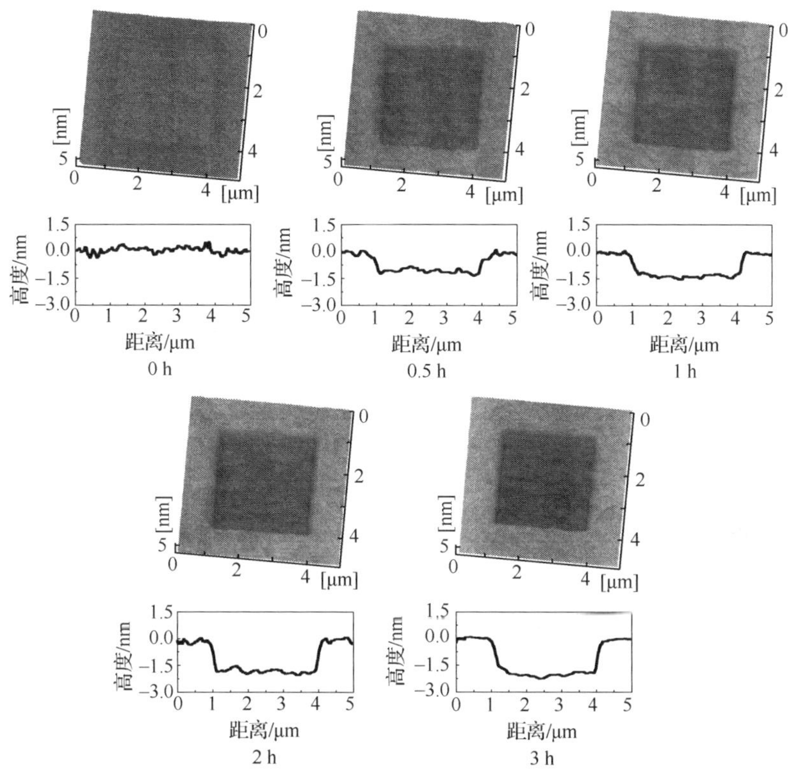

图 16.56　单晶石英表面摩擦诱导选择性刻蚀现象

经过 KOH 溶液刻蚀，扫描区域形成稳定的台阶结构，深度为 2.2 nm

研究表明，接触压力、扫描次数和扫描速度对摩擦诱导选择性刻蚀加工深度的影响结果如图 16.57 所示。扫描后未刻蚀的样品高度的变化趋势与单晶硅凸结构形成规律一致，即随接触压力、扫描次数的增加而增加，随扫描速度的增加而降低[9]。经过 5 个小时的刻蚀后，各个样品表面形成了稳定的台阶结构。刻蚀后样品的深度随接触压力、扫描次数的增加而增加，随扫描速度的增加而降低。扣除材料发生磨损时的材料去除量后，发现刻蚀厚度（被 KOH 刻蚀去除量）存在一定的临界值。例如，在图 16.57(a)中，随着接触压力从 3.8 GPa 增加到 6.9 GPa，刻蚀厚度从 1.1 nm 增加至 3.2 nm；但接触压力继续增加，刻蚀厚度基本维持不变。刻蚀厚度转变的临界点恰恰是石英表面发生屈服的点。在图 16.57(b)和图 16.57(c)中，刻蚀厚度临界点也存在，对应的最大刻蚀厚度分别为 5.4 nm 和 2.9 nm。

选择性刻蚀的特点是扫描区域被去除而未加工区域被保留。因此，对扫描区域的形状进行编辑和设计，可以在石英表面加工各种纳米图案。图 16.58 列出了几个具有代表性的图案：(a)凸起的线阵列是未扫描区域，阵列中间矩形间隔是扫描区域，扫描载荷为 5 μN；(b)扫描中心不变而改变每次的扫描范围，连续扫描 3

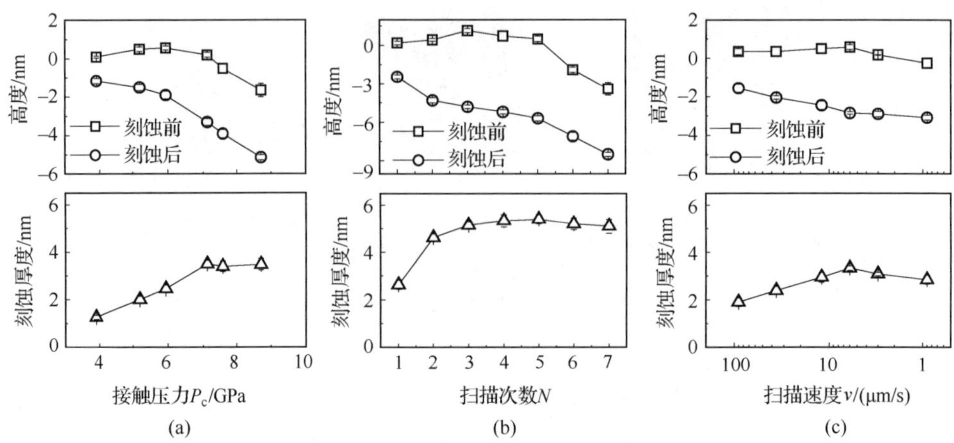

图 16.57 接触压力(a)、扫描次数(b)、扫描速度(c)对石英表面扫描后形貌、刻蚀后的深度和刻蚀厚度的影响

次，单次刻蚀后即可加工 3 级台阶结构；扫描载荷为 8 μN；(c)在 TRI 字母的外围进行扫描，刻蚀后可以得到凸起的结构，扫描载荷为 5 μN；(d)按照相同的字母，沿着字母笔画内部扫描，刻蚀后得到凹陷字母，扫描载荷为 5 μN。

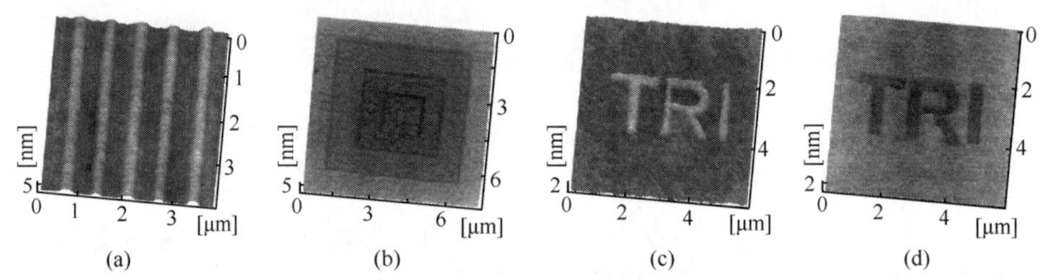

图 16.58(另见彩插) 单晶石英表面摩擦诱导选择性刻蚀加工

(a) 线阵列；(b) 三级台阶；(c) 凸起字母；(d) 凹陷字母

为了探索选择性刻蚀的机理，利用 TEM 对无磨损扫描区域和沟槽区域的断面进行观测。图 16.59(a)是未刻蚀样品的观测结果，无磨损区域几乎看不到损伤，而沟槽区域则形成深度为 1 μm 的畸变区域。图 16.59(b)是刻蚀后样品的 TEM 图片，从中可以看到畸变区域仍然存在，并没有被 KOH 刻蚀。结合图 16.57(a)，沟槽的形成并不能促进刻蚀厚度的增加。因此，畸变不是促成选择性刻蚀的根本因素。由于石英在电子束照射下极易非晶化，无法采用更高的分辨率进行观测。在扫描过程中，石英表面可能发生非晶化。实验结果表明：块体非晶石英在质量分数为 20%的 KOH 溶液中的刻蚀速率为 6.2 nm/h，而单晶石英几乎没有刻蚀发生。这从侧面证实非晶化可以促进石英材料的溶解。刻蚀时 OH^- 优先扩散入非晶区域，从而使扫描区域富集更高浓度的刻蚀剂并产生更多次数的化学碰撞，最

终导致了扫描区域选择性地被刻蚀。

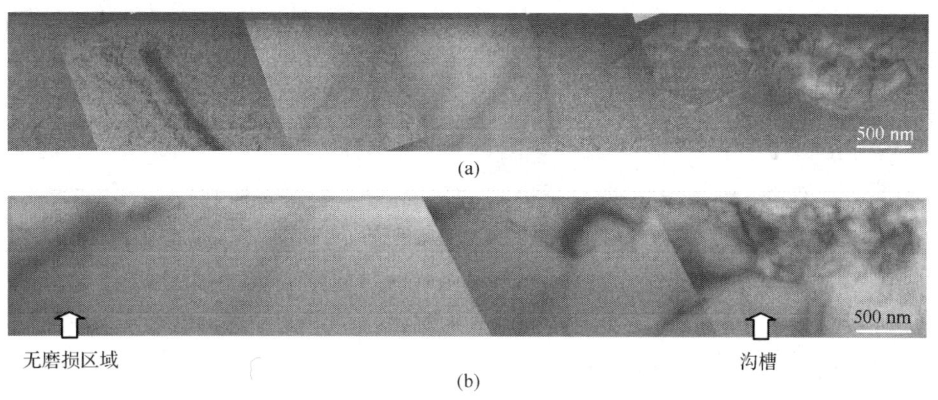

图 16.59　TEM 观测无磨损扫描区域和沟槽区域

与基于原子力显微镜的阳极氧化法相比，摩擦诱导选择性刻蚀不依赖样品和探针的导电性。与传统的光刻相比，不需要掩模，大幅简化了加工步骤。由于在无磨损条件下即可进行有效的扫描，避免了石英等硬脆材料产生裂纹和损伤。该方法具有低损伤、高效率等优势，有望促进绝缘体和氧化物表面的纳米加工。

16.5　摩擦诱导纳米加工展望

摩擦诱导纳米凸结构的加工一般是采用曲率半径较大的金刚石针尖，其半径一般为 200～500 nm；由于单晶硅表面摩擦诱导纳米凸结构在材料发生屈服破坏前产生，加工过程中的载荷较小，所以，加工过程中针尖不易磨损，从而使针尖的使用寿命大大提高。如图 16.60 所示，曲率半径约为 400 nm 的针尖在经历 20 000 次以上加工循环后，其尖端变化并不明显，表明其磨损轻微。

摩擦诱导纳米加工方法对试样的导电性没有要求，可广泛应用于单晶硅、石英、玻璃和砷化镓等材料表面纳米凸结构的加工；利用该方法可以直接加工出具有特定功能的表面织构，如抗黏减摩和自清洁结构[64,65]、具有抗光反射能力的“黑硅”或“隐身”结构[66]和硅基纳米电子器件[67]等；还可以在材料表面构造改变流体通道的微结构，形成微阀，实现对微流体流动的控制[68,69]。由于可以方便灵活地控制针尖运行路径，该方法为在材料表面上直接构造出各种形状的纳米线(nanowire)提供了可能[70]。不仅如此，基于摩擦诱导纳米加工方法，可以灵活方便地设计和加工各种表面纳米织构和纹理，这将便于研究表面形貌对材料表面摩擦学、生物学等特性的调控规律和机理。另外，将摩擦诱导纳米加工方法与溶液刻蚀相结合，即可在单晶硅、石英等表面实现具有大高宽比的纳米结构的加工。

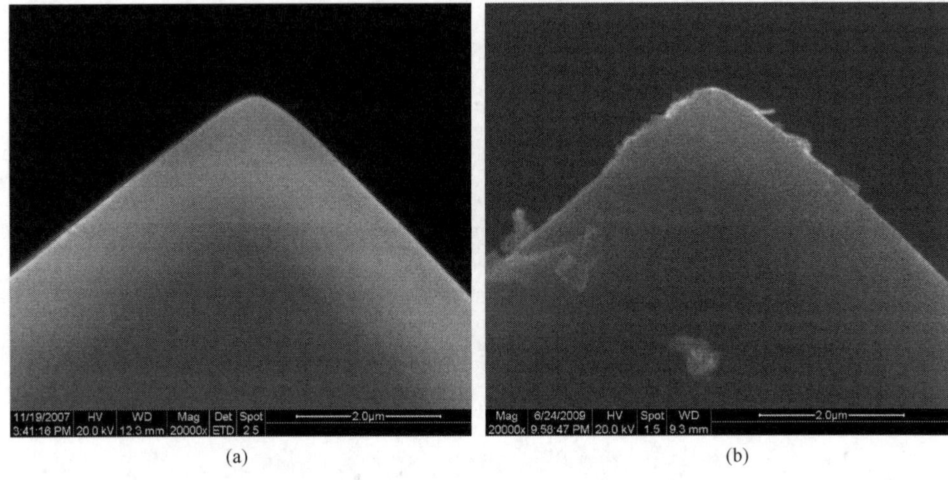

(a) (b)

图 16.60 曲率半径 R=400 nm 的金刚石针尖在经历 20 000 次以上加工循环前后的 SEM 照片
(a)使用前;(b)使用后
每次加工循环所对应的载荷为 50 μN,划痕长度为 10 μm

扫描探针加工效率低成为该技术发展的瓶颈问题。近年来,多针尖并行[20,21]加工的思路使得高效率的探针加工成为可能,拓宽了扫描探针技术的应用前景。但是,现有多探针技术仍然面临探针阵列加工过程复杂、加工成本高、难以检测及调节多探针平面-样品平面的平行性等问题,因此,目前尚不能采用多探针进行纳米加工。钱林茂课题组基于前期研究经验,正着手开发基于摩擦诱导纳米加工原理的多点接触的纳米加工装备,目前已经完成第一代加工设备的研制,如图 16.61 所示。另外,通过提高压电扫描器件的反馈速度[22]也可以大大提高扫描探针的加工效率,这些努力将使得扫描探针技术逐渐成为一项方便实用的纳米加工技术。若将摩擦诱导纳米加工方法与多探针扫描加工技术、大面积拼接技术结合[71],则有望实现大面积纳米压印模板的加工。因此,摩擦诱导纳米加工方法有望突破目前纳米压印模板加工的障碍,并加快纳米压印技术的实用化进程。

总之,摩擦诱导纳米加工过程对环境无污染,操作简单,加工灵活性强,设备成本低廉,尤其适用于单个器件的加工(单探针模式)。与阳极氧化加工相比,这种加工方法无须施加电场,对试样的导电性没有要求,在纳米电子器件和生物芯片的制造领域具有广阔的应用前景。相比于目前采用光刻技术实现的凸结构,本方法构造的纳米凸结构精度更高,并可实现对加工尺寸的主动控制和多次加工,便于在线修改。因此,摩擦诱导纳米加工在功能化表面织构和纳米器件的加工方面均具有应用前景。

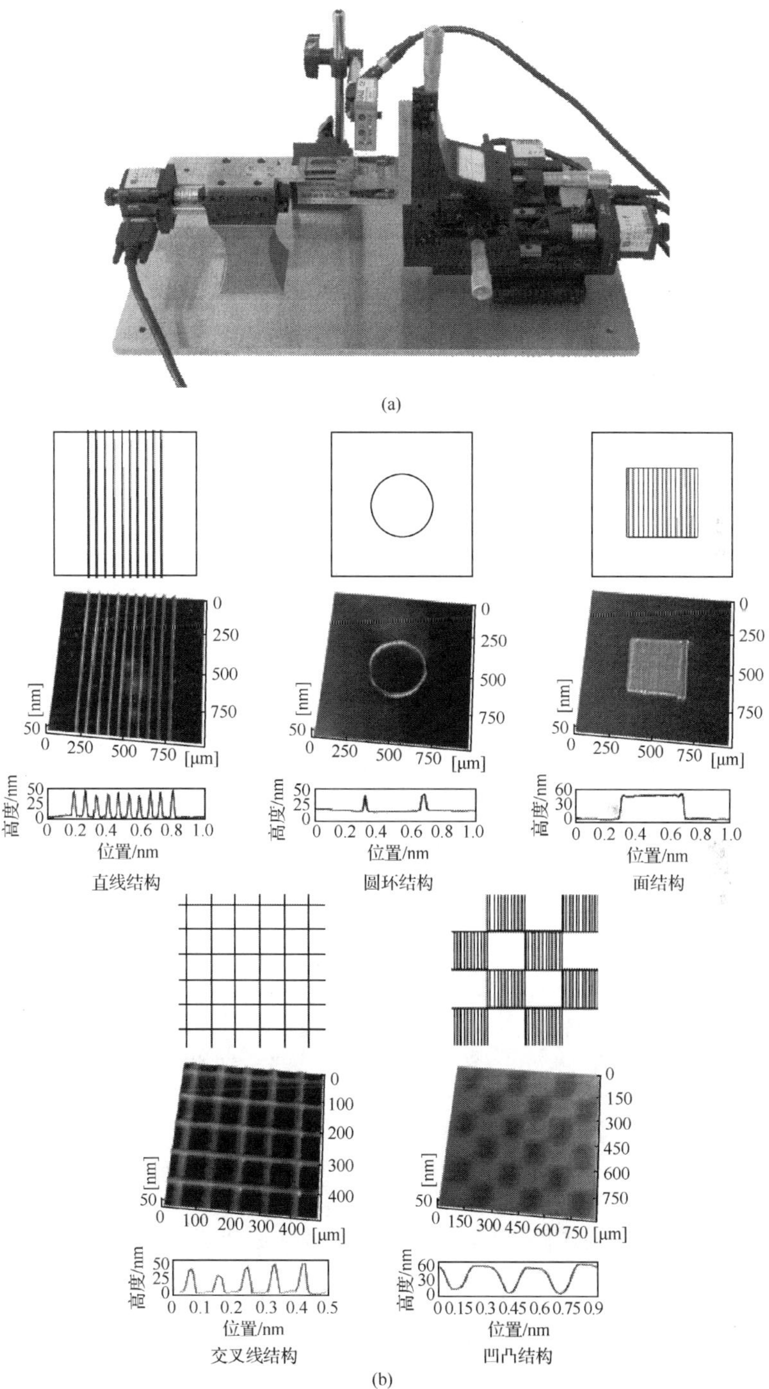

图 16.61(另见彩插)　西南交通大学钱林茂课题组开发的第一代多点接触摩擦诱导纳米加工设备(a)及各种加工效果图(b)

参考文献

[1] Tanaka M. Microelectron, an industrial and applied review of new MEMS devices features. Microelectronic Engineering, 2007, 84: 1341-1344.

[2] Ko W H. Trends and frontiers of MEMS. Sensors and Actuators A-Physical, 2007, 136: 62-67.

[3] 刘广玉，樊尚春，周浩敏. 微机械电子系统及其应用. 北京：北京航空航天大学出版社，2003.

[4] Jackson M J. Microfabrication and Nanomanufacturing. Boca Raton: CRC Press, 2006.

[5] Jang J, Lance M J, Wen S, et al, Indentation-induced phase transformations in silicon: influences of load, rate and indenter angle on the transformation behavior. Acta Materialia, 2005, 53: 1759-1770.

[6] 余丙军. 单晶硅表面摩擦诱导纳米凸结构的形成、原理及应用研究. 成都：西南交通大学博士学位论文，2012.

[7] Yu B J, Dong H S, Qian L M, et al, Friction-induced nanofabrication on monocrystalline silicon. Nanotechnology, 2009, 20: 465303.

[8] Yu B J, Qian L M, Dong H S, et al, Friction-induced hillocks on monocrystalline silicon in atmosphere and in vacuum. Wear, 2010, 268: 1095-1102.

[9] Yu B J, Li X Y, Dong H S, et al. Towards a deeper understanding of the formation of friction induced hillocks on monocrystalline silicon. Journal of Physics D: Applied Physics, 2012, 45: 145301.

[10] Yu B J, Li X Y, Dong H S, et al. Mechanical performance of friction-induced protrusive nanostructures on monocrystalline silicon and quartz. Micro & Nano Letters, 2012, 7(12): 1270-1273.

[11] Song C F, Li X Y, Yu B J, et al, Friction-induced nanofabrication method to produce protrusive nanostructures on quartz. Nanoscale Research Letters, 2011, 6: 310.

[12] Guo J, Song C F, Li X Y, et al, Fabrication mechanism of friction-induced selective etching on Si(100) surface. Nanoscale Research Letters, 2012, 7: 152.

[13] 王国彪. 纳米制造前沿综述. 北京：科学出版社，2009.

[14] 杨超，余丙军，钱林茂. 凸结构的形成——低载下单晶硅表面的划痕损伤研究. 摩擦学学报，2010，30(1)：92-96.

[15] Wu Y Q, Huang H, Zou J, et al. Nanoscratch-induced phase transformation of monocrystalline Si. Scripta Materialia, 2010, 63: 847-850.

[16] Johnson K L. Contact Mechanics. Cambridge, UK: Cambridge University Press, 1985.

[17] Maluf N. An introduction to microelectromechanical systems engineering. Boston: Artech House Inc, 2004.

[18] 李庆华. 材料力学(第三版). 许留旺，修订. 成都：西南交通大学出版社，2008

[19] Ebrahimi F, Kalwani L. Fracture anisotropy in silicon single crystal. Materials Science and Engineering: A, 1999, 268: 116-126.

[20] Vandeperre L J, Giuliani F, Lloyd S J, et al, The hardness of silicon and germanium. Acta Materialia, 2007, 55(18): 6307-6315.

[21] Chung K H, Lee Y H, Kim D E. Characteristics of fracture during the approach process and wear mechanism of a silicon AFM tip. Ultramicroscopy, 2005, 102: 161-171.

[22] Kaneko R, Miyamoto T, Andoh Y, et al, Microwear. Thin Solid Films, 1996, 273: 105-111.

[23] Youn S W, Kang C G. Effect of nanoscratch conditions on both deformation behavior and wet-etching characteristics of silicon (100) surface. Wear, 2006, 261: 328-337.

[24] Gassilloud R, Ballif C, Gasser P, et al, Deformation mechanisms of silicon during nanoscratching. Physica Status Solidi (a), 2005, 202(15): 2858-2869.

[25] Minne S C, Adams J D, Yaralioglu G, et al, Centimeter scale atomic force microscope imaging and lithography. Applied Physics Letters, 1998, 73 (12): 1742-1744.

[26] Sulchek T, Grow R J, Yaralioglu G G, et al, Parallel atomic force microscopy with optical interferometric detection. Applied Physics Letters, 2001, 78(12): 1787-1789.

[27] Yan Y, Zou Q Z, Lin Z Q. A control approach to high-speed probe-based nanofabrication. Nanotechnology, 2009, 20: 175301.

[28] Yu J X, Kim S H, Yu B J, et al, Role of tribochemistry in nanowear of single-crystalline silicon. ACS Applied Materials & Interfaces, 2012, 4(3): 1585-1593.

[29] Tambe N S, Bhushan B. Friction model for the velocity dependence of nanoscale friction. Nanotechnology, 2005, 16: 2309-2324.

[30] Shafiei M, Alpas A T. Effect of sliding speed on friction and wear behaviour of nanocrystalline nickel tested in an argon atmosphere. Wear, 2008, 265: 429-438.

[31] Qian L M, Li M, Zhou Z R, et al, Comparison of nano-indentation hardness and micro hardness. Surface and Coatings Technology, 2005, 195: 264-271.

[32] Hsu T R. MEMS 和微系统——设计与制造. 王晓浩等译. 北京：机械工业出版社，2004.

[33] Gatzen H H, Beck M. Investigations on the friction force anisotropy of the silicon lattice. Wear, 2003, 254: 1122-1126.

[34] Kaneko R, Umemura S, Hirana M, et al. Recent progress in microtribology. Wear, 1996, 200: 296-304.

[35] Miyake S, Kim J. Nanoprocessing of silicon by mechanochemical reaction using atomic force microscopy and additional potassium hydroxide solution etching. Nanotechnology, 2005, 16: 149-157.

[36] Yamada H. Changes in the density of ultrathin silicon oxide films related to excess Si atoms near the oxide-Si(100) interface. Journal of applied physics, 2002, 91(3): 1108-1127.

[37] Waseda A, Fujii K. Density evaluation of silicon thermal-oxide layers on silicon crystals by the pressure-of-flotation method. IEEE Transactions on Instrumentation and Measurement, 2007, 56(2): 628-631.

[38] Gray D E. AmericanInstitute of Physics Handbook . 3rd Ed. New York: McGraw-Hill, 1972: 3-102.

[39] Jiang G, Niederhauser T L, Davis S D, et al. Stability of alkyl monolayers on hemomechanically scribed silicon to air, water, hot acid, and X-rays. Colloids and Surfaces A, 2003, 226: 9-16.

[40] Zarudi I, Zou J, Zhang L C. Microstructures of phases in indented silicon: a high resolution characterization. Applied Physics Letters, 2003, 82: 874-876.

[41] Delogu F. Connection between shear instability and amorphisation. Materials Science and Engineering A, 2004, 367: 162-165.

[42] Suryanarayana C. Mechanical alloying and milling. Progress in Materials Science, 2001, 46: 1-184.

[43] Gonzalez G, Sagarzazu A, Bonyuet D, et al. Solid state amorphisation in binary systems prepared by mechanical alloying. Journal of Alloys and Compounds, 2009, 483: 289-297.

[44] Wu Y Q, Huang H, Zou J, et al. Nanoscratch-induced phase transformation of monocrystalline Si. Scripta Materialia, 2010, 63: 847-850.

[45] Bhushan B, Kwak K J. Velocity dependence of nanoscale wear in atomic force microscopy. Applied

Physics Letters, 2007, 91: 163113.

[46] Zhang L C, Zarudi I. An understanding of the chemical effect on the nano-wear deformation in monocrystalline silicon components. Wear, 1999, 225-229: 669-677.

[47] Kim M T. Influence of substrates on the elastic reaction of films for microindentation tests. Thin Solid Films, 1996, 283: 12-16.

[48] Wacaser B A, Maughan M J, Mowat I A, et al. Chemomechanical surface patterning and functionalization of silicon surfaces using an atomic force microscope. Applied Physics Letters, 2003, 82(5): 808-810.

[49] Hu J, Merkle L D, Menoni C S, et al. Crystal data for high-pressure phases of silicon. Physical Review B, 1986, 34(7): 4679-4684.

[50] Weppelmann E R, Field J S, Swain M V. Observation, analysis, and simulation of the hysteresis of silicon using ultra-micro-indentation with spherical indenters. Journal of Materials Research, 1993, 8: 830-840.

[51] Jasinevicius R G, Porto A J V, Duduch J G, et al. Multiple phase silicon in submicrometer chips removed by diamond turning. Journal of the Brazilian Society of Mechanical Sciences and Engineering, 2005, XXVII(4): 440-448.

[52] Juliano T, Domnich V, Gogotsi Y. Examining pressure-induced phase transformations in silicon by spherical indentation and Raman spectroscopy: a statistical study. Journal of Materials Research, 2004, 19(10): 3099-3108.

[53] Zhang L C, Tanaka H. Atomic scale deformation in silicon monocrystals induced by two-body and three-body contact sliding. Tribology International, 1998, 31(8): 425-433.

[54] Zhang L C, Zarudi I. Towards a deeper understanding of plastic deformation in mono-crystalline silicon. International Journal of Mechanical Science, 2001, 43: 1985-1996.

[55] Li B, Kang M K, Lu K, et al. Fabrication and characterization of patterned single-crystal silicon nanolines. Nano Letters, 2008, 8(1): 92-98.

[56] 张泰华. 微/纳米力学测试技术及其应用. 北京：机械工业出版社，2004

[57] Browning R L, Lim G-T, Moyse A, et al, Quantitative evaluation of scratch resistance of polymeric coatings based on a standardized progressive load scratch test. Surface and Coatings Technology, 2006, 201: 2970-2976.

[58] Satyanarayana N, Sinha S K. Tribology of PFPE overcoated self-assembled monolayers deposited on Si surface. Journal of Physics D: Applied Physics, 2005, 38: 3512-3522.

[59] Mao W G, Shen Y G, Lu C. Deformation behavior and mechanical properties of polycrystalline and single crystal alumina during nanoindentation. Scripta Materialia, 2011, 65: 127-130.

[60] Zheng S Y, Zheng J, Gao S S, et al, Investigation on the microtribological behaviours of human tooth enamel by nanoscratch. Wear, 2011, 271(9-10): 2290-2296.

[61] Renner O, Zemek J. Density of amorphous silicon film. Czechoslovak Journal of Physics, 1973, 23: 1273-1276.

[62] Hamedi M, Tvingstedt K, Karlsson R H, et al. Bridging dimensions in organic electronics: assembly of electroactive polymer nanodevices from fluids. Nano Letters. 2009, 9(2): 631-635.

[63] Ding L, Li Y, Chu H B, et al. Creation of cadmium sulfide nanostructures using AFM dip-pen nanolithography. The Journal of Physical Chemistry B, 2005, 109: 22337-22340.

[64] 赵文杰，王立平，薛群基. 织构化提高表面摩擦学性能的研究进展. 摩擦学学报，2011，31(6)：622-631.

[65] Mo Y F, Wang Y, Pu J B, et al. Precise positioning of lubricant on a surface using the local anodic oxide method. Langmuir, 2009, 25: 40-42.

[66] Koynov S, Brandt M S, Stutzmann M. Black nonreflecting silicon surfaces for solar cells. Applied Physics Letters, 2006, 88: 203107.

[67] Matsumoto K, Ishii M, Segawa K, et al. Room temperature operation of a single electron transistor made by the scanning tunneling microscope nanooxidation process for the TiO_x/Ti system. Applied Physics Letters, 1996, 68: 34-36.

[68] Thorsen T, Maerkl S J, Quake S R. Microfluidic Large-Scale Integration. Science, 2002, 298: 580-584.

[69] Ottesen E A, Hong J W, Quake S R, et al. Microfluidic digital PCR enables multigene analysis of individual environmental bacteria. Science, 2006, 314: 1464-1467.

[70] Dayeh S A, Chen P, Jing Y, et al. Integration of vertical InAs nanowire arrays on insulator-on-silicon for electrical isolation. Applied Physics Letters, 2008, 93: 203109.

[71] Jiao C J, Xie X H, Li S Y, et al. Design of ion beam figuring machine for optics mirrors. Key Engineering Materials, 2008, 365-366: 756-761.

索　引

其　他

彩　图

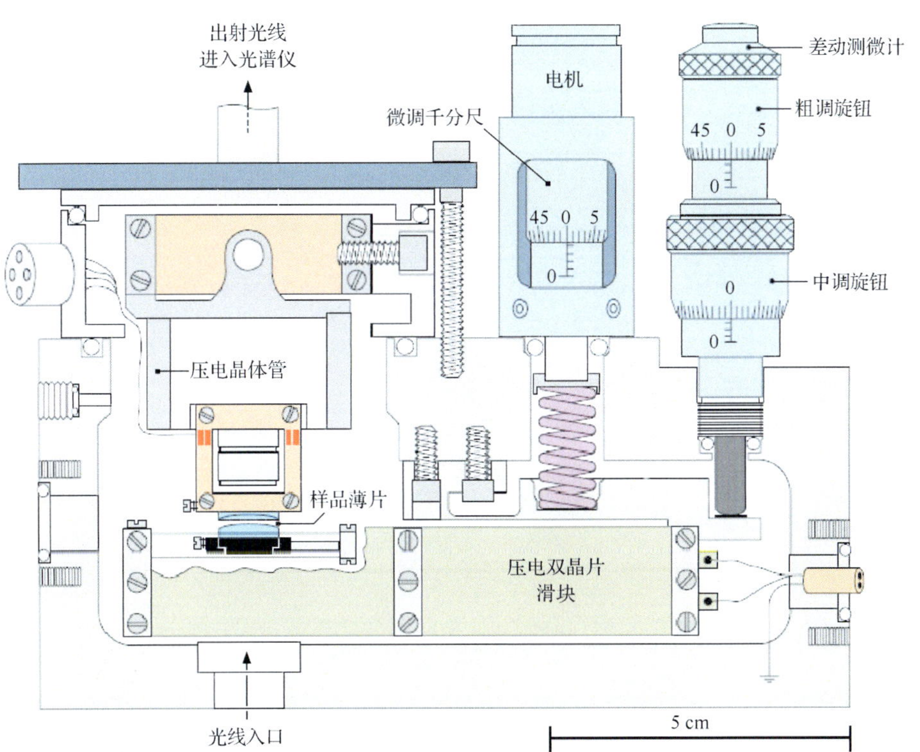

图 2.2　表面力仪 SFA2000 结构示意图

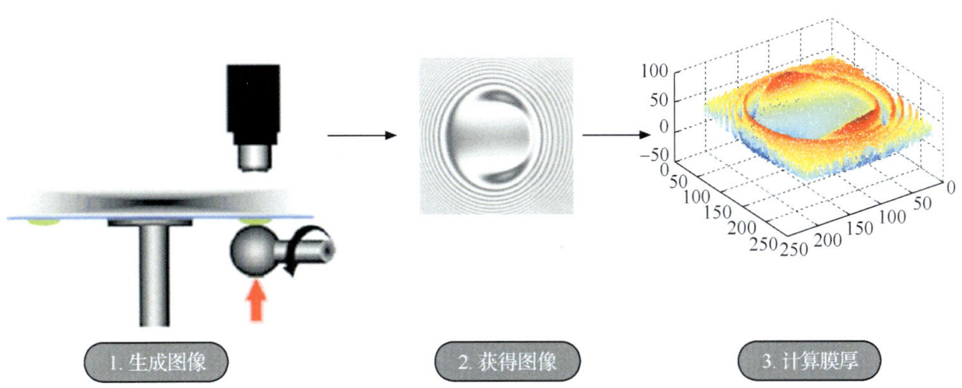

图 2.29　光干涉法测量润滑膜厚度原理示意图

1

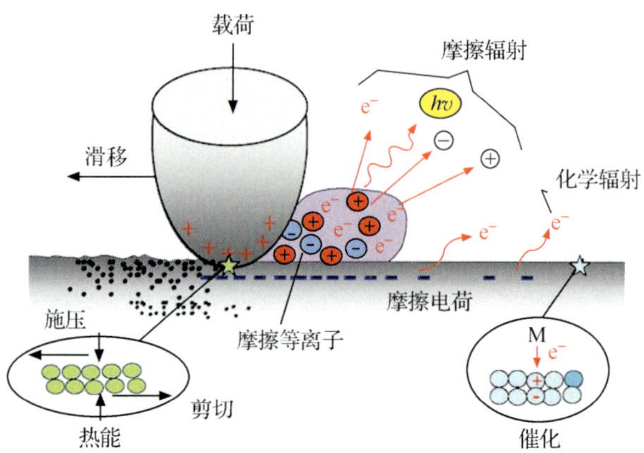

图 5.18 摩擦等离子模型[39,40]

2

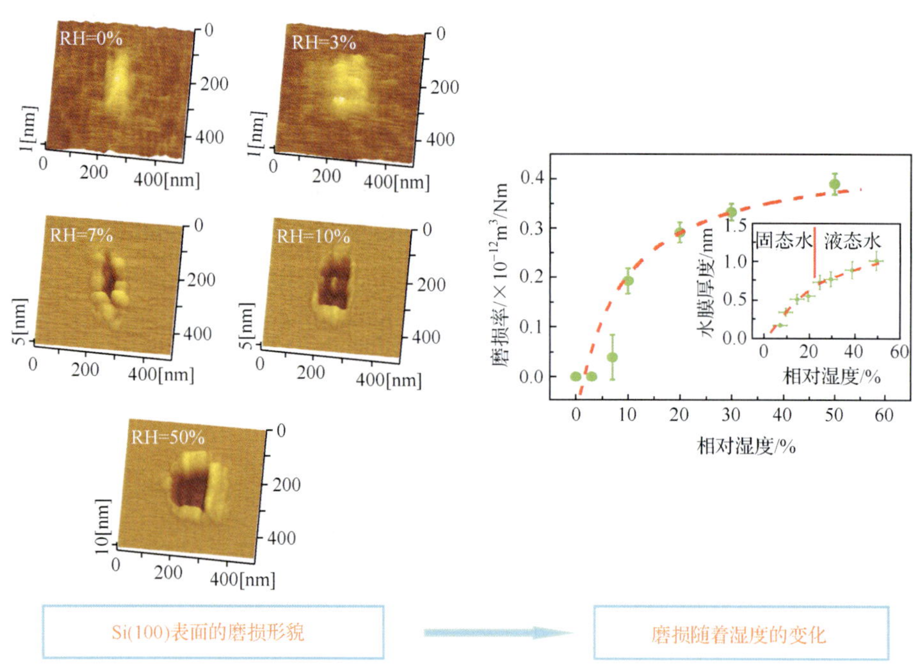

图 8.26 不同大气湿度下单晶硅表面的微观摩擦磨损[45]

D=100 nm, F_n=5 μN, 循环次数为 200 次

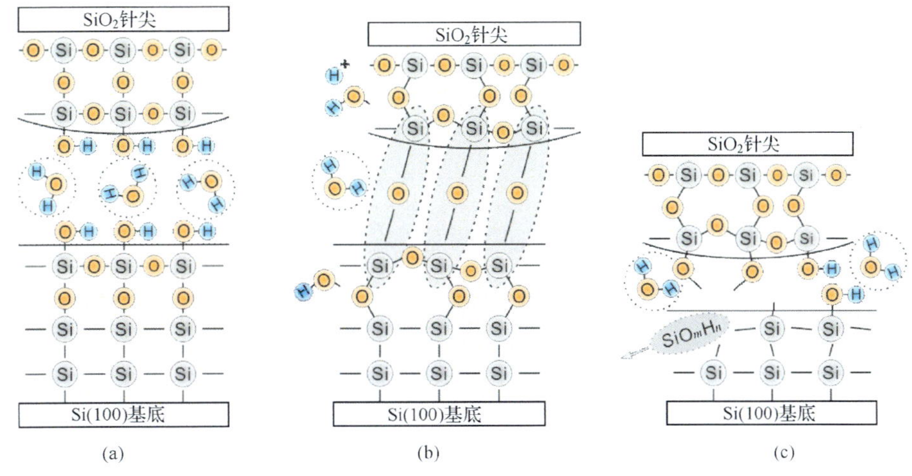

图 8.31　单晶硅微观磨损中的摩擦化学反应示意图[42]

(a) 纳米磨损前，单晶硅与二氧化硅针尖表面部分由 Si—OH 基团覆盖；(b) 纳米磨损过程中二氧化硅针尖与单晶硅样品表面形成 Si—O—Si 键桥，机械能从针尖传递至样品表面 Si—Si 网格；(c) 单晶硅表面 Si—Si网格在水和摩擦诱导作用下发生化学键断裂，最终导致磨损的发生

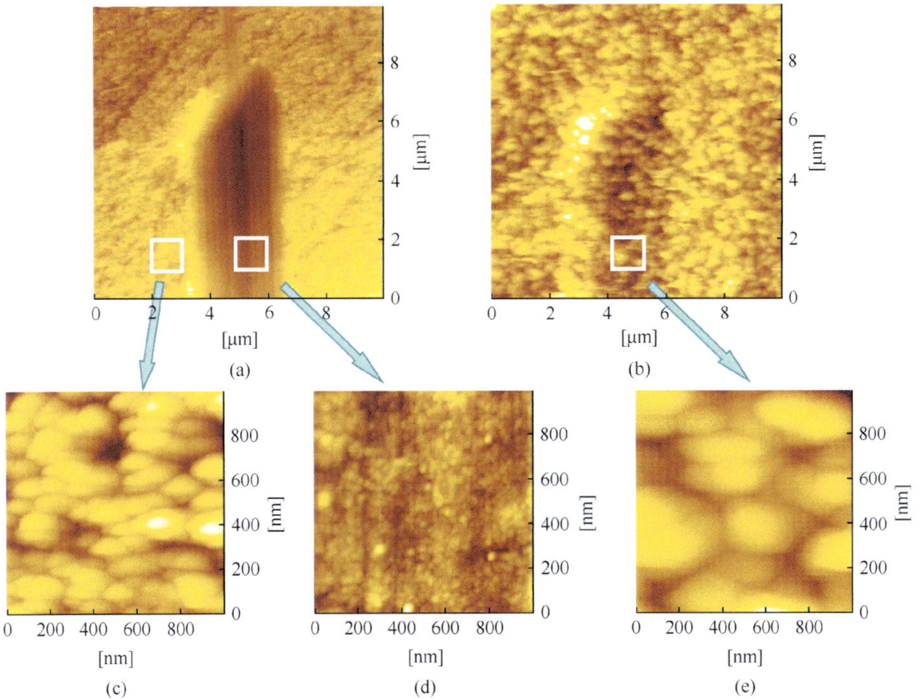

图 12.26　人牙釉质表面的 AFM 图像[26,27]

(a) 再矿化前的划痕；(b) 再矿化后的划痕；(c) 再矿化前的划痕外的 HA 颗粒；
(d) 再矿化前的划痕内的 HA 颗粒；(e) 再矿化后的划痕内的 HA 颗粒
划痕法向载荷为 20 mN，再矿化时间为 12 h

4

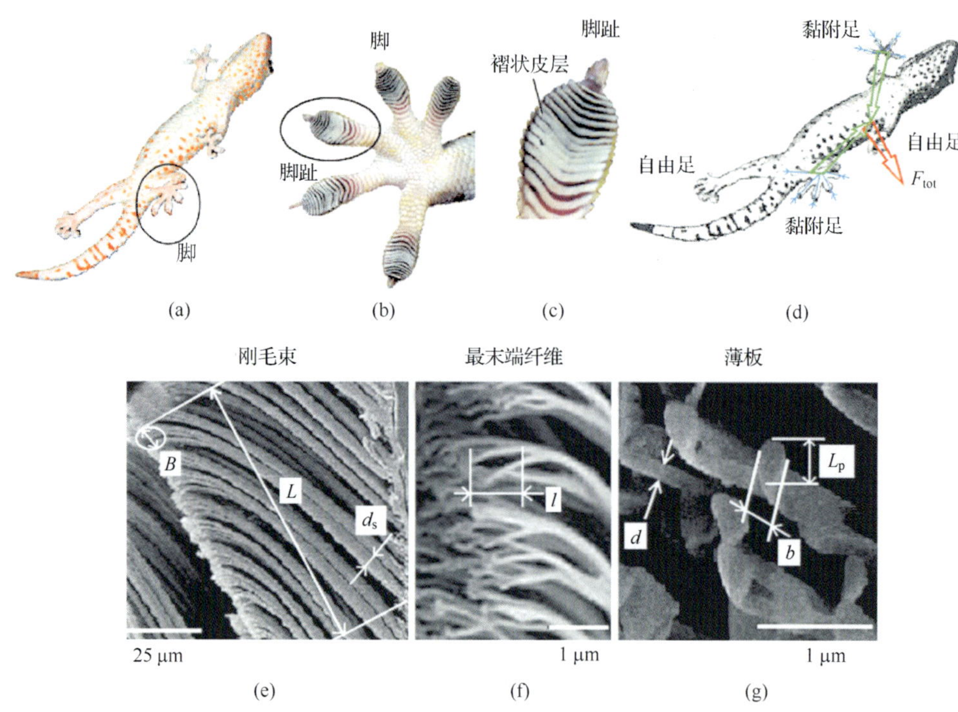

图 14.5 壁虎刚毛的等级结构[47]

(a) 壁虎；(b) 壁虎脚掌；(c) 壁虎脚趾；(d) 壁虎爬行时的受力分析；(e) 壁虎刚毛束；(f) 刚毛最末端纤维；(g) 薄板

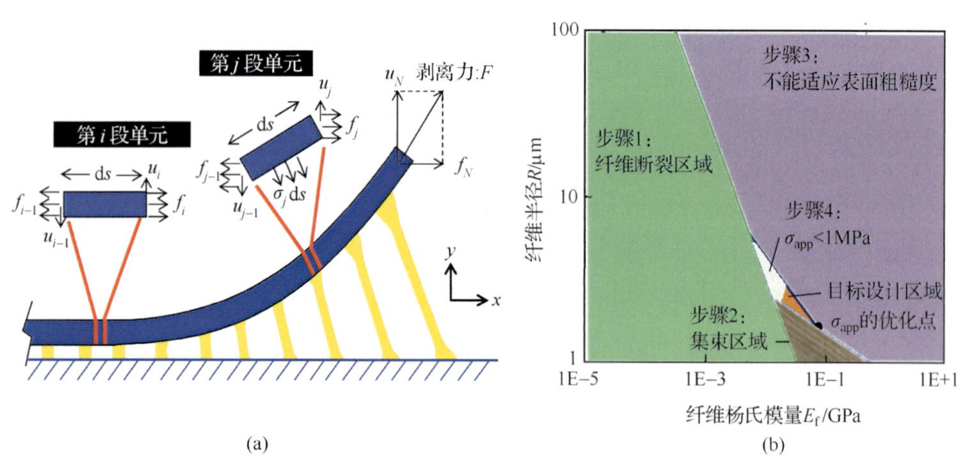

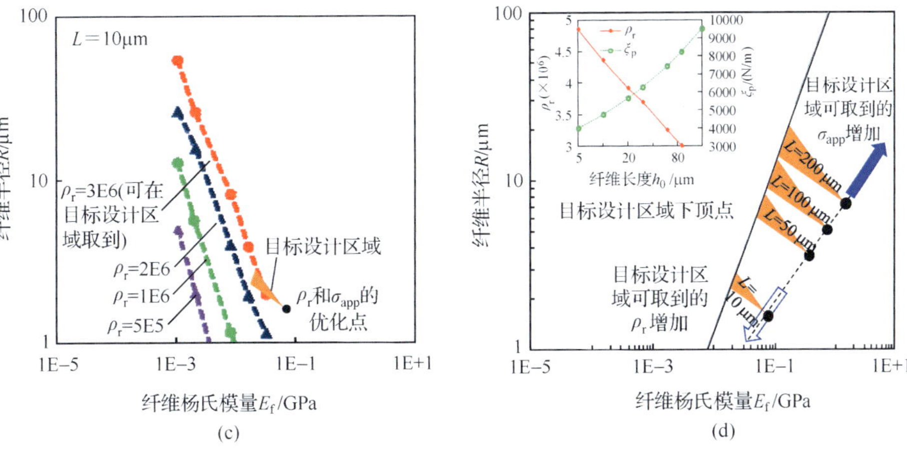

图 14.9 黏着、剥离设计图[70]

(a) 基于剥离区域受力分析的剥离行为数值计算方法示意图;(b) Spolenak 等[71]的黏着设计图;(c)、(d) 黏着、剥离设计图

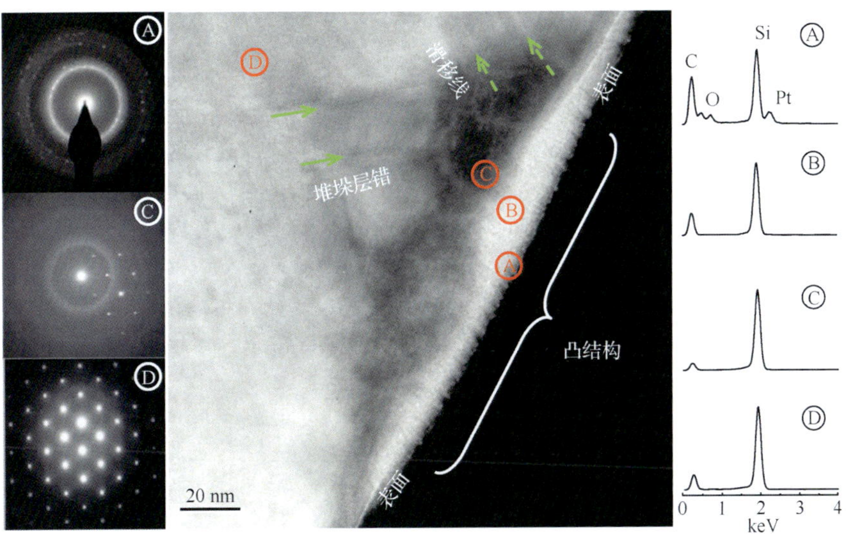

图 16.25 单晶硅表面纳米凸结构断面上不同区域的选区衍射(SAD)(左图)、XTEM 照片(中图)及不同区域上的 EDX 分析(右图)

用于该分析的纳米凸结构的加工条件为:大气环境,载荷 $F_n=80\ \mu N$,循环次数 $N=300$,加工速度 $v=40\ \mu m/s$[7]

5

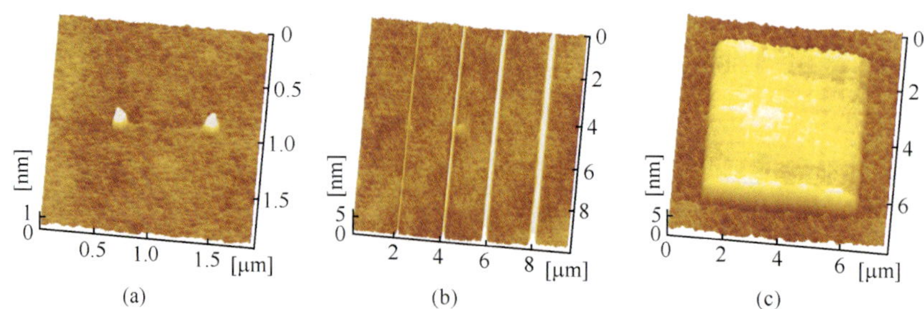

图 16.43　在 Si(100)表面加工出的纳米点、线和面状结构

(a) D=10 nm, N=100, F_n=10 μN; (b) N=100, F_n=45 μN、55 μN、85 μN、135 μN;

(c) N=15, F_n= 85 μN

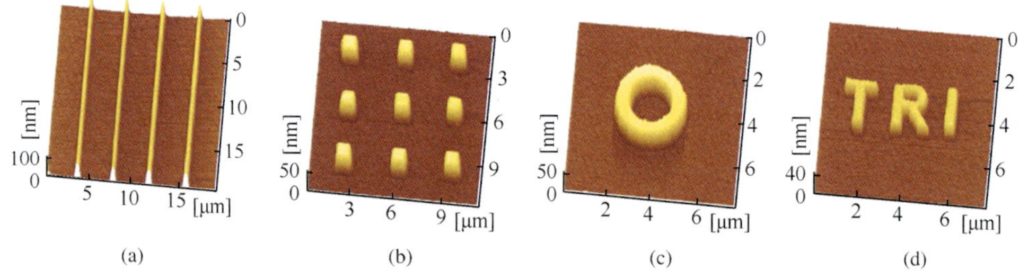

图 16.55　单晶硅(100)表面摩擦诱导选择性刻蚀加工

(a) 线阵列;(b) 面阵列;(c) 圆环;(d) 英文字母

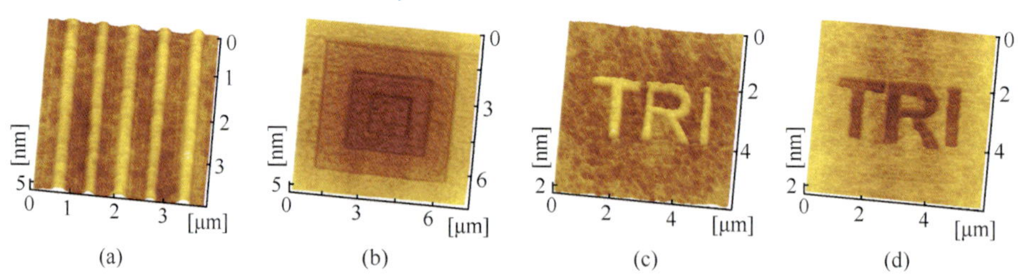

图 16.58　单晶石英表面摩擦诱导选择性刻蚀加工

(a) 线阵列;(b) 三级台阶;(c) 凸起字母;(d) 凹陷字母

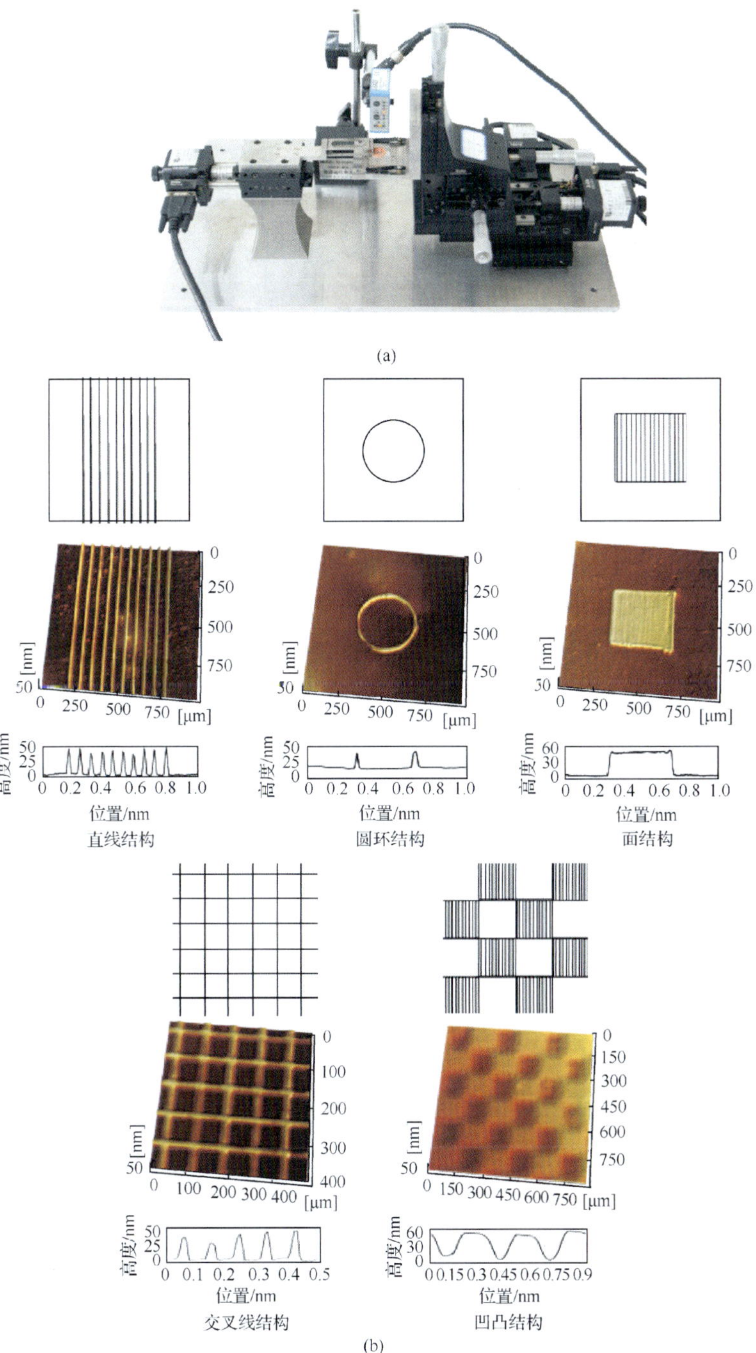

图 16.61　西南交通大学钱林茂课题组开发的第一代多点接触摩擦诱导纳米加工设备(a)及各种加工效果图(b)

7